実験医学別冊

マウス表現型解析スタンダード

Standard protocols on **Mouse Phenotyping**

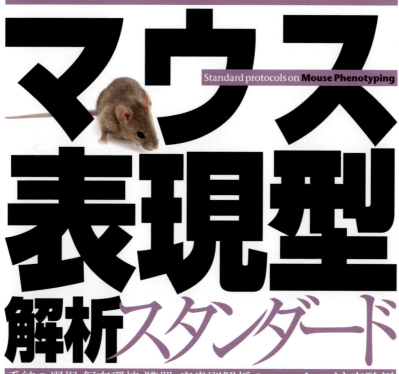

系統の選択、飼育環境、臓器・疾患別解析のフローチャートと実験例

伊川正人［大阪大学］◆高橋智［筑波大学］◆若菜茂晴［理化学研究所］◆編集

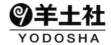

羊土社
YODOSHA

表紙画像解説

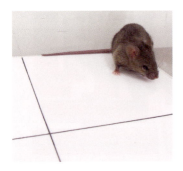

新奇環境(アリーナ内)のマウス
詳細は本文第3章-2 (p109図3B) 参照.

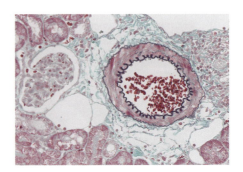

エラスティカ・マッソン染色
詳細は本文第3章-4 (p128図2) 参照.

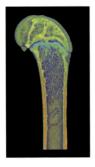

micro-CT解析の例
マウス大腿骨遠位部(膝側)のCT画像.詳細は本文第4章-1 (p162図1A) 参照.

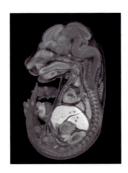

E14.5マウス胎仔ボリュームレンダリング(VR)解析の例
矢状断面イメージ.詳細は本文第3章-5 (p139図4B) 参照.

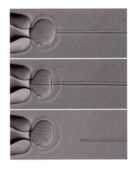

顕微授精
詳細は本文第4章-8 (p225図4C) 参照.

【注意事項】本書の情報について

本書に記載されている内容は,発行時点における最新の情報に基づき,正確を期するよう,執筆者,監修・編者ならびに出版社はそれぞれ最善の努力を払っております.しかし科学・医学・医療の進歩により,定義や概念,技術の操作方法や診療の方針が変更となり,本書をご使用になる時点においては記載された内容が正確かつ完全ではなくなる場合がございます.また,本書に記載されている企業名や商品名,URL等の情報が予告なく変更される場合もございますのでご了承ください.

プロローグ

　ヒトやマウスの全ゲノム配列が解き明かされた今，二万数千ともいわれる遺伝子（タンパク質をコードしていないものを含むともっと多い）の機能を明らかにすることが，生命科学研究の大きな課題である．遺伝子機能を調べるには，試験管・細胞レベルでのアプローチが重要であることは疑う余地がないが，やはりダイナミックな高次生命現象を解き明かすには，動物個体を用いたアプローチが必要となる．マウスは，遺伝的に均一な近交系が古くから数多く樹立されており，表現型から原因遺伝子を特定する順遺伝学と同時に，遺伝子を改変して表現型との関連を明らかにする逆遺伝学のアプローチもさかんである．また，早くにES細胞が樹立されたこともあり，相同組換えによる標的遺伝子改変が可能である．2007年にノックアウトマウス技術にノーベル生理学・医学賞が授与されたことは記憶に新しい．まさにマウスは哺乳類を代表する実験動物である．

　さらに最近では，黒船襲来ともいうべきゲノム編集技術が生み出された．ゲノム編集技術とはDNA二本鎖の切断と修復を利用した遺伝子改変技術であり，単なる遺伝子破壊だけでなく，点変異や外来遺伝子の導入など，一塩基レベルから染色体レベルまで任意の遺伝子改変ができる夢のようなツールである．なかでも2013年のはじめに，RNAにより標的配列を認識するCRISPR/Cas9システムが報告されて以来，爆発的に利用が広がっている．産学を問わず期待されるところも大きく，わが国でも日本ゲノム編集学会が設立され，第1回大会が2016年9月に広島で開催された．

　しかしどんなに簡便にマウスの遺伝子改変が行えるようになっても，目的遺伝子の機能を特定し，ヒト疾患の病態モデルとして解析を行うことは容易ではない．マウスは私たちのように身体の不調を伝えてはくれない．見た目は全く正常で，ある条件下においてのみ異常な所見を示す場合もある．そして，それらの表現型に影響を与える要因は山のようにあるのが現実だ．そこで本書は，医学・生命科学系の学生・若手研究者が，この好機を逃さずにゲノム編集を活用したマウス逆遺伝学をはじめる際の入門書となることを期待して編集した．なお動物実験を行う際には，動物福祉の観点を忘れてはならない．尊い犠牲のうえに成り立つ研究であることを忘れずに，逆遺伝学アプローチによくみられる予期せぬ表現型を見落とさず，医学・生命科学研究の未来を切り開いていただきたい．本書の趣旨に賛同しご協力いただいた多くの先生方，羊土社編集部の皆様に心より感謝いたします．

2016年10月

編者一同

実験医学別冊

マウス表現型
解析スタンダード
系統の選択、飼育環境、臓器・疾患別解析のフローチャートと実験例

目 次

◆ プロローグ .... 編者一同

概論① マウス表現型解析の前に考えるべきこと
効率的で美しいマウス実験のために .... 高橋 智　10

概論② 動物愛護管理法・倫理的な動物実験 .... 八神健一　16

第1章　マウスを知ろう

1　実験用マウスの起源とマウス遺伝学 .... 城石俊彦　23

2　さまざまなマウス系統
　　遺伝的多様性と表現型への影響 .... 吉見一人，小出 剛　29

3　マウスの解析に役立つデータベース・ウェブツール .... 桝屋啓志，若菜茂晴　36

4　マウスとヒトの違い .... 美野輪治，八尾良司　46

5　ヒト化マウス .... 伊藤 守　56

6　疾患モデルマウス
　　分類と特徴，使用上の注意点 .... 角田 茂　63

column ① ヒト疾患モデルとしてのラットの利点 .... 真下知士　68

第2章　遺伝子改変マウスを創ろう

1　遺伝子改変マウス作製の歴史とその方法 .... 水野聖哉，高橋 智　70

2　ゲノム編集技術を使った遺伝子改変マウスの作製 .... 野田大地，大字亜沙美，伊川正人　74

3　遺伝子型とジェノタイピング .... 水野聖哉　83

4　遺伝子組換え実験にかかわる法令 .... 三浦竜一　91

column ② CRISPR/Cas9に関する特許と法律 ……………………………… 飯田雅人　97

column ③ ウイルスベクターとゲノム編集 ……………………… 前川　文，中西友子，斎藤　泉　99

第3章　マウスをみよう

1 マウス表現型情報を正しく伝えるために ………………………………… 若菜茂晴　101

2 目視による観察：Modified-SHIRPA 法 ………………………… 小澤恵代，若菜茂晴　105

3 血液検査
   血算検査と生化学検査 ………………………………… 尾崎真央，岡　英治，若菜茂晴　114

4 組織学的解析 ………………………………………………………… 加藤光保，宮崎龍彦　124

5 イメージングによる形態解析
   X 線 micro-CT を用いた形態イメージング ……………………………………… 田村　勝　132

6 胚性致死（胎生致死） ………………………………………………… 築山智之，依馬正次　141

7 行動解析
   遺伝子の脳機能における役割を探索するための網羅的行動テストバッテリー
   …………………………………………… 田中三佳，服部聡子，昌子浩孝，宮川　剛　150

第4章　マウスを詳しく調べよう

臓器・器官別解析

1 骨組織系の表現型解析 ………………………………………………… 篠原正浩，浅原弘嗣　159

2 骨格筋の表現型解析 ………………………………………… 伊藤尚基，谷端　淳，武田伸一　169

3 循環器系の表現型解析 ………………………… 石田純治，水上早瀬，権　哲源，深水昭吉　177

4 消化管系の表現型解析
   特に腸管炎症と腸内環境について ………………………………………… 奥村　龍，竹田　潔　184

5 神経系の表現型解析 ………………………………………… 長野清一，金井雅裕，永井義隆　191

6 造血器系の表現型解析 ………………………………………………… 平野育生，清水律子　200

7 免疫系の表現型解析 …………………………………………………… 植畑拓也，竹内　理　208

疾患・現象別解析

8 生殖不全の表現型解析 ………………………………………… 藤原祥高，佐藤裕公，伊川正人　216

9 がんの表現型解析 ……………………………………………………… 今井俊夫，中釜　斉　228

10 病原体感染の表現型解析 …………………………………………… 笹井美和，山本雅裕　235

11 肥満と糖尿病の表現型解析 ………………………………………… 佐々木努，北村忠弘　242

12　老化の表現型解析 .... 黒尾　誠　251
13　着床前後の胚発生の表現型解析 .... 山根万里子, 丹羽仁史　259
14　エピゲノム異常が疑われる際の解析方法 .... 樺山由佳, 佐々木裕之　267
15　睡眠と覚醒の表現型解析 .... 林　悠, 鹿糠実香　275

第5章　表現型へ影響を与える要因を知ろう

1　飼育環境と実験再現性 .... 長尾恭光, 國田　智　283
2　日内変動・生物リズム
　　体内時計と表現型 .... 柴田重信, 田原　優　289
3　常在細菌の多様性とその影響 .... 大野博司　295

column ④　マウスを用いた日本発の宇宙実験 .... 工藤　崇, 高橋　智　301

第6章　マウスを育てよう

1　繁殖と維持，系統管理 .... 目加田和之　303
2　胚および配偶子の凍結・冷蔵保存とその応用 .... 中潟直己　311
3　顕微授精・核移植クローン技術
　　配偶子・体細胞からの産仔作出 .... 小倉淳郎, 的場章悟　317

第7章　解析に役立つリソース

1　系統共有のためのリソース機関
　　理研BRCを例に .... 吉木　淳, 綾部信哉, 池　郁生, 仲柴俊昭, 中田初美, 平岩典子　324
2　熊本大学CARDマウスバンクシステム .... 中潟直己　332

◆ 索引 340

◆ エピローグ .... 編者一同

mini column

- 表現型がわからないマウスは宝物？ ……… 14
- 環境要因と演出型 ……… 18
- マウスの顔色をうかがう ……… 20
- 野生由来系統の特徴 ……… 33
- データ統合の中心技術 RDF ……… 44
- 文科省発！遺伝子改変マウスおよび
  ラットの作製・解析支援 ……… 52
- NOG マウスの開発にあたって ……… 62
- ICR マウスの意外な有用性 ……… 64
- 疾患モデルの立場からの
  "きれいな"環境でのマウス飼育の問題点 ……… 66
- マイクロインジェクションは楽しい！ ……… 73
- ゲノム編集技術を使った
  精巣特異的遺伝子の機能解析 ……… 82
- 筑波大学生命科学動物資源センターでの
  はじめてのゲノム編集 ……… 87
- Modified-SHIRPA 法とのつきあい方 ……… 112
- マウスとヒトでは生化学値は違うのか？ ……… 123
- 氷点下で抗原保存 ……… 130
- イメージングはイメージが大切！ ……… 140
- Klf5，初期発生，そして iPS 細胞 ……… 147
- 行動解析プロトコールの標準化 ……… 157
- 破骨細胞と RANKL ……… 168
- きれいに染まった！と思ったら，
  バックグラウンドだった… ……… 176

- 目で見る循環器の立体構造！ ……… 183
- 研究万事塞翁が馬 ……… 189
- 神経疾患研究の失敗が神経発生研究の成果に ……… 197
- はじめて"メカニズム"に触れたとき ……… 206
- ノックアウトマウスが語りかけてくる
  表現型のヒント ……… 226
- ヒトのがん マウスのがん ……… 233
- 感染症研究者の視点 ……… 237
- 新しい肥満対策!? ……… 249
- 慢性腎臓病は早老症 ……… 256
- ES 細胞の培養は意外と簡単 ……… 265
- 経験者を味方につけて実践的に取り組もう！ ……… 273
- レム睡眠のシータ波が美しい ……… 281
- 飼育環境と遺伝的背景には気をつけよう ……… 285
- 活動リズム測定の失敗談 ……… 293
- 飼育施設による腸内細菌叢の違い ……… 298
- 環境エンリッチメントで飼育マスターになる ……… 310
- 簡易ガラス化法の誕生 ……… 316
- マウスの核移植クローンにぜひ挑戦を ……… 322
- 国際ノックアウトマウスプロジェクト ……… 327
- 寄託マウスの品質 ……… 330
- 誰かがこれをやらねばならぬ ……… 337

実験医学 別冊

マウス表現型
解析スタンダード

系統の選択、飼育環境、臓器・疾患別解析のフローチャートと実験例

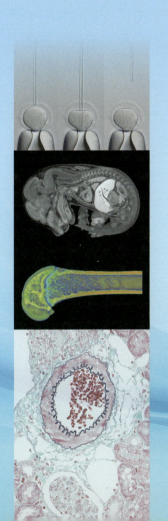

概論①
マウス表現型解析の前に考えるべきこと
効率的で美しいマウス実験のために

高橋 智

　マウス表現型解析をはじめる前に，どのようなマウスをどのような条件で飼育するか，そして具体的な解析はどのようにするのか検討することは，よい結果を得るために非常に重要なポイントである（図）．本項では，マウス実験をはじめるための書類の手続きから，使用するマウスの選定方法，飼育環境，飼育方法，さらには具体的な解析方法について，本書をどのように利用したらよいかを概説する．

はじめに

　われわれが研究をはじめたころは，遺伝子改変マウス作製は，長い時間と労力を必要とするものであり，特定の研究室を除いては簡単に実施できなかった．筆者自身も研究をはじめてしばらくは，自然発症の自己免疫疾患モデルマウスを使用してマウス実験を行っていた．その後，自分で遺伝子改変マウスを作製できるようになり，古典的な方法で多くの遺伝子改変マウスを作製してきたが，近年，CRISPR/Cas9 を中心とするゲノム編集技術が開発されたことは驚愕する事件であった[1]．これまで年単位だった遺伝子改変マウスの作製を月単位で実施することが可能になり，作製だけに限れば細胞株を樹立するのと時間的にはあまり変わらない状況になりつつある．このゲノム編集技術の普及によ

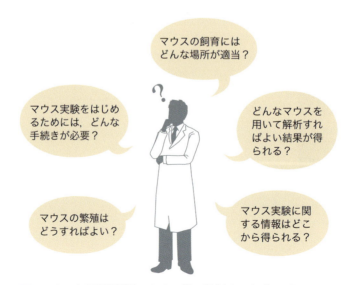

図　マウス表現型解析をはじめる前に検討すべきポイント

flowchart ①

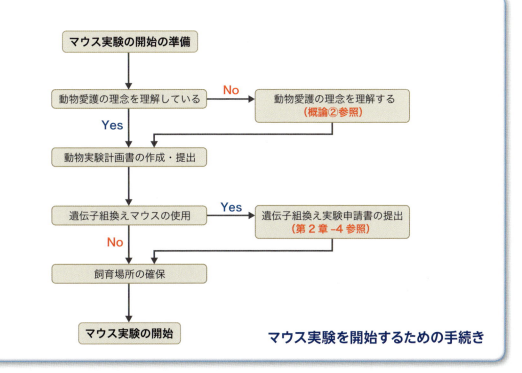

マウス実験を開始するための手続き

り，これまでマウスを使ったことがなかった研究者が，手軽に遺伝子改変マウスを使用できるようになってきた．本書はまさに，このような研究者が，はじめて遺伝子改変マウスを解析するときに参照してほしい入門書として企画したものである．遺伝子改変マウスは確かに短期間かつ比較的少ない費用で手に入れることができるようになったが，マウスで効率的に科学的に正確な解析を行い再現性のある結果を得るためには，解析をはじめる前に知っておくべきポイントがいくつかある．本項では，そのポイントをあげながら本書の使い方を概説したい．

マウス実験をはじめるにあたって

1. どのような手続きが必要か？ (flowchart ①)

いうまでもないことであるが，マウスは最も利用されている実験動物であり，その使用にあたっては動物愛護の精神が必須である．マウス実験の必要性を十分検討したうえで，科学的な結果を得るための必要最低限の数で，マウスに対する苦痛の軽減に配慮して，実験を立案する必要がある（3Rの遵守）．そのうえで，それぞれの所属機関の動物実験委員会と遺伝子組換え実験委員会に，「動物実験計画書」と必要に応じて「遺伝子組換え実験計画書」を提出し，承認を得た後にマウス実験を開始する．実験をはじめる前にぜひ**概論②**を読んでいただきたい．なお，遺伝子組換え実験については，**第2章-4**を参照してほしい．

2. どのようなマウスを使うか？

本書の読者は，自分の研究している遺伝子や分子，疾患解析のモデルとして，マウスを利用したいと考えている研究者や学生がほとんどであると思う．すでに使用するマウスがいる場合はよいが，い

ない場合に最初に頭を悩ませるのが,「どのようなマウスを使うか?」というポイントである.マウス実験はこれまでの多くの蓄積があり,リソースが整備されているため,必要なマウスがリソースセンターから入手可能な場合が多い.自分の目的にあったマウスを探すためには,**第7章-1, 2**を参照してほしい.ほしいマウスが入手困難な場合は,自身で新たに作製することもできるが,多くの場合は,作製センターに依頼することになると思われる.遺伝子改変マウスの作製を依頼する場合は,**第2章-1, 2**を確認して,作製方法を決定し,作製を依頼するとよい.古典的な方法やゲノム編集技術によりさまざまな遺伝子改変マウスを作製することができるが,それぞれ特徴があり,自分の研究目的にあった遺伝子改変マウスの作製方法を選択する必要がある.ほとんどの作製センターは作製に対する相談に応じてくれるので,相談することをお勧めする.マウスの使用にあたっては,マウスの特性をあらかじめ知っておくことが重要である.**第1章**は重要な示唆が含まれており,マウス実験を開始するにあたり参考にしていただきたい.特に,マウスはさまざまな系統が樹立されており,マウスの系統によって疾患に対する感受性が大きく異なっていることが知られている.よりよい結果を得るためにも,**第1章-2**を確認してほしい.**第1章-1**では,実験動物としてのマウス樹立の経緯が解説されている.**第1章-3**では,マウス実験にぜひとも参照していただきたいデータベースが紹介されている.また,本書を利用する研究者のなかには,ヒト疾患を解析の対象としている方も多いと思われるが,**第1章-4~6**に疾患モデルとしてのマウスの限界と可能性について解説されている.マウスをよく知ったうえで,実験を開始してほしい.

マウス実験の開始

1. どのような飼育環境が適切か?

マウスの飼育は,所属機関でマウスの飼育が許可されている「飼養保管施設,場所」で行う.また,遺伝子組換えマウスを用いた実験を行うためには,「動物を用いた遺伝子組換え実験(P1A, P2Aなど)」の承認を受けた場所で飼育する必要がある.申請については,所属機関の動物実験委員会と遺伝子組換え実験委員会に確認してほしい.それらの許可を得たうえでマウスの飼育を開始するが,飼育環境が実験結果に影響を与える場合があることは,留意しておく必要がある.特に,生活習慣病,精神疾患,老化や行動異常の解析を行う場合は,環境の影響を受けやすいため,注意が必要である.これらについては**第5章**を参照していただきたい.**第5章-1**に解説されているが,マウス飼育環境が実験を台無しにする(A mouse's house may ruin experiments. Sara Reardon, 12 February 2016)という記事がNatureのサイトに掲載された[2].**第5章-3**でも詳しく解説されているが,その記事では生産業者ごとにマウスの腸内細菌が異なることや,餌に含まれる内分泌かく乱化学物質が実験結果の再現性をなくしていることを指摘している.このことは本書の多くの項でくり返し記述されているが,解析にあたっては同腹(同じ母親から同日に生まれた)マウスをコントロールにする重要性を改めて示している.また,**第5章-2**では,マウス体内で大きく変動する因子を紹介しており,環境の設定および解析時間設定の重要性を記述している.

2. マウスをどのように飼育するか?

マウスは飼育の比較的容易な実験動物ではあるが,少しの工夫で繁殖効率には大きな差が出ることも事実である.マウスの飼育については,**第6章-1**にポイントが記載されている.また遺伝子改変マウスを使用する場合は遺伝子型の判定が必須であるが,遺伝子型の判定については**第2章-3**を参考にして実施していただきたい.必要な数のマウスの計画的な繁殖は,マウス実験期間を決定する最

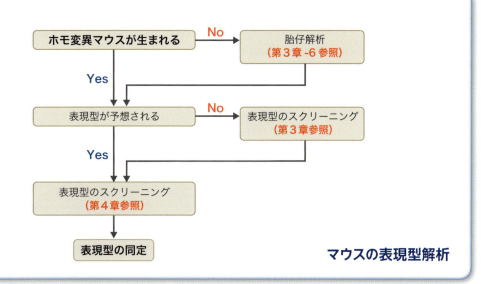

マウスの表現型解析 (flowchart②)

　実際にマウスの表現型の解析をはじめるときに，表現型が予想される場合と予想されない場合がある．また表現型が予想された場合でも思わぬ表現型を見出すことがあり，表現型を同定する過程は，遺伝子改変マウスを使った実験の大きな醍醐味であるとともに，表現型がみつからないときの苦しみは並大抵のものではない．ここでは表現型解析における本書の使い方について解説する．

1. 表現型が予想されない場合

　遺伝子や分子解析から遺伝子改変マウスを作製した際には，あらかじめ表現型が予想されない場合がある．このようなときは，**第1章-3**に記載されているデータベースを利用して，その遺伝子や分子の発現組織や時期を確認して，解析組織や時期の絞り込みを行ったうえで表現型の解析を行う．常染色体上の遺伝子の場合は，通常はヘテロ変異マウスでは表現型がないか弱く，ホモ変異マウスで表現型がみられる場合が多い．ホモ変異マウスが得られ，明らかな表現型が確認できる場合はよいが，明らかな表現型が認められない場合は，表現型を探すことになる．しばしば表現型が確認できずに苦労することがあるが，その表現型を確認する方法を**第3章**にまとめた．まず**第3章-1**を読んでいただきたい．

　表現型を同定するために最も重要なことは，マウスをよく観察することである．観察は主観的な方法と考えられているが，客観的かつ科学的に記載する方法としてSHIRPA法が確立されている．その改良版としてのModified-SHIRPA法[3]についての具体的な方法が，**第3章-2**に記載されているので，ぜひ利用していただきたい．観察の次の表現型のスクリーニング方法としては，**第3章-3**で述べられている血液検査を行う．形態学的検査も表現型同定には重要である．病理組織学的解析につい

ては，**第3章-4**に沿って解析してほしい．近年の解析機器の進歩により，たいへん有用な解析方法となったものに，CTやMRIを用いた三次元解析がある．これまでの組織学的な解析では膨大な時間がかかった解析を小動物用のCTやMRIを用いることにより効率よく行うことができるようになった．これについては**第3章-5**を参照してほしい．形態的に異常がない場合でも行動に異常がある場合がしばしば確認される．行動解析を行う場合にはいくつかのポイントがあるため，**第3章-7**を参照いただきたい．

ホモ欠損マウスが生まれてこない場合は，胎仔解析を行うことになるが，上手な絞り込みをしないと多くの時間と労力がかかるため，**第3章-6**を参考にして解析のストラテジーを検討してほしい．

解析を終えて表現型が同定された場合は，表現型のある細胞や臓器について個別の解析を実施する．

2. 表現型があらかじめ予想される場合

ヒト疾患に同定された遺伝子変異を導入したマウスや，遺伝子発現が特定の細胞や臓器のみの場合には，あらかじめ表現型が予想される．その場合は，**第4章の臓器・器官別解析**および**疾患・現象別解析**を参照してほしい．**第4章-1**では，骨組織の解析についての優れたフローチャートが添付されており，フローチャートにしたがって解析を進めれば，論文に必要な図が作成できる．

第4章-2では筋肉系解析の具体的な手法が解説されている．循環器系の解析では，対象としているマウスに生理学的な異常があるかどうかの最初の解析となるが，**第4章-3**に概説されているので参照していただきたい．**第4章-4**では，消化管の炎症性疾患についての誘導方法，解析方法が記述されている．腫瘍の解析については，**第4章-9**を参照してほしい．肥満と糖尿病は，現代社会において最も重要なテーマの1つであるが，さまざまな要因によって引き起こされるため，その解析には注意が必要である．**第4章-11**に肥満と糖尿病解析についてのさまざまな注意点が記載されている．**第4章-5**では，神経系解析における目視の重要性が記載されており，まずマウスをよくみることが重要である．また，神経系におけるさまざまな解析方法が紹介されている．造血系の異常は，マウスの解析中にしばしば遭遇する表現型であるが，その具体例について**第4章-6**に紹介されている．**第4章-7**では，目的とする分子の免疫系における発現細胞の確認と，遺伝子改変の方法の確認の重要性が記載されている．免疫系の解析をはじめる前にぜひ読んでいただきたい．

第4章-8では，生殖解析の解析方法について，伊川らの実績にもとづいた解析方法が記載されて

◆ 表現型がわからないマウスは宝物？

自分でES細胞を使ってはじめて作製したノックアウトマウスは転写因子GATA-1をノックアウトしたものである．遺伝子がX染色体上にあるため，X染色体のランダムな不活化により，ヘテロマウスの段階で赤血球形成異常がみられ貧血を呈していた．表現型が明らかだったため，解析も順調に進み論文にすることができた．2番めに作製に携わったノックアウトマウスは転写因子Nrf2をノックアウトしたものだったが，このマウスは通常の飼育環境では全く異常がみられなかった．われわれよりも先に2つの研究グループが論文を発表していたが，いずれも「no phenotype」として発表していた．ところが，当時山本研究室（現 東北大学教授）の同僚だった伊東健先生（現 弘前大学教授）が，試しにNrf2の結合配列を転写制御領域に有する代謝酵素遺伝子の発現を調べたところ，調べたほとんどの遺伝子が発現誘導されないことを発見した．あまりにも誘導がかからないため，実験に何かミスがあったのではないかと思ったほどであった．現在ではNrf2が異物代謝や酸化ストレスを制御する最も重要な転写因子であることが知られており，PubMedに7,000を越える論文が登録されている一大研究テーマとなっている．一見表現型がみえないマウスは，実は大変な宝物であった実例である．本書を上手に活用してぜひ宝探しをしていただきたい．

いる．生殖系に表現型が予想されている場合には，これらの項を参照していただきたい．

　改変遺伝子によっては，腫瘍発生，感染症や老化などの全身性の表現型が出る場合がある．全身性の表現型や最近トピックとなっている表現型の解析については，**疾患・現象別解析**としてまとめた．生殖不全，がん，感染症などの病態や，肥満・糖尿病，老化，幹細胞，エピゲノム，睡眠・サーカディアンリズムにおける特徴的な表現型が予想される場合には，**第4章-8～15**をぜひ参照いただきたい．

おわりに

　ゲノム編集技術の登場により，遺伝子改変マウス実験は，研究者にとってたいへん身近な実験になりつつある．以前は論文に，「本分子の生体内での機能を明らかにするためには遺伝子欠損マウスの作製が必要であるが，時間と労力が必要なため，次の研究で実施したい」という記述が可能であり，いわゆるトップジャーナルを除き，論文査読時に求められることは少なかった．しかし，「遺伝子欠損マウスの解析結果を追加してほしい」と要求され，実際に再投稿期限までに対応可能となりつつある．本書を参考に，動物愛護の精神に則った，効率的で美しいマウス実験を実施していただきたい．

文献・URL

1) Yang H, et al : Cell, 154 : 1370-1379, 2013
2) Reardon S : Nature, 530 : 264, 2016
3) RIKEN Modified SHIRPA (http://shirpa.brc.riken.jp/)

参考図書

▶「実験動物の管理と使用に関する指針 第8版」（鍵山直子，他/訳，日本実験動物学会/監訳），アドスリー，2011
▶「マウス・ラット実験ノート」（中釜 斉，他/編），羊土社，2009

概論②

動物愛護管理法・倫理的な動物実験

八神健一

　動物実験はバイオメディカル研究にとり必要不可欠な手段であるが，科学的な適正性に加えて動物愛護の精神を尊重し倫理的に行わなければならない．これに関して国際的な原則や，国内の法令や指針にもとづき各研究機関の管理責任体制が構築されており，動物実験計画は機関内に設置された動物実験委員会での審査を受けなければならない．動物実験計画は，3Rの原則，動物の苦痛度の評価，麻酔法，安楽死法などを考慮して立案するとともに，実施に際してさまざまな記録を保管し再現性ある実験結果を得ることが重要である．本項については，マウス実験にかかわるすべての研究者，学生にぜひご一読いただき，普段から動物愛護を意識してもらえればと思う．

はじめに

　マウスの表現型解析はマウスに対する何らかの実験的処置を伴い，動物実験として各種の法令や指針にしたがって必要な手続きを経なければならない．動物実験の規制は国により異なるが，いずれの国においても国際医学団体協議会（CIOMS）と国際実験動物学会議（ICLAS）による医学生物学領域における動物実験に関する国際原則（International Guiding Principles for Biomedical Research Involving Animals[1]）に沿った内容となっている．わが国では，動物愛護管理法[※1]および実験動物飼養保管基準[※2]，文部科学省や厚生労働省などによる動物実験基本指針[2]，日本学術会議による動物実験ガイドライン[3]にしたがって各研究機関が動物実験規程を定め，動物実験委員会による実験計画の審査などが行われる．研究成果の公表の際には，これらで決められている手続きを経て所属研究機関の長により承認された実験計画であることが求められる．その他，各機関が行う教育訓練の受講，動物実験実施結果の報告などを各研究機関の規則にしたがって行わなければならないが，その規則が法令や指針を拠り所としていることを忘れてはならない．また，研究成果は国際的な学術誌に公表されることを前提に，国際的なガイドラインも意識する必要がある．米国のGuide for the Care and Use of Laboratory Animalsは広く全世界に普及している．

※1 **動物愛護管理法**
　　正式名称は「動物の愛護及び管理に関する法律」．飼育される哺乳類，鳥類，爬虫類に属するすべての動物を対象とする法律で，環境省の所管．実験動物も対象となる．

※2 **実験動物飼養保管基準**
　　正式名称は「実験動物の飼養及び保管並びに苦痛の軽減に関する基準」（環境省告示）．実験動物の適正な飼養保管，実験に用いる際の苦痛軽減などについて規定されている．

本項では，動物実験計画を立案する際に特に重要な事項について，具体的な対応例を解説する．また，国外のガイドラインで参考となるものも紹介する．

動物実験における3Rの原則

動物実験を倫理的に行うため，RussellとBurchにより提唱された3Rの原則が知られている．これは動物愛護管理法でも動物実験を行ううえで守るべき理念として謳われ，「Replacement」（代替法の利用），「Reduction」（使用動物数の削減），「Refinement」（苦痛の軽減）をさしている．動物実験計画の立案に際して，生きた動物（生体）を用いずに目的を達成できるのであれば，培養細胞，コンピュータ・シミュレーションあるいは無脊椎動物などの利用を優先し（Replacement），生体を使わざるを得ない場合はできるだけ少ない動物数で信頼できるデータを得るようにする（Reduction）．動物実験の実施に際してはできる限り動物の苦痛を軽減しなければならない（Refinement）．なお，苦痛とは実験処置に伴う疼痛だけでなく，心理的な恐怖や不安なども含む．

マウス表現型解析では，実験群だけでなく実験群を準備するための維持・繁殖群で多くのマウスを飼育する．遺伝子改変マウスの計画的な繁殖，効率的なジェノタイピング，胚・精子の凍結保存などにより，Reductionの実践が重要である．なお，本書の各項目ではそれぞれの表現型解析に必要となるマウスの数の目安が記載されているものがあるが，それらをぜひ参考にしてほしい．

苦痛度の評価

表現型解析方法としてマウスにさまざまな実験的処置を加える場合，その処置により発生する症状や予後を予測し，予想される苦痛の程度をできる限り軽減する方法を実験計画に明記しなければならない．苦痛の程度を示す基準として，「SCAWの倫理カテゴリー」[4]が知られている．これは米国のScientists Center for Animal Welfareが提案したもので，動物の苦痛の程度をA〜Eの5つのカテゴリーに区分し，それぞれに具体的な処置の例をあげている．わが国でも多くの研究機関などが，動物実験計画の立案や審査に際してこのカテゴリーにしたがって実験処置の苦痛の程度を判断している．なお，これを翻訳し解説を加えた資料（動物実験処置の苦痛分類に関する解説）が，国立大学法人動物実験施設協議会より公開されている[5]．

また，実験処置により重篤な全身症状やその後の死亡が予測される場合は，「人道的エンドポイント」[※3]を設定し，あらかじめ設定した指標から逸脱した場合，実験を中断あるいは終了し安楽死などの処置を施す．指標の例[6]として急激な体重減少（2, 3日で20％以上，7日間で25％以上），不可逆的な脱水，腫瘍の重量やサイズ（体重の10％以上，マウスで腫瘍径が20mm以上または腫瘍の長径＋短径が30mm以上）などがあげられるが，指標は実験処置により異なることもあり，実験計画ごとに設定する．実験期間中は頻繁な観察や指標のモニタリングを行う．また，表現型が予測できない場合，予備的な実験計画を小規模に実施し，予測可能となった後に本格的な実験計画を立案，申請し，解析を進めることもできる．

※3　**人道的エンドポイント**
　　動物を重度の苦痛から解放するため，実験を終了するタイミング．動物実験は死亡するまで観察するのではなく，苦痛が激しい場合や回復の見込みがない場合は，安楽死をもって終了させる．

表1 マウスに対する主な注射麻酔薬

薬剤名	用量・投与経路	麻酔時間（分）	覚醒時間（分）
メデトミジン+ミダゾラム+ブトルファノール※	0.3mg/kg + 4mg/kg + 5mg/kg, IP	30	60
ケタミン+メデトミジン	75mg/kg + 1mg/kg, IP	20〜30	60〜120
ケタミン+キシラジン	80〜100mg/kg + 10mg/kg, IP	20〜30	60〜120
（ペントバルビタール）	40〜50mg/kg, IP	30〜60	60〜120

※アチパメゾール0.3mg/kgを腹腔内に投与することで、ただちに覚醒する．
IP：腹腔内注射．

麻酔法

　動物の苦痛軽減法の基本的手技として，麻酔法と安楽死法があげられる．動物の麻酔に使用する薬剤はそれぞれに作用機序や副次的作用が異なり，動物種，実験目的，実験時間，処置内容などにより麻酔薬の選択が必要である．ここではマウスに対する標準的な麻酔法と注意点に絞って解説する．
　マウスの全身麻酔は，注射薬による注射麻酔と麻酔ガスによる吸入麻酔に大別できる．

1. 注射麻酔

　注射麻酔に使用される主な薬剤と用量，投与法などを表1に示す．最近の傾向として，薬剤の特色を生かし副作用を減じるために，複数の麻酔薬を混合して用いる混合麻酔あるいはバランス麻酔とよばれる方法が推奨され，代表的なものにケタミン／キシラジン混合液，および最近開発されたメデトミジン，ミダゾラム，ブトルファノールの3薬剤による混合麻酔（MMB麻酔）[7]がある．この方法の最大の特徴は拮抗薬（アチパメゾール；メデトミジンの作用抑制）が存在することである．過麻酔の兆候がみられた場合，迅速な覚醒が必要な場合などに拮抗薬を使うことができる．また，マウス系統や実験目的に応じてメデトミジンの用量を増量し，麻酔深度をモニターしつつ拮抗薬で調節することも可能である．

　一方，ペントバルビタールやアバチン（トリブロモエタノール）の使用には注意が必要である．ペントバルビタールは鎮痛作用が弱く安全域が狭い．充分な麻酔深度を得るには過麻酔やその後の麻酔死を起こしやすい欠点がある．また，トリブロモエタノールは医薬品として市販されておらず自ら調製して用いるが，腹腔内臓器の癒着や腹膜炎などを起こすこと，特に調製後の保存によりその傾向が強まることが知られており，実験結果への影響が懸念される．なお，麻酔薬には向精神薬（ペントバルビタール，ミダゾラムなど）や麻薬（ケタミンなど）に指定される薬物が含まれるため，それらの使用に際しては登録や認可の手続きが必須である．

◆ 環境要因と演出型

　表現型はある生物のもつ遺伝子型が形質として表されたもので，受精の段階で決定する遺伝子型に対比して使われることが多い．しかし，表現型は環境要因の影響を受けて刻々と変化すること（表現型の可塑性）を忘れてはならない（第5章-1参照）．古典的な動物実験では，現在そこにある表現型を演出型（Drama-type）として区別し，一定の演出型をもつ動物に一定の実験処置を加えて反応（実験結果）を読み取ることを動物実験とした．再現性の高い反応を得るには，一定の遺伝子型をもつ実験動物を使用することはもちろん，その生育環境も含めあらゆる環境要因を一定にすることが基本である．

表2 マウスに対する主な吸入麻酔薬の比較

一般名	イソフルラン	セボフルラン	(ジエチルエーテル)[※1]
沸点（℃）	48.5	58.6	34.6
爆発性	−	−	＋
血液/ガス分配係数	1.4	0.63	12.0
MAC（％）[※2]	1.41	2.5	3.2
気道刺激	±	−	＋＋＋
呼吸抑制	＋＋	＋＋	−
筋弛緩	＋＋	＋＋	＋＋＋
循環抑制	−	＋	＋
末梢血管	拡張	拡張	一部拡張
血圧	下降	下降	上昇
心拍数	上昇	上昇	上昇

※1 ジエチルエーテルは吸入麻酔薬として市販されておらず，推奨できない．比較のために掲載．
※2 MAC（Minimum Alveolar Concentration）．50％の動物が疼痛刺激に対して，反応を示さない濃度．手術時には，1.3〜1.5MACの濃度で使用する．

2. 吸入麻酔

　次に，吸入麻酔法として汎用される薬剤を紹介する．吸入麻酔は，揮発性の麻酔ガスを呼吸を介して肺胞内で血液中に取り込ませるため，麻酔の導入や覚醒がすみやかで，麻酔深度の調節が容易である．近年，汎用されるのはイソフルランおよびセボフルランであり，従来から使用されていたジエチルエーテルは揮発性が高く，引火性・爆発性もあることから安全性の点で推奨されない．また，ジエチルエーテルはイソフルランやセボフルランに比べて気道刺激性が高く，麻酔への導入や覚醒も遅い（表2）．さらに，医療用として販売されておらず，一般試薬しか入手できない．このため，ジエチルエーテルの麻酔への使用を明確に禁止している研究機関もある．

　イソフルランやセボフルランなどの吸入麻酔には，気化器と呼吸回路から構成されるそれぞれの吸入麻酔薬に対応した専用の吸入麻酔装置（マウス・ラット用）を利用する．また，マウスでは透明なガラス容器や遠心チューブを用いた簡易吸入麻酔法も汎用される．具体的には，ガラス容器（麻酔ビン）に，脱脂綿などに浸み込ませた吸入麻酔薬を入れ，金網やアルミホイルを被せて，その上にマウスをおく．興奮期を経て呼吸が安定し意識消失を確認した後，動物を取り出す．その後，覚醒の兆候がみられた場合は吸入麻酔薬を浸み込ませた脱脂綿を入れた遠心チューブをマウスの口元にあてがって麻酔も可能である．この場合，麻酔薬の濃度をコントロールできないので過麻酔に充分な注意が必要である．

3. 麻酔時のモニタリング

　長時間にわたる外科手術などでは，麻酔中の動物の状態をモニタリングすることも重要である．痛覚や反射機能を眼瞼反射，角膜反射，嚥下反射，侵害反射（四肢末端をピンセットなどで挟むと引っ込めようとする反射）などで調べ，麻酔深度を知ることができ，心拍数，呼吸数，体温，動脈血酸素飽和度などをパルスオキシメーター（マウス用）でモニターできる．

安楽死法

　一般的に，動物の安楽死法には，動物の疼痛や苦痛を回避し迅速な意識消失と致死をきたす方法が採用され，わが国では「動物の殺処分方法に関する指針」（平成19年環境省告示第105号）[8]にしたがうこととなる．しかし，この指針は実験動物に限らず動物愛護管理法の適用されるすべての動物種に適用されるため，包括的なことしか書かれていない．動物種ごとの具体的な安楽死法は，米国獣医師会（AVMA）による「動物の安楽死に関するガイドライン」（Guidelines for the Euthanasia of Animals）[9]に詳しく記載されている．

　このガイドラインでは，実験動物の安楽死法は実験成績への影響の有無を考慮して選択することとし，一般的に容認できる方法，条件付きで容認できる方法をあげている．実験成績への影響として，イソフルラン吸入による血中グルコース濃度の上昇，バルビタール類の腹腔内投与による腸管組織の変化や生殖ホルモン値の変動，CO_2吸入による血清K値の上昇などを例示している．一般的に容認できるマウスの安楽死法としては，バルビツレート類の静脈内または腹腔内への過剰投与（麻酔量の3倍程度），バツビツレート類と局所麻酔薬や抗痙攣薬の投与，ケタミンと解離性麻酔薬（キシラジン，ジアゼパムなど）の投与がある．条件付きで容認できる方法として，イソフルランやセボフルランの過剰投与（条件：専用気化器や麻酔ビンで使用し，確実な死の確認を行うこと），CO_2の投与（CO_2置換速度が10～30％/分とすること），頸椎脱臼（非熟練者は麻酔下で実施，ラットに適用する場合は体重200g未満），断頭（非熟練者は麻酔下で実施）などが例示されている．また，全身麻酔下での多量採血や還流固定により致死させる処置も安楽死法として容認される．

　マウスはモルモットなどとは異なり未成熟な状態で出生する晩熟性動物であるため，7日齢未満の新生仔や胎仔は成体と区別して扱われる．妊娠中の母マウスと胎仔に対しては，母マウスを安楽死させれば胎仔も死にいたり，子宮内の胎仔は意識喪失状態にあると考えられるため胎仔への特別な処置は必要ない．バルビツレート類の腹腔内投与も有効である．マウス新生仔はCO_2の吸入により仮死状態になるが，数十分後に蘇生することもあるため，CO_2による安楽死では死の確認が特に重要である．その他，本ガイドラインでは，新生仔や胎仔に対するハサミやブレードによる断頭，頸椎脱臼，液体窒素中での急速凍結（胎仔，5日未満の新生仔に適用），段階的な冷却も条件付きで容認されている．

　なお，具体的な安楽死法は，各機関の動物実験委員会の判断に委ねられるので，特殊な方法を採用する場合は，事前に相談し助言を得るとよいだろう．

再現性の確保と詳細情報の記録

　動物実験において「Reproducibility」（再現性）の確保はきわめて重要である．倫理的な動物実験のために3Rがあげられるが，科学的な視点を加えると4R（3R + Reproducibility）ともいえるだろう．

---

mini column

◆ **マウスの顔色をうかがう**

　イヌやネコなど，動物の顔立ちや性格が個体ごとに違うことはよく経験する．遺伝的に均一なマウスでは皆同じようにみえる．しかし，よく観察すると，しばしば顔の表情や仕草がどこか違う個体をみつけることがある．人間の観察眼は，ときとして数値的な解析より先に異常に気づき重要な発見につながることがある．長く研究を続けていると，そんな研究の醍醐味に出会うこともあるだろう．著名な研究者のエピソードにあるセレンディピティ（serendipity）はマウスの観察のなかにも潜んでいるに違いない．

表3 NC3Rs ARRIVE ガイドライン[10] (動物実験:*in vivo* 実験の報告)

	項目	推奨
標題	1	論文の内容をできるかぎり正確かつ簡潔に記載すること.
要旨	2	背景,研究の目的(使用した動物種および系統の詳細を含む),主たる方法,主要な知見,ならびに研究の結論を正確に要約すること.
緒言		
背景	3	a. 研究の動機および状況が理解できるように,十分な科学的背景(先行研究に関連する参考文献を含む)を含めること,かつ実験の方法および実験の論理的根拠を説明すること. b. 使用する動物種および動物モデルがなぜ,どのようにして科学的目的を達成することができるのか,また必要に応じて,当該研究とヒトとの関連について説明すること.
目的	4	当該研究の主目的および副次的目的,ならびに検証しようとする仮説について明確に記載すること.
方法		
倫理的陳述	5	当該研究にかかわる,倫理的審査に関する許可の種類,関連する免許(例:動物(科学実験)法1986),および動物のケアと使用に関する国または機関のガイドラインを明示すること.
研究計画	6	それぞれの実験について,次の項目を含む研究計画の詳細を簡潔に記載すること. a. 実験群および対照群の数 b. 動物に処置を割り振る際(例:無作為な群分け)および結果を評価する際(例:盲検を実施した場合は,誰がいつ盲検を実施したか)に執られた,主観的な先入観による影響を最小限にするための措置 c. 実験単位(例:1匹の動物,1群の動物,または1ケージ内のすべての動物). どのようにして複雑な研究計画を実施したかを示すためには,時系列表またはフローチャートが有用であろう.
実験処置	7	実験および実験群(対照を含む)に関して,実施したすべての処置について正確かつ詳細に記載すること.例えば, a. どのように(例:薬剤の処方と用量,投与の部位と経路,使用した麻酔薬および鎮痛薬(薬物の効果を確認する方法を含む),外科処置,安楽死法),使用した特別な機器の詳細情報(供給業者を含む)を記載すること. b. いつ(例:時刻) c. どこで(例:ホームケージ,実験室,水迷路) d. なぜ(例:使用した麻酔薬,投与経路,薬剤の用量などを選択した根拠)
実験動物	8	a. 使用した動物の詳細情報(種,系統,性別,発育段階(例:齢の平均値または中央値および齢の幅),および体重(例:体重の平均値または中央値および体重の幅)を含む)を記載すること. b. 関連情報を記載すること.例えば,動物の供給元,国際的系統名,遺伝子改変の状態(例:ノックアウトまたはトランスジェニック),遺伝子型,健康および免疫状態,投薬を受けていないことまたは実験に使われていないこと,以前に行われた処置など.
住居および飼養	9	次の項目に関する詳細情報を記載すること. a. 住居(施設のタイプ:例:特定病原体フリー(SPF),ケージまたは住居のタイプ,床敷の材料,同一ケージ内の動物数,魚類用水槽の形状および材質など) b. 飼養条件(例:繁殖プログラム,明暗サイクル,温度,魚類のための水質など,飼料のタイプ,給餌・給水方法,環境エンリッチメント) c. 実験前,実験中,または実験後に実施された,福祉に関連する評価および介入
サンプルサイズ	10	a. 実験において使用した動物の総数,および実験群における動物の数を明確に記載すること. b. サンプルサイズを算出するための詳細情報を含め,どのようにして動物数を決定したか説明すること. c. 該当する場合は,実験を何回に分けて実施したか明示すること.
実験群への動物の振り分け	11	a. どのようにして動物を実験群に振り分けたか詳細に記載すること(該当する場合は,無作為な群分けまたは群のマッチングを含む). b. 異なる実験群の動物の処置や評価を実施した順序を記載すること.
実験の帰結	12	評価した主たる実験の帰結および副次的な実験の帰結(例:細胞死,分子マーカー,行動の変化)を明確に示すこと.
統計学的方法	13	a. 解析に利用した統計学的方法を詳細に記載すること. b. 統計処理したデータセットに関して,解析単位を明確に記載すること(例:1匹の動物,1群の動物,1個の神経細胞). c. データが統計学的手法の前提を満たしているか否かを評価するために利用した方法を記載すること.
結果		
基本データ	14	実験群に関して,処置または実験の前の,関連する動物の特性および健康状態を報告すること(例:体重,微生物学的状態,ならびに投薬を受けていないことまたは実験に使われていないこと)(これらの情報は,多くの場合,表にすることができる).
解析した数	15	a. 解析に使用した各群における動物の数を報告すること.絶対数を報告すること.例:10/20:50% は不可. b. 解析に含まれていない動物またはデータが存在する場合には,その理由を説明すること.
結果および評価	16	実施した解析の結果を精度とともに報告すること(例:標準誤差または信頼区間).
有害な事象	17	a. 重要な有害事象について詳細に記載すること. b. 有害事象を減少させるためになされた実験プロトコールの修正について記載すること.
考察		
解釈/科学的含意	18	a. 研究の目的および仮説,最新の理論ならびに関連する研究成果(文献)を考慮に入れながら結果を解釈すること. b. 研究の限界(可能性のある先入観の原因,動物モデルの限界,および結果に関連する不正確さを含む)について意見を記述すること. c. 研究における動物を用いない代替法への置換,動物に対する苦痛の軽減,もしくは動物数の削減(3Rs)に関して,当該実験方法または実験結果の意味するところについて記載すること.
一般化の可能性/外挿	19	ヒトとの関連性を含めて,当該研究の知見を他の動物種または他の器官・器官系に外挿することができる可能性があるか否か,およびどのようにして外挿することができるかについて意見を記述すること.
資金調達	20	当該研究におけるすべての資金源(助成金番号を含む)を列挙し,すべての資金提供者の役割を記載すること.

文献11より引用.

ARRIVEガイドライン[10]は2010年に英国の国立3Rsセンター（NC3Rs）が主導して作成され，多くの国際学術誌が投稿規程などでこれに準拠することを求めている．このガイドラインでは，科学論文において動物を用いた実験結果の再現性を高めるために，*in vivo* 実験の結果を学術論文などで報告するにあたり検討すべき20項目（使用動物の詳細情報，飼育管理法，実験処置法，サンプルサイズ，統計処理法など）をチェックリストとしてあげている（表3）．マウス表現型解析において，遺伝子型のみならずさまざまな環境要因が表現型を変化させる可能性を念頭に，再現性を確保するために詳細な情報の記録と論文発表時の記載が推奨される．このことは，倫理的な動物実験とは無関係のようにもみえるが，実験結果の再現性を高め，重複実験を避けることでReductionにつながり，研究の質を高めるうえでも重要なことである．

おわりに

マウスの表現型解析では，多くのマウスを犠牲にすることとなる．関係法令やガイドラインにしたがって動物実験を進めることは当然であるが，犠牲となるマウスへの感謝と研究者としての責任を自覚し，動物実験における3Rの原則を真摯に実践していただきたい．そのために，実験計画の立案に際して実験措置の苦痛度を評価し，実験目的にあった麻酔法や安楽死法を採用すること，実験動物やその飼育環境を含めて実験に関する詳細な情報を記録することが特に重要である．倫理的な動物実験は動物実験の科学的妥当性と相反するものではなく，再現性の高い信頼できる実験結果につながるものであることを肝に銘じてほしい．

文献・URL

1) CIOMS and ICLAS release the new International Guiding Principles for Biomedical Research Involving Animals (http://www.cioms.ch/index.php/12-newsflash/326-cioms-and-iclas-release-the-new-international-guiding-principles-for-biomedical-research-involving-animals)
2) 研究機関等における動物実験等の実施に関する基本指針（http://www.mext.go.jp/b_menu/hakusho/nc/06060904.htm），文部科学省
3) 動物実験の適正な実施に向けたガイドライン（http://www.scj.go.jp/ja/info/kohyo/pdf/kohyo-20-k16-2.pdf），日本学術会議
4) Categories of Biomedical Experiments Based on Increasing Ethical Concerns for Non-human Species：Laboratory Animal Science, Special Issue：11-13, 1987
5) 動物実験処置の苦痛分類に関する解説（http://www.kokudoukyou.org/index.php?page=siryou_index），国立大学法人動物実験施設協議会
6) Morton D, et al：Welfare Assessment and Humane Endpoints.「Handbook of Laboratory Animal Science, 2nd ed: Essential Principles and Practices, Volume 1」（Hau J, et al/eds），pp457-486, CRC Press, 2002
7) Kawai S, et al：Exp Anim, 60：481-487, 2011
8) 動物の殺処分方法に関する指針（https://www.env.go.jp/nature/dobutsu/aigo/2_data/laws/shobun.pdf），環境省
9) AVMA Guidelines for the Euthanasia of Animals: 2013 Edition (https://www.avma.org/KB/Policies/Documents/euthanasia.pdf), American Veterinary Medical Association, 2013
10) ARRIVE (Animal Research: Reporting of *In Vivo* Experiments) guidelines (https://www.nc3rs.org.uk/arrive-guidelines), National Centre for the Replacement Refinement & Reduction of Animals in Research (NC3Rs), 2010
11) 久原孝俊，久和 茂：LABIO21, No.62, pp18-21, 2015

参考図書

▶「Guide for the Care and Use of Laboratory Animals, 8th Edition」〔National Research Council(US)Committee for the Update of the Guide for the Care and Use of Laboratory Animals/ed〕, National Academies Press, 2011
▶「実験動物の管理と使用に関する指針 第8版」（公益社団法人日本実験動物学会/監，鍵山直子，他/訳），アドスリー，2011（上記の和訳本）
▶「Laboratory Animal Anaesthesia, Fourth Edition」(Flecknell PA/ed), Academic Press, 2015

第1章 マウスを知ろう

1 実験用マウスの起源とマウス遺伝学

城石俊彦

ゲノム編集技術の出現により，遺伝子改変マウスの作製が簡便にかつ迅速に行えるようになった．新たに作製される遺伝子改変マウスの注意深い表現型解析により，多数の遺伝子の生体での働きを効率よく調べることが可能となり，複雑な生命現象を司る基本原理や多様な疾患の原因の解明が加速されるものと期待できる．一方，遺伝子改変の対象となる実験用マウスが動物モデルとしてどのような特徴をもっているか，また，マウス遺伝学における2つのアプローチ，すなわち「順遺伝学」と「逆遺伝学」がどのようなものかよく理解しておくことは，ゲノム編集を実施する前に必要なことである．本項では，ゲノム配列からみた実験用マウス系統の特質と，マウス遺伝学の方法論について紹介する．

はじめに

世界的に汎用され，ゲノム編集の対象となっている実験用マウス系統のゲノムが，少なくとも2種類の起源を異にするDNA配列から構成されることはわかっていたが，実験用マウス系統の起源については謎であった．本項では，全ゲノム配列の比較解析によって明らかになってきた実験用マウス系統の起源についてのわれわれの仮説を提示し，モデル動物としての実験用マウス近交系統の特性について紹介する（近交系については**第1章-2**参照）．そのうえで，マウス遺伝学の2つの異なったアプローチの特徴と，それらを駆使したマウス遺伝学の将来展望について概観する．

実験用マウス系統の起源

1. 生物種としてのマウス

マウス（*Mus musculus*）の自然集団は遺伝的に均一ではなく，遺伝的に分化した複数の亜種が世界各地に分布する（図1）．代表的な亜種としては，西ヨーロッパの*domesticus*，ユーラシア大陸の東ヨーロッパから極東まで幅広く分布する*musculus*，揚子江以南の中国大陸やインドから東南アジアに分布する*castaneus*がある．南北のアメリカ大陸にはもともとマウスは生息せず，新大陸発見以降にヨーロッパ人によってもち込まれたものである．生命科学で世界的に汎用されている実験用マウスの近交系統の多くは，20世紀初頭にアメリカ東海岸で樹立された．これらは現在，古典的な実験用系統（classical laboratory strains）とよばれる．

国立遺伝学研究所の故 森脇らは，世界各地の野生マウスを採集し，それらに由来する多数の近交系統を樹立した．さらに遺伝解析を行って，古典的な実験用マウス系統のゲノムは，主に西ヨーロッパ産*domesticus*亜種由来であること，それらとアジア産亜種マウスは遺伝的に離れていることがわかった．また，日本産野生マウスは*molossinus*亜種として分類されているが，そのゲノムの大部分は*musculus*亜種に由来し，そこに*castaneus*亜種が少量混ざった雑種であることもわかった[1]．

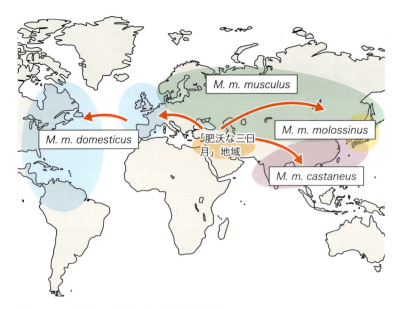

図1 マウス亜種の世界分布と地理的展開
生物種としてのマウス（Mus musculus：M. m.）は、遺伝的に分化した3つの亜種から構成される。マウスと栽培品種の小麦は、中近東の肥沃な三日月（Fertile Crescent）とよばれる地域に起源をもち、農耕の拡大とともに、ユーラシア大陸の東西にその分布域を拡大したと考えられる。日本産molossinus亜種は、大陸から日本列島に移住したmusculus亜種と南方からのcastaneus亜種のハイブリッドである。

2. 実験用マウス系統の全ゲノム解読

　代表的な古典的系統であるC57BL/6Jの全ゲノムの参照配列が報告されると[2]、アメリカの研究グループは、マウス系統間でSNP（1塩基置換）が高頻度（10 kbあたり〜44 SNPs）にみられるゲノムブロックと、低頻度（10 kbあたり〜0.5 SNPs）にみられるゲノムブロックに、明瞭に区分けできることを見出した。高SNPブロックでの塩基置換の頻度は、domesticus亜種とmusculus亜種の平均的なSNP頻度（約1％）に匹敵することから、実験用マウス系統のゲノムは、2つの亜種由来のゲノムが混じり合ったモザイク構造をもつとした[3]。その後、平均するとゲノムの90％はdomesticus亜種由来であり、残りがmusculus亜種由来と推定した[4]。われわれは、日本産野生マウス由来のMSM/Ms系統のBACゲノムライブラリーの全クローンの端末配列を解読し、MSM/Ms系統のゲノムのおよそ7％がC57BL/6J系統と高い類似度を示すこと、実験用マウス系統にmolossinus亜種由来のゲノムが混在することを示した[5]。

molossinus亜種由来のゲノムがどのようにして古典的マウス系統にもち込まれたのかを明らかにし、同時にマウス亜種間の多型情報をゲノムワイドに整備することを目的として、われわれは、日本産molossinus亜種由来の二系統、MSM/MsとJF1/Msの次世代シーケンサーによるゲノム再解読を行った。JF1/Ms系統はデンマークで飼育されていた愛玩用マウスをもとに国立遺伝学研究所で近交化した系統で、遺伝解析により紛れもなくmolossinus亜種由来であることがわかっていた。これらのゲノム配列データとC57BL/6Jの参照配列や英国Sanger研究所が実施したマウス近交系群のゲノム解読データ[6]と比較したところ、両系統ともゲノムの6〜7％の領域は実験用マウス系統と高い類似度（99.85％以上）を示した（図2）。しかし、両者を比較すると、JF1/Msの方がより類似度が高かった[7]。例えば、JF1/MsとC57BL/6Jの間では、99.998％以上の類似度を示すゲノム領域が多数の染色体に散在した。

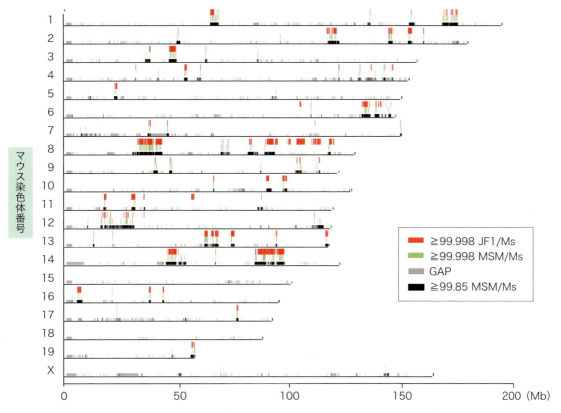

図2 実験用マウス系統C57BL/6Jの参照ゲノム配列に見出されたJF1/Ms系統およびMSM/Ms系統と高類似度を示す領域

赤色および緑色のブロックは，おのおのJF1/Ms系統およびMSM/Ms系統の配列と99.998％以上の類似度を示す領域である．赤色ブロックの方が緑色ブロックより数が多い．灰色ブロックは，反復配列などにより解読できなかった領域．黒色ブロックは赤色と緑色に共通する（MSM/Ms系統の配列と99.85％以上の類似度を示す）領域である．文献7より引用．

3. 古典的な実験用マウス系統の起源

　江戸時代に大阪で出版された和草紙である「珍翫鼠育草（ちんがんそだてぐさ）」には，さまざまなネズミの変異が記載されている（図3）．「豆ぶち」と命名された小型で白黒ぶち模様のネズミは，現在のJF1/Msとよく似ている．これはラットでありマウスではないという説もあるが，この本ではラットとマウスが区別されずに記載されており，われわれは「豆ぶち」は少なくともマウスと推測している．JF1/Msの毛色は，エンドセリン受容体B遺伝子（*Ednrb*）の変異が原因である．英国の古い文献によると，*Ednrb*変異をもつ愛玩用マウスは，19世紀後半から20世紀初頭に"独楽ネズミ（Japanese waltzing mice）"として珍重されていた．メンデルの遺伝の法則の再発見の直後，英国の研究者がこれらのマウスとヨーロッパ産の*domesticus*亜種由来のマウスとを交配して，毛色をマーカーとしてメンデル則の追試を行ったという報告もある[8]．これらの文献中の図や写真は現在のJF1/Msと酷似する．また，"独楽ネズミ"は，英国の貿易商により日本から輸入されたという記載も残っている．以上から，われわれは，19世紀のなかごろに日本からヨーロッパに渡ったJF1/Msの祖先と*domesticus*亜種由来の現地の愛玩用マウスを英国人研究者が交配し，得られた子孫が大西洋を越えて米国の東海岸にもち込まれ，それらを起源として今日の実験用マウス系統が育成されたと考えている[7]．実験用マウス系統の多くは，*molossinus*亜種に特異的なY染色体上の遺伝子多型をもっているので，当時の英国の遺伝学者はJF1/Msの祖先の雄を交配に用いたと推察される．

　全ゲノム解読でわかった重要な点は，実験用マウス

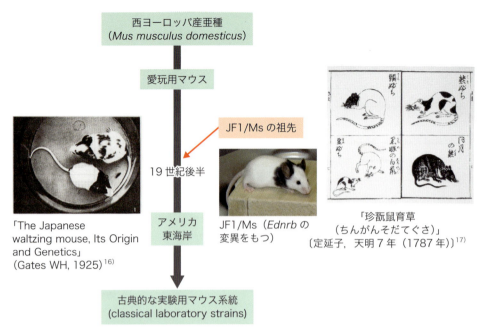

図3　実験用マウス系統の起源
JF1/Ms系統の祖先である愛玩用マウスが江戸時代末期に日本からヨーロッパに渡り，英国でメンデル則の検証のために西欧産亜種由来の愛玩用マウスとの交配実験に供された．その子孫がアメリカ東海岸にもち込まれ，今日世界的に汎用されている古典的な実験用マウス系統が樹立されたと考えられる．文献7をもとに作成．

系統が亜種間雑種であり，遺伝的分化を遂げたゲノム配列が混合しているということである．これは自然界に生息するマウスではみられない特徴であり，実験用マウス系統の表現型のなかには亜種間雑種であるがゆえに出現するものが少なからず含まれることを心に留めておく必要がある．

マウス遺伝学の方法論

1. 2つのアプローチ

　遺伝学は，生命現象を司るしくみを分解し，その基本原理を明らかにする学問である．このため，生命現象の発露である表現型とその原因となる遺伝子型を関連づけることが遺伝学の基本である．一般的に，遺伝学には2つのアプローチがある．1つは，特定の生物系統が示す特徴的な表現型を出発点として交配実験と連鎖解析により表現型の原因遺伝子を同定する方法である．これはメンデル以来の長い歴史をもちオーソドックスな手法であることから順遺伝学（forward genetics）とよばれる（図4）．一方，特定の遺伝子に人工的な改変を加え，その結果生ずる表現型を解析するアプローチは，順遺伝学とは反対の方向であるため，逆遺伝学（reverse genetics）とよばれる．ここで，「順」と「逆」の使い方は，一般に数理科学で使用されているものと真逆である点はおもしろい．数理科学では，原因から結果を推定する方法を「順問題」とよび，結果（データ）から原因を推定する方法を「逆問題」とよんでいる．この違いは，現象を説明する第一原理が存在しない生命科学と存在する物理学などの数理科学との違いによる．

2. マウスの順遺伝学

　古くから知られている形態や生理学的・行動学的な異常などのマウスの自然突然変異の多くは，単一遺伝子上の変異が原因となっている．戻し交配個体やF2個体を対象とした連鎖解析により，これらの表現型の原因となる遺伝子が存在する染色体の物理的位置を容易に特定できる．実際に，マウス自然突然変異の原因遺伝子の多くは，この方法で同定されてきた．しかし，身長や体重などの体質や特定の疾患への罹患率などの

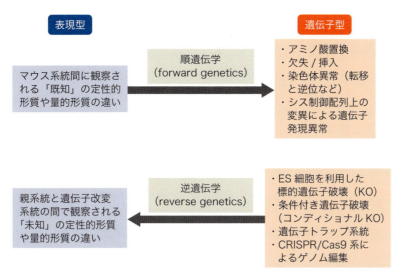

図4 順遺伝学と逆遺伝学
順遺伝学では，マウス系統間に観察される既知の定性的・量的形質の差異（表現型）から出発して，未知の遺伝子変異を同定する．表現型と遺伝子型の連結は，実験交配個体を対象とする統計解析による．逆遺伝学では，研究者がデザインした遺伝子改変マウスの未知の表現型（親系統との形質の差異）を明らかにする．

いわゆる量的形質は，多数の遺伝子の変異（ゲノム多型）が複数組合わさって引き起こされる．これらの表現型の解析方法として量的形質遺伝子座（quantitative trait loci：QTL）解析法が考案された．この方法では，表現型効果を示す複数の遺伝子座を，実験交配からの個体群を対象に全染色体上のゲノムマーカーと表現型との連鎖を統計解析によって推定する．一般にQTL解析から原因遺伝子を同定することは困難であり，遺伝解析用のさまざまなマウス系統が作製されてきた．例えば，特定の遺伝子の働きを他の遺伝子の影響を除外して解析するために，目的の遺伝子を含む領域のみを2つの系統間で交換したコンジェニック系統（第6章-1参照）や，前もって全染色体を対象に2つの系統間で1つずつ染色体を置換したコンソミック系統などである[9,10]．特定のコンソミック系統で親系統と異なった表現型が観察されると，該当する染色体上に表現型を支配する遺伝子座が存在することがただちに判明する．

古典的な実験用マウス系統の実験交配で検出されたQTLの原因がどのようなゲノム多型によるかを考える場合，マウス系統の起源が亜種間雑種である点は重要である．われわれの試算では，任意の2つの実験用マウス系統間の総SNP数のおよそ半分は，亜種間多型に由来する．したがって，染色体領域としてはわずか6〜7％に過ぎない部分に，QTLの原因となる変異の半数が占められている可能性がある[7]．また，ヒトの多因子形質を対象としたゲノムワイドな関連解析（genome wide association study：GWAS）の結果，表現型の原因がアミノ酸置換より遺伝子発現の制御にかかわるシス配列上に多いと報告されており[11]，マウスの遺伝解析でも参考になる．

3. マウスの逆遺伝学

逆遺伝学の誕生は，1982年のトランスジェニックマウスの作製に遡る[12]．その後，ES細胞を利用した標的遺伝子破壊（ノックアウト）マウス作製法が開発された[13]．さらに，内在性遺伝子を部位特異的組換え酵素Creの標的であるloxP配列で挟んだ条件付き（コンディショナル）ノックアウトマウスが開発されると，胚性致死を回避して時期・組織特異的に遺伝子機能を調べることができるようになった．このように逆遺伝学の手法が確立すると，マウスゲノム上のタンパク質をコードする全遺伝子について網羅的にノックアウトマウスを作製する大規模プロジェクトが欧米を中心に立ち上がった．当初，標的組換えには標準的なマウス系統である129系統由来のES細胞が使用されてきた

が，この系統は特殊な変異遺伝子を遺伝的背景にもち，それらが神経系などの表現型解析の障害となるという懸念から，現在ではC57BL/6N系統由来のES細胞株をベースにしたプロジェクトとなっている[14]．

4. ゲノム編集技術の登場

ES細胞を利用したノックアウトマウス作製の欠点は，相同組換えの頻度の低さであった．このため，標的遺伝子のみで組換えを起こしたES細胞クローンを薬剤耐性マーカーで選択する必要があった．近年，この欠点を改善し，特定のゲノム配列を効率よく改変する技術としてゲノム編集が開発された（**第2章-2参照**）．特に，細菌の獲得免疫系を応用したCRISPR/Cas9系は高効率で標的遺伝子改変が可能であり，ゲノム配列情報さえあればES細胞のような特殊な細胞は不要である．そのため，またたく間に非モデル動物を含めてその適用範囲が拡大した[15]．特に，マウスでは受精卵を用いたゲノム編集により個体レベルでの遺伝子改変が短期間で可能となり，前述した全遺伝子を対象としたノックアウトマウス作製プロジェクトにおいても，CRISPR/Cas9系が利用されるようになっている．

おわりに

かつて，マウスは，哺乳類のなかで順遺伝学と逆遺伝学が自由に用いられる唯一のモデル動物であった．CRISPR/Cas9系によるゲノム編集技術が登場し，遺伝子改変が非モデル動物でも可能となると，逆遺伝学におけるマウスの優位性にはややかげりがみえる．また，ヒト患者由来のiPS細胞により，細胞レベルでの遺伝子機能解析や疾患の原因究明に対しての存在感も薄らいでいる．他方，ゲノムワイドな多型情報が整備され，ゲノム多型が豊富な近交系統が多数存在するという実験用マウスの特性に新たな光があたっている．また，ゲノム多型を指標に対立遺伝子（アレル）を区別した発現解析により，エピジェネティックな発現制御の理解も進んでおり，遺伝子発現レベルの違いと表現型を結びつけようという動きも起こっている．

全体としてみれば，モデル動物としてのマウスには，今でも他の追随を許さない長所がある．いずれにしても順遺伝学と逆遺伝学を問わず，表現型解析は遺伝学の核心であり，その整備の重要性はますます高まっていくものと考えられる．

文献

1) 「Genetics in wild mice」(Moriwaki K, et al/eds), Japan Scientific Societies Press & Karger, 1994
2) Waterston RH, et al：Nature, 420：520-562, 2002
3) Wade CM, et al：Nature, 420：574-578, 2002
4) Frazer KA, et al：Nature, 448：1050-1053, 2007
5) Abe K, et al：Genome Res, 14：2439-2447, 2004
6) Keane TM, et al：Nature, 477：289-294, 2011
7) Takada T, et al：Genome Res, 23：1329-1338, 2013
8) Darbishire AD, et al：Biometrika, 2：101-113, 1902
9) Singer JB, et al：Science, 304：445-448, 2004
10) Takada T, et al：Genome Res, 18：500-508, 2008
11) Maurano MT, et al：Science, 337：1190-1195, 2012
12) Palmiter RD, et al：Nature, 300：611-615, 1982
13) Zijlstra M, et al：Nature, 342：435-438, 1989
14) International Mouse Knockout Consortium, et al：Cell, 128：9-13, 2007
15) Hsu PD, et al：Cell, 157：1262-1278, 2014
16) Gates WH：Proc Natl Acad Sci U S A, 11：651-653, 1925
17) 「珍翫鼠育草」（定延子/著），1787

第1章 マウスを知ろう

2 さまざまなマウス系統
遺伝的多様性と表現型への影響

吉見一人, 小出 剛

近年のゲノム編集技術の進歩により, 遺伝子やその調節領域の機能を容易に解析できるようになってきた. しかし, ゲノム編集による生体への効果は, 用いるマウスの遺伝的背景により大きく異なる可能性があり, どのようなマウス系統を実験に用いるのかを適切に判断することが重要である. 実際に, 研究目的に最適なマウス系統を用いることで, 実験の成否に大きく影響することや, 他の系統では得ることのできない研究成果を得ることさえある. そこで本項では, マウスの系統とはどういうものか, どのような種類があるのか, 系統ごとの特徴について, さらには, 適切な系統を用いることで得られる研究成果の例と系統が異なることで実験結果に影響が生じた例などについて紹介する.

はじめに

実験用マウスは, 厳密に管理された環境下で飼育され (第5章-1, 3参照), また遺伝的にも統御されているため個体差が少ない. そのため, 遺伝子の機能を生体レベルで明らかにしたい, 新規化合物の生体内での代謝や薬効・毒性などを評価したいといった際, 操作の影響を純粋に比較することができる. このように, マウスはさまざまな表現型を解析するうえで優れたモデル動物であり, 数多くの系統が樹立・使用されてきた.

一方で, 個々のマウス系統間を比べると, その遺伝子型や表現型は大きく異なる. そのため, 実験に使用するマウス系統の選択は, 実験を進めるうえで最も注意するべき点の1つであり, 計画段階で考慮する必要がある. 例えば, すでに飼育しているから, 価格が安いからといった理由だけで使用する系統を選ぶことはとても危険である. もし系統の選択に失敗すれば, ばらつきが大きい, 表現型が出ないといった実験結果に陥ってしまう可能性が潜んでいる. 本項では, マウス系統の大部分を占める近交系について解説するとともに, 代表的な近交系マウスを例にその違いがもたらす表現型への影響について紹介する.

実験用マウス系統の種類と特徴

1. クローズドコロニーと近交系

実験用マウスは, 遺伝統御の観点から大きく近交系とクローズドコロニーに分けられ, それぞれ目的に応じて使い分けられている.

1) クローズドコロニー

クローズドコロニーは, 個体ごとに遺伝的ばらつきをもつ (近交化されていない) 集団である. ただし, 5年以上, 外からの動物の移入がなく, 特定の集団内で繁殖することで, 集団内で保有される遺伝子多型の頻度は大きく変動しないように保たれている. 代表的なクローズドコロニーであるICR系統やddY系統は, 繁殖力が高く, 安価なため, 遺伝的背景をそろえる必要がない仮親や里親への利用, またヒトなどの個体間の遺伝子型が不均一な集団のモデルとして, しばしば薬理学的実験に利用される.

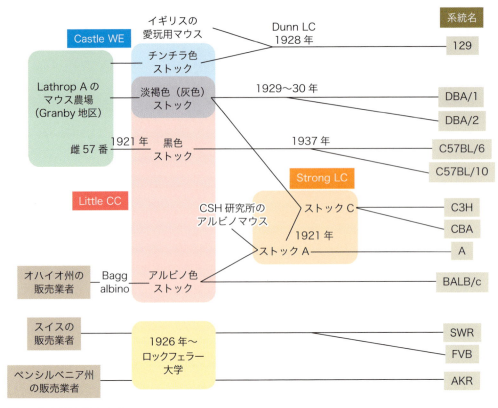

図1 主な近交系の由来
現在でも広く使用される近交系マウスについて，樹立時期，由来，実施者について表記した．その多くは，愛玩用マウスを収集・交配をしたLathrop Aの農場に由来する．ハーバード大学のCastle WEが，彼女からマウスを購入し，毛色遺伝研究に利用した．彼の研究室の出身であるLittle CCがDBAやC57BL，BALB/cなどを，Strong LCがC3HやCBA，Aなどの実験用近交系を確立した．この他，オハイオ州やペンシルベニア州，スイスなどで販売されていたマウスからも複数の近交系が樹立されている．

2) 近交系

一方で，遺伝子機能解析などの高い再現性を必要とする研究では，遺伝的に均一な近交系が樹立・利用されてきた．近交系とは，兄妹交配（同腹の雄と雌）もしくは親子交配を20世代以上行うことで樹立された系統で，ほぼすべての遺伝子座がホモ接合体になった個体群である．理論上，20世代で98.7％，40世代で99.98％がホモ接合体になる．そのため，個体間の遺伝的ばらつきがほとんどなく，再現性の高い実験を行うことができる．

近交系の歴史は古く，1909年，Jackson研究所の設立者であるLittle CCにより，世界で最初の近交系としてDBA系統が樹立された（図1）．代表的なアルビノ系統であるBALB/c系統は，Bagg Hが行動実験に用いていた親系統Bagg albinoが1920年にJackson研究所などの機関に分与され，近交化された．1921年には，世界で最も利用されているC57BL系統が，Lathrop Aのマウスストック57番の雌から近交化された．その他，乳がんを高発症する個体から近交化したC3H，逆に乳がん発症率の低い個体から近交化したCBAなど，これまでに450系統以上の近交系が樹立されている（表1）．

2. 亜系統とその命名規約

樹立された近交系の多くは，さまざまなブリーダーや研究機関へ分与され，おのおのの機関で維持されている．この際，わずかに固定していない遺伝領域が残っていたり，新たな突然変異が生じたりすることで，分与後の機関ごとに独自に遺伝的多型が固定されることがある．すなわち，同じ近交系でも異なるブリーダーや研究機関から入手したものは，遺伝的にわずかに異

表1 主な近交系マウスとその特徴

系統名	毛色	代表的な亜系統	特徴	主な用途
129	亜系統によって異なる	129P1/J, 129P2/OlaHsd, 129S1/SvImJ, 129S2/SvPas, 129S6/SvEvTac, 129X1/SvJ	・精巣奇形腫を好発する ・早期聴覚障害	遺伝子改変
A	アルビノ（白）	A/J, A/He, A/WySn	・コルチゾン誘発性口蓋裂を発症（まれに自然発症） ・発がん物質に高感受性を示す	がん，免疫研究
AKR	アルビノ（白）	AKR/J	・白血病を好発する ・高脂肪食に低感受性を示す	がん，免疫，代謝研究
BALB/c	アルビノ（白）	BALB/c, BALB/By, BALB/cAn	・ミネラルオイル誘発性形質細胞腫を好発する	感染，がん，免疫研究（モノクローナル抗体作製）
C3H	アグーチ（こげ茶）	C3H/He	・網膜変性（盲目） ・肝がん，乳がんを好発する	感覚系，がん，免疫，心血管研究
C57BL/6	黒	C57BL6/J, C57BL6/N	・腫瘍発生率が低い ・繁殖能力が高い	遺伝子改変
CBA	アグーチ（こげ茶）	CBA/J	・網膜変性（盲目） ・乳がん発症率が低い	感覚系，免疫研究
DBA	淡褐色（灰色）	DBA/1J, DBA/1Lac, DBA/2J	・聴覚障害（聴原性発作を発症） ・実験的自己免疫関節炎を誘発する物質に高感受性を示す	心血管，神経疾患研究
FVB	アルビノ（白）	FVB/N	・網膜変性（盲目） ・繁殖能力が高い	トランスジェニック作製
SWR	アルビノ（白）	SWR/J	・肺がん，乳がんを好発	がん，免疫研究

ここでは主に世界で利用される近交系の代表的な特徴や用途について示した．実際には，亜系統によってそれぞれ異なる特徴をもつものも多く，おのおのの文献，販売業者の資料などを参考にしてほしい．

なった領域が存在し，表現型に影響を与える可能性が出てくる．そこで，もとの近交系から，世代を経るとともに遺伝的に変化したと確認もしくは予想される近交系を，亜系統とよんで区別をすることになっている．

亜系統は，正式な系統名をみることで，どこで分与・維持されたかを知ることができる．例えば，C3H/HeJはC3H系統がHeston W（ラボラトリーコード：He）により維持された後，Jackson研究所（同：J）に分与された亜系統である．一方で，C3H/HeNはHeston Wから米国国立衛生研究所（NIH）（同：N）に分与された亜系統であることがわかる．このように維持されている機関がラボラトリーコードとして略称で系統名のスラッシュ以下に明記されており，亜系統がさらに異なる機関で維持された場合は後ろに重ねて機関名が蓄積されていく．ただし，C57BL/6，C57BL/10やBALB/cなどは例外で，6や10，cの後からが維持されている機関である．系統名の詳細はMGIの国際命名規約（Guidelines for Nomenclature of Mouse and Rat Strains）に記載されている．今後，論文やデータベースなどで使用されているマウス系統が，どの亜系統かどうかも注意してみてほしい．

さまざまな表現型における系統差

マウスでは，がんや行動異常，生理学的異常のみられる突然変異体について，その遺伝子の同定がなされてきた．その後トランスジェニックマウスの作出，ES（胚性幹）細胞を用いた遺伝子改変マウスの作出が可能になったことで，さまざまな系統で疾患モデルが作出され研究されてきた．その結果，同一の遺伝子変異をもっていても，その遺伝的背景の違いによって，発症率や発症の程度といった表現型に大きな影響が生じることがわかってきた．こうした現象は，遺伝的背景に

表2 主な近交系の繁殖能力の比較

系統名	受胎率	性成熟期(雌, 週齢)	平均産仔数	合計出産回数	過排卵処理への感受性
129X1/SvJ	75%	7.9	5.9	4.1	○
A/J	65%	7.6	6.3	2.9	×
AKR/J	84%	6.6	6.1	2.2	−
BALB/cJ	47%	8.0	5.2	3.8	×
C3H/HeJ	86%	6.7	5.7	2.9	×
C3H/HeOuJ	99%	5.9	6.4	3.7	
C57BL/6J	84%	6.8	7.0	4.0	○
C57BL/10SnJ	67%	7.7	6.3	2.8	
CBA/CaJ	96%	6.4	6.9	2.7	○
DBA/2J	75%	7.4	5.4	3.9	×
FVB/N	>90%	−	9.5	4.8	△
SJL/J	72%	7.4	6.0	3.1	○

各系統間を比較して，特に繁殖能力が高いと考えられる値を赤色，繁殖能力が低いと考えられる値を青色で示している．また，過排卵処理に対する感受性は，ホルモン投与による採卵数の増加率を3段階（○，△，×）で評価している．文献1をもとに作成．

隠れた修飾遺伝子[※1]の存在を示唆しており，現在でも多因子疾患の病態解明において遺伝学的研究の重要な研究対象になっている．

1. 近交系間の遺伝的多様性

前項の **1. クローズドコロニーと近交系** で示したように近交系間ではさまざまなゲノム領域で遺伝的多型が存在する．その結果，表現型においても系統ごとの特徴がみられる（表1）．

1）繁殖能力

例えば，系統維持に必要不可欠な繁殖能力についてみると，近交系間で幅広く異なっていることがわかる（表2）[1]．BALB/c系統は受胎率や平均産仔数が低く，性成熟時期も他の系統に比べて遅い．一方で，FVB系統は産仔数，出産回数ともに多く，優れた繁殖能力を有していることがわかる．そのため，FVB系統はこれまでトランスジェニックマウスの作製に多く用いられてきた．またC57BL/6系統は，繁殖能力は平均的である一方，ホルモン投与による過排卵誘起の感受性が高いため，FVB系統と同様にトランスジェニックマウスの作製に多用されている．

2）C57BL/6系統がヒト疾患モデルに向く例

近交系間の遺伝的多様性は，繁殖などの生理機能だけでなく，疾患感受性，発症の時期や部位，症状のレベルなどに影響を与える（表1）．例えば，突然変異体としてJackson研究所で樹立されたMinマウスは，がん抑制遺伝子 *Apc*（Adenomatous polyposis coli）遺伝子をヘテロに欠損することで，腸管内に腫瘍を形成する．樹立時の遺伝的背景はC57BL/6系統であるが，雄マウスでは40週齢時，確実に平均30個程度の腸管内腫瘍を形成する．一方で，戻し交配によって *Apc* 遺伝子変異以外をC57BL/6からAKRやMA，CAST系統に置き換えると，腸管腫瘍の発症率，腫瘍数が劇的に減少する[2]．こうした系統との比較解析から，*Apc* 遺伝子欠損による腫瘍発生の数，部位，悪性度を制御する複数の遺伝子座が検出され，遺伝子としては *Pla2* や

※1 修飾遺伝子
ある遺伝子の突然変異などで得られた表現型に対し，相互作用して影響を与える遺伝子のこと．単一の遺伝子変異により病気を発症する場合でも，修飾遺伝子の多型によって，その発症時期，部位，病態の程度などさまざまな形で影響を与えうる．同様に，多くの生理機能においても，単一の遺伝子だけでなく，ゲノム上の修飾遺伝子の影響を受けている．

Atp5a1などが同定されている[3)4)]．このように特定の疾患関連遺伝子の遺伝的背景を他の近交系に置き換えると，表現型が大きく変わる現象がしばしばみられる．

他にも，形態異常のパターンや程度において遺伝的背景によって大きな影響を受ける例がある．マウスの頭部形成を制御するOtx2遺伝子のヘテロ変異マウスは，頭蓋や顔面奇形を引き起こすことが知られている[5)]．しかし，遺伝的背景をC57BL/6系統からCBA系統に置き換えると，顕著な頭蓋奇形を示さなくなる．これらの系統を用いた研究から，頭部形成を修飾する遺伝子座が2番および18番染色体上にみつかっている[6)]．このようにC57BL/6系統でヒト疾患モデルが樹立された後，他系統に遺伝的背景を入れ替えることで，その表現型を制御する修飾遺伝子座を検出することができる．

3) C57BL/6系統がヒト疾患モデルに向かない例

現在でも多くのヒト疾患モデルに利用されるC57BL/6系統だが，表現型によってはヒト疾患モデルの遺伝的背景に向かないことがある．重度免疫不全症を示すPrkdc遺伝子変異は，C57BL/6やBALB/c系統では徐々にT/B細胞数が上昇して免疫症状が回復するLeakyとよばれる漏出現象が高頻度でみられる．しかし，C3H系統や1型糖尿病モデルのNOD系統に置き換えると，Leakyがほとんど出現せず，ヒト由来細胞の生着率も上昇する[7)]．他にも，炎症性腸疾患の原因遺伝子と考えられているIl10遺伝子変異においては，C57BL/6系統では腸炎の発症に時間がかかり症状も軽い．しかし，129S6/SvEvやBALB/c，C3H/HeJBirに置き換えると，発症率や炎症の程度が上昇する[8)]．

ここでは免疫系を代表例としてあげたが，他にも代謝や行動，神経疾患などさまざまな表現型で系統差が観察されている．こうした遺伝的背景の系統差による表現型の差異は，実験の再現性への問題となる一方で，修飾遺伝子の同定，遺伝子間の相互作用などの研究により多因子疾患の遺伝的機構の解明のシーズとなっている．

2. 亜系統間の遺伝的多様性

亜系統間も同様に，わずかながら遺伝的背景の違いを有しており，表現型の差異，ひいては実験結果や再現性に影響を与えうる．特に亜系統間の分岐点が古いほど，その遺伝的多様性は上昇する．

1) BALB/cの亜系統

例えば，感染実験やモノクローナル抗体産生マウスとしてよく利用されるBALB/c系統は，1930年代に複数に分岐し，BALB/cJ，BALB/cByJ，BALB/cAnなどの亜系統が樹立されている．各亜系統のゲノム比較解析から，細胞表面抗原（Qa-2）の欠損変異，アシルCoAデヒドロゲナーゼ（Acads）の欠損変異，カドヘリン23（Cdh23）のミスセンス変異などの遺伝的差異がみつかっている．こうした遺伝的差異が表現型でも観察されており，BALB/cByJは，BALB/cに比べて高い繁殖能力や低い攻撃性を示す一方で，Acads欠損による有機酸代謝異常症や脂肪肝，Cdh23変異に伴う聴覚の減弱がみられる[9)10)]．

2) 129の亜系統

また，1989年にはじめてES細胞を用いた遺伝子変異マウスの作製が報告されて以来，ES細胞のキメラ形成率が高かった129系統が，世界中で遺伝子改変マウスの作製に利用されてきた．しかし129系統は非常に多くの亜系統（主に129P，129S，129Tにグループ分

◆ 野生由来系統の特徴

実験用マウス系統は，欧米で維持されていた愛玩用マウスのストックから樹立されてきたため，系統間での遺伝的多様性は限定される．また，いずれの系統もすでに愛玩化されているために，野生マウスが本来示す行動とは異なる特徴を示す．それらが表現型解析におよぼす影響を避けるため，野生マウスから直接樹立された近交系も存在する．野生のマウスは世界各地に生息しており，遺伝的な特徴からdomesticus, musculus, castaneusの3つの亜種グループに分けられる[15)]（第1章-1参照）．これまでに，それぞれの亜種グループから野生系統が樹立されてきた[16)17)]．このような野生系統を研究に加えることで，実験用系統ではみられない新たな表現型の発見や遺伝的多型の利用が可能になると期待される．研究計画において選択肢の1つとして検討するとよい．

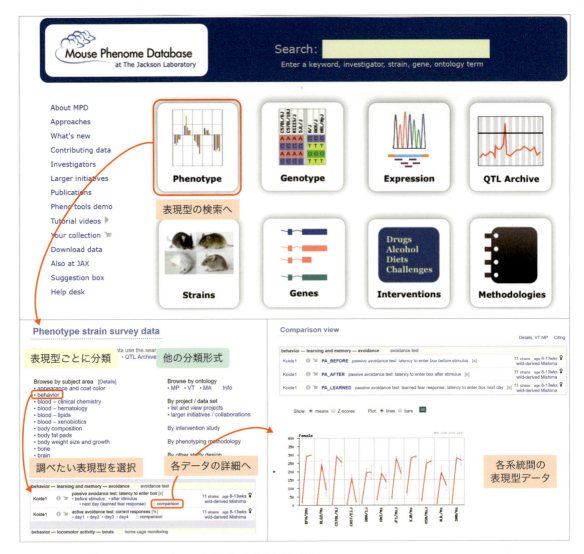

図2 Mouse Phenome Database を利用した表現型の検索
ここでは行動に関連する表現型の検索例を示す．Phenotype をクリックすると，左側に表現型のキーワードが，右側には実験者や実験手法など，他の分類形式が表示される．調べたいキーワードをたどっていくと，関連する実験データのリスト（実験者，実験方法，文献）が表示される．さらに，「Comparison」をクリックすると，実験で得られた各系統間のデータをグラフなどで比較することができる．Mouse Phenome Database には表現型に限らず，遺伝子型や SNP 情報，発現解析データなど，文献にもとづいたさまざまな系統情報が蓄積されており比較することができる．文献14より引用．

けされる）が存在し，遺伝的多様性も大きい．そのため，過排卵処理への感受性，精巣腫瘍の発症率や行動異常のみならず，毛色まで亜系統間で異なる[11) 12)]．現在では戻し交配により遺伝的背景を C57BL/6 系統に置き換えた系統や，直接 C57BL/6 由来の ES 細胞から作製した遺伝子改変マウスを表現型解析に利用することがほとんどである．しかし，過去の文献ではこうした遺伝的背景の影響を受けた表現型が記載されている場合があるので注意してほしい．

3) C57BL/6の亜系統

世界的に標準系統となっている C57BL/6 系統についても，1948年から Jackson 研究所で維持されてきた C57BL/6J と，1951年に NIH に分岐した C57BL/6N が存在する．C57BL/6J はマウスゲノムのリファレンス系統に利用されている一方，国際ノックアウトマウスコンソーシアムを含む多くの機関が管理する遺伝子

変異マウスにはC57BL/6N由来のES細胞が用いられている．これまでの詳細な比較ゲノム解析から，両亜系統間では，遺伝子のコード領域に34個のSNP，2個の欠失変異，15個の構造多型が同定されている[13]．また，同時に行われた表現型の網羅的解析の結果から，行動や代謝，免疫反応など複数の表現型で差異がみられている．例えば，C57BL/6Nでは視覚の低下がみられ，網膜色素変性の関連遺伝子 *Crb1* の変異が原因だと示唆された．他方，C57BL/6Jでは糖代謝異常がみられ，*Nnt* 遺伝子の欠損変異が原因だと示唆された．このように，非常に近いとされるC57BL/6JとC57BL/6Nの亜系統間においても，遺伝的多様性が存在し，いくつかの表現型に影響をおよぼすことがわかっている．

おわりに

本項では，系統間，亜系統間の遺伝的背景の違いによる表現型の差をみてきた．この他，Jackson研究所のMouse Phenome Database[14]※2を用いることで，各系統間のさまざまな表現型をより詳細に比較することができる（図2）．最近では，ゲノム編集を用いることで，これまでES細胞の樹立が困難であったマウス系統でも自由に遺伝子改変ができるようになった．この技術を応用して複数の遺伝子改変も同時に行うことができるようになりつつある．そのため，遺伝的背景の選択は今まで以上に重要であり，うまく組合わせることで，C57BL/6マウスだけではみることができなかった病態，他の関連遺伝子の関係性がみえてくるかもしれない．あるいは，自身の作製した疾患モデルマウス，遺伝子変異マウスが過去の報告と異なる表現型を示す場合，系統間，亜系統間の遺伝的差異の影響も考えられる．

さらに現在では，C57BL/6に限らず，他の数十系統についてもSNPやCNVなどの遺伝的多型情報などが公開されている．これらを用いることで，表現型への影響をおよぼす遺伝子型の違いを予測することができ，使用系統選択の一助となる．それぞれの系統の特徴を理解し，実験計画に適した系統を利用することで，信頼性の高い実験結果を得られることが期待される．

文献・URL

1) 「Mouse Genetics」（Silver LM/ed），Oxford University Press, 1995
2) Dietrich WF, et al：Cell, 75：631-639, 1993
3) Cormier RT, et al：Oncogene, 19：3182-3192, 2000
4) Suraweera N, et al：Hum Mol Genet, 15：3429-3435, 2006
5) Matsuo I, et al：Genes Dev, 9：2646-2658, 1995
6) Hide T, et al：Development, 129：4347-4357, 2002
7) Shultz LD, et al：J Immunol, 154：180-191, 1995
8) Beckwith J, et al：Gastroenterology, 129：1473-1484, 2005
9) 「The BALB/c Mouse；Genetics and Immunology」（Potter M/ed），Springer, 1985
10) Smith Richards BK, et al：Am J Physiol Regul Integr Comp Physiol, 286：R311-R319, 2004
11) Simpson EM, et al：Nat Genet, 16：19-27, 1997
12) Threadgill DW, et al：Mamm Genome, 8：390-393, 1997
13) Simon MM, et al：Genome Biol, 14：R82, 2013
14) Mouse Phenome Database（http://phenome.jax.org/）
15) 「Genetics in wild mice」（Moriwaki K, et al/eds），Japan Scientific Societies Press & Karger, 1994
16) Koide T, et al：Exp Anim, 60：347-354, 2011
17) Moriwaki K, et al：Exp Anim, 58：123-134, 2009

参考図書

▶ 「無敵のバイオテクニカルシリーズ マウス・ラット実験ノート」（中釜 斉，他／編），羊土社，2009
▶ 「マウス実験の基礎知識 第2版」（小出 剛／編），オーム社，2013

※2 Mouse Phenome Database（MPD）
さまざまなマウス系統の遺伝情報や特徴をまとめた総合データベース．実験に必要なマウス系統の一般的な特徴から，他系統との遺伝的多型や発現比較，実際に利用された文献，実験手法など，多くの情報を得ることができる．アメリカのJackson研究所が運営している．

第1章 マウスを知ろう

3 マウスの解析に役立つデータベース・ウェブツール

桝屋啓志，若菜茂晴

　逆遺伝学的アプローチでは，遺伝子改変の結果としてどんな表現型が観察されるのかは基本的に未知である．例えば苦労してノックアウトマウスを作製したのに，その結果はNo phenotype（表現型なし）といったこともよく聞かれることである．遺伝子の機能欠失の結果どのような表現型が生じるのか，あらかじめ大まかにわかっていれば無駄な労力をかけることなく既存の結果を足がかりにしてより詳細な機能解析を行うことができるはずである．国際マウス表現型解析コンソーシアム（IMPC）では，マウス全遺伝子の機能欠失変異の表現型を網羅的に解析しており，ウェブサイトではその結果を広く公開している．マウスを用いた研究の立案に際して，このようなデータベースを確認することは，今後の疾患研究ではきわめて重要な準備となると考えられる．

はじめに

　ゲノム編集技術により，マウスの遺伝子を改変して起こる個体の表現型への影響を，比較的容易に検討することが可能になってきた．しかし，これまでその遺伝子についてどのような研究がなされてきたか，特に遺伝子のノックアウトによってどのような表現型が現れるのか，研究を事前にはじめる前に調べてみる必要があろう．このような調査は研究の重複を避けるばかりでなく，既存の成果を足がかりにして，より高度な研究を行うために必須といえる．しかしながら，それぞれの研究者が注目した表現型あるいは現象について，野生型との差がみられないと論文化されないことも多い．また，表現型は遺伝的背景や測定条件など，さまざまな要因によって影響されるため，情報収集にあたってはそれらの情報が確実に得られることが望ましい．さらに，特定の表現型や生命現象にどのように影響するかを相互比較しようとすると，遺伝的背景や解析手法の違いが問題になってくる．

　このような状況を打破するために，国際マウス表現型解析コンソーシアム（International Mouse Phenotyping Consortium：IMPC）[1)2)]では，同一遺伝的背景での全遺伝子のノックアウトマウスの表現型データのカタログ化を行っている．このデータベースを参照することで，各遺伝子の不活性化によりどのような表現型が観察されるのか，あるいは観察されないのかについて，ネガティブデータを含めて網羅的に知ることができる．統一した実験および統計の方法を用いて解析されているので，データ間の定量的な比較も可能である．また，網羅的解析により，従来得られなかった多くの表現型が検出され，疾患との関連性が示されていることも見逃せない．個別研究は常に従来よりも高度，新規，あるいは詳細な生命現象や疾患メカニズムの解明が求められるので，研究を開始する時点でこのようなデータベースを参照することは，価値ある研究立案のために大いに役立つと考えられる．

　本項では，マウス表現型研究に役立つデータベースを，IMPCのデータベースを中心に概説する．

国際マウス表現型解析コンソーシアム（IMPC）の概要

前述の通り，マウス表現型解析をはじめるにあたっては，さまざまな面からの情報収集が必要となる．IMPC[1]は，マウス各遺伝子の表現型を世界共通の基準で解析し，そのデータとマウスを世界の研究者に提供することを目的として2011年に発足した国際共同開発プロジェクトである．IMPCには，2016年7月現在，日本の理化学研究所バイオリソースセンター（理研BRC）を含め，13カ国18研究施設が参画している．IMPCの最終目的は，ヒト疾患研究へ貢献するために，ノックアウトマウスをより有用で標準化された研究用ツールとして横断的に整備することであり，①マウスの全遺伝子について，ノックアウトマウスの表現型を標準化された方法で網羅的に解析を行う，②得られたデータはネガティブデータも含めてすべてカタログ化し即時公開する，③成果をマウスのみでなく，哺乳類全体（特にヒト疾患）の研究に役立てるために，表現型データを生物種を超えた解釈が可能なように変換する，を行っている．IMPCでは，当初，オープンに利用できるリソースとして，IKMC（International Knockout Mouse Consortium）[3]の各研究施設が開発した全遺伝子のノックアウトES細胞を個体化して解析を進めるとしていたが，近年の動向に鑑み，安価に作製できるゲノム編集リソースもコレクションとして追加している．2016年7月現在，IMPCのウェブサイト[2][4][5]では，約3,000遺伝子の機能欠失変異について網羅的に解析を行った結果が公開されており，そのすべてのマウス系統は関係するリソース配布期間から入手できる（日本では理研BRCへの申し込みで入手可能）．IMPCでは5,000遺伝子を解析するフェーズ1が間もなく終了し，2016年から5年間のフェーズ2でマウス全遺伝子の解析完了と，加齢性疾患に対応する老齢表現型スクリーニングをめざしている．前述の通り，IMPCは表現型解析結果を随時公開している．このデータベースは，それぞれの解析結果を直接公開している点と，それぞれの結果を系統間で直接比較できる点で他のデータベースとは異なっている．つまり，IMPCのデータベースを参照することで，各ノックアウトマウス，つまり個体レベルでの各遺伝子の機能を網羅的に俯瞰することが可能である．

IMPCにおける表現型解析のパイプライン

IMPCのデータベースについて述べる前に，IMPCの表現型解析プラットフォームについて簡単に述べる．IMPCでは，胎仔期，成体期それぞれについて，参画する18研究施設で標準化された表現型解析パイプラインを運用している（図1）（成体期に関しては，老齢期のプラットフォームを2016年7月現在構築中である）．これらの解析方法は，参画する研究機関で合意された標準作業手順書（Standard Operation Procedure：SOP）としてIMPReSS（International Mouse Phenotyping Resource of Standardised Screens）のウェブサイト[6]（IMPCウェブサイトよりリンクあり）にて詳細が公開されており，自由に閲覧および利用ができる．IMPCから公開されるデータはすべてこのSOPによって解析された結果である．

IMPCの表現型解析パイプラインには，胎仔期パイプライン（23解析）と成体期パイプライン（22解析）が設定されている．例えば，成体期パイプラインには，外見の検査としてCSD（Combined SHIRPA and dysmorphology），行動解析としてオープンフィールド，血液検査として血算，生化学，血中インスリン濃度，感覚器検査としてABR（auditory brain stem response），その他心エコーやECG（electrodardiogram），最終的に解剖学検査と，多様な検査を行うことで広範囲の表現型が検出できるよう工夫されている．また，胎仔期のデータ取得には，X線CT（第3章-5参照）や可視光CT（optical projection tomography：OPT）など，イメージング技術が採用されている．IMPCの解析結果は，すべて何らかの表現型として解釈できるよう，解析項目すべてについて表現型をデータベース化する際の国際標準語彙であるMP（Mammalian Phenotype Ontology）[※1]によるアノテーションが付加されている．

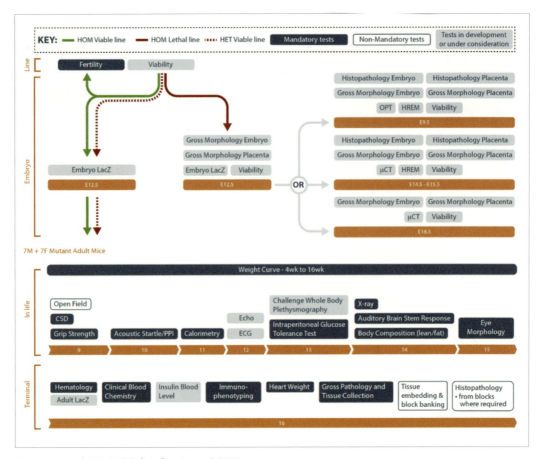

図1　IMPC 表現型解析パイプラインの全体像
1個体のマウスが受ける表現型解析を示している．系統全体（Line）に関しては，妊性（Fertility）と生存性（Viability）を解析する．胚時期の解析（Embryo）については，LacZ の発現解析が，さらに胚性致死（胎生致死）の変異体に関しては，形態の観察，あるいは三次元イメージングが行われ，致死となる大まかなステージと表現型が特定される．成体のステージでは，生存マウスで行われる解析（in Life）として行動，血液，感覚器，形態などの解析が行われ，最終的には Terminal な解析として，解剖学検査が行われる．詳細は本文も参照．画像は文献6より引用．

※1　MP（Mammalian Phenotype Ontology）

表現型を整理するため，MGI[7] によって策定されたオントロジー（第3章-1も参照）．オントロジーとは，データベース上で多様な情報を整理するために用いられる機械可読な一種の語彙集である．各語彙には固有の ID が振られ，同義語はその ID によって整理される．また，語彙間にその意味を考慮した親子関係を定義づけることで，意味に応じた検索がある程度可能になる．現在，哺乳類の表現型を扱う多くのデータベースで採用されており，検索精度の向上，データベース横断的なリンクなどに利用されている．さらに近年では，MP から HPO（Human Phenotype Ontology）へのリンク，さらに HPO から OMIM，DOID（Human Disease Ontology），希少疾患データベース Orphanet[8] へのリンクが提供されたことで，マウスやラットの表現型から，関連する疾患を探すことが可能になっている．

IMPC 表現型データベースを用いた検索の実際

　IMPC では，世界中で解析された生のデータを中央データベースに集約しており，ウェブサイト（図2）[2] を通じて随時公開している．すべてのデータは，定められた統計解析の SOP[※2] にしたがって中央データベースにて一律に解析されたものであり，正常集団に対しての差が同じ基準で客観的に判断できるようになっている．IMPC のウェブサイトではさまざまな切り口で集約された表現型データを閲覧することが可能であるが，ここでは，**1．遺伝子からの検索，2．表現型からの検索，3．疾患名からの検索，4．画像および三次元**

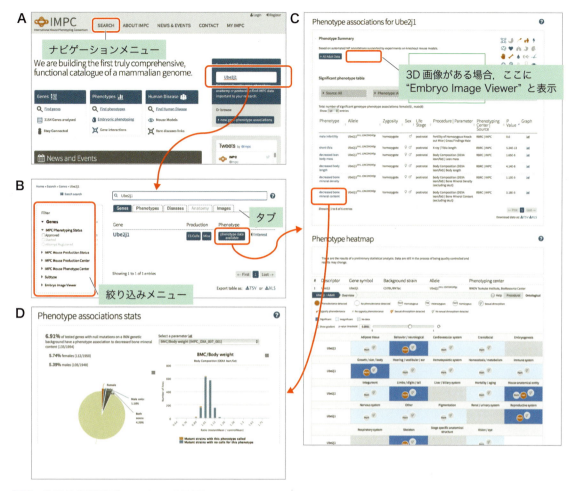

図2　IMPC表現型データベースの画面
A）トップページ，B）遺伝子名による絞り込み，C）表現型詳細情報画面（一部），D）特定の表現型の出現頻度．詳細は本文も参照．
画像は文献2より引用．

画像の検索の4つの方法について解説する．

1. 遺伝子からの検索

　IMPC表現型データベースの最も簡単な使用方法が，トップページ右側の検索窓にてキーワード検索する方法である（図2A）．ここに遺伝子名を記入すると，その遺伝子のページに移動する（図2B）．ここで表現型解析の進行状況の概要を知ることができる．表現型解析が終了していれば，"phenotype data available"のパネルが表示される．Genes, Phenotypes, Diseases, Anatomy, Imagesの各タブでは，それぞれの概要を閲覧することができる（図2B）．

　このページの"Genes"タブに表示されている"phenotype data available"のパネルをクリックすると，表現型の詳細情報が表示される（図2C）．ここでは，解析結果により導き出された表現型のリスト（Phenotype association），各検査における野生型との統計的差異を概観したヒートマップ（Phenotype heatmap），遺伝子発現（Expression），画像（Phenotype association Images），関連する疾患（Disease models），マウスおよびES細胞の発注先（Order mouse and ES

※2　IMPCの統計解析SOP

IMPCでは，解析センターや解析時期によってデータのぶれが生じることが具体的に示されており，これらの問題を加味した統計解析方法が検討されている．なお，統計解析方法はアップデートされることがあり，以前のバージョンの統計解析結果も保存されている（ftpによる全データダウンロードで利用可能）．

cells）が表示される．各項目からはさらに詳細な情報を閲覧することができる（図2Cの画面を下にスクロールすると出てくる）．例えば，"Phenotype association"から表現型の1項目を選ぶことで，マウス全体における表現型の出現頻度などの情報を閲覧できる（図2D）．

2. 表現型からの検索

トップページ上側のナビゲーションメニュー（図2A）から，"SEARCH"をクリックすることで検索機能をフルに利用することができる．SEARCH画面は図2Bで示したものと同一で，ここで"Phenotypes"タブをクリックすると，左側の絞り込みメニューが表現型に関するものに切り替わる．この機能を用いると，MPオントロジーの語彙，およびMPと関連付けられたヒト表現型の語彙による絞り込み，IMPCで得られている各表現型に関連する遺伝子の数の確認などが可能である．

"Phenotypes"タブをクリックした状態でMPオントロジー語彙による絞り込みを行い，そこで1つの表現型を選択すると表現型に関する情報が表示される（図3）．ここでは，MPオントロジー語彙の定義（Phenotype），指定した表現型に関する統計情報（Phenotype association stats，図2Dと同一），指定した表現型に関連する遺伝子のリスト（Gene variants with abnormal phenotype）（図3で指定している表現型は骨密度に関するもの），指定した表現型に関する遺伝子のヒートマップ（Gene phenotyping heatmap for phenotype）が表示される．

3. 疾患名からの検索

前述のSearch機能では，疾患名での絞り込みも可能である．この機能を用いると，ヒト遺伝性疾患の原因遺伝子のマウスオルソログ遺伝子ノックアウトにおける表現型，およびヒト疾患に類似した表現型の検索が可能である．"Diseases"タブをクリックすると，表現型の場合と同様に，左側の絞り込みメニュー（図2B）が疾患選択メニューとなり，右側に疾患のリストが表示される．このリストから1つ疾患を選ぶと，疾患ページに移動する．ここでは，指定された疾患の概要（Disease），オルソログにもとづく疾患モデル（Mouse Models associated by gene orthology），疾患モデル候補（Potential Mouse Models predicted by phenotypic similarity）が表示される．Potential Mouse Modelsの部分では，疾患とマウス遺伝子との関連性が2種類の指標〔MGI（Mouse Genome Informatics）[7]での計算，およびIMPC[8]での計算〕で示されている．詳細情報を開くと，関連度の詳細が表示される（図4）．

4. 画像および三次元画像の検索

IMPCでは，複数のセンターで胚性致死（胎生致死）スクリーニングパイプラインの一部として胎仔の表現型解析を行っている．実際に致死系統の約60％で重篤な形態異常が生じており，その画像はきわめて重要なリソースとなっていくと考えられる．SEARCH画面（図2B）で"Images"タブをクリックすると，画像のサムネイルが右側に表示され，左側の絞り込みメニューによって閲覧したい画像の種類を絞り込むことができる（図5）．

また，SEARCH画面で"Genes"タブをクリックした状態（図2B）で，絞り込みメニューから"Embryo Image Viewer"をクリックすると，胎仔ステージを選択するメニューが表示され，右側に遺伝子のリストが表示される．ここで閲覧可能な三次元画像がある場合，Phenotype associationsに"Embryo Image Viewer"と表示される（図2C）．これをクリックすると，EIV（Embryo Image Viewer）が起動する．EIVは，ウェブブラウザで三次元（3D）画像を迅速に探索するツールである．ウェブブラウザで閲覧した画像は，ImageJ/Fiji[9)10)]や3D Slicer[11]など広く利用可能なツールでより詳しく解析するためにダウンロードできる．図5にEIVのメニューの概要を示す．

5. その他のIMPC表現型データベースの機能

前述の機能に加え，IMPCでは表現型を多面的に解析するための多くの機能が用意されている．ナビゲーションメニュー（図2A）のSEARCHから，後述の機能を利用することができる．

①**Bach Query**：IMPCデータをダウンロードしたい場合に利用する．メニューからダウンロードしたい項目を選び，手元にダウンロードすることが

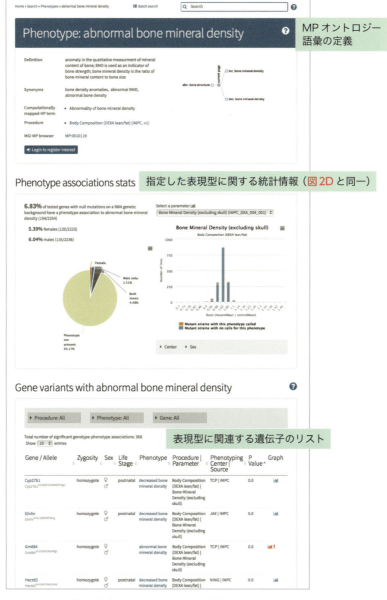

図3 IMPC表現型データベースの表現型情報画面
もとの画面は長大なため一部のみ掲載．詳細は本文も参照．画像は文献2より引用．

可能．
② **PheoView**：表現型の生データを詳細に解析したい場合に利用する．P値などの閾値を指定して，解析項目横断的に表現型データグラフを表示できる．
③ **Tools**：Gene OntologyとIMPC結果の相関性を示すGO lookup tool，文献との関連を示すPaper lookup tool，解析項目間の関連性を解析できるParallel Coordinatesの3つのツールへのリンク．
④ **API**：プログラムからIMPCデータを利用したい場合の仕様（Application Programing Interface：API）が利用できる．

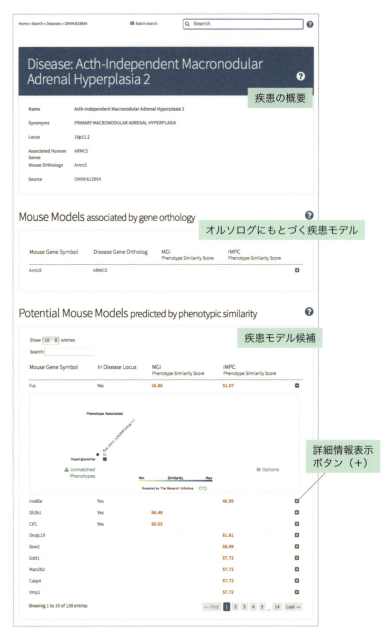

図4　IMPC表現型データベースの疾患との関連性画面
画像は文献2より引用．

他データベースやツールでのIMPCデータの利用

　近年の動向として，世界レベルでのデータ統合が進行し，データベース間でのデータの相互利用が進んでいる．例えば，IMPCのウェブサイト[2]では，MGI[7]の他，ヒト遺伝病のデータベースであるOMIM（Online Mendelian Inheritance in Man）[12]，国際希少疾患コンソーシアムのデータベースであるOrphanet[8]，ヒトバリエーションのデータベースであるDECIPHER[13]のデータが利用されており，各機能を提供するために不可欠なデータとなっている．逆に，IMPCのデータも

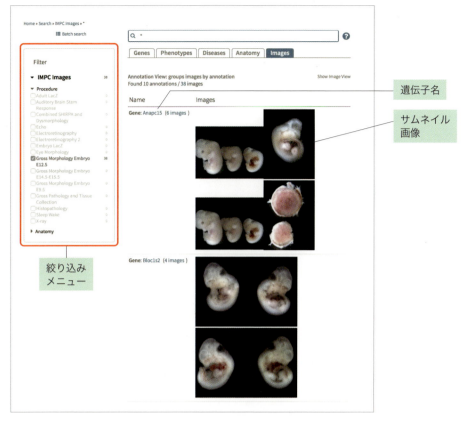

図5　IMPC表現型データベースのEmbryo Image Viewerのメニュー説明
詳細は本文参照．画像は文献2より引用．

別のデータベースで疾患モデル動物情報を提供するために利用されている．

例えば，MGI[7]は，米国Jackson研究所[14]が運営する，実験用マウスに関する統合データベースであり，世界で最も古くから運用されているゲノム情報データベースの1つである．開始当初よりマウス変異に関する論文からの情報収集を行っている．現在では，遺伝子，アレル，遺伝子発現，突然変異と表現型，分子パスウェイなど，実験用マウスに関するあらゆる情報が集約されている．IMPCのデータもMGIに統合されており，各遺伝子について検索すると，IMPCで得られた表現型情報も各文献から得られた情報と同列でリストされている．文献も含めて遺伝子のバリエーションによってどのような表現型がもたらされるかを概観するには，MGIは便利なデータベースである．

Monarch Initiative[15]は，米欧豪の3カ国7研究機関の連携で開発/運用される生物種横断的な表現型データ統合を行うデータベースである．IMPCのデータはMonarch Initiativeにも提供されており重要なデータソースとなっている．Monarch Initiativeでは，①表現型オントロジーを用いた機械推論による，ヒト，齧歯類，線虫，ショウジョウバエなどの広い生物種の表現型の関連性[16][17]を用いたPhenotype Analysis，②ゲノムと表現型の関係を，エキソン単位で解析するExomizer[16]，表現型解析を介したエクソーム解析を行うPhenIX，疾患遺伝子のエキソーム解析ツールExome-Walkerを含むExome Tool Suite，③セキュリティのもとで患者情報を扱うMonarch Patient Archive platform，④オントロジーによるテキストのアノテーションを行うText Mining，⑤文献セットを探すPhenotype PubMed Browseなど，多彩なツールを提供している．

データサイエンティストがIMPCのデータを自由に加工したい場合には，理研BRCが提供するIMPC_RDF[18]を用いるのが便利である．本データは，近年バイオ系

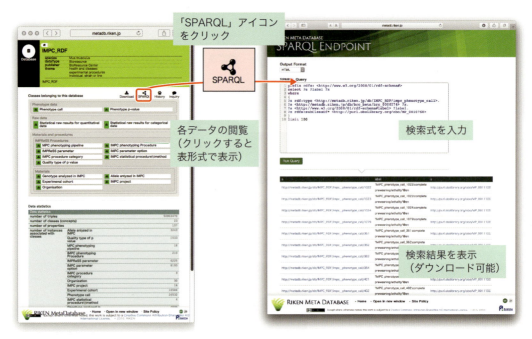

図6　IMPC_RDFの利用方法
画像は文献18より引用．

データベースで使われはじめた，ウェブ上でのデータ連携のための国際標準規格RDF（Resource Description Framework）（minicolumn参照）に沿って，IMPCのデータを変換したものである．IMPCのRDFデータは，標準の検索言語SPARQL（minicolumn参照）を用いて自由に加工して取り出せる（図6）ため，言語習得の必要はあるものの，IMPCのもとのデータ形式に囚われない多様な解析が可能になる．RDFを採用するデータベース間では，データの直接のやりとりが可能である点も大きな利点である．例えば，欧州バイオインフォマティクス研究所（European Bioinformatics Institute：EBI）では，ゲノム統合データベースEnsembl[19]や，タンパク質データベースUniProt[20]，分子パスウェイデータベースReactome[21]がRDF化されている．IMPCのRDFデータとこれらのデータを連携させることで，「ある分子パスウェイの破壊で得られる表現型」なども比較的簡単にリスト化可能である．

> ◆ **データ統合の中心技術RDF**
>
> 　RDF（Resource Description Framework）は，World Wide Webコンソーシアム（W3C）において1999年に規格化されたウェブ上のリソース（データ）を記述するための統一された枠組みである[22]．人，グループ，文書や概念，さらには，ゲノム，表現型，化合物，疾患，医薬品など，さまざまな情報間の関係（リンク）を用いて，コンピューターと人間双方が扱えるような「意味」を情報モデルとして表現できるしくみと，それらをデータベース横断的に検索するしくみ（SPARQL言語）[23]を提供する[24]．生命科学分野でもデータベース横断的な統合や，データ管理コストの低減などの理由で，RDFを採用するデータベースが増加しており，国内では，バイオサイエンスデータベースセンター（National Bioscience Database Center：NBDC）がRDFをデータ統合の中心技術と位置付けている．RDFはデータの意味をコンピューターでより容易に処理できる点でも優れており，将来的に人工知能からの利用も期待されている．

おわりに

　以上，IMPC表現型データベースの利用方法を中心に，表現型解析にあたって利用できるデータベースについて概説した．IMPCの解析が終了すれば，タンパク質をコードするほぼすべての遺伝子について，それらが機能欠失した場合にどんな表現型が観察されるのか，あるいはされないのかを研究開始時点で詳しく知ることができるようになる．この標準化された基盤のうえで，研究者は今後，疾患において遺伝子や分子が関与するメカニズム，複数遺伝子のバリエーションによって起こる症状や分子メカニズムの違いなど，さらに高度な研究に取り組めるようになるだろう．一方，ゲノム編集技術の台頭により遺伝子改変がさらに身近になり，多様な遺伝子改変の成果が大量に発表されるようになることで，科学データの再現性を担保するための新たなデータ共有のしくみが求められていくだろう．人工知能を介したデータ利用も含め，大量のデータをどう整理し，それらを駆使して生命現象全貌の解明にどのようにつなげていくか，今後の生命科学情報基盤の役割はさらに重要になっていくと考えられる．

文献・URL

1) Brown SD & Moore MW：Mamm Genome, 23：632-640, 2012
2) International Mouse Phenotyping Consortium (IMPC) (http://www.mousephenotype.org)
3) Bradley A, et al：Mamm Genome, 23：580-586, 2012
4) Koscielny G, et al：Nucleic Acids Res, 42：D802-D809, 2014
5) Ring N, et al：Mamm Genome, 26：413-421, 2015
6) International Mouse Phenotyping Resource of Standardised Screens (IMPReSS) (http://www.mousephenotype.org/impress)
7) Mouse Genome Informatics (MGI) (http://www.informatics.jax.org)
8) Orphanet (http://www.orpha.net/consor/cgi-bin/index.php)
9) ImageJ (https://imagej.nih.gov/ij/)
10) Fiji (https://fiji.sc)
11) 3D Slicer (https://www.slicer.org/)
12) Online Mendelian Inheritance in Man (OMIM) (http://www.ncbi.nlm.nih.gov/omim)
13) DECIPHER (https://decipher.sanger.ac.uk/about#overview)
14) The Jackson Laboratory (https://www.jax.org)
15) Monarch Initiative (https://monarchinitiative.org)
16) Robinson PN, et al：Genome Res, 24：340-348, 2014
17) Smedley D, et al：Database (Oxford), 2013：bat025, 2013
18) IMPC_RDF (http://metadb.riken.jp/metadb/db/IMPC_RDF)
19) Ensembl (http://ensembl.org)
20) UniProt (http://www.uniprot.org)
21) Reactome (http://www.reactome.org)
22) Resource Description Framework (RDF) (https://www.w3.org/RDF/)
23) SPARQL Query Language for RDF (http://www.w3.org/TR/rdf-sparql-query/)
24) 「オープンデータ時代の標準Web API SPARQL」(加藤文彦，他/著)，インプレスR&D, 2015

第1章 マウスを知ろう

4 マウスとヒトの違い

美野輪治，八尾良司

CRISPR/Cas9を用いたゲノム編集のマウスへの導入は，改変効率の飛躍的な向上と受精卵での変異導入を可能にし，迅速かつ簡便に遺伝子改変マウスが作製されるようになった．またゲノムワイドな遺伝子変異スクリーニングやヒトで生じる体細胞変異の再現など，従来は不可能であった研究にもゲノム編集は応用されている．しかし，導入された遺伝子変異が誘導する表現型が，生物種により大きく左右されることは従来法と変わりはない．特に，マウスをヒトモデル動物として考える場合，遺伝子の相同性や発現パターンのみでなく，組織構造や構成細胞，サイズ，寿命などに起因するさまざまなヒトとの相違点を充分に理解することが求められる．

はじめに

生命科学の研究領域で用いられるさまざまな実験動物のなかで，マウスは最もよく使われる哺乳動物である．特に医学研究の分野ではさまざまな疾患モデルマウスが作製され，病因・病態の解明や治療法開発において重要な役割を果たしてきた（**第4章**参照）．マウスは，体が小さく（20〜30g），生殖年齢に達するまでの時間が短い（6〜8週），産仔数が多い（4〜14匹），妊娠期間が短い（19〜20日）などの理由により，比較的安価で扱いやすい実験動物である（**表1**）．また遺伝学的に均一な近交系マウスが複数樹立され，それぞれの特徴が詳細に調べられていることから，特定の遺伝子機能を正確に解析することが可能であることも実験動物としての有用性を高めている（**第1章-2**も参照）．歴史的には，自然突然変異により生じた変異種の解析が長く行われ，遺伝学を含めたさまざまな研究領域で重要な役割を果たしてきた（**第1章-1**参照）．その後，変異原性の化学物質や放射線に曝露することにより人工的な遺伝子変異導入が行われ，ヒト遺伝疾患と類似の表現型を示すマウスが多く作製された．それらの変異マウスは，異なる系統間での交配と多型マーカーを利用した遺伝子マッピングなどにより，表現型を規定する原因遺伝子の同定が行われ，個体レベルでの遺伝子機能が明らかにされた（フォワードジェネティクス）．

1980年代に入ると，外来遺伝子の挿入（トランスジェニックマウス）やES細胞の相同組換えによる遺伝子破壊技術（ノックアウトマウス）が開発され，特定の遺伝子を改変することにより，その機能を個体レベルで解析することが可能になった（リバースジェネティクス）．時期を同じくして，さまざまなヒト疾患の原因遺伝子が同定されたこともあり，遺伝子改変マウスはモデル動物として病因・病態の解明に大きく貢献した．さらに時期・組織（あるいは細胞）特異的な遺伝子変異導入（コンディショナルノックアウト）技術は，詳細な解析を可能にし，今日ではヒトの病態を正確に再現する疾患モデルマウスが樹立されている．

マウスとヒトの類似性と相違点

マウスは，代謝，免疫，がんなどの動物個体レベルでの解析に大きく貢献してきたが，正確な理解のためには，ヒトとの類似性と相違点（**表1〜5**）に注意し

て考察する必要がある．

本項では，違いを生じる要因としてサイズ，寿命，進化の観点から議論する．

1. サイズの違い

動物の基礎代謝量は，体のサイズと相関することが知られており，小さい動物ほど，相対的な体表面が大きくなるため個体の維持に必要な熱量も大きくなる．仮に基礎代謝量（kcal/day）＝ 70×体重（kg）^0.75（基礎代謝量の計算式にはさまざまな説がある）で計算すると[1]，マウスは，体重あたりの基礎代謝量がヒトの約7倍となる．これを維持するために，マウスとヒトでは解剖学的，生理学的にさまざまな違いがある．例えば，マウスは肝臓や腎臓などのエネルギー代謝がさかんな臓器の占める割合が多く（表2），さらに褐色脂肪組織を多くもつ（図1）．これらの細胞は大量の熱を生み出すために多くのミトコンドリアをもち，その維持には大量の酸素を必要とする．末梢組織に効率よく酸素を供給するために，マウスのヘモグロビンは酸素に対する親和性が低く，心拍数もヒトの約70回/秒に比べると約600回/秒と非常に早いのもこの理由の1つであると考えられる．これらのことから，マウスはヒトよりも多くの酸化ストレスに曝されることにな

る．すなわち体の大きさから生じる種の特異性は，組織，代謝，循環器など，多くの研究分野で考慮されるべき要因である．イギリスの疫学者，Petoは，どの細胞もがんになる確率が等しいとすると，細胞数が多い大きな動物ほど高い割合でがんになるはずなのに，どの哺乳動物もがんになる確率はほぼ等しいという「Petoのパラドクス」を指摘した．マウスのような小動物の高い代謝による酸化ストレスは，細胞あたりのがん化の確率も高めているのかもしれない．

2. 寿命の違い

マウスの寿命は約2年であり，ヒトに比べると短い．動物の寿命は複合的な要因により規定され，代謝制御もその1つである．特にミトコンドリアは，TCAサイクルと酸化的リン酸化を担う細胞内器官であることに加えて，アミノ酸，脂質，核酸の合成などの同化作用にかかわる．誤って折り畳まれたタンパク質の蓄積で生じるミトコンドリアのストレスによりUPR（unfolded protein response）が誘導されると，酸化的リン酸化は抑制され解糖系は亢進する．酸化的リン酸化により生じる活性酸素種は，組織の恒常性維持に必須である幹細胞を質的・量的に低下させ，結果的に寿命を縮める要因の1つとなる．実際，適度な酸化的リン酸化の

表1　マウスとヒトの一般的な違い

	単位	マウス				ヒト			
		雌		雄		女性		男性	
		下限値～上限値（または平均値）		下限値～上限値（または平均値）		下限値～上限値（または平均値）		下限値～上限値（または平均値）	
学名		*Mus musculus*				*Homo sapiens*			
寿命[※1]	年	1.5～2.5				86.6		80.2	
成熟年齢	年	0.1				15～20			
妊娠期間	日	20				280			
産仔(子)数	匹(人)	4～14				1～2			
染色体数	本	40				46			
ゲノムの大きさ	bp	3.5×10^9				3.5×10^9			
遺伝子の数	個	2.3×10^4				2.0×10^4			
体重[※2]	g (kg)	19.1	23.7	23.1	28.7	50.4		65.6	
体長[※2]	cm	8.6	9.6	8.8	9.8	158.5		171.5	

※1 ヒト：日本人の平均寿命（2013年）
※2 ヒト：20～24歳 日本人の平均

文献17～23をもとに作成．

表2 マウスとヒトの形態の違い

	単位	マウス 雌 下限値〜上限値 （または平均値）	マウス 雄 下限値〜上限値 （または平均値）	ヒト 女性 下限値〜上限値 （または平均値）	ヒト 男性 下限値〜上限値 （または平均値）
体組成[※3]					
骨塩量BMC	g	0.34〜0.46	0.33〜0.45	1,258〜2,614	
BMC/体重	g/g	0.0124〜0.0196	0.0102〜0.0158	-	
骨密度	g/cm^2	0.043〜0.051	0.043〜0.049	0.75〜1.201	
脂質量	g	1.62〜7.90	2.68〜11.00	9,584〜32,004	
脂質量/体重	g/g	0.10〜0.28	0.12〜0.32	0.23〜0.47	
形態と機能					
前肢指数	本	10	10	10	10
後肢指数	本	10	10	10	10
尾長	mm	78.4〜83.6	79.6〜86.4	0	0
握力					
前肢握力	g	82.3〜135.5	89.9〜145.1	56381.60〜56418.40	92971〜93029.2
前肢握力/体重	g/g	3.9〜6.8	3.2〜5.8	1.12	1.42
脊椎骨数					
頸椎の数	個	7	7	7	7
胸椎の数	個	13	13	12	12
腰椎の数	個	6	6	5	5
臓器重量					
心重量	g	0.09〜0.15	0.11〜0.19	146.30〜478.3	162.2〜521.8
肝重量	g	-	0.90〜1.10	290〜1,300	350〜1,490
右腎重量	g	0.11〜0.19	0.15〜0.23	35.10〜153.5	45.2〜182

[※3] ヒト：中国と米国の成人の値

文献21, 23〜25をもとに作成

低下は，マウスを含むさまざまな生物種の寿命を延ばすことが示されている[2]．

DNA修復や染色体不安定性も寿命の規定因子の1つであると考えられる．RecQヘリカーゼファミリーは，二本鎖切断修復に重要な役割を果たしており，その遺伝的な異常は，ウェルナー症候群（WRN），ロスモンド・トンプソン症候群（RECQL4）といった早老症を特徴とする遺伝性疾患を生じる[3]．この病態は，単独，あるいは他の遺伝子との多重変異によりマウスでも再現される．また染色体は，それぞれの末端に存在するテロメアとよばれる配列により安定化して，それぞれの組織に存在する幹細胞の維持を介して個体の寿命を規定する．ヒトでは，テロメラーゼの活性低下によるテロメア短小化により，先天性角化不全症，再生不良性貧血，突発性線維症などが生じることが知られている．同様にテロメラーゼ欠損マウスでも類似の組織変性が生じる．注意すべきは，マウスの寿命が2年しかないにもかかわらず，老化が観察される点である．これは，モデル動物における表現型が物理的な時間よりも，むしろ生物学的なプロセス速度に依存することを示している（すなわち高齢者で生じる疾患もマウスで再現することができる）．一方，マウスのテロメア欠損により生じる表現型は，世代が進むにつれて重篤になることも知られており，ヒトモデル動物としての解析を行う際には，寿命は常に考慮されるべき重要な要因である．

表3　マウスとヒトのバイタルサイン，代謝の違い

	単位	マウス		ヒト	
		雌	雄	女性	男性
		下限値〜上限値（または平均値）	下限値〜上限値（または平均値）	下限値〜上限値（または平均値）	下限値〜上限値（または平均値）
心機能					
体温	℃	34.82〜38.98	35.08〜39.12	36〜37	
心拍数	bpm	694.40〜833.60	702.20〜835.80	50〜100	
RR間隔	ms	70.92〜86.88	70.78〜85.70	600〜1,200	
CV (Coefficient of Variation)	%	0.00〜7.80	0.00〜6.69	-	
QTc (Corrected QT Interval)	ms	37.46〜49.54	37.84〜49.36	360〜440	
拍出量	mL/min	7.08〜20.92	8.02〜22.78	40〜97	
収縮率 (Fractional Shortening)	%	42.78〜73.22	40.78〜70.42	61〜71	
大動脈径	mm	1.07〜1.41	1.08〜1.48	25〜30	
呼吸機能					
呼吸数	bpm	107.2〜368.8	94.6〜361.4	12〜18	
一回換気量	mL	0.09〜0.23	0.06〜0.22	360〜710	
血圧					
収縮期血圧	mmHg	93.74〜110.26	77.60〜115.20	80〜140	
拡張期血圧	mmHg	-	-	50〜90	
カロリメトリー，エネルギー代謝					
熱発生量	kj/h/head	0.45〜0.60	0.47〜0.62	360〜460	
酸素消費量	mL/h/head	94.00〜128.00	99.46〜130.54	11,000〜17,000	
二酸化炭素産生量	mL/h/head	70.26〜95.14	74.76〜97.64	9,600〜14,000	
呼吸商	mL/mL	0.83〜0.99	0.83〜0.99	0.7〜1	
食物総摂取量[※4]	g/day	1.31〜4.47	1.43〜4.83	-	
水分総摂取量[※4]	mL/day	2.72〜5.08	2.49〜4.41	2,000〜2,500	

※4 マウス：21時間あたり

文献23, 26〜35をもとに作成．

3. 進化の違い

　マウスは，自然免疫と獲得免疫のいずれも兼ね備えている．さらに免疫細胞における遺伝子発現パターンや急性炎症性反応におけるヒトとの類似性が明らかになっており，免疫学の分野でも優れた研究リソースとなっている[4)5)]．しかし，6,500〜8,500万年ともいわれる進化の過程で，生体内を占める免疫細胞種の比率，受容体やケモカインをコードする遺伝子の数とそれらの発現パターンなどさまざまな違いも明らかになっており[6)]，これらはマウスがヒトとは異なる生育環境に適応した結果であると考えられる．例えばマウスには気管支に付随するリンパ組織が発達しており，これは地面に近い環境で生育するため，常に微生物を吸い込む危険に曝されてきたことが理由であると考えられている．このような相違は病原物質や抗原に対する反応性の違いを生じ，急性・慢性炎症，感染症，自己免疫疾患などの多くの免疫応答に関連する病態にも影響を与える点に注意を払う必要がある．

表4 マウスとヒトの血液検査における違い

	単位	マウス 雌 下限値～上限値（または平均値）	マウス 雄 下限値～上限値（または平均値）	ヒト 女性 下限値～上限値（または平均値）	ヒト 男性 下限値～上限値（または平均値）
血算					
ヘマトクリット	%	48.4～55.6	48.9～58.9	36.0～42.0	40.0～48.0
赤血球数	×10^6/μL	9.9～11.1	10.3～11.7	3.5～5.0	4.2～5.7
ヘモグロビン	g/dL	14.8～16.6	15.2～17.2	11.1～15.2	13.5～17.6
平均赤血球血色素濃度	g/dL	28.3～32.3	28.0～32.0	30.0～35.0	31.6～36.0
血小板数	×10^3/μL	867.0～1,343.0	1,011.0～1,603.0	120.0～410.0	120.0～410.0
平均血小板容積	fL	5.8～7.2	5.6～7.2	-	-
白血球数	×10^3/μL	3.9～9.1	5.7～10.1	3.5～9.3	3.6～9.8
リンパ球率	%	76.1～89.3	78.0～85.6	17.0～58.0	
好中球率	%	5.8～15.0	8.7～13.9	20.0～90.0	
単球率	%	0.8～2.0	0.6～2.2	0.0～12.0	
血液生化学					
クレアチニン	mg/dL	0.08～0.20	0.07～0.19	0.50～0.90	0.60～1.30
尿酸	μmol/L	0.0～33.8	0.0～44.6	2.5～5.6	3.0～7.0
HDL-コレステロール	mg/dL	36.4～62.6	46.2～76.6	40.0～102.0	33.0～86.0
コレステロール比	mg/mg	1.4～1.7	1.3～1.6	-	-
総コレステロール	mg/dL	57.8～98.2	67.2～113.2	127.0～219.0	
ALT	U/L	0.0～108.9	0.0～142.7	4.0～48.0	
AST	U/L	0.0～161.2	0.0～177.6	5.0～38.0	
アルカリフォスファターゼ	U/L	239.2～382.8	157.0～255.0	104.0～348.0	
アルファーアミラーゼ	U/L	515.8～862.2	587.0～1,139.0	32.0～215.0	
LDH	U/L	57.6～372.4	35.0～483.0	109.0～220.0	
総ビリルビン	mg/dL	0.0～0.1	0.0～0.1	0.3～1.2	
総蛋白	g/L	40.4～49.4	41.6～50.4	65.0～84.0	
アルブミン	g/L	30.0～36.4	28.2～34.2	38.0～53.0	
クレアチンキナーゼ	U/L	0.0～1,452.0	0.0～1,762.0	19.0～250.0	
糖[※5]	mg/dL	78.0～158.0	73.0～171.0	65.0～109.0	
HbA1c	%	3.7～4.2	3.8～4.4	4.3～5.8	
尿素窒素	mg/dL	17.7～32.9	19.7～32.9	7.0～20.0	
LDL-コレステロール	mg/dL	4.0～12.1	1.0～8.1	50.0～140.0	
K	mmol/L	3.1～5.8	3.6～5.9	3.5～5.0	
Na	mmol/L	141.5～156.5	143.4～156.6	135.0～150.0	
Cl	mmol/L	106.7～117.3	106.1～115.9	96.0～110.0	
Ca	mg/dL	7.4～8.6	7.3～8.7	8.8～10.8	
Mg	mg/dL	1.8～4.6	1.5～5.2	1.8～2.6	
Pi	mg/dL	4.4～11.4	4.6～10.4	2.4～4.8	
血中インスリン[※6]	pg/mL	0.0～841.0	0.0～1,090.0	288.4～395.6	

※5 マウス，ヒト：食事後
※6 マウス：食事前，ヒト：食事後

文献21，23，36，37をもとに作成

表5 マウスとヒトの中枢および末梢神経系の違い

	単位	マウス 雌 下限値～上限値（または平均値）	マウス 雄 下限値～上限値（または平均値）	ヒト 女性 下限値～上限値（または平均値）	ヒト 男性 下限値～上限値（または平均値）
聴性脳幹反応（Auditory Brain Stem Response）/オージオメトリー					
可聴周波数範囲[※7]	Hz（kHz）	1kHz～80kHz		20Hz～20kHz	
Click-evoked ABR 閾値	dB SPL	2.7～18.7	1.8～24.2	-	
1kHz-オージオメトリー閾値[※8]	dB SPL	-	-	0～25	
2kHz-オージオメトリー閾値[※8]	dB SPL	-	-	0～25	
4kHz-オージオメトリー閾値[※8]	dB SPL	-	-	0～25	
6kHz-evoked ABR 閾値	dB SPL	−8.2～15.6	−11.1～19.4	-	
8kHz-オージオメトリー閾値[※8]	dB SPL	-	-	0～25	
12kHz-evoked ABR 閾値	dB SPL	−8.0～14.0	−10.8～21.5	-	
18kHz-evoked ABR 閾値	dB SPL	−4.7～22.0	−10.0～28.3	-	
20kHz-オージオメトリー閾値[※9]	dB SPL	-	-	30～94	
24kHz-evoked ABR 閾値	dB SPL	5.6～44.0	−4.1～52.3	-	
30kHz-evoked ABR 閾値	dB SPL	10.0～73.6	−1.9～74.9	-	
網膜電図（electroretinogram）					
可視波長範囲	nm	300～600		380～800	
Cone b-wave 振幅	μV	71.2～168.8	68.8～169.2	90～250	
Rod a-wave 振幅	μV	−315.4～−120.6	−362.2～−141.8	150～390	
Rod a-wave 潜時	ms	15.2～20.2	14.4～19.0	11～26	
Rod b-wave 振幅	μV	211.0～631.0	253.0～709.0	220～440	
Rod b-wave 潜時	ms	38.0～53.2	37.4～52.0	50～75	
プレパルス抑制（Acoustic Startle : PPI）					
プレパルス抑制率	%	40.1～96.9	36.8～99.6	34～65	
中枢神経					
大脳重量	g	0.40		1,500	
神経細胞数	個	7×10^7		8.6×10^{10}	

※7 マウス："laboratory mouse", 古典的条件付けによる行動指標の音圧閾値70dB >を可聴とした
※8 ヒト：オージオグラムの正常値
※9 ヒト：オージオグラム5～19歳の分布範囲

文献23, 38～45をもとに作成.

疾患モデルとしての遺伝子改変マウス

1. 遺伝子改変マウスの2つの側面

ヒト疾患モデル動物としての遺伝子改変マウスには，生命現象を理解するための学術研究リソースという側面と臨床応用を目的とする開発研究リソースという2つの側面がある．前者の側面は，ヒトでみつかる遺伝子変異を導入したマウスが，ヒトの病態を再現することによる原因遺伝子の実証や，コンディショナルノックアウトマウスを用いた詳細な解析による，疾患の分子機構の解明や新しいコンセプトの創出が含まれる．

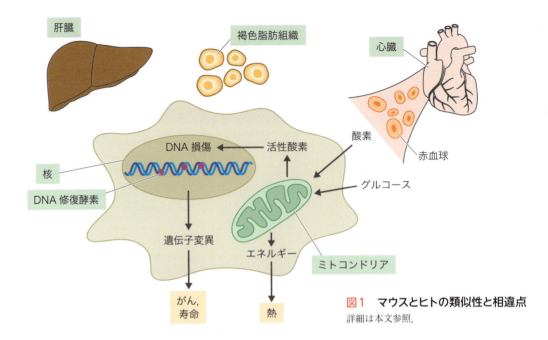

図1　マウスとヒトの類似性と相違点
詳細は本文参照．

これらの学術的研究によりヒト疾患モデル動物としての有効性が示された遺伝子改変マウスを用いて，後者の側面，すなわち既知・新規薬剤の効果判定などの前臨床（pre-clinical）・共臨床（co-clinical）試験が行われる．遺伝子改変マウスは，がん研究の領域では，学術研究リソースとしてがんの理解に大きく貢献してきたが，抗がん剤開発などにおけるがんモデルマウスとしての有効性については，議論の余地がある．

2. がん抑制遺伝子のノックアウトマウス

数多くの遺伝子改変マウスのなかでも，Apc（家族性大腸腺腫症），Trp53（リ・フラウメニ症候群），Rb（網膜芽細胞腫）などの遺伝性疾患で変異のみられるがん抑制遺伝子のノックアウトマウスは，遺伝子改変技術の開発初期に作製された．Apc変異マウスは，ENU変異により消化管腫瘍を発生する系統が作製され（multiple intestinal neoplasia：min），そのマウスがApc遺伝子にトランケート変異をもつことが示されたのが最初の家族性大腸腺腫症のモデルマウスとなった．その後さまざまなコンベンショナルノックアウトマウスやCre-loxPシステムによるコンディショナルノックアウトマウスが作製，解析され，個体レベルでの消化管腫瘍の発がん過程が明らかにされた．同様に，Trp53ノックアウトマウスでは，胸腺リンパ腫や肉腫が発生すること，また他のがん遺伝子・がん抑制遺伝子との多重変異ががんの進展を誘導することから，多段階発がん説の実証に大きく貢献した．これに対して，Rbは，これまでに20以上の変異アレルが作製されている

◆文科省発！遺伝子改変マウスおよびラットの作製・解析支援

文部科学省・新学術領域「生命科学系3分野（がん・ゲノム・脳）支援活動」では，研究者の要望に応じて遺伝子改変動物を作製し，提供してきた．平成28年度には，この活動を発展強化させた「学術研究支援基盤形成」が創設され，「先端モデル動物支援プラットフォーム」では，遺伝子改変マウスおよびラットの作製・解析支援が行われる．この支援活動では，文科省・科学研究費補助金・生命科学系に採択されたすべての研究者が対象になる．支援を希望される方は，以下のHPよりご応募ください．

文部科学省新学術領域研究・学術研究支援基盤形成「先端モデル動物支援プラットフォーム」
http://model.umin.jp/about/28.html

が，網膜芽細胞腫を発症するマウスは得られていない．これ以外にもHPRT（レッシュ・ナイハン症候群）など，ヒトの病態を再現しないマウスは比較的多く，ヒトで機能欠損により異常が生じる遺伝子（essential gene）のうち，20％はマウスで遺伝子を欠失させても表現型は生じないと推定されている[7]．HPRT遺伝子改変マウスがヒトの病態を再現しないのは，ヒトの尿酸オキシダーゼが進化の過程で突然変異により機能しなくなったことが原因であるが，マウスとヒトでの表現型の違いをいまだに説明できないケースも少なくない．

3. がんモデルマウスによる新しい概念の創出

ヒトの病態を反映するがんモデルマウスは，がんの発症から進展の過程を個体レベルで再現することから，遺伝子変異の意義の実証のみでなく新しい概念の創出にも重要な役割を果たしてきた．このことは，治療のみでなく予防につながる研究，あるいは免疫反応や腸内細菌叢によるがん組織の制御など全身性の反応に関する研究が含まれる．さらに，それぞれの組織固有の間質組織の存在下でがんが発生するため，低酸素や血管新生などの微小環境との相互作用の解析ができるというメリットもある．これらの研究においてCre-loxP系やFlp-Frt系の組織，時期特異的な遺伝子破壊やテトラサイクリンやタモキシフェンを用いた誘導的，可逆的な遺伝子発現制御が果たしてきた役割は大きい．例えばKRas変異のCre-loxP系による組織特異的な発現とテトラサイクリンによる可逆的な誘導を組合わせることにより作製された膵臓がんモデルマウスは，その典型例であろう．活性型KRas変異は，マウスの膵臓で発現させることによりがんを発症するが，誘導された膵臓がんは，KRasの発現を抑制することにより退縮する（oncogenic addiction）．退縮したがん組織のなかには，休止期に入ったがん細胞が残っており，これらは再度KRasを活性化することによりすみやかに増殖を開始すること，その制御には代謝経路の変化が伴っており，残存細胞は酸化的リン酸化経路の阻害に高い感受性を示すことが示されている[8]．これらは，優れたがんモデルマウスにより明らかにされた新しいがん組織の維持機構であり，がん治療戦略の観点からも重要なコンセプトを提起する．

4. がんモデルマウスによる薬効評価

応用研究におけるがんモデルマウスの役割の1つに，前・共臨床試験における薬剤の有効性評価があげられる．これまでにALK融合遺伝子のような強力な（単一の）ドライバー変異により生じるがん種に対する生体レベルでの抗腫瘍効果の判定には，非常に有効であることが示されている．一方で，複数の遺伝子変異が絡むがん種に対しては，まだ改善の余地があるように思われる．なぜなら，がんモデルマウスで，有効性が示されたにもかかわらず，臨床試験では効果が認められないケースも多く，II相試験での20％を下回る成功率が，2007年以降変わっていないからである[9]．この状況を改善するためには，エンドポイントの設定や統計処理など，試験そのもののデザインを再検討する必要があるのかもしれない．また，ヒトがんの組織学的な多様性，がん細胞の階層性と可塑性，免疫反応や微小環境を考慮した遺伝子改変を行うことにより，より忠実にヒトのがんを再現するモデルマウスをつくる可能性も残されている．さらに，薬剤の吸収，組織分布，代謝，排泄などの薬物動態の違いも重要な課題であり，その克服の一環として肝細胞をヒトの細胞に置き換えるヒト化マウスの作製も行われている（第1章-5参照）．今後，ヒトの薬効をより正確に予測することができるがんモデルマウスの開発が期待される．

ゲノムからみた遺伝子改変マウスと国際プロジェクト

1980年代のトランスジェニックマウスとノックアウトマウスの技術開発は，実験動物としてのマウスの大きな転機となった（図2）．その後，ヒトゲノムプロジェクトや次世代シークエンサーの導入により，ヒトの生物学，特にさまざまな疾患解明や治療のための開発研究が大きく進歩したが，それに伴い遺伝子改変マウスの果たす役割あるいは方向性にも大きく影響しているように思える．

2002年に，マウスゲノムのドラフトが報告され，マウスのゲノムはヒトよりも約14％少ないものの，両者がもっている遺伝子は，約3万個程度であり，マウス遺伝子の99％にヒトオルソログが存在し，78.5％の

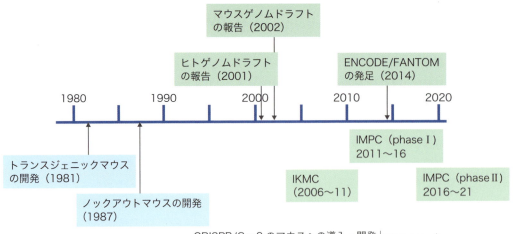

図2 マウスにおける遺伝子改変の流れ
詳細は本文も参照．

相同性をもつことが明らかになった[10]．これらの結果から，マウスのヒト疾患モデルとしての有用性が期待され，実際，2006年からは国際コンソーシアムによる網羅的な遺伝子改変マウスの作製プロジェクト（International Knockout Mouse Consortium：IKMC）がスタートし，2021年までInternational Mouse phenotype Consortium：IMPC）として継続される（第1章-3参照）．これらのプロジェクトでは，多くのノックアウトマウスが作製され，それらの表現型が明らかにされることにより，個体レベルでの遺伝子機能の網羅的理解につながることが期待される．

一方，進化上の形態や発生の種間の相違は，タンパク質の配列よりも遺伝子発現の違いの寄与の方が大きいという指摘もあり[11]，遺伝子改変マウスのヒト疾患との関連を考えるうえでは，タンパク質をコードする遺伝子配列のみでなく，非翻訳領域の配列や転写開始点，転写因子，染色体構造を考慮する必要がある．マウスゲノムの転写に関する網羅的な解析は，ENCODE[12]やFANTOM[13]など国際的なコンソーシアムにより進められ，100以上の細胞や組織での膨大かつ詳細なデータが蓄積している[14,15]．これらは，マウスの個体レベルでの学術的解析や，薬剤開発などの前臨床試験に資するヒト疾患モデルマウスの作製や評価において，有効に活用されるべき貴重なデータである．

次世代シークエンサーの導入により，ヒト疾患の遺伝子異常が網羅的に解析され，多くの遺伝子変異がデータベースに収載・公開されている．例えば，がん領域ではTCGA（The Cancer Genome Atlas）[16]が33のがん種でエキソンシークエンス，RNAシークエンスなどの多層的な解析を行っている．今後これらの遺伝子変異の生物学的な意義を明らかにするうえで，遺伝子改変マウスの果たすべき役割は大きく，ゲノム編集技術の開発は，まさにタイムリーな技術革新である．

おわりに

オペロン説を提唱したフランスのJacobとMonodの「大腸菌でみつかるすべての事象は象にもあてはまる」という名言は，生物学の普遍性を表す．遺伝子改変マウスにかかわる研究者は，（程度の差はあれ）潜在的にこれを信じていて，ヒトの病変を再現するマウスが生まれることを期待するが，その期待が裏切られることは少なくない．表現型の予測はそれほど難しい．IMPCのように，大規模に網羅的な遺伝子破壊を行い，その表現型をデータベース化することは，こうした予測の精度向上に資するだろう．

マーモセットなどのよりヒトに近い生物種を用いた研究も，これからもますますさかんになることが予想される．ゲノム編集技術を用いて，そういった生物での遺伝子改変も可能になっている．それでも体の大き

さに依存する代謝経路や生活環境に適応する形で進化した組織学的・生理学的な特徴などには，ヒトとの違いがあることは想像にかたくない．しかし，そのことは生物学上の何らかの重要な手がかりを与えているのかもしれない．マウスも含め，遺伝子改変動物を用いた解析では，人との類似性のみに注目するのではなく相違性についても注意深く解析し，正確な考察を行い正しい結論を導くことが重要である．

文献・URL

1) Kleiber M：J Theor Biol, 53：199-204, 1975
2) Liu X, et al：Genes Dev, 19：2424-2434, 2005
3) Hickson ID：Nat Rev Cancer, 3：169-178, 2003
4) Seok J, et al：Proc Natl Acad Sci U S A, 110：3507-3512, 2013
5) Shay T, et al：Proc Natl Acad Sci U S A, 110：2946-2951, 2013
6) Mestas J & Hughes CC：J Immunol, 172：2731-2738, 2004
7) Liao BY & Zhang J：Proc Natl Acad Sci U S A, 105：6987-6992, 2008
8) Viale A, et al：Nature, 514：628-632, 2014
9) Arrowsmith J & Miller P：Nat Rev Drug Discov, 12：569, 2013
10) Waterston RH, et al：Nature, 420：520-562, 2002
11) King MC & Wilson AC：Science, 188：107-116, 1975
12) ENCODE（https://www.encodeproject.org）
13) FANTOM（http://fantom.gsc.riken.jp/jp/）
14) Forrest AR, et al：Nature, 507：462-470, 2014
15) Yue F, et al：Nature, 515：355-364, 2014
16) TCGA（http://cancergenome.nih.gov）
17)「Manipulating the Mouse Embryo: A Laboratory Manual, Fourth Edition」（Behringer R, et al/eds），Cold Spring Harbor Laboratory Press, 2014
18) 平成25年簡易生命表の概況（http://www.mhlw.go.jp/toukei/saikin/hw/life/life13/），厚生労働省
19)「産婦人科ベッドサイドマニュアル 第6版」（青野敏博，苛原 稔/編），医学書院，2012
20) Ensembl（http://asia.ensembl.org/index.html）
21) 日本マウスクリニック：C57BL/6NTac（8週齢）（http://ja.brc.riken.jp/lab/jmc/mouse_clinic/m-strain/phenopub_top.html），国立研究開発法人理化学研究所バイオリソースセンター
22) 平成26年度体力・運動能力調査結果の概要及び報告書について（http://www.mext.go.jp/b_menu/toukei/chousa04/tairyoku/kekka/k_detail/1362690.htm），文部科学省
23) IMPC（http://www.mousephenotype.org）
24) Shepherd JA, et al：J Bone Miner Res, 27：2208-2216, 2012
25) 病理解剖コラボレーション（共同研究）事業（http://www1.tmghig.jp/pathology-d/），地方独立行政法人東京都健康長寿医療センター
26)「心電図の読み方パーフェクトマニュアル」（渡辺重行，山口 巖/編），羊土社，2006
27)「循環器超音波検査の適応と判読ガイドライン（2010年改訂版）」（http://www.j-circ.or.jp/guideline/pdf/JCS2010yoshida.h.pdf）
28) 日本胸部疾患学会肺生理専門委員会：日本人臨床肺機能検査指標基準値．全国14施設における健常者肺機能検査成績の集計．日本胸部疾患学会, 31, 1993
29) 日本マウスクリニック：C57BL/6NTac（21週齢）（http://ja.brc.riken.jp/lab/jmc/mouse_clinic/m-strain/phenopub_top.html），国立研究開発法人理化学研究所バイオリソースセンター
30) 第5次循環器疾患基礎調査（平成12年）（http://www.mhlw.go.jp/toukei/kouhyo/indexkk_18_1.html），厚生労働省
31)「高血圧治療ガイドライン2014」（日本高血圧学会高血圧治療ガイドライン作成委員会/編），（http://www.jpnsh.jp/data/jsh2014/jsh2014v1_1.pdf），日本高血圧学会
32) Europhenome Mouse Phenotyping Resource（http://www.europhenome.org）
33) 日本人の食事摂取基準について（http://www.mhlw.go.jp/houdou/2004/11/h1122-2.html），厚生労働省
34)「臨床生理学」（新臨床検査技師教育研究会/編），医歯薬出版，2004
35)「患者指導のための水と健康ハンドブック」（水と健康医学研究会/監，武藤芳照，他/編），日本医事新報，2006
36)「Reversed C.P.C. による臨床検査データ読み方トレーニング Vol.3」（奈良信雄，他/編），日本医事新報，pp311-315, 2008
37)「臨床検査ガイド 2015年改訂版」（三橋知明，Medical Practice編集委員会/編），文光堂，2015
38)「Hearing in Vertebrates: A Psychophysics Databook」（Fay RR/ed），pp367-368, Hill-Fay Assoc, 1988
39)「聴覚検査の実際 改訂3版」（立木 孝/監，日本聴覚医学会/編），南山堂，2009
40) Rodríguez Valiente A, et al：Int J Audiol, 53：531-545, 2014
41) Jacobs GH, et al：Nature, 353：655-656, 1991
42)「光学用語」（一般財団法人日本規格協会，一般社団法人日本オプトメカトロニクス協会/原案），JIS Z 8120:2001：番号 01.01.04 可視光線，(http://www.webstore.jsa.or.jp/webstore/Com/FlowControl.jsp?lang=jp&bunsyoId=JIS%20Z%208120%3A2001&dantaiCd=JIS&status=1&pageNo=1)
43)「眼科ケア 2003年冬季増刊 眼科疾患別パーフェクト検査マニュアル」（調 廣子，根木 昭/編著），メディカ出版，2003
44) Hasenkamp W, et al：Psychophysiology, 45：876-882, 2008
45) Herculano-Houzel S：Front Hum Neurosci, 3：31, 2009

第1章 マウスを知ろう

5 ヒト化マウス

伊藤 守

　マウスなどの実験動物の表現型解析で得られる結果は生命現象を紐解くうえできわめて有用である．一方で，その結果をヒトにそのまま適用するのは難しい．種間の差という溝である．類似する遺伝子やその産物であっても，その機能やシグナル伝達も若干異なり，表現型も異なってくる．このことは実験動物の解析結果でヒトでの動きを類推することはできるが，実際は異なることを意味する．これらを踏まえればヒト疾患の解明やヒト抗体医薬，ヒト細胞や新規薬剤の薬効や安全性はヒト自体で行うことが利に適うが，現実には難しいのが実情である．そこで考えられたのが，ヒト化マウスである．ヒト化マウスとは，マウスにヒトの細胞，組織や臓器を生着させ，そのマウスの中でヒトの反応をみることができるマウスであり，現在注目されている新しいタイプの実験動物である．本項では，ヒト化マウスの作製法やヒト化マウスを用いたモデルを紹介する．このような手法論が存在することを読者に知っていてもらいたい．

はじめに

　この10年あまりで「ヒト化マウス」"humanized mice"という言葉が世界で認知されるようになった．このヒト化マウスは，ヒトの細胞，組織や臓器が拒絶されることなく，分化，増殖するマウスと定義され，そのマウスの中でヒトと同様の反応をみることができる．このためには，異種細胞を拒絶せず，その増殖を支持する重度な免疫不全を呈するマウスが必要となる．2000年代のはじめに報告されたNOG, NSGやBRGマウスはその目的に適ったマウスとして登場した．これら免疫不全マウスにヒトの細胞や組織を移植することで，さまざまなヒト化動物モデルが開発されている．このヒト化マウスの特徴は，従来の実験動物では評価が難しいヒト抗体医薬，ヒト細胞や新規薬剤の薬効や安全性を直接みることができる点である．本項では，このヒト化マウスのもとになる重度免疫不全マウスの特徴，実際のヒト化マウスの作製法，性状や解析法，よりよいヒト化マウス作製のための免疫不全マウスの改良について概述する．本書の読者にもヒト化マウスがどのようなものかを知ってもらいたい．

免疫不全マウス

　ヒト化マウスの作製には異種細胞や，組織を拒絶せず，増殖させる免疫不全マウスが必須である．

1. 免疫不全NOG, NSGとBRGマウス

　その開発の歴史は1962年に発見されたヌードマウスからはじまった．その後，SCIDマウス[※1]が発見され，さらに，その改良マウスとしてNOD-SCIDマウス[※2]が開発された．その後これらマウスの改良が続けられ，2002年にわれわれは世界に先駆けて，NOD-SCIDマウスに$Il2rg$不活化遺伝子を導入したNOGマウス（正式名は，NOD.Cg-$Prkdc^{scid}$ $Il2rg^{tm1Sug}$/ShiJic）（図1）を開発し，このマウスを使うことでヒト化マウスの作製ができることを報告した[1]．同時に作製したBRG

図1　NOGマウスの遺伝背景免疫不全形質

(C.Cg-Rag2^{tm1Fwa} Il2rg^{tm1Sug}/Jic) マウスもヒト化マウス作製に有効であることが2004年に報告された[2]．その後の2005年に，Jackson研究所のShultzらによってNOGマウスに類似するNSG（NOD.Cg-Prkdc^{scid} Il2rg^{tm1Wjl}/SzJ）マウスが報告された[3]．

これら一連の免疫不全マウスは従来の免疫不全マウスと比較して，ヒト細胞の生着性がきわめて高く，ヒト造血幹細胞を移植すると，T細胞を含むほぼすべてのヒト造血細胞が分化してくる．これ以後，これらマウスを基礎としたヒト化マウスの研究が急速に進展するようになった．

2. NOGマウスの性状

NOGマウスは，図1に示すような多様な免疫不全を示す．すなわち，Prkdc（SCID変異の原因遺伝子）の変異によるT/B細胞の欠失，Il2rg変異によるNK細胞の欠失，NOD近交系に由来する補体C5欠損，マクロファージ機能不全などである．BALB/c系統よりもNOD系統を背景にするとなぜかヒト細胞の生着性が高い．これについては，最近，異種細胞の拒絶にかかわるマクロファージ上のSirpαという分子が，NOD系統ではヒトに類似することが明らかにされた[4]．しかし，これらだけでNOGマウスがヒト細胞の生着，分化や増殖に優れているかを説明しきれていないと筆者は考えている．

このNOGマウスは前述のような多様な免疫不全形質をもつマウスであるが，従来のSPF飼育室でも注意深く飼うことで容易に維持できる．ただし，同一の飼育室での長期間の飼育や他系統との混在は避けるべきであろう．

ヒト化マウス

NOG，BRGやNSGマウスを用いたヒト造血細胞を保有するヒト化マウスの一般的な作製法を概説する．その他に，マウス肝細胞をヒト肝細胞に置換したヒト型肝臓マウスも存在するが，誌面上，他の文献を参照いただきたい[5]〜[7]．

※1　SCIDマウス

フィラデルフィアのFox Chaseがんセンター（FCCC）のBosmaらによって1983年に報告された重度免疫不全を呈する自然突然変異マウス．ヒト小児科領域の重症複合免疫不全症（severe combined immunodeficiency）と同様にT細胞とB細胞が欠損していることからSCIDマウスと名付けられた．現在は，SCID変異はT/B細胞受容体の再構成に必要なprkdc遺伝子の変異であることがわかっている．

※2　NOD-SCIDマウス

1型糖尿病モデルであるNOD近交系マウスに，戻し交配によってSCID変異を導入したマウス．このマウスでは従来のSCIDマウスよりもヒト細胞の生着性が高く，NOGやNSGマウスが報告されるまで，幹細胞分化の研究などに幅広く使われた．NOD-SCIDマウス系統は世界に2系統がある．Jackson研究所で開発されたNOD/LtSz-SCIDマウスと実験動物中央研究所で開発されたNOD/Shi-SCIDである．

1. ヒト化マウス（造血系）の作製法

　ヒト化マウス作製法には大きく2種類ある．1つは健常人の末梢血から分離した単核球（白血球）を移入する方法，もう1つはヒト造血幹細胞（CD34$^+$細胞）を移入する方法である．一般的には後者をヒト化マウスという．前者では強い移植片対宿主反応（GVHD）[※3]が惹起される．後者のヒト造血幹細胞を移入する場合，生まれてすぐに（新生仔1～2日）移植する方法と5～12週齢の成体に移植する方法がある．われわれは後者を使っているが，前者の方が移植する細胞数が少なくて済む利点がある．また，新生仔期に移植できるので，より長期間の実験ができる．しかし，われわれの経験では両者間でヒト造血細胞の分化，増殖に大きな差があるとは思えない．ヒト造血幹細胞を移植する前に一般的にX線照射を行い，マウス骨髄を空にすることで，ヒト造血幹細胞の生着を高める処置を行う．新生仔では1Gy，生体では2～2.5Gy照射する（図2A）．この際，気をつけなければならないことは，照射線源や照射装置によって，この照射量が適切でなく照射後マウスが死亡する場合がある．必ず，使う前に適切な照射量を設定することを勧める．なお，未照射でもヒト細胞の生着率が落ちるがヒト化マウスの作製が可能である[8]．また，照射装置がない場合には，Buslfan投与でこれに替えることができる[9]．移入する造血幹細胞であるが，われわれは市販の臍帯血由来のCD34$^+$細胞を使っている．これを，マウスあたり2.5～5×10^{4}個を尾静脈から移入する．なお，臍帯血の入手が可能なときは，臍帯血から磁気ビーズ（CD34 MicroBead Kit UltraPure, human, 130-100-453, ミルテニーバイオテク社）などを用いて，CD34$^+$細胞を単離して使うことができる．ただし，単離される細胞数や生存率にはバラツキがあるので注意する．また，T細胞の混入はGVHDを誘発するので注意する．米国では，臍帯血ではなく胎児の肝細胞を造血幹細胞として使うことが多い．胎児の肝細胞を使うことで大量の細胞（臍帯血1人分に換算すると胎児1人で10～20人分以上）を一度に入手できる．ただし，このソースの使用は日本では倫理上難しい．骨髄由来，末梢血由来のCD34$^+$細胞も使用可能といわれるが，その効率は臍帯血におよばない．

2. ヒト化マウスで分化・増殖するヒト細胞

　前述の方法で移植したヒト造血幹細胞はマウス骨髄に生着し，そこからヒト造血細胞が分化，増殖してくる．マウス末梢血中のヒト造血細胞をフローサイトメトリーで検出すると，移入後3～4週間くらいからヒト細胞が検出されるようになる．図2Bに出現する細胞系列とその時期について示す．移入後早期ではマクロファージなどの骨髄系細胞が分化する．その後，4～6週目からB細胞が増殖し，大半を占めるようになる．T細胞は移入後10週を過ぎるころから検出されるようになり，14～16週でB細胞よりもT細胞が上回るようになる．NK細胞はB細胞とほぼ同時期に出現し，数％の低値で検出される．一般的であるが，ヒト造血幹細胞を移入後8週目で，マウス末梢血中の単核球の20～50％がヒト細胞として確認できる．骨髄や脾臓ではさらにその率は高く，60～80％になる．ただし，この数値は目安である．ヒト臍帯血造血幹細胞のドナーや生存率によって，この数値はしばしばバラつくことに留意すべきである．最終的にヒト化マウスの中で分化するヒト造血細胞を図3に示す．リンパ球が主体で，赤血球や顆粒球はほとんど検出できないが，それ以外は少ないながらも観察される．

3. ヒト化マウスでの解析法

　ヒト化マウス作製の確認とその状態を知るための解析はフローサイトメトリーで行う．一般的には移入後4～6週でマウス末梢血100μLを採取し，フローサイトメトリーでヒトCD45$^+$細胞の割合を検索する（図2A）．その結果から，必要であれば動物実験の群分けを行う．実験によっては経時的に採血を行い，種々のヒト細胞亜群の検出を行う．実験終了時に，末梢血や脾臓，骨髄などの臓器を採取し，そのヒト細胞亜群の検出をフローサイトメトリーや免疫組織染色で行う．フローサイトメトリーは数的な情報を得ることができ

※3　移植片対宿主反応（GVHD）
移植片対宿主病（graft versus host disease：GVHD）ともいわれ，一般的に輸血や臓器移植に伴う合併症をいう．すなわち，移植された細胞（移植片：ドナー）が移植された側の臓器（宿主：レシピエント）を異種と判断し，攻撃することによって引き起こされる重篤な症状のことで，骨髄移植の重篤な副作用の1つ．多くの場合，組織適合性抗原（ヒトの場合はHLA）の不一致が原因である．

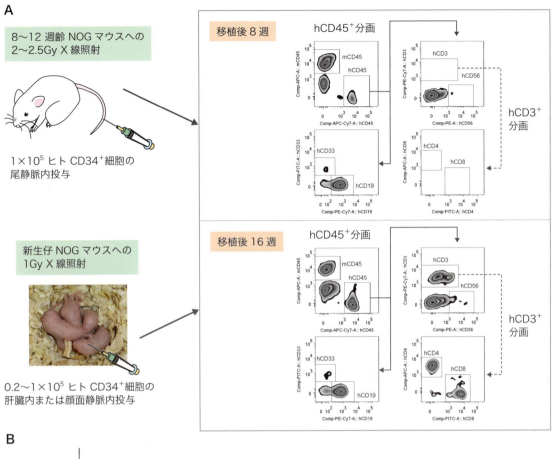

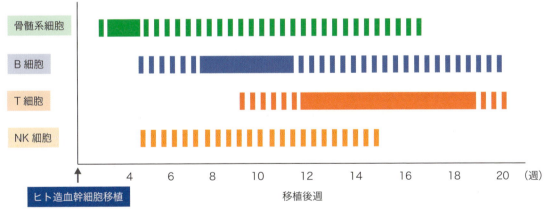

図2 ヒト造血幹細胞移植後のNOGマウスでのヒト造血細胞の分化様式

A) ヒト幹細胞移植後8週目の末梢血に大きなクラスターとしてヒトCD45$^+$造血細胞（hCD45$^+$）が観察される。この時期ではヒトCD3$^+$T細胞（hCD3$^+$）は検出されず，ほとんどがヒトCD19$^+$B細胞である。16週目になるとヒトCD3$^+$T細胞が検出されるようになり，ヒトCD4$^+$およびヒトCD8$^+$T細胞に分化している。ヒトCD56$^+$細胞はヒトNK細胞である。B) 詳細は本文参照。

るが，分布には免疫組織染色が優れている．どのような解析法を行うかについては，その実験の目的や内容にしたがって計画すればよい．ヒト化マウスには当然ながらマウスとヒトの細胞が混在する．したがって，検出する抗体がマウスとヒトの表面細胞に交差するものは使えない．これら抗体については個々の文献を参

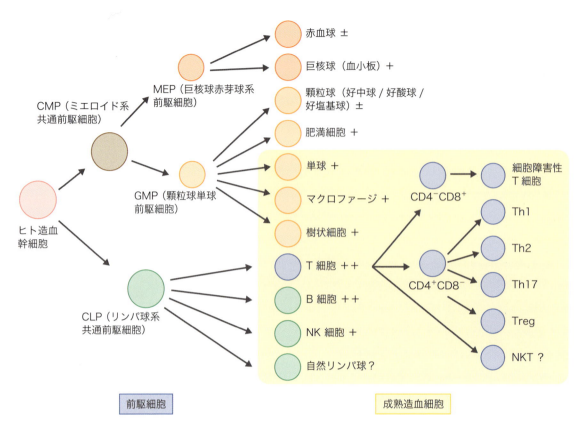

図3　ヒト造血幹細胞移植後にNOGマウスで認められるヒト造血細胞
図中の＋＋は分化・増殖が良好であり，＋はそれほど多くはないが検出でき，±はまれに観察されるか，ほとんど検出されないことを示す．

照してもらえればよい．

ヒト化マウス作製のための免疫不全マウスの改良

　現在，ヒト化マウス作製のために，NOGマウスをはじめ，免疫不全マウスの改良が行われている（図4）．
　NOGやNSGマウスを使ったヒト化マウスでは赤血球や顆粒球が分化してこない．また，これらヒト化マウスでは抗原特異的なIgG抗体産生や細胞障害性T細胞（CTL）が認められない．これらはヒト化マウスとしての大きな問題点である．赤血球や顆粒球が検出されないのは，それら細胞種の分化，増殖を支持する因子がマウスのものでは不十分であること，または選択的にその細胞種が破壊されることなどが理由として考えられる．そのため，これらを克服するために，さまざまなヒト遺伝子を導入した改良型免疫不全マウスが

作製されている．われわれは現在，NOGマウスから樹立したES細胞を用いたエリスロポエチン，トロンボポエチンや顆粒球増殖因子（G-CSF）などをノックインしたNOGマウスの作製を行い，その解析を進めている．また，抗原特異的なIgG抗体産生やCTLが認められないのは，ヒトT細胞の成熟過程で，マウスの胸腺によって教育されるため，T細胞はマウスのMHCによって拘束を受けることが理由と考えられている．このため，ヒト化マウスの中で分化するヒトT細胞はヒトB細胞や樹状細胞と協働作用できない．実際にヒトのHLA遺伝子を導入したNOG，NSGマウスでは，抗原特異的IgG抗体産生やCTLが認められるようになる[11)12)]．HLAはきわめて多型性に富む．われわれは広範なヒト材料に対応できるようなHLA導入NOGマウスの開発を行っている．このような改良の試みは世界中で行われている．2016年1月末にチューリッヒで開催された第5回ヒト化マウス国際ワークショップ[※4]でも，さまざまな改良型の免疫不全マウスとそれを使っ

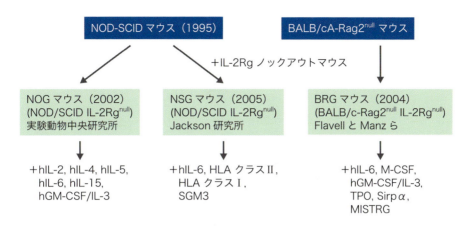

図4　世界での次世代免疫不全マウスの開発
（　）内は発表された年を示す．文献10をもとに作成．

たヒト化マウスモデルが報告されている．われわれが作製した改良免疫不全マウスは筆者が所属する研究所のホームページ[13]に掲載されているので，参考にしていただきたい．

ヒト化モデル

NOG，NSGなどの免疫不全マウスを使って，さまざまなモデルが作製されている．これについて概説する．

1. 感染症

現在のヒト化マウスでは，TおよびB細胞系列の分化，増殖が主体である．したがって，これら細胞に感染するヒトの感染症であるHIV-1，HTLV-1，EBなどはよいモデルができ上がっている[14)15]．また，今回は記述しなかったヒト型肝臓マウスで，ヒト肝細胞に感染する感染症であるHCV，HBVやマラリアなどのモデルが報告されている[16)17]．

2. 腫瘍

腫瘍モデルとしては，従来ヌードマウスなどで行われてきた患者由来の腫瘍移植マウスの研究が活発に行われている．特に患者や腫瘍の情報と連結されたPDX（patient-derived xenograft）※5が最近大きく取り上げられるようになった[18)～20]．また，骨髄腫モデル，AML

モデルなども作製されている．抗体医薬としてPD-1やPD-L1抗体の薬効を調べるためのモデルも開発されている．ヒト末梢血由来の単核球を担がんNSGマウスに移入し，その後にこれらの抗体を投与し，その腫瘍の退縮の程度でその薬効を評価するというものである[21]．この評価系も完全なものではないが，今後さらに改良されていくであろう．

3. その他

ヒト化マウスモデルとして，アレルギーモデル[22]，喘息モデルなど多様なモデルが開発されてきている．再生医療分野では，iPS細胞由来の分化細胞の腫瘍発生が臨床適用への大きな課題でもある．現在，世界でもこの課題に対応する安全性試験が議論されている[23]．日本でも，厚生労働省，医薬品医療機器総合機構（PDMA）やFIRM※6などでその安全性試験法のための規格が検討されている．NOG，NSGマウスはこれ

※4　ヒト化マウス国際ワークショップ
2006年東京で第1回が開催され，2016年にチューリッヒで第5回目が開催された．世界中のヒト化マウスの研究者が集まり，ヒト化マウスについて議論する場であり，最近は参加者数が増加し，第5回は300名以上の参加者となった．

※5　PDX（patient-derived xenograft）
従来行われてきたヌードマウスなどに患者のがんを移植したマウスの研究を最近このようなよび方をする．患者や腫瘍の情報と連結したがん移植マウスは，がん治療薬や治療法の開発，個別医療に道を拓くことが期待される．

ら細胞のin vivo安全性試験に用いられていくことになろう．

おわりに

　PD-1抗体，PD-L1抗体やCTLA-4抗体などのヒト免疫チェックポイント阻害薬[※7]の出現は，従来治療が困難とされてきたメラノーマ（悪性黒色腫）などの治療を可能とし，腫瘍治療に大きな衝撃を与えた．また，iPS細胞研究所の山中らが作製に成功したことから日本で研究が先行している，iPS細胞より分化させたヒト細胞を用いた細胞療法も大きな期待が寄せられている．

　一方で，これら治療法は，どのようにそれら薬効や安全性を担保していくのかが課題としてあげられている．ヒト由来であることから，従来のマウスやラットなどの実験動物では必ずしもそれらを評価できない．そこで注目されているのが，今回紹介したヒト化マウスである．もちろん，現状のヒト化マウスがそれに適うかは議論の多いところであり，今後のヒト化マウスの改良に期待したい．

文献・URL

1) Ito M, et al : Blood, 100 : 3175-3182, 2002
2) Traggiai E, et al : Science, 304 : 104-107, 2004
3) Shultz LD, et al : J Immunol, 174 : 6477-6489, 2005
4) Takenaka K, et al : Nat Immunol, 8 : 1313-1323, 2007
5) Rhim JA, et al : Proc Natl Acad Sci U S A, 92 : 4942-4946, 1995
6) Azuma H, et al : Nat Biotechnol, 25 : 903-910, 2007
7) Hasegawa M, et al : Biochem Biophys Res Commun, 405 : 405-410, 2011
8) Watanabe S, et al : J Virol, 81 : 13259-13264, 2007
9) Choi B, et al : J Clin Immunol, 31 : 253-264, 2011
10) Ito R, et al : Cell Mol Immunol, 9 : 208-214, 2012
11) Watanabe Y, et al : Int Immunol, 21 : 843-858, 2009
12) Shultz LD, et al : Proc Natl Acad Sci U S A, 107 : 13022-13027, 2010
13) 公益財団法人実験動物中央研究所（CIEA）（http://www.ciea.or.jp）
14) Watanabe S, et al : Blood, 109 : 212-218, 2007
15) Yajima M, et al : J Infect Dis, 198 : 673-682, 2008
16) Bissig KD, et al : J Clin Invest, 120 : 924-930, 2010
17) Soulard V, et al : Nat Commun, 6 : 7690, 2015
18) Ledford H : Nature, 530 : 391, 2016
19) Gao H, et al : Nat Med, 21 : 1318-1325, 2015
20) Chijiwa T, et al : Int J Oncol, 47 : 61-70, 2015
21) Sanmamed MF, et al : Cancer Res, 75 : 3466-3478, 2015
22) Ito R, et al : J Immunol, 191 : 2890-2899, 2013
23) Daley GQ, et al : Stem Cell Reports, 6 : 787-797, 2016

参考図書

▶ 「Humanized Mice」（Nomura T, et al/eds），Springer, 2008
▶ 「Humanized Mice for HIV Research」（Poluektova LY, et al/eds），Springer, 2014

※6　FIRM
一般社団法人再生医療イノベーションフォーラムの略．産業界が主体となって，再生医療研究の成果の産業化をめざすフォーラム．具体的には臨床研究から承認取得，国内外での普及を行う．現在，国内の製薬企業，機器関連会社140社以上が参加．

※7　免疫チェックポイント阻害薬
最近，注目を浴びている免疫療法．がん細胞による免疫細胞への機能抑制を解除し，免疫細胞ががん細胞を攻撃できるようにする方法で，PD-1，PD-L1やCTL-4などに対する抗体が主体となっている．

◆ NOGマウスの開発にあたって

　NOGマウスは2000年に樹立された．当時はNOD-SCIDマウスをどのように改良しようかと悩みながら，さまざまな系統や遺伝子改変マウスとの交配を行っていた．筆者にとって最も楽しい時期であったように思う．結局，IL-2Rγノックアウトマウスとの交配で，NOGマウスができあがったわけである．NOD-SCID開発から一緒に仕事を続けてきた当時，京都大学医学部小児伝達学の中畑龍俊先生（現：iPS細胞研究所 副所長）のところへNOGマウスを送り，ヒト細胞分化の解析をお願いした．送ってから数カ月の後，中畑先生から電話をいただき，「このマウスはすごいマウスだよ，米国に伊藤ビルが建つよ」と笑って語られていたのを思い出す．私の所属する実験動物中央研究所（実中研）で，1972年のヌードマウス導入以後営々として行われてきた免疫不全マウスの開発の1つの到達点であるのかもしれない．その後，このマウスがヒト化マウス研究を駆動していったことは不思議な気がする．

第1章 マウスを知ろう

6 疾患モデルマウス
分類と特徴，使用上の注意点

角田 茂

近年の目覚ましいゲノム編集技術の発展により，マウスにおいてヒトの疾患発症の原因と思われる遺伝子変異を容易かつきわめて正確に再現できるようになった．このような遺伝子改変マウスは，ヒトの疾患の発症メカニズムの解明や，予防・治療法の開発などにきわめて重要な"疾患モデル"マウスとしての役割を担っている．これまであらゆる種類の疾患モデルマウスが樹立されているが，その一方で詳しく調べてみると，"ヒト"の病態とは一部異なるということがしばしば見受けられる．ヒトとマウスの共通点・相違点の理解が重要であり，それを踏まえたうえで，疾患モデルマウスを用いた研究が進められている．ここでは改めて疾患モデルマウスについて問い直し，その意義を，筆者が行っている研究を例示しながら解説したい．

はじめに

ヒトにはさまざまな疾患が存在するが，その疾患の発症メカニズムの解明や，予防・治療法の開発などの目的のために使われる形質をもつ動物は，疾患モデル動物とよばれ，古くから医学・薬学などのメディカルサイエンスの領域で利用されてきた．ヒトと動物の間には種差があるために「外挿[※1]」の概念は欠かせないが，そのなかでマウスは，さまざまな特徴をもつ多数の近交系[※2]がつくられており，かつ古くから発生工学的手法が確立していることもあり，多数の疾患モデルが樹立されている．本項では，疾患モデルマウスの概要およびその問題点や今後の展望について概説する．

疾患モデルマウスの分類

疾患モデル動物は，その作出方法から次の3つに大別される．
①実験発症モデル動物：
正常動物を用いて，研究目的にあった病態あるいは症状を人為的に作製あるいは誘導するもの
②自然発症モデル動物：
実験動物を維持するなかで偶然発見された，遺伝的に継代される形質として病的異常状態を自然発症するもの
③人為的突然変異/遺伝子改変モデル動物：
遺伝子工学や発生工学の技術を用いて樹立されたもの（第2章-1 参照）
古典的には①や②のような疾患モデルが主流であった．さらにかつては，その扱いの容易さ，サンプリン

※1 外挿
もともとは数学用語であり，ある既知の数値データをもとにして，そのデータの範囲の外側で予想される数値を求めることであったが，実験動物学の分野では，種差を"考慮"したうえで，動物を用いて得られたデータをヒトに当てはめることをさすようになった．

※2 近交系
兄妹交配を20世代以上継続して行うことにより作出された系統で，理論的には遺伝的に均一かつすべての対立遺伝子をホモでもつ．C57BL/6やBALB/cなどが代表的な近交系マウスであり，それぞれの特徴に応じて各種実験ごとに使い分けられている．第1章-2も参照．

表1　代表的な実験発症による疾患モデル

	疾患	処置	特徴
薬剤誘導	大腸がん	アゾキシメタン投与後，低容量のDSS長期飲水	慢性大腸炎症誘発腫瘍形成
	1型糖尿病	ストレプトゾトシン腹腔内投与	膵臓β細胞破壊
	2型糖尿病	新生仔マウスへのグルタミン酸ナトリウム腹腔内投与	視床下部弓状核破壊による過食誘導
	2型糖尿病	高脂肪飼料の給餌	体重増加，インスリン耐性
	劇症肝炎	コンカナバリンA静脈投与	免疫細胞異常活性化による肝細胞障害
	多発性硬化症	髄鞘タンパク質（MBP，PLPなど）ペプチドによる免疫処置	自己免疫による髄鞘破壊
	接触型過敏症	TNBSなどハプテンによる感作，再度の塗布による皮膚炎誘導	ハプテンにより修飾された抗原による皮膚炎
	喘息	卵白アルブミン感作による喘息誘導	BALB/c背景マウス使用
病原微生物感染	インフルエンザ	マウス馴化株の経鼻感染	PR8：インフルエンザH1N1実験の標準株
	急性灰白髄炎	ポリオ受容体トランスジェニックマウスへのポリオウイルス感染	ポリオウイルス感染モデル，ワクチン検定
	腸管病原性大腸菌	*Citobacter rodentium* の経口感染	腸粘膜肥厚症
	全身性カンジダ症	*Candida albicans* の静脈内投与	腎障害
手術処置	更年期障害	卵巣除去	エストロゲン産生低下
	脳梗塞	頸動脈結紮，再灌流	虚血再灌流による脳梗塞

グのしやすさなどから，医学研究の分野ではラットが多用されていたが，発生工学がマウスにおいて急激に進歩・発展したことにより，遺伝子改変により作製された疾患モデルマウスが多数確立されるにいたっている（column①参照）．

実験発症による疾患モデルマウス

実験発症モデルには，化学発がん剤投与による化学発がん実験のように薬剤投与により疾患を発症させるもの，病原微生物の感染により感染症などの疾患を発症させるもの，さらには卵巣除去による骨粗鬆症誘導のような手術処置により疾患を発症させるものなど，さまざまな実験発症モデルが考案されている（表1）．

われわれは自己免疫疾患の研究に従事しているが，この分野ではウシのⅡ型コラーゲンによる免疫処置によりリウマチ様関節炎を発症させる"コラーゲン誘導関節炎"モデルが有名である．このモデルは遺伝的背景の影響を強く受けることが知られており，発症にはマウスMHCハプロタイプ[※3]と相関し，DBA/1（H-2q）

◆ ICRマウスの意外な有用性

ノックアウトマウスを解析する場合，その遺伝子の機能を正確に評価するには，変異遺伝子以外がすべて同じである"近交系"マウスを利用するのが最上の方法であると考えられている（第1章-2参照）．特に，一般的にはゴールデンスタンダードであるC57BL/6系マウスを用いて解析が進められている．ところが，"疾患モデル"を考えた場合，C57BL/6系では想定される表現型が異なったり，胚性致死（胎生致死）となったり，繁殖が困難であったりと必ずしも適切でないケースがある．一方，ICRマウスは多産で温順，ハンドリングがしやすいが非近交系（クローズドコロニー）であり，一般的にはノックアウト実験などの遺伝子機能解析には用いられていない．しかしながら，ICRマウスにするとこれらの諸問題が改善する場合があり（例：p53ノックアウトマウスなど），困った場合には検討をお勧めしたい．

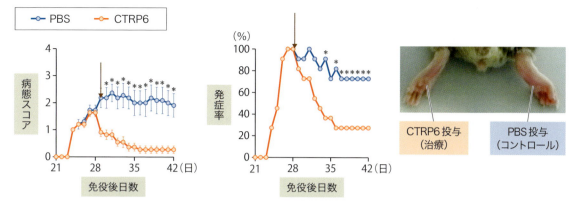

図　コラーゲン誘導関節炎モデルを用いたリコンビナントCTRP6タンパク質の治療効果の検討
DBA/1JマウスをウシⅡ型コラーゲンにて免疫することにより関節炎の疾患モデルを誘導，発症させた後，免疫開始28日後（→）より左後脚にのみリコンビナントCTRP6の局所投与を行うことにより，治療効果の判定を行った（○）．右後脚はコントロール（PBS投与：○）．コラーゲン誘導関節炎の病態スコアは，脚ごとに0：変化なし，1：軽度の腫脹および発赤，2：明瞭な関節腫脹，3：強直を伴った重度の関節腫脹として点数化し，四肢合計で算出．＊：$p<0.05$．文献2より改変して転載．

およびB10.RⅢ（H-2^r）マウスが高感受性系統であり，これら系統のマウスを用いて実験が行われていた．しかし，ノックアウトマウス作製の技術が一般化して以降，それ以外の系統を用いての解析のニーズが高まった結果，アジュバントにより免疫刺激能の高い結核死菌を用いることによってC57BL/6（H-2^b）をはじめとする本来抵抗性の系統にも誘導することができるようになった[1]．そのため，ノックアウトマウスを用いたコラーゲン誘導関節炎モデルの汎用性が格段に向上し，われわれも自己免疫疾患に対する役割の解析に欠かせない疾患モデルとして利用している[2]～[4]（図）．

自然発症による疾患モデルマウス

自然発症による疾患モデルマウスは，長い実験動物の歴史のなかで数多くの系統が樹立されている．そのなかでも特に有用性の高いマウス系統に関しては，古くからブリーダーにより販売，あるいはJackson研究所に代表されるリソース機関より供給・維持がなされ，バイオメディカル研究に広く使われている（表2）．なお，これら自然発症による疾患モデルマウスは，単一遺伝子によって規定されるものだけでなく，複数の遺伝子の影響により疾患を発症するものも少なくない．そのため，このような疾患モデル特殊系統を用いたポジショナルクローニング法により，疾患原因遺伝子のみならず，発症率や病態形成に影響を与える修飾（疾患関連）遺伝子の同定にも使われてきた．

一方，こういった特殊系統を使っての遺伝子改変実験は，①戻し交配を行うには多大な時間と手間がかかる，②ES細胞が樹立されていない，③過排卵処理や体外受精，胚培養，胚凍結保存などの効率が悪い（至適条件がC57BL/6などの一般系統と異なる），などの理由により，実施におけるハードルはかなり高かった．しかし近年，これらの問題点を克服するため，スピードコンジェニック法や未分化維持ES細胞培養法[5]，新しい過排卵処理法などの確立[6]や，体外培養を介さないゲノム編集法の提案[7]などさまざまな発生・生殖工学技術の開発が進んでいる．そのため，今後，遺伝子改変実験にも多く使われるようになるものと思われる．

> **※3　マウスMHCハプロタイプ**
> ハプロタイプとは1つのゲノムで連鎖した一群の遺伝子多型セットのことをさす．主要組織適合遺伝子複合体（MHC）は免疫反応に必要なMHC抗原とよばれる多数の糖タンパクをコードする大きな遺伝子領域であり，高度な多型が存在する．マウスは系統により独特のMHCハプロタイプをもっており，それぞれ小文字（a, b, d, k, q, r, s, など）によって表されている．

遺伝子改変による疾患モデルマウス

前述のように，発生工学技術の大幅な進歩から，疾

表2 代表的な自然発症による疾患モデル

疾患	系統名	特徴	原因遺伝子
1型糖尿病	NOD	β細胞に対する自己免疫疾患	複数
2型糖尿病	ob/ob	レプチン（摂食抑制ホルモン）の異常による過食，糖尿病	Lept
2型糖尿病	db/db	レプチン（摂食抑制ホルモン）の異常による過食，糖尿病	Leptr
2型糖尿病	KK-A^y	KKマウスにA^{y}遺伝子を導入．KKマウスより早期かつ重度な肥満・高血糖発症	複数
アトピー性皮膚炎	NC	SPFでは未発症だが，コンベンショナル環境でアトピー性皮膚炎自然発症	複数
関節リウマチ	SKG	コンベンショナル環境で関節リウマチ自然発症．SPFではβグルカン投与で誘導可能	Zap70
免疫不全	nu/nu	無毛で胸腺欠如．T細胞の分化不全による免疫不全	Foxn1
免疫不全	scid/scid	T/B細胞分化不全による免疫不全	Prkdc
老化促進	SAMP	老化促進の表現型を示し，短寿命．コントロールはSAMR系統	複数

患モデルマウスは遺伝子改変によりつくられたものが多数を占めるようになった．ここでは，筆者が研究に携わっている遺伝子改変による疾患モデルマウスを例に解説したい．

1. IL-1raのノックアウト

　筆者の研究のターゲットとしている分子は，代表的な炎症性サイトカインであるIL-1（インターロイキン-1）であり，その関連遺伝子のノックアウトマウスの解析を行っている．IL-1の内在性抑制因子であるIL-1受容体アンタゴニスト（ra）のノックアウトマウスは，IL-1シグナルが慢性的に過剰に入力されている状態にあると考えられる．BALB/c背景のIL-1raノックアウトマウスは，リウマチ様関節炎や乾癬様皮膚炎を加齢に伴い自然発症する[8)～10)]．一方，C57BL/6背景ではこのような免疫疾患は自然発症せず，削痩やヘルニア，脱肛などの症状を呈するなど，ノックアウトマウスの表現型は遺伝的背景に強く依存する．近年，

ヒトにおいてIL-1raをコードするIL1RN遺伝子の欠損患者が見出されたが[11)]，その表現型はマウスのBALB/c背景の方により近かった．多くのノックアウトマウスの解析は，C57BL/6系統で解析が進められてきた．加えて，現在，遺伝子変異マウスの網羅的表現型解析プロジェクトが国際ノックアウトマウスコンソーシアムにより進められているが，ここではスタンダード系統としてC57BL/6N系統を用いた解析が行われている．IL-1ra遺伝子のように，対象とする疾患の種類によっては解析に用いた系統（遺伝的背景）が適切でない場合もあり，公開されている情報を鵜呑みにすることなく，慎重な考察が必要である．

2. Als2のノックアウト

　神経変性疾患の疾患モデルも数多く報告されているが，そのなかで筋萎縮性側索硬化症（ALS）のモデルマウスとして，ヒト変異型SOD1（G93A）遺伝子トランスジェニックマウスが開発されている[12)]．われわれ

◆ 疾患モデルの立場からの"きれいな"環境でのマウス飼育の問題点

　実験用マウスは，多くの動物施設では，特定の病原性微生物がいないSPF（specific pathogen free）とよばれる，免疫不全（T細胞欠損）を呈するヌードマウスが飼育可能なレベルの"きれいな"環境で飼育されている（第5章-1, 3参照）．しかしながら，ヒトはさまざまな病原体に曝露される環境下で生活しており，最近，この環境の差が免疫学的にはきわめて大きな違いをもたらしていることがNature誌に報告された[18)]．実際，われわれの研究グループも，SPFマウスとコンベンショナルマウスとでは大腸炎モデル（DSS誘導大腸炎）に対する表現型が逆転しており，コンベンショナルマウスの方がヒトの疾患を反映していたという経験がある[19) 20)]．SPF環境の限界を示しており，"疾患モデル"の種類・目的に応じた使い分けが必要である．

はかつてSOD1遺伝子に続いて家系性若年性ALSのヒトの原因遺伝子として発見された*Als2*遺伝子のノックアウトマウスの作製を行ったが，マウスの寿命である2年という時間的制約のなかでは，軽度な神経変性は認められるものの重篤な症状は認められなかった[13]．このように，ヒト疾患の病因となる遺伝子変異をマウスに再現しても，必ずしも一致するとは限らない．疾患モデルを考えるうえでは，ヒトと動物の種差を考慮し，同じと考えてよい部分と異なる部分を踏まえたうえで考察する「外挿」の考え方を常にもつ必要がある．

3. プリオンのノックアウト

一方，同一遺伝子ノックアウトマウスであっても，その改変構造により表現型が異なるケースも報告されている．かつてウシ海綿状脳症の原因となることで注目を集めたプリオンは，複数のグループによりノックアウトマウスが作製・報告されたが，一部系統のみプルキンエ細胞欠損を伴う小脳失調の表現型を呈するとの報告があった．その後，プリオン遺伝子座の詳細な解析が進められた結果，タンパク質コード領域を含むエキソンのmRNAスプライスアクセプター配列を破壊した場合のみ，下流に存在するDoppel遺伝子との融合型異常mRNA発現を引き起こし，小脳失調の原因となることが明らかになった[14]．

4. 遺伝子改変マウス使用における注意

また，遺伝子改変マウスを作製する際，現在はゲノム配列も明らかになっており遺伝子の存在も高精度で予測できるようになっているが，かつてはそのような情報は整備されておらず，図らずも近接する遺伝子を同時に破壊してしまったケースも存在する．そして，当初のノックアウトマウスの表現型の一部はこの予期せぬ遺伝子破壊に起因することも報告されているなど[15]，論文報告されている"疾患モデルマウス"といえども，注意が必要である．

複雑化する疾患モデル作製

疾患モデルマウスとして，かなり複雑なものも登場している．その代表的なものとして，3つの遺伝子変異を導入したアルツハイマー病の疾患モデルマウスが作製されている[16]．このマウスは，ヒトの家系性アルツハイマー病の原因遺伝子として同定されている3つの遺伝子，プレセニリン1（*Psen1*）M146V変異をノックインしたアレル，ヒトP301L変異型*tau*遺伝子とSweden型変異アミロイド*APP*遺伝子のトランスジェニックアレルをもっている．

また，重度免疫不全マウスとして開発されたNOGマウスは，T/B細胞を欠損する*Prkdc*遺伝子の自然変異アレルである*scid*変異とサイトカインの共通γ鎖である*Il2rg*遺伝子ノックアウトアレルを，1型糖尿病モデルマウスとして知られているNODマウスに導入したものである[17]．NOGマウスは幹細胞研究分野などでの異種細胞移植に汎用されている（**第1章-5**参照）．

このように，より有用な疾患モデルとするために，複数の遺伝子変異，適切な遺伝的背景（近交系）とすることが求められており，今後，疾患モデルはより複雑な方向に発展していくものと思われる．

文献

1) Campbell IK, et al：Eur J Immunol, 30：1568-1575, 2000
2) Murayama MA, et al：Nat Commun, 6：8483, 2015
3) Murayama MA, et al：Biochem Biophys Res Commun, 443：42-48, 2014
4) Shimizu K, et al：J Immunol, 194：3156-3168, 2015
5) Ying QL, et al：Nature, 453：519-523, 2008
6) Takeo T & Nakagata N：PLoS One, 10：e0128330, 2015
7) Takahashi G, et al：Sci Rep, 5：11406, 2015
8) Akitsu A, et al：Nat Commun, 6；7464, 2015
9) Horai R, et al：J Exp Med, 191：313-320, 2010
10) Nakajima A, et al：J Immunol, 185：1887-1893, 2010
11) Aksentijevich I, et al：N Engl J Med, 360：2426-2437, 2009
12) Tu PH, et al：Proc Natl Acad Sci U S A, 93：3155-3160, 1996
13) Hadano S, et al：Hum Mol Genet, 15：233-250, 2006
14) Rossi D, et al：EMBO J, 20：694-702, 2001
15) Nakajima A, et al：Proc Natl Acad Sci U S A, 106：12448-12452, 2009
16) Oddo S, et al：Neuron, 39：409-421, 2003
17) Ito M, et al：Blood, 100：3175-3182, 2002
18) Beura LK, et al：Nature, 532：512-516, 2016
19) Tang C, et al：Cell Host Microbe, 18：183-197, 2015
20) Iliev ID, et al：Science, 336：1314-1317, 2012

column ①

ヒト疾患モデルとしてのラットの利点

真下知士

実験用ラットの特徴

ラット（学名：*Rattus Norvegicus*，和名：ドブネズミ）は，体長約20〜25cm，体重250〜400gで，マウスの体長6〜7cm，体重25〜40gに比べて，約10倍大きい．マウスよりも飼育スペースと飼育費用がかかるが，産仔数や世代期間，繁殖などはマウスとほぼ変わらず，いろいろな近交系やミュータント系統も存在する．ラットは1匹あたりの血液や細胞，組織などのサンプル採取量が多いため，経時的に観察するような生理学実験，薬理学，毒性試験などに適している．またサイズの大きさから，移植実験や細かい血管，脳神経などの外科手術がやりやすいなどの利点がある．さらに，認知機能や行動学的解析研究においては，学習能力が高く，ヒトに懐きやすく，高度な記憶実験が可能などの理由からよく使われている．

実際，論文数だと30年ほど前は，ラットの方がマウスより2倍程度利用されていた（図1）．ところが今，大学や研究機関を見渡してみると，マウスの飼育室が大きく占めている．論文数でも，現在はマウスの方がラットより約2倍以上報告されている（図1）．これは，1989年にES細胞による遺伝子改変技術が確立されたことが大きな理由である．遺伝子の機能を個体レベルで調べたり，ヒト病気の遺伝子を解明するために，遺伝子改変マウスがあちらこちらで利用されている．

ゲノム編集の登場

近年，この状況が変わりつつある．CRISPRなどのゲノム編集により，ラット[1) 2)]，ハムスター，ウサギ[3)]，ブタ[4)]，ヤギ，ウシ，霊長類のマーモセットやカニクイザル[5)]など，マウス以外の実験動物で次々と遺伝子改変が報告された．中国ではヒト受精卵でのゲノム編集も行われ，世界中の研究者や専門家を巻き込んだ議論にもなっている．ゲノム編集技術は，ES細胞を利用するよりも簡単に，短期間で，効率よく遺伝子改変動物を作製することができる．マウス以外の実験動物でも，ヒト疾患モデルを開発して，病態解明や創薬研究などが行われるようになってきた．

ヒト疾患モデルとして

われわれの研究室では，ゲノム編集技術を利用して，

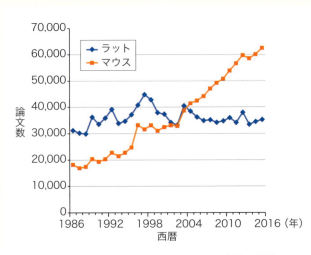

図1　ラットまたはマウスを利用している論文数の推移

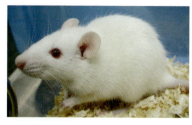

	マウス	ラット	ヒト
Prkdc 欠損	SCID マウス	SCID ラット	報告なし（ミスセンス変異の報告はある）
外見	正常	体重減少（30％）	胎生致死
細胞増殖能	正常	低下	著しく低下
放射線	感受性	感受性	感受性
免疫不全	T/B 細胞欠失	T/B 細胞完全欠失	―

Prkdc 遺伝子発現量（マウス＜ラット＜ヒト）による表現型の違い！

図2　*Prkdc* 遺伝子欠損による免疫不全などの特徴の種（マウス，ラット，ヒト）による違い
文献10をもとに作成.

ヒト病気の遺伝子を標的としたさまざまな遺伝子改変ラットを作製してきた[2)6)～8)]．おもしろいのは，同じ遺伝子を改変したにもかかわらずマウスとラットで異なる表現型を示す場合があることである．例えば，ヒト家族性大腸ポリポーシスの原因遺伝子 *APC* のノックアウト Min マウスは，小腸にほとんどの腸管腫瘍を生じるが，ノックアウト Pirc ラットは大腸に生じる[9)]．われわれが世界ではじめて作製した免疫不全 SCID ラットでも異なる表現型がみられた[10)]．ヒトでは SCID の原因遺伝子 *PRKDC* を欠失すると胎生致死になるが，SCID マウスは正常に成育する．SCID ラットは30％程度の体重減少など発育不全が認められ，細胞増殖率もヒトと同様に低下している（図2）[10)]．ヒト毛細血管拡張性運動失調症の原因遺伝子 *ATM* のノックアウトマウスでは，ヒトのような明らかな小脳失調が現れないが，われわれが作製した *Atm* ノックアウトラットは，小脳性運動失調を呈することもわかった（データ未発表）．このように，これまではマウスでしかみられなかった病態や表現型が，マウス以外の実験動物でも確認できるようになり，よりヒトの病態に近いモデル動物が開発されている．今後，さまざまなモデル動物を用いた基礎臨床医学研究，創薬，再生医療研究などのさらなる発展に期待している．

文献

1) Geurts AM, et al：Science, 325：433, 2009
2) Mashimo T, et al：PLoS One, 5：e8870, 2010
3) Flisikowska T, et al：PLoS One, 6：e21045, 2011
4) Whyte JJ & Prather RS：Mol Reprod Dev, 78：879-891, 2011
5) Niu Y, et al：Cell, 156：836-843, 2014
6) 吉見一人，他：実験医学，32：1715-1720, 2014
7) Yoshimi K, et al：Nat Commun, 5：4240, 2014
8) Yoshimi K, et al：Nat Commun, 7：10431, 2016
9) Amos-Landgraf JM, et al：Proc Natl Acad Sci U S A, 104：4036-4041, 2007
10) Mashimo T, et al：Cell Rep, 2：685-694, 2012

第2章 遺伝子改変マウスを創ろう

1 遺伝子改変マウス作製の歴史とその方法

水野聖哉, 高橋 智

外来性の遺伝子を導入する, または内在性の遺伝子を人為的に改変する「遺伝子改変マウス」の作製は, 生命科学研究においてなくてはならない実験手法であり, 1970年代の後半から精力的に研究が行われてきた. さまざまな作製方法が開発されてきたが, 本項では, レトロウイルスを利用した遺伝子導入, マイクロインジェクション法, ES細胞 (胚性幹細胞) を用いたキメラマウス作製法, ES細胞を用いた遺伝子相同組換え法とノックアウトマウス (遺伝子欠損マウス) の作製, 人工ヌクレアーゼ, さらにはCRISPR/Cas9を用いた遺伝子改変法について, 歴史をたどりながらわかりやすく解説したい.

はじめに ～遺伝子改変マウスの重要性

遺伝子の機能を解析することは, 生命科学研究において中心的な研究テーマである. 遺伝子の機能の全体像を解析するうえで最も有効な解析方法が, その遺伝子を過剰発現させる, 欠失させる, あるいはその遺伝子機能に重要と思われる領域を改変してその影響を個体レベルで解析することだというのは, 多くの研究者の一致した見解だと思う. 他方, 遺伝子の導入, 欠失, 改変がいち早く可能になったため, 実験動物としてのマウスの重要性が確立されたことは事実である. 本項では, 生命科学研究に大きく貢献してきた遺伝子改変マウスの歴史を紹介したい. なお, **表**に遺伝子改変動物の作製方法とその特徴をまとめたので参考にしてほしい. また, 導入する"変異"に着目した遺伝子改変マウスの分類については**第2章-3**を参照されたい.

遺伝子改変マウス作製の歴史

1. レトロウイルスによる外来性の遺伝子導入の成功

マウスにはじめて外来性の遺伝子を導入して子孫に伝達させ, 新たなマウスを作製したとされている実験は, 1976年に報告されたJaenischによるモロニー白血病ウイルスの導入実験と考えられている[1]. この実験では, 4～8細胞期の胚にモロニー白血病ウイルスを感染させることにより, ウイルスがマウスゲノムに組込まれ次世代に伝達されることを証明している. 胚に遺伝子を導入することにより遺伝子導入マウス (トランスジェニックマウス) が作製できることを証明した論文として, 画期的である. レンチウイルスなどのウイルスを用いたトランスジェニック動物の作製方法は, 受精卵が多く得られない動物では, 現在でも使用されている方法である.

2. マイクロインジェクション法によるトランスジェニックマウスの樹立

レトロウイルスによるトランスジェニックマウス作製の成功を受けて, ウイルスを使用しない遺伝子導入

表　遺伝子改変動物の作製方法とその特徴

	ウイルスによる遺伝子導入動物	マイクロインジェクションによる遺伝子導入動物	ES細胞を用いた遺伝子改変動物	人工ヌクレアーゼおよびCRISPR/Cas9による遺伝子改変動物
作出目的	外来遺伝子の導入	外来遺伝子の導入	内在性遺伝子の改変	内在性遺伝子の改変
作出方法	受精卵へのウイルスの感染（特別な機材は必要なし）	受精卵へのインジェクション（倒立顕微鏡およびマイクロマニピュレーター）	相同組換え（ES細胞）→キメラマウス作製（倒立顕微鏡およびマイクロマニピュレーター）→生殖系列細胞への移行	受精卵へのインジェクション（倒立顕微鏡およびマイクロマニピュレーター）
ゲノムでの変異箇所	ランダム（ウイルスの挿入配列），複数箇所に挿入	ランダム，通常は1～2カ所	特異的	特異的
遺伝子発現量	挿入遺伝子数により導入遺伝子発現量を増加させることが可能	挿入遺伝子数により導入遺伝子発現量を増加させることが可能	内在性の遺伝子発現調節に異存（改変可能）	内在性の遺伝子発現調節に異存（改変可能）
作業・時間	簡便・半年	簡便・半年	煩雑・1～2年	簡便・1カ月～半年
動物種	多種類（マウス，ブタ，サル…）	多種類（マウス，ブタ，サル…）	限定的（キメラ作製が必須），マウス，（ラット）	多種（マウス，ブタ，サル…）
注意点	通常複数箇所にウイルスが導入されるので，次世代で発現が一定にならない可能性がある	プラスミド部分が挿入されると発現が低下する	生殖細胞系列へ伝達されないことがある	操作した胚から発生した個体では，モザイク状態が観察される場合が多い

方法の開発が検討された．そのなかで，倒立顕微鏡を用いて受精卵の前核に遺伝子を注入する，マイクロインジェクション法（顕微注入）（**第4章-8，第6章-3**も参照）によるトランスジェニックマウスの作製が1980年代のはじめに相次いで報告された．1980年に，マイクロインジェクションによる最初のトランスジェニックマウスの作製を報告したのはGordonであったが[2]，導入した遺伝子の発現までを示した再現性の高い方法を報告したのは，有名なPalmiter, Brinsterであった．彼らは，重金属により誘導できるメタロチオニン（*metallothionein*）プロモーターに，ラット成長ホルモンをコードするゲノム遺伝子を連結させた導入遺伝子（トランスジーン）を作製し，それをマウス受精卵にマイクロインジェクションすることにより，トランスジェニックマウスを作製した[3]．遺伝子が導入されたマウスに亜鉛を含む水を投与したところ，メタロチオニンプロモーターが活性化され，ラット成長ホルモンが転写誘導されて，成長が促進されたマウス「スーパーマウス」ができることが確認された．彼らの論文は，導入遺伝子を誘導的に発現させることができること，プロモーターに組織特異性があること，導入遺伝子の安定的な発現にはエキソン，イントロン構造（mRNAスプライシング）が必要であること，導入遺伝子数（コピー数）および挿入位置によって遺伝子発現量が変わることを示した点で非常に先駆的な研究である．現在においても，マイクロインジェクションの基本的な方法は，そのまま踏襲されている．

3. ES細胞の確立とキメラマウスの作製法

前述してきたように，外来性の遺伝子をマウスゲノムに導入することは可能になったが，ゲノム上の内在性遺伝子を改変することは不可能であった．その可能性を開いたのが，マウスES細胞（胚性幹細胞）の樹立である[4]．Evansは，奇形腫を高率で発症する129系マウスの胚より，マウスES細胞をはじめて樹立し，多能性幹細胞研究の基礎を確立した．ES細胞研究がiPS細胞の開発につながり，現在の再生医学の基礎となっていることは読者もよくご存知のことと思う．ES細胞は，すべての体を構成する細胞への分化能力（多能性）を有しており，ES細胞の起源細胞である内部細胞塊を有している別個体の胚盤胞に導入することにより，キメラ個体※を形成することができる．ES細胞がキメラ個体の生殖細胞に分化すると，ES細胞由来の精子や卵子が形成され，次世代にES細胞由来のゲノムが伝達さ

れることになる.

4. ES細胞を用いた相同遺伝子組換え法とノックアウトマウス作製

ゲノム上の内在性の遺伝子を任意に改変することは，古典的な方法では効率がきわめて低く，正確に改変された細胞を多くの非改変細胞から単離する必要があったが，多能性を有するES細胞の樹立により，正確に改変されたES細胞を単離することが容易になった．例えば，CapecchiとSmithiesは，薬剤耐性遺伝子と細胞毒素遺伝子を利用することにより，相同遺伝子組換え体を効率よく濃縮してゲノム上の内在性遺伝子が任意に改変されたES細胞を単離する方法を開発した．これにより，ES細胞を用いた相同組換えによるノックアウトマウス（遺伝子欠損マウス）の作製法が確立された[5)6)]．その後の生命科学研究におけるノックアウトマウス作製実験の隆盛は，説明の必要がないと思われる．ちなみに，Evans, Capecchi, Smithiesは，2007年にノーベル生理学・医学賞を共同受賞している．

5. 人工ヌクレアーゼを用いた遺伝子改変法

ES細胞を用いたゲノム遺伝子の改変は，キメラ作製能を有しているES細胞やiPS細胞が利用できるマウスを中心に行われてきた．逆にいえばキメラ作製能を有しているES細胞やiPS細胞が樹立されていない動物種では，利用することが難しかった．そのような動物種のなかで，核移植が可能なウシやブタなどの大動物では，培養体細胞で遺伝子改変を行った後に，核移植によるクローン動物の作製により，ゲノム遺伝子の改変が行われていた．しかしその作製には，体細胞培養技術，核移植技術，胚移植技術などの高度技術が必要であり，多くの研究室で実施することは難しかった．そのような状況で，人工的に特定の塩基配列を認識する人工ヌクレアーゼが開発され，人工ヌクレアーゼによ

る受精卵での遺伝子改変法が開発された．

1) ジンクフィンガーヌクレアーゼ

人工ヌクレアーゼとして最初に応用されたのは，ジンクフィンガーヌクレアーゼ（zinc finger nuclease：ZFN）で，特定の3塩基配列を認識するジンクフィンガーを複数個結合したジンクフィンガードメインと，II型制限酵素である*Fok* I由来の配列非依存的DNA切断ドメインからなる人工制限酵素である[7)]．ジンクフィンガードメインは任意のDNA塩基配列を認識するように改変可能で，これによってジンクフィンガーヌクレアーゼがゲノム中の特定の配列のみを切断することが可能となる．*Fok* Iは二量体を形成してDNAを切断するため，二量体を形成できる1組のジンクフィンガーヌクレアーゼが必要となる．この原理は，以下に解説するTALENについても同様である．細胞の中でDNAの二本鎖切断が起こった後は，DNA修復が行われるが，その際，切断部位が欠損することや付加されることがある．また，切断部位近辺と相同の配列を有する二本鎖DNAを加えると，相同組換えにより新たなDNA配列を導入することもできる．このようにして人工的に変異を導入することが可能である．これらの技術は効率が非常に高いため，受精卵を用いて遺伝子改変が可能であり，これまで遺伝子変異を導入することが困難であった生物に対しても，比較的容易に遺伝子改変をすることができる．

2) TALEN

植物の病原菌である*Xanthomonas*には，TAL（transcription activator–like）effectorとよばれる遺伝子群が存在する．このTAL effectorタンパク質は，34アミノ酸がくり返した構造を有し，このくり返し構造が一種類の塩基を認識する．このくり返し構造を人為的に合成することで，ゲノム上の特定の塩基配列を認識するものを作製することができる[8)9)]．このTAL effectorを*Fok* Iと融合させたものをTALEN（TAL effector nuclease）とよび，このTALENを2つ近傍に結合させるように設計すると*Fok* Iが二量体を形成し，2つのTALENの間のDNAを切断する．これ以降のしくみはジンクフィンガーヌクレアーゼと同様である．

6. CRISPR/Cas9を用いた遺伝子改変法

CRISPR/Cas9システムは，前述の人工ヌクレアーゼ

※ **キメラ個体（chimera）**
ギリシア神話にでてくるライオンの頭とヤギの胴とヘビの尾をもつ怪物キマイラの名に由来するもので，1916年にWinklerがトマトとイヌホオズキの間で実験的に作製した接木体をキメラとよんで以来，生物学上の術語となった．生物学では，キメラとは親が3つ以上あり，2つ以上の遺伝的に異なった細胞から形成される生物個体をさす．

と異なり，もともと生物界に存在していたシステムを応用した技術である．細菌や古細菌は，外来性の生物に対する獲得免疫システムを有することが知られていたが，そのシステムはCRISPR（clustered regularly interspaced short palindromic repeat）とよばれるRNAと，DNA切断酵素であるCas（CRISPR-associated）タンパク質より形成されるものであった[10]．それを哺乳類のゲノム編集に応用することにより，より簡便にゲノム編集を実施することが可能になった[11][12]．

これらのゲノム編集技術の実際については，次項の**第2章-2**を参照していただきたい．

作製法による利点と欠点

ウイルスによる遺伝子導入，マイクロインジェクションによる遺伝子導入，ES細胞を用いた遺伝子改変および人工ヌクレアーゼおよびCRISPR/Cas9による遺伝子改変方法には，利点と欠点が存在する．利点と欠点を**表**にまとめた．人工ヌクレアーゼおよびCRISPR/Cas9による遺伝子改変方法は，高効率であり，しかも短期間でさまざまな遺伝子改変動物が作製可能であることが理解していただけるものと思う．一方で，導入遺伝子を高発現させたい場合には，ウイルスやマイクロインジェクションによるトランスジェニック法が有利であり，作製したい動物に適した作製方法を検討する必要がある．

おわりに

遺伝子改変マウス作製の歴史とその方法を概説した．また，それぞれの方法の利点と欠点についてもまとめた．それらの利点と欠点をよく理解したうえで，遺伝子改変マウスを研究に役立てていただきたい．

文献

1) Jaenisch R：Proc Natl Acad Sci U S A, 73：1260-1264, 1976
2) Gordon JW, et al：Proc Natl Acad Sci U S A, 77：7380-7384, 1980
3) Palmiter RD, et al：Nature, 300：611-615, 1982
4) Evans MJ & Kaufman MH：Nature, 292：154-156, 1981
5) Thomas KR & Capecchi MR：Cell, 51：503-512, 1987
6) Doetschman T, et al：Nature, 330：576-578, 1987
7) Kim YG, et al：Proc Natl Acad Sci U S A, 93：1156-1160, 1996
8) Moscou MJ & Bogdanove AJ：Science, 326：1501, 2009
9) Boch J, et al：Science, 326：1509-1512, 2009
10) Jinek M, et al：Science, 337：816-821, 2012
11) Cong L, et al：Science, 339：819-823, 2013
12) Mali P, et al：Science, 339：823-826, 2013

◆ マイクロインジェクションは楽しい！

スイスのジュネーブ大学でポスドクをしているときに，隣の研究室に熊本大学から荒木喜美先生（現 熊本大学教授）が留学されていて，荒木先生にマイクロインジェクションを指導していただいた．最初はマイクロピペットを使って受精卵を集めることすらできなかったが，留学中に自分でトランスジェニックマウスを作製できるようになった．マイクロインジェクションができたことで，帰国後職を得て現在にいたっている．現在の自分があるのはマイクロインジェクションのおかげのようなものである．その後，さまざまなトランスジェニックマウスを作製したが，ES細胞を用いたノックアウトマウスが全盛となり，マイクロインジェクションはあまり流行らなくなった．しかし，CRISPR/Cas9の開発により，またマイクロインジェクションが見直されている．マイクロインジェクションは技術的に奥が深く，私自身は大変好きな実験なので，ぜひ皆さんにもトライしてもらいたい．

第2章 遺伝子改変マウスを創ろう

2 ゲノム編集技術を使った遺伝子改変マウスの作製

野田大地,大字亜沙美,伊川正人

従来,遺伝子改変マウスの作製には多大な時間・労力および専門的なノウハウが必要だった.しかし近年,CRISPR/Cas9システムを用いたゲノム編集の登場により,簡便化・効率化,さらに低コスト化が実現し,今や幅広い生命科学研究者に浸透しつつある.われわれもゲノム編集技術を使って200系統以上の遺伝子改変マウスの作製に成功しており,その過程でさまざまな長所・短所がみえてきた.本項では,CRISPR/Cas9システムの原理から応用まで,われわれのデータも交えて最新の知見とともに紹介したい.

はじめに

ゲノム編集とは,部位特異的ヌクレアーゼを使って標的領域の二本鎖DNAを切断し,ゲノムDNAの修復過程を利用して標的遺伝子を改変する技術である(図1).ゲノムDNAの修復過程には,大きく分けて"非相同末端結合(non-homologous end joining:NHEJ)"と"相同組換え(homologous recombination:HR)"がある.NHEJは切断されたDNA末端をつなぎあわせる機構で,その際に数塩基の挿入や欠損などのエラーが起こりやすい.HRは相同配列を鋳型として切断箇所を修復する機構で,標的領域と相同性をもつ一本鎖オリゴヌクレオチド(ssODN)や二本鎖DNA(dsDNA)などを用いれば,目的変異の導入ができる.

ゲノム編集に利用する部位特異的ヌクレアーゼは,人工ヌクレアーゼ〔ZFN(zinc finger nuclease),TALEN(transcription activator-like effector nuclease)など〕と,RNA誘導型ヌクレアーゼ〔CRISPR(clustered regularly interspaced short palindromic repeats)/Cas9(CRISPR associated 9)[※1]システム〕に分けられる[1)](図2).ZFNやTALENは,標的配列を認識するDNA結合ドメインとFok Ⅰヌクレアーゼをつないだ融合タンパク質で構成され,これがセンス鎖とアンチセンス鎖に結合すると,Fok Ⅰ二量体が形成されてゲノムDNAを切断する(図2A,B).一方,CRISPR/Cas9システムは,sgRNA(single guide RNA)[※2]により標的配列を認識しCas9ヌクレアーゼによりゲノムDNAを切断する(図2C).標的配列ごとに融合タンパク質をつくるための複雑なベクター構築が必要だったZFNやTALENに比べて,CRISPR/Cas9システムはsgRNA内で標的配列に対応する塩基を変えるだけでいい.このように低コストで手軽に使えるだけでなく,特に哺乳類細胞では,TALENと同等かそれ以上の活性効率が再現性も高く得られる[2)].さらに遺伝子改変効率は異なるが,多種多様な動植物でも遺伝子改変ができることから[3)],またたく間に生命科学研究者の間に広がっている.

※1 Cas9 (CRISPR associated 9)
ゲノム編集で使われているCas9ヌクレアーゼには,*Streptococcus pyogenes*由来のCas9(SpCas9)と,*Staphylococcus aureus*由来のCas9(SaCas9)がある.SpCas9はNGGの3塩基を,SaCas9はNNGRRTの5塩基をPAM配列として認識する点が異なる.

※2 sgRNA (single guide RNA)
従来のCRISPR/Cas9システムでは,2つの小分子RNA(crRNAとtracrRNA)を発現させる必要があったが,Zhangらによってこれらを1つにしたキメラRNA(sgRNA)が開発された.

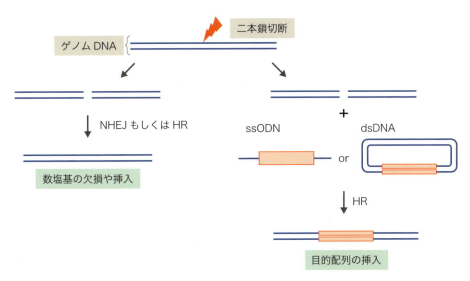

図1 DNAの修復機構
ゲノムDNAが切断されると，主に非相同末端結合（NHEJ）や相同組換え（HR）により修復される．HRは鋳型配列を参照して切断部の修復を行うので，標的配列と相同配列をもつ一本鎖オリゴヌクレオチド（ssODN）や二本鎖DNA（dsDNA）を人為的に導入することで，目的変異を導入できる．詳細は本文も参照．

　本項では，われわれの経験を交えCRISPR/Cas9システムを使った遺伝子改変マウスの作製方法を紹介する．

CRISPR/Cas9システムを使った遺伝子改変マウスの作製

　原核生物の獲得免疫として知られているCRISPR/Casシステムは，ファージなどを介して侵入する外来DNAを断片化して自らのゲノムのCRISPR座位に取り込む．2度目の感染のときに，先に取り込んだゲノム断片から発現する2つの小分子RNAを用いて外来DNAの標的部位を認識し，Casヌクレアーゼをリクルートしてこれを切断する[4]．CRISPR/CasシステムにはType I～IIIがあるが，ゲノム編集に使われているのはType IIである[5]．Type II CRISPRシステムでは，Cas9ヌクレアーゼがPAM（protospacer adjacent motif）配列とよばれる3塩基（NGG）を認識し，PAM配列の上流3つ目と4つ目の間を切断する（図2C）．切断されたゲノムDNAは，NHEJもしくはHRにより修復されるが，一定の割合で変異が導入される（図1）．
　CRISPR/Cas9システムを用いた遺伝子改変マウスの作製方法には，受精卵でのゲノム編集によって変異マウスを得る方法（受精卵法）と，生殖系列に寄与することのできる幹細胞でゲノム編集を行い，目的変異をもった幹細胞を受精卵へ注入して変異マウスを得る方法（本項ではES細胞法を紹介する）がある．表に受精卵法とES細胞法のメリットとデメリットを記載したので，適切な実験系を選んで実験を進めてほしい．受精卵法とES細胞法の具体的な実験手法については以下に記述する．

1. 受精卵法

　Cas9をコードするmRNAとsgRNAを受精卵の細胞質に注入する方法（RNA法）[6)～8)]，Cas9とsgRNAの発現カセットが搭載されているプラスミド〔pX330[※3]（addgene, #42230）など〕を受精卵の前核に注入する方法（DNA法）[9]，Cas9タンパク質とsgRNAを受精卵の前核に注入する方法（タンパク質法）[10]がある

※3　pX330
転写開始にGを好むU6プロモーターの直下にsgRNAを入れるため，当初sgRNAの5′末端はGが好ましいとされていた．しかし，われわれは50以上の遺伝子でGFPアッセイを行った結果から，sgRNAの5′末端はGでなくてもいいと考えている．また，pX330にはSpCas9発現カセットが搭載されている（SaCas9発現カセットはpX601に搭載）．

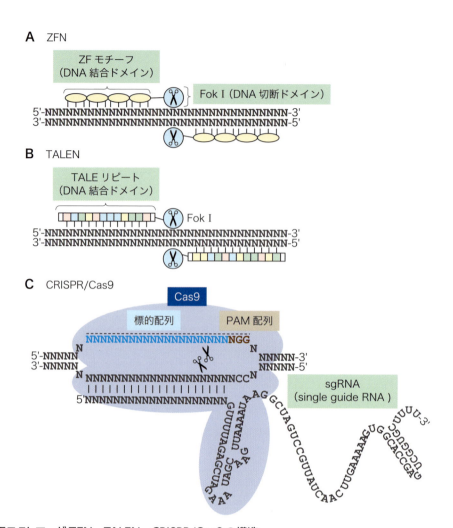

図2 人工ヌクレアーゼZFN, TALEN, CRISPR/Cas9の構造
A) ZFNは3塩基を認識するZFモチーフをつなぎ合わせ,その末端にFok Iヌクレアーゼを結合させた融合タンパク質をつくる.2つのZFNがセンス鎖とアンチセンス鎖をそれぞれ認識するとFok I二量体が形成され,標的ゲノムDNAを切断する.B) TALENはTALEリピートの各モジュールが1塩基をそれぞれ認識する.ZFNではZFモチーフを結合すると互いの塩基配列の認識に干渉が起こり,認識特異性が低下するという問題があったが,TALENではこの点が解消された.C) CRISPR/Cas9システムはsgRNAの5′側の20塩基で標的配列を認識する.標的配列の直下に存在するPAM配列の上流3つ目と4つ目の間をCas9ヌクレアーゼが切断し,平滑末端が生じる.文献1をもとに作成.

(図3A〜C).以下に,われわれが行っているDNA法について,メリットとデメリット,さらにRNA法やタンパク質法との比較を交えて紹介する.

1) DNA法の概要

われわれはHEK293T細胞を使って,それぞれのsgRNAのDNA切断活性を評価する実験系を開発し(図3D, E),活性が高かったプラスミドDNAを受精卵に注入している.その結果,生まれた産仔の5割程度で標的箇所にindel(挿入/欠損)変異が確認できた[11].DNA法は,RNA法やタンパク質法と比べて分解のリスクが少なく扱いやすいというメリットがあり,indel導入効率にも手法間で大きな差はないようである.DNA法では注入したプラスミドDNAがゲノムに組込まれる可能性があるが,直鎖状DNAではなく環状DNAを注入することでゲノムへの組込みを抑えられた〔直鎖状DNA:約33%(173/684匹),環状DNA:3.0%(3/100匹)〕.仮に,プラスミドDNAが挿入されたとしても,次世代でpX330トランスジーンをもたない産仔を選べばよい(**第2章-3**参照).

表 受精卵法とES細胞法のメリット・デメリットの比較

	受精卵法	ES細胞法
①単純遺伝子破壊		
挿入・欠失効率[8)9)]	高い	高い
NHEJ後のF0マウス遺伝子型	予測できない	予測できる
②複雑なゲノム編集		
長鎖欠損効率[15)〜17)]	低い	高い
ノックイン効率[15)16)]	〜数十塩基は可能,それ以上になると低い	数百塩基以上でも可能
HR後のF0マウス遺伝子型	予測できる	予測できる
①・②共通		
ホモ欠損マウスの作製	最短1カ月（モザイクの可能性有），得られることもある※	最短2カ月（キメラ解析），確実に得るにはF2世代以降※

※受精卵法では，変異を有するF0個体間の交配で得られるF1世代でホモ欠損個体が得られることもある．ES細胞はXY型であることが多いため，ホモ欠損個体を得るには2世代の交配が必要となる．

2) 注意点

受精卵でのゲノム編集では，うまくいくと両アレルに変異をもったF0マウスが最短1カ月で得られる．一方，卵割が進んだ後にCas9が標的配列を切断した場合，ホモ変異だけでなく複数のアレルに変異をもつマウス（モザイクマウス）が生まれる可能性があり注意が必要である（図3F）．当初，DNA法でモザイクマウスが生まれる原因として，RNA法やタンパク質法と違ってプラスミドからCas9が転写・翻訳されるまでに時間がかかる可能性が考えられた．しかし，その後RNA法やタンパク質法でもモザイクマウスが生まれることが報告されたため[10)14)]，現在のところ根本的な解決法はない．また，われわれの経験上，F0マウスを交配させてみると，シークエンスでは検出できなかった変異をもつ次世代が生まれることも珍しくない．このことから，モザイクである可能性が否定できないF0マウスを使った表現型解析はリスクが高いため，交配により目的変異のみをもつ次世代を得て解析する方が確実だと考えている．

3) その他

Cas9をコードするmRNA（あるいはCas9タンパク質）とsgRNA，および標的配列と相同性をもつssODNやdsDNAの混合液を受精卵へ注入することで，HRにより点変異やFlagなどのタグが挿入できる[15)]．同様に，pX330および標的配列と相同性をもつssODNの混合液を受精卵前核に注入することでもノックインマウスを得ることができる．いずれにしても挿入効率はNHEJより低いので，多くのマウスを生ませる必要がある．

2. ES細胞法

1) ES細胞へのトランスフェクション

pX330プラスミドと，薬剤耐性遺伝子カセット（pPGK-puroなど）を搭載したプラスミドを同時にES細胞へトランスフェクションし，短期の薬剤選択によりプラスミドが一過性に導入された細胞を濃縮すれば，ほとんどの細胞で標的遺伝子が切断される[8)]（図4A）．現在は，pX330にピューロマイシン耐性カセットが追加搭載されたpX459（addgene, #62988）を利用するのが簡便である．われわれがES細胞でゲノム編集を行ったところ，約90％で標的箇所にindel変異が導入され，その内，約80％は両アレルに変異をもつES細胞クローンであった．さらに，複数種類のsgRNAを同時にES細胞へ導入することでMbにもおよぶ長鎖欠損や逆位などが起こせたり（図5A），1kb程度の相同領域をもつプラスミドをターゲティングベクターとして用いることで点変異やレポーター遺伝子などのノックインができる[16)17)]．これらの効率は遺伝子によって偏りがあるものの，おおよそ数個に1つと高い割合で目的の変異ES細胞クローンを得られることから，受精卵では難しい複雑なゲノム編集に適している．

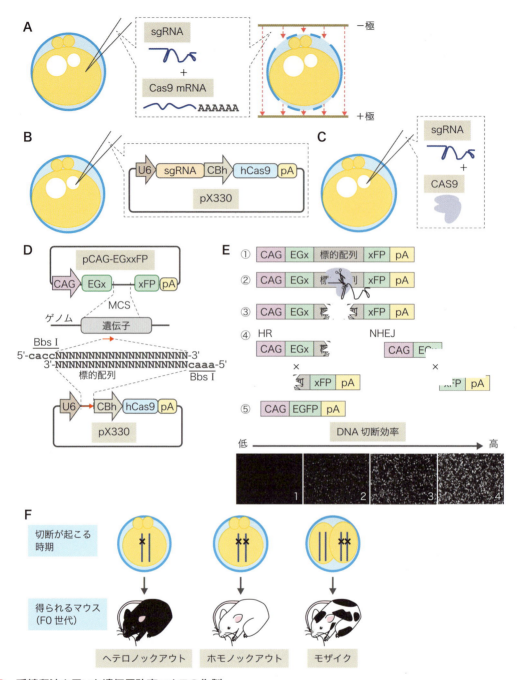

図3 受精卵法を用いた遺伝子改変マウスの作製
A) マイクロマニピュレーター（左）やエレクトロポレーター（右）により受精卵の細胞質にCas9 mRNAとsgRNAを注入する（RNA法）．B) 受精卵前核に，コドンをヒト化したCas9（hCas9）とsgRNAの発現カセットが搭載されたpX330プラスミドDNAを環状のまま注入する（DNA法）．U6：U6プロモーター，CBh：全身性トリβアクチンハイブリッドプロモーター，pA：ポリA付加シグナル．C) 受精卵前核に，Cas9タンパク質とsgRNAを注入する（タンパク質法）．D) pX330のBbs IサイトにsgRNAを挿入する．レポータープラスミドとして，標的配列をカバーする領域をpCAG-EGxxFPのマルチクローニングサイト（MCS）に挿入する．E) ①pCAG-EGxxFPプラスミドでは，中央約400塩基が重複するようにEGFP遺伝子を前半2/3（EGx）と後半2/3（xFP）に分けてある．その間に標的配列を挿入するため，そのままではEGFPは発現しない．②Cas9が標的配列を認識し，③切断すると，④HRやNHEJが起こり，⑤EGFPカセットが復活して蛍光を発する．われわれは，標的配列のDNA切断効率を4段階の蛍光強度に分けて評価している（各写真の右下に示した数字がスコア）．F) 受精卵に注入したsgRNA/Cas9複合体が標的遺伝子の片方もしくは両方のアレルを切断すると変異マウスが得られる．両アレルに変異が入った場合には，F0世代でノックアウトマウスとなるが，卵割した後にCas9が標的配列を切断するとモザイクマウスが生まれる．体細胞でみつかる変異とは異なる変異が子孫に伝わることも少なくない．DとEは文献11～13をもとに文献1を改変して転載．

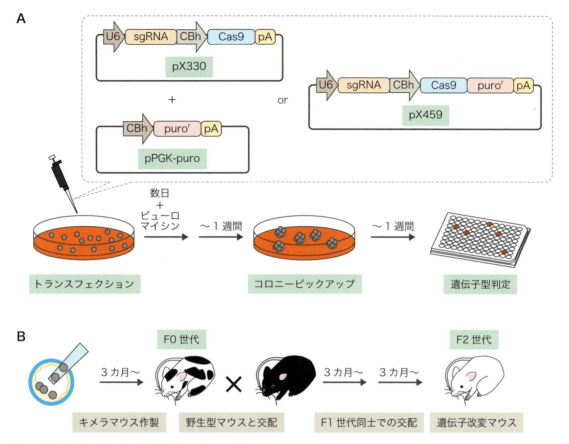

図4 ES細胞法を用いた遺伝子改変マウスの作製
A) pX330とピューロマイシン耐性遺伝子 (puro^r) をもつプラスミド，またはpX459をES細胞にトランスフェクションする．数日間ピューロマイシンで選択した後，生存したES細胞を培養し，コロニーをピックアップする．ピックアップした細胞の遺伝子型をスクリーニングし，目的変異をもつクローンを選定する．変異ES細胞クローンを樹立するまでには1カ月ほどかかる．B) 変異ES細胞を胚盤胞へ注入してキメラマウスを作製する．得られたキメラマウスと野生型マウスを交配させて，目的変異が伝わったヘテロマウス（F1世代）を得る．F1マウス同士を交配させることで，両アレルに目的変異をもつホモマウス（F2世代）が得られる．

2) スクリーニング

　ES細胞でゲノム編集を行う際も，モザイク変異がみられる場合がある．通常，薬剤選択後に現れるコロニーは単一クローンと考えるが，実際には複数の遺伝子型の細胞が混ざってモザイク状態になるコロニーも少なくない．原因の1つとして，ES細胞は増殖が早いため，Cas9が発現してDNAを切断するまでの間に細胞分裂してしまう可能性があげられる．対策としては，薬剤選択後にES細胞を薄くまき直し，モノクローン化する方法が考えられる．しかしながら，そもそも高頻度で目的の遺伝子型をもつクローンが得られるので，スクリーニングによってモザイククローンを排除できるケースが多く，われわれは大きな問題にならないと考えている．

3) 遺伝子改変マウスの確立

　このようにして樹立したゲノム編集ES細胞クローンから，アグリゲーション法または注入法によってキメラマウスを作製し，生殖系列に寄与したキメラマウスを交配させれば，目的の変異をもつマウスを得ることができる（図4B）．目的外の変異をもつマウスが生まれる受精卵法と異なり，ES細胞法では実験者の望んだ変異クローンを使ってキメラマウスを作製できるため，飼育スペース，コストを抑えるだけでなく，動物実験の倫理的観点からも評価できる．なおGFPラベルしたES細胞を使い，前述のように両アレルに変異が導入されたクローンを選べば，キメラマウス内の緑色細胞を直接もしくは分取して観察することでF0世代の表現型解析が可能となる．われわれは，生後数週で致死とな

る遺伝子について本法を活用した実績がある[18].

CRISPR/Cas9システムを使った応用例

　前述したノックアウト/ノックインマウスの作製以外にも，CRISPR/Cas9システムを使ってさまざまな解析が可能である．本書の主旨とは異なるが，簡単に紹介しておきたい（図5）．例えば，ヒトやマウスのゲノム配列に対応するsgRNAライブラリーがレンチウイルスに組込んだ形で構築されているので，これをCas9発現細胞へ導入して網羅的に遺伝子破壊することで，興味がある細胞応答（生存性など）に必要な遺伝子をスクリーニングできる[20]（図5B）．また，sgRNAのステムループ構造にエフェクター因子やタグを結合させて，ヌクレアーゼ活性を不活性化させたdCas9（dead Cas9）とともに細胞に導入すれば，標的箇所の転写調節やエピゲノム修飾，クロマチン免疫沈降，およびイメージングも可能である[21) 22)]（図5C, D）．最近では，二分割により不活化したCas9に光スイッチタンパク質を連結させておき，光を当てるとCas9が1つになり，ゲノムDNAを切断するような光励起性システムも開発されている[23]（図5E）．CRISPR/Cas9システムは基礎研究に利用するだけでなく，遺伝子治療に用いるための研究も進められており，例えば筋ジストロフィーモデルマウスにウイルスベクターを使ってsgRNAとCas9を導入することで，原因遺伝子である*dystrophin*遺伝子の修復に成功している[24]．今後も，いろいろなアプリケーションが生み出されることが期待される．

オフターゲット効果について

　CRISPR/Cas9システムでは，標的配列（オンターゲット）が効率的に切断されることから，標的配列と相同性の高いゲノム配列（オフターゲット）も同様に切断されるのではないかと懸念されている[25]．また，ZFNやTALENがゲノム配列中の約20塩基×2カ所の合計30～40塩基で標的配列を認識するのに対し，20塩基×1カ所を標的とするCRISPR/Cas9システムは認識配列の特異性が低く，オフターゲット候補が多いことも問題とされる（図2）．残念ながら，sgRNAの長さを伸ばして細胞に注入しても，プロセシングにより短くなってしまい，sgRNAの伸長で認識配列の特異性を上げることは難しい[26]．

　一方，PAM配列に加えて標的配列の3'末端側の13塩基以上が完全に一致するオフターゲット配列が切断されやすいことが知られている[6]．そこでわれわれは，Bowtie[27]とよばれるソフトウェアやオンラインで利用できるCRISPR direct[28]を使ってオフターゲットが少ない標的配列を選んでいる[29]．その結果，作製した遺伝子改変マウスでは，382カ所中3カ所（0.7％）でしかオフターゲット切断はみられなかった[11]．遺伝子修復機能が低下したようながん細胞株と異なり，受精卵やES細胞，iPS細胞などではオフターゲット切断のリスクは相当低いと考えてよい．マウスであれば，万が一，得られた遺伝子改変マウスでオフターゲット切断がみられても，交配によりオフターゲット切断された箇所を分離できる（**第2章-3参照**）．

　一方で，次世代をとるまでに時間がかかる動物種や少産種では，交配によるオフターゲット切断箇所の分離は現実的でない．このような場合は，ヌクレアーゼ活性部位の片方を不活性化したCas9ニッカーゼ（D10AあるいはH840A）と2つのsgRNAとを組合わせて（ダブルニッキング），認識配列を2倍に伸長することで，オフターゲット効果を抑える工夫がされている[25]（図5F）．

おわりに

　従来の遺伝子ターゲティング法を使った場合，遺伝子改変マウスを得るまでに1年以上かかったが，CRISPR/Cas9システムを使えば最短1カ月で得られるようになり，遺伝子機能を個体レベルで調べる研究のスピードが飛躍的に向上した．また，ZFNやTALENといった従来のゲノム編集技術と比べて，CRISPR/Cas9システムが革新的な技術といわれる理由は，低コ

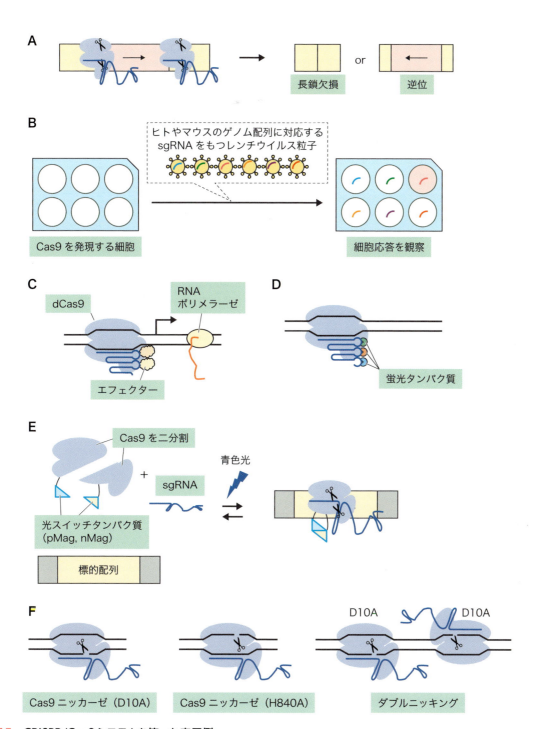

図5 CRISPR/Cas9システムを使った応用例

A) 複数種類のsgRNAを同時に細胞へ注入すれば，Mbにもおよぶ長鎖領域の欠損や逆位を起こせる．B) ヒトやマウスのゲノム配列に対応する個々のsgRNAをもったレンチウイルス粒子をCas9発現細胞へトランスフェクションすれば，興味のある細胞応答を観察できる．C) D) sgRNAのステムループ構造にエフェクター因子や蛍光タンパク質（BFP，GFP，RFP）を結合させて，ヌクレアーゼ活性を破壊したdCas9とともに細胞に注入すれば，転写制御（C）や標的遺伝子座の可視化（D）ができる．E) 二分割により活性を失ったCas9に光スイッチタンパク質（pMag, nMag）を連結させると，青色光の照射により可逆的に二量体を形成できる．このメカニズムを使えば，Cas9ヌクレアーゼが活性化する時期を制御できる．F) ヌクレアーゼ活性部位の片方を不活性化したCas9ニッカーゼと2つのsgRNAを組合わせれば（ダブルニッキング），認識配列の特異性が上がり，オフターゲット効果を抑えられる．文献19をもとに作成．

ストでベクター構築がしやすく，汎用性もDNA切断効率も高いことにある．今後は，本項で紹介したようなさまざまな応用技術を使って，ヒト疾患モデル動物の開発やゲノム編集医療への活用など，さらなる生命科学研究の発展が期待される．

文献・URL

1) 野田大地，伊川正人：脳21, 18：104-109, 2015
2) Doudna JA & Charpentier E：Science, 346：1258096, 2014
3) Sander JD & Joung JK：Nat Biotechnol, 32：347-355, 2014
4) Makarova KS, et al：Nat Rev Microbiol, 9：467-477, 2011
5) Kim H & Kim JS：Nat Rev Genet, 15：321-334, 2014
6) Cong L, et al：Science, 339：819-823, 2013
7) Hashimoto M & Takemoto T：Sci Rep, 5：11315, 2015
8) Wang H, et al：Cell, 153：910-918, 2013
9) Mashiko D, et al：Sci Rep, 3：3355, 2013
10) Wang L, et al：Sci Rep, 5：17517, 2015
11) Mashiko D, et al：Dev Growth Differ, 56：122-129, 2014
12) 藤原祥高，伊川正人：「実験医学別冊 今すぐ始めるゲノム編集」（山本 卓/編），pp95-107，羊土社，2014
13) 藤原祥高，伊川正人：「実験医学別冊 ゲノム編集成功の秘訣Q&A」（山本 卓/編），pp106-123，羊土社，2015
14) Yen ST, et al：Dev Biol, 393：3-9, 2014
15) Yang H, et al：Cell, 154：1370-1379, 2013
16) Zhang L, et al：PLoS One, 10：e0120396, 2015
17) Kraft K, et al：Cell Rep, 10：833-839, 2015
18) Oji A, et al：Sci Rep, 6：31666, 2016
19) 野田大地，伊川正人：生産と技術，67：37-42, 2015
20) Wang T, et al：Science, 343：80-84, 2014
21) Thakore PI, et al：Nat Methods, 13：127-137, 2016
22) Ma H, et al：Nat Biotechnol, 34：528-530, 2016
23) Nihongaki Y, et al：Nat Biotechnol, 33：755-760, 2015
24) Long C, et al：Science, 351：400-403, 2016
25) Frock RL, et al：Nat Biotechnol, 33：179-186, 2015
26) Ran FA, et al：Cell, 154：1380-1389, 2013
27) Bowtie（http://bowtie-bio.sourceforge.net/index.shtml）
28) CRISPRdirect（http://crispr.dbcls.jp/）
29) Naito Y, et al：Bioinformatics, 31：1120-1123, 2015
30) Miyata H, et al：Science, 350：442-445, 2015
31) Kato K, et al：Nat Commun, 7：12198, 2016
32) Miyata H, et al：Proc Natl Acad Sci U S A, 113：7704-7710, 2016

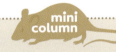

◆ゲノム編集技術を使った精巣特異的遺伝子の機能解析

われわれは，精巣でつくられた精子がどのようにして受精能力を獲得するのか，その後どのように卵子と受精するのかという過程に興味をもって研究している（**第4章-8**参照）．CRISPR/Cas9システムの登場で，学部生や修士課程のうちに変異マウス作製から表現型解析までができるようになり，面白い表現型がでることで，学生が研究の面白さに興味をもつ機会も増えているように感じる．CRISPR/Cas9システムの登場から現在までの約3年間で，われわれは200系統以上の遺伝子改変マウスの作製に成功してきたが，特に精巣特異的に発現する遺伝子機能に注力して解析を進めている[30)～32)]．今後は遺伝子破壊だけでなく，点変異やヒト化など，さまざまなアプローチからゲノム編集技術を活用し，精子形成や受精メカニズムの解明をめざしたい．

第2章 遺伝子改変マウスを創ろう

3 遺伝子型とジェノタイピング

水野聖哉

新規の遺伝子改変マウスを作出した際には，目的の遺伝子変異を保持する初代マウス（ファウンダー：F0）を特定するためのジェノタイピング（遺伝子型の決定）が必要となる．また，ジェノタイピングは，系統化された遺伝子改変マウスを維持・管理するためにルーチンで行う作業でもある．通常，PCR法によりジェノタイピングは行われるが，最適なPCR条件を決定するためには，各種遺伝子改変マウスの遺伝学的な特徴を理解することが大切である．そこで本項では，各種変異遺伝子型に適したジェノタイピングについて解説する．加えて，最近急速に発展しているゲノム編集技術により作製された遺伝子改変マウスの遺伝学的特徴とそのジェノタイピングについても紹介したい．

遺伝子型

同一種内においては，それぞれの個体がほとんど同じ数と種類の遺伝子をもつ．しかし各遺伝子を個別に解析していくと，遺伝子を構成するDNA配列が個体や集団ごとに少しずつ異なっていることがわかる．このDNA配列が少し違う遺伝子同士は別の遺伝子型として区別される．遺伝子型が個人や集団で違うことは，同一種内での多様性の確保に重要である．

われわれヒトや野生動物においては，新たな遺伝子型は自然突然変異により生じるだけだが，遺伝子改変が可能な実験用マウスの場合は，人為的な操作によって次々と新しい変異遺伝子型が日々世界中で作出されている．研究者はこれらの新たな遺伝子型が，表現型にどのように影響するかを解析することで，生体における遺伝子の機能を知ることができる．

遺伝子改変マウスの種類とジェノタイピング

遺伝子改変マウスは，外来遺伝子を染色体にランダムに導入したトランスジェニックマウス，特定の染色体（遺伝子）部位だけに変異を導入したノックアウトマウス，ジーントラップ法などで作出されるランダムミュータントマウスに大別される（**第2章-1**参照）．ここでは使用頻度が比較的高いトランスジェニックマウスとノックアウトマウスについて紹介する．

1. トランスジェニックマウス

トランスジェニックマウスは，外来遺伝子をマイクロインジェクション法[1]やウイルスベクター[2]などで受精卵に導入することで作出される．外来遺伝子の染色体への挿入部位は基本的にランダムであり，加えて，導入される外来遺伝子のコピー数もさまざまである．新規トランスジェニックマウス樹立時の注意点として，染色体位置効果による発現抑制や異所的発現と外来遺伝子の挿入による内在性遺伝子破壊（挿入突然変異）があげられる[3]．

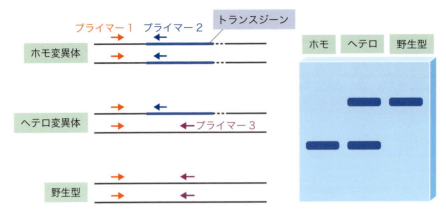

図1 トランスジーンの挿入部位が明らかな場合のジェノタイピング
トランスジーン挿入部位が明らかな場合は、ホモ／ヘテロの判別を単純なPCRで決定できる．➡を共通プライマーにして，➡◀のプライマーで変異アレル由来の短いPCR産物が，➡◀のプライマーで野生型アレル由来の長いPCR産物が増幅される．

1）ジェノタイピングの方法とポイント

トランスジェニックマウスのジェノタイピング方法はシンプルであり、導入した外来遺伝子部位に結合するプライマーペアを用いたPCRを行えばよい．しかし、ラットやヒトなどの遺伝的にマウスに近い動物に由来する配列を外来遺伝子として使用した場合は、内在性のマウスゲノム配列も同一のプライマーペアで増幅されてしまう可能性がある．そのため、野生型マウスゲノムDNAをネガティブコントロールとして使用することを強く推奨する．

すでに系統化されているトランスジェニックマウスのジェノタイピングを行う際には、そのマウスの開発者や配布・販売元が提示している条件でPCRを行うことが最も確実である．新規のトランスジェニックマウスを樹立する際には、ファウンダーマウス誕生前までにはPCR条件を決定しておきたい．PCR条件検討のためには、野生型マウスゲノムDNAに外来遺伝子を加えたサンプルをポジティブコントロールとして使用する．100ngの野生型マウスゲノムDNAに対して10〜100fg（フェムトグラム）の外来遺伝子を加えたサンプルをテンプレートにしたPCRでバンドが検出できる条件であれば、ファウンダーマウスを問題なく特定することができる．

2）トランスジーン挿入部位の特定

トランスジェニックマウスのジェノタイピングではホモ／ヘテロの判別が難しい．だが、確実に判別が可能なサザンブロットやリアルタイムPCRなどによる定量的解析や後代検定をルーチンで行うことは労力を要する．野口らはトランスジーンの挿入部位を特定することで（図1）、簡便かつ確実にホモ／ヘテロ判別を行えると報告した[4]．

また、既存の遺伝子改変マウス系統同士の交配（特にCreマウスとfloxマウス[※1]の交配）により複数遺伝子変異マウスを作出したい場合、同じ染色体に両変異遺伝子があるとその作出効率は著しく減少する．そのため、挿入部位の情報はこれら交配のための大きな指針となる[5]．加えて、挿入突然変異の有無も明らかにすることができるなど、トランスジーン挿入部位を特定することはきわめて重要である．現在は、優れた挿入部位同定キット（Universal GenomeWalker、タカラバイオ社など）も販売されているので、ぜひ、一度は挑戦してもらいたい．

2. ノックアウトマウス

ゲノム編集による遺伝子改変マウス作製が開始される以前、ノックアウトマウスの多くは遺伝子ターゲティ

※1 Creマウスとfloxマウス
興味のある遺伝子の機能を特定の組織で解析したい場合、コンディショナルノックアウトマウスが使用される．このコンディショナルノックアウトマウスは、特定の組織でのみCre遺伝子を発現するCreマウス（Creドライバーマウスともよばれる）と興味のある遺伝子の上流と下流に同方向性のloxP配列が挿入されたfloxマウスとを交配することで作出される．

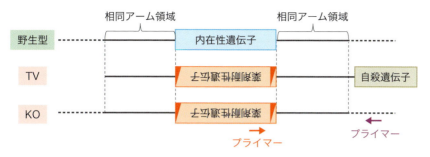

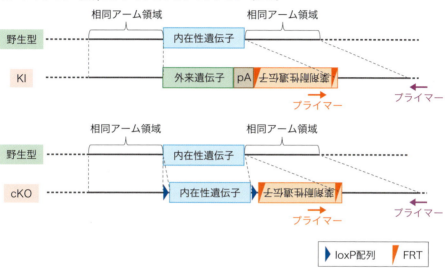

図2 遺伝子ターゲティングにおけるジェノタイピング

A) 相同組換えにより導入されたポジティブセレクションマーカーである薬剤耐性遺伝子断片に結合するプライマー（→）と相同アーム領域外側の野生型ゲノムDNA配列に結合するプライマー（←）でのPCRによりノックアウトアレルを確認する．自殺遺伝子とはDTA遺伝子などのネガティブセレクションに使用される遺伝子である．なおFRT配列に挟まれた薬剤耐性遺伝子はFlp酵素による組換えで除去可能である．**B)** 遺伝子ターゲティングでは同じ戦略でノックインの配列やコンディショナルノックアウトの配列を特定のゲノム部位に導入することが可能である．どちらの変異アレルも，ノックアウトと同様に，薬剤耐性遺伝子断片に結合するプライマー（→）と相同アーム領域外側の野生型ゲノムDNA配列に結合するプライマー（←）でのPCRで確認できる．なおノックインでは，ターミネーターを含むpolyA付加配列（pA）を外来遺伝子下流につなげることで，安定した発現が確保される．TV：ターゲティングベクター，KO：ノックアウトアレル，KI：ノックインアレル，cKO：コンディショナルノックアウトアレル．

ングにより作出されていた．遺伝子ターゲティングでは，ポジティブ/ネガティブセレクションにより目的染色体部位だけで変異が誘発されたES細胞クローンのみが選択される[6]．遺伝子ターゲティングでは，特定の遺伝子座で欠損変異（ノックアウト）を誘導するだけでなく（図2A），外来遺伝子を導入（ノックイン）することや，loxP配列を導入（コンディショナルノックアウト）することも可能である（図2B）．

1) ジェノタイピングの方法とポイント

すでに系統化されたノックアウトマウスのジェノタイピングを行う際は，開発者や配布・販売元と同じ条件のPCRを行うべきである．新規に遺伝子ターゲティングによりノックアウトマウスを作製する際は，特定の遺伝子座に導入される薬剤耐性遺伝子（ポジティブセレクションマーカー）断片（図2A→）と相同アーム領域外のゲノム配列に結合するプライマー（図2A←）を用いたPCRにより特定の遺伝子座における

遺伝子変異を確認する．また，何らかの理由でネガティブセレクションが機能しないことも多々あるので，特定の遺伝子座以外へのターゲティングベクターの挿入の有無をポジティブセレクションマーカーに対するプローブを使用したサザンブロットで確認することを推奨する．

2) IMPCからのES細胞入手

現在はIMPC（International Mouse Phenotyping Consortium）より遺伝子ターゲティング済みのES細胞を入手することが可能である（IMPCについての詳細は**第1章-3参照**）．IMPCより入手したES細胞からマウスを作製する際は，事前にES細胞のゲノムDNAを用いてIMPC指定の条件でのPCRとサザンブロット解析を行うことが推奨されている[7]．

ゲノム編集を用いて作製されたマウスのジェノタイピング

ここからは，ゲノム編集技術，特にCRISPR/Cas9システムを用いて作製される遺伝子改変マウスについて解説する（**第2章-2参照**）．

ゲノム編集技術の誕生以来，CRISPR/Cas9システムなどの部位特異的ヌクレアーゼを用いることで，より自由な遺伝子改変が可能となった．現在までに，非相同末端再結合を介したindel（挿入・欠損）変異[8]はもちろんのこと，「2カ所切断によるメガベース単位の欠損，染色体逆位，染色体転座[9]～[11]」，「レポーター遺伝子や数十万塩基対におよぶヒトゲノム配列のノックイン[12][13]」，「一塩基置換[14]」などのさまざまな変異をもつ遺伝子改変マウスの作製が多数報告されている．ここでは，特に利用者が多いと予想されるindel変異，一塩基置換，フラグメントノックインについてのジェノタイピング法を紹介する．

1. CRISPR発現ベクターによる遺伝子改変と系統化に関する注意

CRISPR/Cas9を使用した受精卵ベースでの遺伝子改変マウスの作製方法としては，「sgRNA」＋「Cas9タンパク質」 のマイクロインジェクション[15]，「sgRNA」＋「Cas9 mRNA」のマイクロインジェクション[8]とエレクトロポレーション[16]，「sgRNAとCas9を発現するDNAベクター」のマイクロインジェクション[17]が報告されている．

DNAベクターを利用した場合に限り，CRISPR発現ベクター自身が染色体へ挿入される可能性がある（**図3A**）．挿入個体では，sgRNAとCas9が恒常的に発現するためにオフターゲット変異※2が蓄積する．以上の理由から，必ずCRISPR発現ベクターのゲノムへの挿入をPCRで確認する．われわれは挿入が認められた個体はその後の実験や系統化には使用していない．

2. indel変異

人工ヌクレアーゼで切断されたゲノムDNAは，非相同末端再結合で修復される際に，予測不能な小規模の挿入・欠損（indel）変異が生じる．この際に3の倍数以外の塩基欠損・挿入で，フレームシフト変異やナンセンス変異が起きると遺伝子機能を欠失させることができる．

indel変異を検出する方法の1つにHMA解析（heteroduplex mobility analysis）がある（**図4A**）．HMA解析では，PCR産物の増幅サイズを短くすることで検出感度が高まるため，増幅サイズが200塩基対以下となるようにプライマーを設計することを推奨する．アガロースゲル電気泳動での検出も可能だが，10％ポリアクリルアミドゲル電気泳動やマイクロチップ電気泳動装置（MultiNA，島津製作所など）を用いるとより高感度での検出が可能となる（**図4B**）．また，ゲノムDNAサンプルに野生型マウスのゲノムDNAを加えることで，一度のPCRでホモ変異体の検出も可能となる．HMAで変異が検出された個体は変異部位の配列をシークエンス解析で確認する．PCR産物のダイレクトシークエンスで3重以上の波形が検出された場合は，モザ

※2 オフターゲット変異
部位特異的ヌクレアーゼによるゲノム編集の際には，標的遺伝子と似た配列をもつゲノム部位でも切断が生じてしまうことがある．これをオフターゲット効果とよぶ．オフターゲット効果により切断されたゲノム部位においても，indel変異などが生じる．このオフターゲット変異は，標的部位のゲノム編集とは独立して生じるため，標的部位に目的とする変異が導入された個体がオフターゲット変異も有する可能性がある．

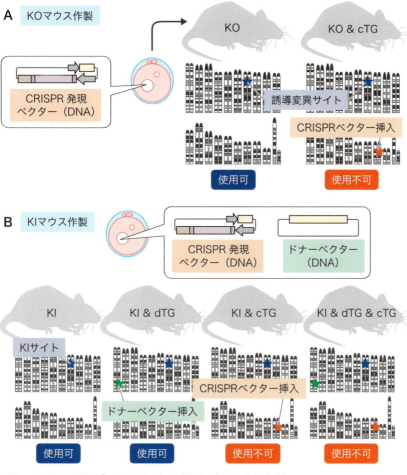

図3 CRISPR発現プラスミドによる遺伝子改変マウス作製
A) CRISPR発現プラスミドをマウス受精卵に導入すると，そのベクター自身がゲノムへ導入されることがある．**B)** ノックインマウス作製の場合は，CRISPR発現ベクターとドナーベクターの両方がゲノムへランダムに挿入される可能性がある．ドナーベクターのみのランダム挿入の場合，次の世代でノックインアレルと分離できるため，その後の実験に使用できる．KO：ノックアウト，KI：ノックイン，dTG：ドナーベクタートランスジェニック，cTG：CRISPR発現ベクタートランスジェニック．

◆ 筑波大学生命科学動物資源センターでのはじめてのゲノム編集

2013年5月，本書の編者の1人である大阪学の伊川正人先生よりCRISPR/Cas9を用いたゲノム編集マウス作製についてのお話しを伺った．その簡単さと効率のよさに，ES細胞での遺伝子ターゲティングで日々苦労していた当時の筆者は衝撃を受けた．その後すぐに関連するベクターを頂戴し，筑波大学生命科学動物資源センターでは初となるマウス受精卵ベースでのゲノム編集を行った．ターゲットはメラニン合成に必須な *Tyr* 遺伝子で，通常は黒色のC57BL/6マウスの受精卵にCRISPR/Cas9発現ベクターを導入したところ，誕生した69匹中31匹がアルビノ形質を示すという驚愕の結果が得られた．遺伝子改変マウス作製の分野に革命が起きたと身をもって知った出来事である．その後，筑波大学生命科学動物資源センターでは年間100系統程度の遺伝子改変マウスをCRISPR/Cas9で作出しているが，そのシンプルかつ強力な組換え能力に日々感嘆している．

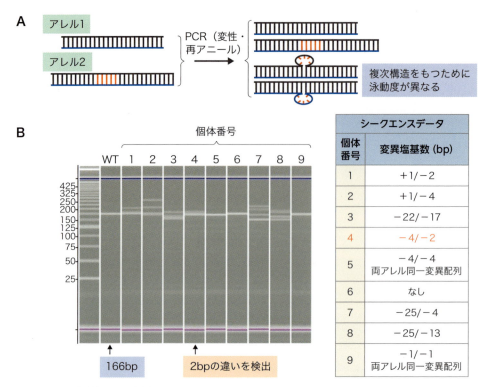

図4 HMA解析とその実例

A) HMA解析（heteroduplex mobility analysis）．異なる変異アレルが混同した状態でPCRを行うと，変異部位以外の相同配列同士が結合したヘテロ二本鎖が生じる．変異部位が複次的な構造をとるために電気泳動を行うと，上部にシフトしたバンドが検出される．**B**) 変異誘導箇所を含む166塩基対が増幅されるPCR条件において，個体4はアレル間で2塩基対しか違いがないにもかかわらず，上部にシフトしたヘテロ二本鎖が検出された．WT：野生型（コントロール）．

イクマウス[※3]であることを疑う．また，2重波形の場合にはPoly Peak Parserなどのソフトウェアで変異配列を予測することが可能である[18]．しかしながら，F0での配列解析はあくまで予測の範疇であり，確定診断は野生型マウスとの交配で得たF1個体におけるシークエンス解析とすることを勧める．

3. 一塩基置換

CRISPR/Cas9と一本鎖DNAドナーを受精卵に同時導入することにより，特定の一塩基置換変異を導入することが可能である．既存の遺伝子ターゲティング法とは違い，CRISPR/Cas9を使用した作製では，ポジティブセレクションマーカーやloxP配列・FRT配列などの余計な配列が染色体に導入されないのが大きな強みであるが，それらの"タグ"がないためにジェノタイピングの難易度は上がる．

一塩基置換の検出方法としては，TaqManプローブ法やd-CAPS法などがあるが，ここでは最も安価な方法であるアレル特異的PCR（allele specific PCR：AS-PCR）を紹介する．AS-PCRではプライマーの3'末端の最後の一塩基を変異型と相補的にすることで目的の一塩基置換変異アレルのみが増幅するPCRである（図5A）．AS-PCRを行う際に最も注意しなくてはいけない点は，3'→5'エキソヌクレアーゼ活性がないPCR酵素（AmpliTaq Gold 360 Master Mix，サーモフィッシャーサイエンティフィック社/HotStarTaq DNA Polymerase，キアゲン社など）を使用しなくてはいけないことである．

※3 モザイクマウス

モザイクマウスは初期胚発生時の各割球で独立した変異が生じることで発生する．キメラマウスとは異なり，もとは1つの受精卵に由来する．トランスジェニックマウス作製や受精卵ベースのゲノム編集の際に生じることがある．

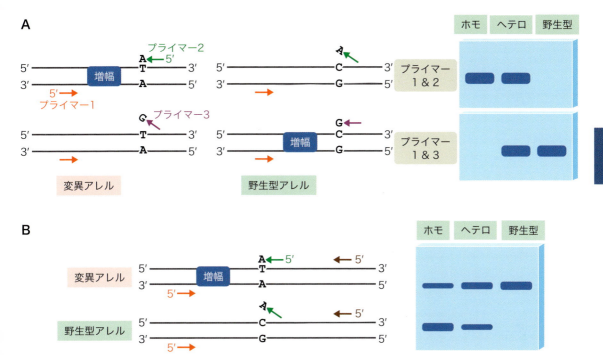

図5　アレル特異的PCR（AS-PCR）
A） 共通の→プライマーと置換変異（T）に相補的な（A）を3′末端にもつ←のプライマーを使用した際には，変異アレルのみが増幅される．一方の野生型（C）に相補的な（G）を3′末端にもつ←のプライマーでは野生型アレルが増幅する．**B）** 3種類のプライマーによるAS-PCRの模式図．→と←のプライマーではどちらのアレルも増幅されるが，←のプライマーが置換変異アレルを増幅する．

モザイクマウスになっており一塩基置換変異アレルの割合が低いファウンダーマウスを特定する際のジェノタイピング解析では，3種類のプライマーを用いたAS-PCRを勧める（図5B）．外側のプライマーで増幅されたPCR産物をテンプレートにして，内側に設計した変異検出用のプライマーで短いPCR産物が増幅されるため，検出感度を高めることができる．ただし，この方法は特異性が低い点とホモ／ヘテロの判別ができない点に注意が必要である．

また，ファウンダーマウスにおいては，目的の一塩基置換変異の他にindel変異が生じている可能性がある．変異形式によっては，indel変異アレルもAS-PCRで増幅されることがあるため，AS-PCRで陽性であったファウンダーマウスについては必ずシークエンス解析を行い，目的の一塩基置換配列の有無を確認すべきである．通常，作製に使用する一本鎖DNAは化学合成されたものを使用する．まれに合成ミスが生じた場合，そのミスに由来する変異も導入される可能性がある．そこで，一塩基置換変異が確認された個体においては，ドナーとの相同領域の配列も確認することを推奨する．

4. フラグメントノックイン

プラスミドをドナーDNAとして使用すると数千塩基対のフラグメント（例：蛍光レポーター遺伝子，ヒトcDNA）をCRISPR切断箇所にノックインすることが可能である．

フラグメントノックインのジェノタイピング方法は，前述の遺伝子ターゲティング法と同様に，ノックインされたフラグメントと相同アーム領域外のゲノム配列に結合する各プライマーを用いたPCRにより確認する（図2も参照）．部位特異的ヌクレアーゼを用いたノックインでは，切断部位に変異が生じる可能性があるため，特にインフレームでのノックインの際は，連結部位の配列を確認する必要がある．また，ノックインが生じた個体においても，ドナーとしたプラスミドDNAがランダムに染色体に挿入するケース（図3B）も報告されている[19]．そのため，ノックインしたフラグメントに対するプローブでのサザンブロット解析を推奨す

る．loxP配列やFRT配列がドナーDNAに含まれている場合は，ノックインサイトとランダム挿入サイトでのCreまたはFlp組換えの可能性が考えられるため，特に注意が必要である．ただ，ノックインとランダム挿入は，多くの場合，別の染色体で生じているため，交配により簡単にこれらのアレルを分離することができる．

ゲノムDNAの精製グレード

ジェノタイピングを行う際は，尾などの組織より抽出したゲノムDNAを使用するが，精製グレードは目的により考慮すべきである．系統化済みの遺伝子改変マウスの場合は，生体粗抽出液中でも機能するPCR酵素（KAPA MG kit，日本ジェネティクス社/MightyAmp Genotyping kit，タカラバイオ社など）を使用することで，精製ステップを省略して遺伝型を特定できる．しかしながら，ゲノム編集で作製されたファウンダーマウスの遺伝型決定には精製したゲノムDNAの使用を推奨する．それは，サザンブロット解析，シークエンス解析，オフターゲット解析などの多種類の解析を行う必要があることやポジティブコントロールサンプルを作出することが難しく，マウス作製前にジェノタイピングの条件検討を行えないためである．

文献

1）Gordon JW & Ruddle FH：Science, 214：1244-1246, 1981
2）Ikawa M, et al：Mol Ther, 8：666-673, 2003
3）Mizuno S, et al：Lab Invest, 94：321-330, 2014
4）Noguchi A, et al：Exp Anim, 53：103-111, 2004
5）Hasegawa Y, et al：Exp Anim, 63：183-191, 2014
6）Mansour SL, et al：Nature, 336：348-352, 1988
7）Skarnes WC, et al：Nature, 474：337-342, 2011
8）Wang H, et al：Cell, 153：910-918, 2013
9）Mizuno S, et al：Sci Rep, 5：13632, 2015
10）Li J, et al：J Mol Cell Biol, 7：284-298, 2015
11）Jiang J, et al：Sci Rep, 6：21918, 2016
12）Yang H, et al：Cell, 154：1370-1379, 2013
13）Yoshimi K, et al：Nat Commun, 7：10431, 2016
14）Mizuno S, et al：Mamm Genome, 25：327-334, 2014
15）Aida T, et al：Genome Biol, 16：87, 2015
16）Kaneko T & Mashimo T：PLoS One, 10：e0142755, 2015
17）Mashiko D, et al：Sci Rep, 3：3355, 2013
18）Hill JT, et al：Dev Dyn, 243：1632-1636, 2014
19）Hasegawa Y, et al：Exp Anim, 65：319-327, 2016

第2章　遺伝子改変マウスを創ろう

4　遺伝子組換え実験にかかわる法令

三浦竜一

　1970年代から本格的に開始された遺伝子改変は，現在もなお革新的な技術開発が続いている．限られた生物種を除けば，ゲノム上の特定の領域を正確に欠失させたりそこに外来遺伝子をノックインしたりすることは数年前まで容易ではなかった．複雑な操作と手間，時間や費用をどうしても要してしまった．しかし，CRISPR/Cas9システムに代表されるゲノム編集技術は，ピンポイントであっても比較的長いゲノム領域であっても簡便で短期間にそして安価に，遺伝子改変生物を作出することを可能にした．急速に普及していることはいうまでもなく，特にマウスではこのことが顕著である．
　本項では，新たな技術に対する法令の対応や現状についてカルタヘナ法を中心にして述べたい[1,2]．

はじめに

　遺伝子組換え生物の取り扱いは，2004年2月に施行された「遺伝子組換え生物等の使用等の規制による生物の多様性の確保に関する法律」（通称：カルタヘナ法）に定められている．この法律は，研究開発での取り扱いや手続きに特化したものではなく，輸入される遺伝子組換え作物なども含めた組換え生物全般を対象としている．研究開発における具体的な対応は，「研究開発等に係る遺伝子組換え生物等の第二種使用等に当たって執るべき拡散防止措置等を定める省令」（研究開発二種省令）や「研究開発等に係る遺伝子組換え生物等の第二種使用等に当たって執るべき拡散防止措置等を定める省令の規定に基づき認定宿主ベクター系等を定める件」（研究開発二種告示）等で定められ，産業利用などについては別な省令や告示などがある．また，環境中への拡散を防止しないで行う使用を第一種使用等というのに対して，環境中への拡散を防止しつつ行う使用を第二種使用等という．本項で述べるカルタヘナ法とは，この研究開発二種省令と二種告示を指し，第二種使用等について説明する．
　カルタヘナ法では，遺伝子組換え生物が対象であり，研究開発においてはその「実験」と「保管」，「運搬」が規制されている．いずれの場合であっても，遺伝子組換え生物に応じたソフト面・ハード面の安全対策（拡散防止措置）を講じればよい．

カルタヘナ法での用語と定義

　遺伝子組換え生物は，「細胞外において核酸を加工する技術あるいは異なる科に属する生物の細胞を融合する技術の利用により得られた核酸又はその複製物（組換え核酸）を有する生物」と定義されている（図1）．組換え核酸を有していれば，微生物や配偶子・胚を含めた動植物は遺伝子組換え生物に該当する．ウイルスやウイロイドも定義上生物にあたる．一方，ES細胞やiPS細胞を含めたすべての培養細胞は生物に該当しないのでカルタヘナ法の対象とはならない．組換え細胞・組織の移植や接ぎ木などにより，動植物の個体の一部

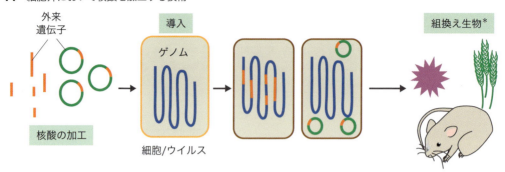

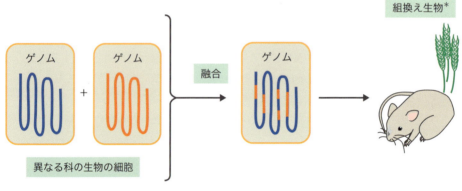

図1 遺伝子組換え生物（定義）
定義：図中のAとBの技術の利用により得られた核酸又はその複製物を有する生物．
＊多細胞生物の場合，その一部が組換え細胞であっても組換え生物となる．

が遺伝子改変された状態にあれば，個体は遺伝子組換え生物に該当する．

基本的な用語は，以下のように定義されている（図2）．

- 宿主：組換え核酸が移入される生物（ヒトを含まない）
- ベクター：組換え核酸のうち，移入された宿主内で当該組換え核酸の全部または一部を複製させるもの
- 供与核酸：組換え核酸のうち，ベクター以外のもの
- 核酸供与体：供与核酸の由来とする生物（ヒトを含む）

例えば，オワンクラゲ由来のGFP遺伝子をもつ組換えマウスでは，オワンクラゲが核酸供与体，GFP遺伝子が供与核酸で，マウスは宿主となる．

遺伝子組換え実験の区分

遺伝子組換え実験は，微生物使用実験，大量培養実験，動物使用実験（動物作成実験と動物接種実験），植物等使用実験（植物作成実験，植物接種実験，きのこ作成実験）のいずれかに分類される．

組換えマウスを作成する場合，あるいはすでに作成された組換えマウスを使用する場合であっても，動物作成実験となる．また組換えマウスか否かにかかわらず，組換え微生物を接種したり感染させたりする場合は，動物接種実験にあたる．

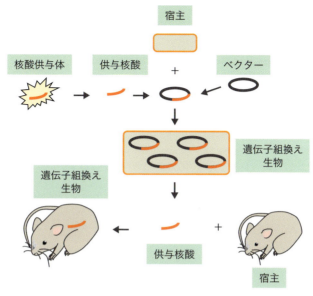

図2　カルタヘナ法での用語

実験分類

　遺伝子組換え生物はその環境中へ与える悪影響の程度に応じた拡散防止措置（後述）を執らなければならない．種にもよるが，宿主や核酸供与体となる生物（非遺伝子組換え生物）が環境中に拡散すれば多かれ少なかれ何らかの悪影響を与える．カルタヘナ法では，病原性や伝播性（生物種によって伝達性，伝染性，感染性となる）を基準にして生物をクラス1～4までに分類している．この分類を「実験分類」といい，宿主または核酸供与体となる生物をいわば危険度により定めた分類であって，遺伝子組換え実験にあたって執るべき拡散防止措置を定める際に用いられるものと定義されている．哺乳動物や鳥類に対する病原微生物を除けば，動植物や多くの微生物はクラス1に分類される．

拡散防止措置の決定

　実験分類は非遺伝子組換え生物を分類しているのに対して，拡散防止措置（P1～3レベルやP1A～3Aレベルなどをいう）は遺伝子組換え生物が拡散することを防止するために執る措置をいう．仮に非遺伝子組換え生物の拡散防止措置を設定するとすれば，その実験分類と相関する．すなわち，クラス2の生物はP2やP2Aレベルの拡散防止措置であるし，クラス3であればP3やP3Aレベルとなる．組換えても宿主が本来もつ病原性や伝播性を変化させていないと判断できれば，拡散防止措置も変化はない．微生物を除く動物には病原性や伝播性はないので，感染実験でない限りはP1Aの拡散防止措置を執ればよい．宿主としてクラス2や3の微生物を使用する場合，遺伝子改変で病原性や伝播性が変化することがあれば拡散防止措置は変化する．そしてその一部が大臣確認実験に該当する場合がある．具体的な拡散防止措置（ソフト面とハード面）は紙面の都合上割愛するが，本項末の文献2などを参照されたい．

大臣確認実験

　研究機関は，遺伝子組換え生物の安全な取り扱いを審査する機関内委員会を設置し，機関長はその審査にもとづいて承認を与えるか与えないかを決定する．機関内委員会が執るべき拡散防止措置が定められている

A 動物にかかわる大臣確認実験
- 大臣確認を要する微生物（B）を使用するもの
- 宿主が動物であり，供与核酸が哺乳動物等に対する病原性がある微生物の感染を引き起こす受容体を宿主に対して付与するもの
- 特定飼育区画の拡散防止措置を執るもの
- すべての細胞融合実験

B 微生物使用実験での大臣確認実験

宿主
- 実験分類が決定されていない場合
  （ウイルスまたはウイロイドはすべて．それ以外の微生物は哺乳綱または鳥綱に対して病原性がある場合）
- クラス4である場合
- クラス3である場合
- クラス2で，特に供与核酸が薬剤耐性遺伝子である場合

核酸供与体/供与核酸
- クラス4である場合
- クラス3で，未同定核酸，または病原性を高めると推定される同定済核酸を用いる場合（認定宿主ベクター系を用いる場合は除く）
- 薬剤耐性遺伝子である場合（宿主がクラス2以上である場合すべて）
- 蛋白性毒素にかかわる供与核酸を用いる場合（100μg/kg以上）

遺伝子組換え生物
- 自立的増殖能をもったウイルス・ウイロイドである場合（ただし，バキュロウイルス，植物ウイルス，ファージおよびその誘導体，一部の哺乳動物に感染するウイルスは除く）

図3　大臣確認実験の詳細

と判断すれば，実験管理者は機関実験として機関長の承認により実験を開始できる．しかし，執るべき拡散防止措置が定められていないと判断される実験は大臣確認実験であり，機関長の承認の前にあらかじめ文部科学大臣の確認を受けることが義務づけられている．わかりやすくいえば，病原性・伝播性の観点から危険度が高いあるいは予測できない遺伝子組換え生物を使用する実験であるが，そのほとんどが病原微生物にかかわる実験である．大臣確認実験となる要件は図3に示した．動物では，本来哺乳動物などに感染することのない病原微生物に対する受容体の外来遺伝子（宿主と同一の分類学上の種に属する生物が有していないものに限る）が付与された場合が大臣確認実験となる．

近年，神経回路の解析で組換え狂犬病ウイルスを用いた実験をよくみかける．簡単にいえば，増殖力を欠損させた組換え狂犬病ウイルスの表面をトリ白血病肉腫ウイルスのエンベロープであるEnvAで擬装化して発現させる．EnvAの受容体であるトリ由来のTVAをマウス内の標的細胞で発現させて感染を成立させ解析に用いる．たとえ一過的であっても本来もたない受容体であるTVAを発現する点が大臣確認実験にあたる．また，ここで用いる狂犬病ウイルスは，「感染症の予防及び感染症の患者に対する医療に関する法律」（感染症法）[3)4)]で対象とするウイルス株であるが，遺伝子改変により増殖力が欠損しているため，規制の対象から除外されている．また，自立的増殖能をもったウイルスには当たらないため，増殖力欠損組換え狂犬病ウイルスの使用は機関承認だけでよい．

運搬と保管

遺伝子組換え生物を譲渡あるいは譲受する前に，その拡散防止措置にかかわる情報をあらかじめ機関間で授受しておかなければならない（情報の提供）．痕跡の残らないゲノム編集生物であれば，核酸供与体も供与核酸も存在しないが，ゲノム編集生物であることの情報は重要であり提供すべきである．また，gene driveシステムをもっている場合も重要な情報である．さら

に輸出する場合には，所定の様式による表示が義務づけられている．そして，輸送中はたとえ床や地面に落下させても，逃走や漏出のない二重三重の防止対策にした容器を用いる．

組換え動物を飼育する実験室には，「組換え動物飼育中」と「関係者以外立入禁止」の表示が義務付けられている．その配偶子や胚を保管する液体窒素タンクや超低温冷凍庫にも遺伝子組換え生物を保管していることがわかる表示（「組換え生物保管」など）をすることとなっている．

遺伝子組換え生物の不活化

生物種によって不活化の方法は異なる．感染実験が行われていなければ，安楽死処置で遺伝子組換え動物の不活化は完了する．もちろん糞尿や死体に遺伝子組換え微生物が含まれる場合は，オートクレーブ（121℃以上20分以上）を用いる．オートクレーブの不適切な使用や不調により，遺伝子組換え植物の種子を含んだ土の不活化が不完全なまま廃棄され環境中で生育する事故が2015年にあった．これに対して，文部科学省は適切なオートクレーブの使用の徹底と不活化の記録を求める注意喚起を行っている．

ゲノム編集への対応

ゲノム編集技術で作出された遺伝子改変生物（ゲノム編集生物）は，カルタヘナ法が対象とする組換え生物にあたるのか．もちろん，細胞外で加工された核酸（遺伝子）がノックインされた生物はすべてカルタヘナ法の対象である．neomycin耐性遺伝子，loxP配列の挿入などの痕跡も全くないノックアウトマウスではどうであるか．自然発症変異生物や放射線などで人為的に作出した変異生物では，細胞外において加工された核酸は用いていないので対象ではない．しかし，ゲノム編集生物では，細胞外で加工された核酸を細胞内に導入する．その過程，すなわちプロセスベースでみれ

ば，遺伝子組換え生物の作出と同じでカルタヘナ法の対象のようにみえる．逆に，最終産物だけでみれば（プロダクトベース），対象外である自然発症変異生物と何ら変わりはない．対象であるか否かは規制を伴うか否かに集約されるが，公式な判断はいまだになされていない．この状況のなか，研究機関はどのように対処すべきであるか．これに対して，全国大学等遺伝子研究支援施設連絡協議会の声明がわかりやすい．そこでは，「ゲノム編集生物の歴史は浅く，カルタヘナ法の規制に該当しないと考えられる場合でも，環境に与える影響を正確に評価するためには多くの知見の積み重ねが必要です．そのために，各研究機関等において，ゲノム編集生物の情報を収集するために申請または届出といった制度を整えることが望ましいと考えます」，また「機関間での授受では，相手方にゲノム編集生物であることが正しく伝わるような情報の提供が必要です」[5]としている．すなわち，研究機関は従来の組換え生物での対応と同様の対応をするか，それに準じた方法をとって，ゲノム編集生物を把握すべきであろう．

生物多様性条約と名古屋議定書

カルタヘナ法の第1条には，「・・・生物の多様性に関する条約のバイオセーフティに関するカルタヘナ議定書の的確かつ円滑な実施を確保し・・・」にもとづき，とある．2003年に発効された「バイオセーフティに関するカルタヘナ議定書」が通称の由来となっている．さらにさかのぼれば，1993年に締結した生物の多様性に関する条約（生物多様性条約）の考えが源流にある．生物多様性条約では，生物の多様性が確保され，将来にわたって持続可能な利用を達成し，遺伝資源の利用から生ずる利益を関係国間で公正かつ衡平な配分にすること（ABS：Access and Benefit-Sharing）を目的としている．例えば，他国から生物を国内にもち込み研究に使用する場合は，相手国の政府あるいは指定する機関に対して事前に情報を提供し同意を得て（PIT），契約を結ばなければならない（MAT）．そして，利益が生じた場合は契約にもとづきその配分を行うこととなる．これまでは個人あるいは所属機関の自

己責任により遵守が求められてきた[6]．

　議定書といえば，2010年の名古屋議定書が記憶にあるかもしれない．実効性のあるABSの達成のために，提供国・利用国ともに国内法の整備が盛り込まれている．日本も数年以内に批准し，あわせて国内法の制定が予定されている．そうなれば，研究目的で取得した生物（遺伝資源）であってもPITとMAT，利用や保管状況や第三者伝達等について，国への申告や報告の義務が生じ，遵守と監視が求められることとなる．もう1つ，2011年に採択された名古屋・クアラルンプール補足議定書では，組換え生物によって生物多様性が損なわれた場合，輸出国や開発者などがその損害を賠償することとなっている．例えば，組換え作物を輸送中に沿線にばら撒かれてしまい，在来種が駆逐され生物多様性に多大な被害が起こるといった産業上の事故がこれまでは想定されていた．しかし，gene driveシステムの出現によって，研究目的で作成されたショウジョウバエやメダカ，マウスやラットであっても取り返しの付かない重大な生物多様性への影響を引き起こす可能性を示唆している．

おわりに

　2012年には，遺伝子導入にかかわる組換えウイルスの法令対応を文献7で取り上げた．哺乳動物に対して病原性をもつウイルスが研究用ツールとして市販化さ れ，当たり前のように使用されるなど誰が想像できたであろう．出はじめであったゲノム編集技術が，ここまで急速に普及することは当時予測できなかった．法令や規制が未知の新しい技術を先取りして対応していることなどまずはないし，ただちに改正されることもない．今後も技術や手法が開発され続け，新たなツールも出現することだろう．そのたびに研究者や研究機関は情報を集め法令や規制を逸脱することなく対応を考えていかなければならないだろう．本項が研究をスムーズに進めていくためのヒントとなれば幸いである．

文献・URL

1) ライフサイエンスの広場 生命倫理・安全に対する取組（http://www.lifescience.mext.go.jp/bioethics/index.html），文部科学省
2) ライフサイエンスの広場 ライフサイエンスにおける安全に関する取組 遺伝子組換え実験（http://www.lifescience.mext.go.jp/bioethics/anzen.html#kumikae），文部科学省
3) 感染症法に基づく特定病原体等の管理規制について（http://www.mhlw.go.jp/bunya/kenkou/kekkaku-kansenshou17/03.html），厚生労働省
4) 病原体の所持等について 1.家畜伝染病予防法に基づく病原体の所持に係る許可及び届出制度について（http://www.maff.go.jp/j/syouan/douei/eisei/e_koutei/kaisei_kadenhou/pathogen.html），農林水産省
5) ゲノム編集技術を用いて作成した生物の取り扱いに関する声明・見解・方針（http://www1a.biglobe.ne.jp/iden-kyo/genome-editing1.html），全国大学等遺伝子研究支援施設連絡協議会
6) 生物多様性条約（CBD）に基づく 生物資源へのアクセスと利益配分（http://www.mabs.jp/），一般財団法人バイオインダストリー協会
7) 実験医学別冊「目的別で選べる遺伝子導入プロトコール」（仲嶋一範/編），羊土社，2012

column ②

CRISPR/Cas9に関する特許と法律

飯田雅人

　マウスの遺伝子改変とも関連の深いゲノム編集分野において特に競争の激しいCRISPR/Cas9に焦点をあてて，特許法上のトピックスについて概括したい．

出願動向について

　2016年4月18日までに発行された公報をもとに，CRISPR/Cas9に関する特許出願件数（PCT・米国・欧州・日本）の年度ごとの内訳を表に示す．

　出願から1年半で公開されるという出願公開制度の観点から，2015年を出願日とする出願は，これからさらに増加するものと考えられる．PCTの欄をみれば，出願件数が年々増えていることがわかる．

　表から，出願件数の傾向がPCTおよび米国と，欧州および日本とで二分化されているのがわかる．これは，米国で基礎出願を行った後，1年以内に優先権を伴うPCT出願※を行い，その後基礎出願から2年6カ月以内に，欧州および日本といった他国に出願を移行させているものが多いためであると考えられる（図）．各国移行後に移行国での出願が公開（国内公表）されるため，PCT出願が公開（国際公開）される時期からかなり遅れて，欧州および日本に出願が移行されていたことが発覚する．そのため，2014年以降の欧州および日本の出願件数は，今後遅れて増加していくことが見込まれる．

　この二分化した出願傾向から，CRISPR/Cas9の発明の多くは，米国から生まれていることがわかる．

基本特許について

　2015年にThe Regents Of The University Of Californiaの2012年5月25日を優先日（最先の出願日）とするCRISPR/Cas9の基本特許出願が，日本に移行された．さらに，2016年になって，The Broad Institute, Inc.の2012年12月12日を優先日とするCRISPR/Cas9の基本特許出願が，日本にも移行されていることが公開（国内公表）により明らかとなった．これら2者の特許出願の帰趨がどうなるかは，日本の特許庁における今後の審査により明らかとなる．

属地主義について

　The Broad Institute, Inc.のCRISPR/Cas9の基本特許出願は，米国ではすでに権利化されている．例えば，対象特許出願が日本で権利化されないという前提で，日本国内で，第三者が，この基本特許の技術を用いて遺伝子改変マウスを作製した場合，作製者は，特許権侵害の責めを問われるおそれはあるだろうか？

　特許法では，属地主義が適用されており，特許法が適用される領域は，特許法が制定されたその国内のみとなる．したがって，米国ですでに成立している基本特許の技術を用いて，日本国内で遺伝子改変マウスを作製しても，作製者は特許権侵害の責めを問われない．逆に，日本国内で完成した発明について日本国内で特許を取得したとしても，米国で特許を取得していなければ，特許権の効力は米国にはおよばないから，その発明に関して第三者の米国での自由実施を許すことになる．

表　CRISPR/Cas9に関する特許出願件数

	PCT	米国	欧州	日本
2013年	18	9	21	12
2014年	60	44	18	1
2015年	61	50	—	—

※　PCT出願
PCT出願とは，特許協力条約（patent cooperation treaty：PCT）にもとづく国際出願を意味する．1件のPCT出願で，PCT加盟国であるすべての国に同時に出願したことと同じ効果を与えられる．PCT出願の発明が，特許として認められるかどうかは，権利化を希望する国の特許庁の審査に委ねられている．そのため，PCT出願をした後に，権利化を希望する国に出願を移行させる必要がある．

column ②

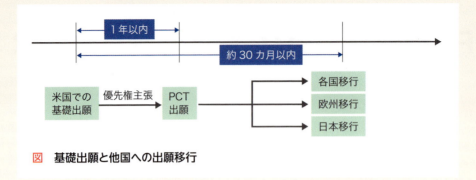

図　基礎出願と他国への出願移行

補償金請求権について

　前述した通り，CRISPR/Cas9の基本特許出願が，日本国内で公開（国内公表）されているが，いまだ権利化はされていない．このような状況で，基本特許発明の技術を用いて，第三者が遺伝子改変マウスを作製した場合，作製者は，特許権侵害の責めを問われるおそれはあるだろうか？

　国内公表後，出願人から警告を受けた後にもこの技術を用いて遺伝子改変マウスの作製を続けた場合，または作製者が国内公表された発明の内容を知って作製していた場合には，権利化後に，実施料相当額の補償金を請求されるおそれがある．これは法律的にも認められている．

侵害回避のために

　それでは，侵害の責めを問われないためにはどうしたらよいか？①特許権者から実施許諾を受ける，②実施許諾を受けたメーカーから買った試薬（ベクターなど）を用いる（特許権の消尽）など，対処法はさまざま考えられる．詳細はお近くの弁理士に相談されたい．

参考図書

▶ 工業所有権法（産業財産権法）逐条解説 第19版」（特許庁/編），発明推進協会，2012（https://www.jpo.go.jp/shiryou/hourei/kakokai/cikujyoukaisetu.htm）

column ③

ウイルスベクターとゲノム編集

前川 文, 中西友子, 斎藤 泉

　ゲノム編集において編集酵素やノックインの場合のドナーの導入方法が大切なのはいうまでもない．代表的な方法としてはウイルスベクター，リポソームなどの非ウイルスベクター，およびエレクトロポレーション，マイクロインジェクションなどの物理的導入法の3種類がある．このなかでウイルスベクターは，他の方法に比べて導入・発現効率が高く，長期的な発現が可能であるという大きな長所がある．一方で導入できるサイズが限られていること，多かれ少なかれ免疫原性があること，作製に手間がかかることが短所としてあげられる．

主要3ベクターの特徴と *in vivo* での応用例

　遺伝子改変マウスの作製にゲノム編集技術は欠かせないものとなった．このゲノム編集に用いられるウイルスベクターはゲノム編集が終わったら自ら消滅する特性が求められる．現在までに3種類のベクターが報告されている[1]（表）．

インテグラーゼ不活性型（integrase defective）レンチウイルスベクター（IDLV）：通常のレンチウイルスベクターと異なり，逆転写酵素Polのインテグラーゼドメインの不活化によりゲノムが染色体に組込まれず，環状の二本鎖DNAとして核内で作用する．例えば遺伝病患者の造血幹細胞を培養し，ZFNと治療用遺伝子ドナーDNAを用いてノックインを行い，その細胞を免疫不全マウスに移植する「*ex vivo* 遺伝病治療」モデルが報告されている[2) 3)]．現在のところZFN（～1.2kb）を用いたノックインに主に用いられている．

アデノ随伴ウイルスベクター（adeno-associated vector：AAV）：AAVは直線状一本鎖DNAをゲノムとしてもち，染色体外で比較的長期間留まることが大きな特徴である．ベクターに挿入できるDNAサイズの制限があるので，ゲノム編集としてはZFNを用いた報告が多いが，免疫原性が低く，モデルマウスを使った *in vivo* の遺伝子治療への応用研究が行われている．factor IX欠損の点変異マウスに正常ドナー配列をもったZFN発現AAVを投与するとfactor IXが血中に出現し，病態の改善がみられたという「*in vivo* ノックイン治療」などが，他の遺伝子でも報告されている[4]．小型のsaCas9とgRNA発現ユニットをもつAAVの静脈注射で「*in vivo* Cas9ノックアウト」の報告[5]もある．

アデノウイルスベクター（AdV）：直線状二本鎖DNAをゲノムとしてもち，染色体に組込まれずきわめて安定に核内に留まる．高力価に精製できるため *in vivo* 実験に有用である．また8kbまでベクターへの挿入が可能なので，TALEN＋ドナーDNAおよび，Cas9＋gRNA＋ドナーDNAのすべてを組込むことが可能である．免疫原性が高いことが問題とされているが，筆者らが開発した「低炎症型ベクター」でかなり回避できる．ノックアウトについてはTALEN AdVをマウスに静脈注射することで肝臓の *Apc* 遺伝子の約30％に変異を誘発した例[6]，Cas9-gRNA-AdVで肝臓の *PCSK9* 遺伝子の50％以上に変異を誘発し，血中コレステロールレベルを約40％下げた例の報告[7]がある．またノックインのドナーDNA導入法を各種比較した結果，AdVが効率および正確性において最もよいことが報告[8]されており（AdV donor DNA targeting："Ad.iting"），今後の応用が期待される．

gRNA多重発現アデノウイルスベクター

　異なるgRNA発現ユニットを連結した多重発現プラスミドをつくることは相同組換えのため簡単ではないが，われわれは8個連結した完全に安定なプラスミド（コスミド）の作製法を開発した．この技術を応用して，6個のgRNA発現ユニットを組込んだAdVの作製にも成功し，現在さらにドナーDNAを組込んだノックインベクターの開発に取り組んでいる．

　gRNA多重同時発現技術の応用例として，われわれはB型肝炎ウイルスの二本鎖環状ゲノムを複数箇所同時に切断し破壊するベクターの作製を行った．この技術は，パピローマウイルスや他のDNAゲノムをもつ

column ③

表　ゲノム編集に使われるウイルスベクター

	インテグラーゼ不活性型 レンチウイルスベクター（IDLV）	アデノ随伴ウイルスベクター （AAV）	アデノウイルスベクター（AdV）
感染後のゲノム状態	環状二本鎖DNA （ウイルス粒子内では一本鎖RNA）	直線状一本鎖DNA	直線状二本鎖DNA
染色体への組込み	ほとんどなし	ほとんどなし	なし
作製時ポリメラーゼ	逆転写酵素（正確性低い）	細胞の酵素を利用	ウイルスの酵素
組込めるサイズ	＜7kb（大きいと力価低い）	4.5kb	8kb
ノックアウト	ZFN	ZFN, TALEN, saCas9＋gRNA	TALEN, Cas9＋gRNA, ZFN
ノックイン	ZFN＋ドナーDNA	ZFN＋ドナーDNA	TALEN＋ドナーDNA, Cas9＋gRNA＋ドナーDNA
編集酵素発現	中	低（長期必要）	高
免疫原性	なし	弱	強（弱※）
ドナーとしての有用性	有用	有用	最も有用

※外来遺伝子をEF1αプロモーターで左向きに組込んだ場合のみ，高い免疫原性をもつウイルスpIXタンパク質の発現が誘導されないため，ほとんど免疫反応を示さない「低炎症型」となる[9]．
文献9をもとに作成．

ウイルスに対して複数箇所同時切断による不可逆破壊によりその排除を目指した研究への応用が期待できる．
またCas9を用いたゲノム編集技術ではオフターゲットが最大の問題である．オフターゲットを抑えるきわめて効果的な方法として，切断ではなくニックを入れるCas9ニッカーゼにより，標的部位近傍の両鎖にニックを入れて切断するダブルニッキングなどの方法がある．しかしこの方法では1カ所の切断に2個のgRNAを必要とすることが大きな制約であった．しかし例えば6個のgRNAおよびCas9ニッカーゼを発現するAdVは，オフターゲットを抑制しながら3カ所の標的を同時切断することが可能であろう．AdVであるからマウス個体での*in vivo*ゲノム編集へと応用できる可能性も秘めている．さらにドナーDNAを組込んだAdVの同時感染により*in vivo*のノックインも夢ではないかもしれない．

筆者らはgRNA多重同時発現プラスミドおよびAdVの設計・作製・供給を共同研究ベースで行っているので興味のある方はisaito@ims.u-tokyo.ac.jpまでご連絡ください．

文献

1) Chen X & Gonçalves MA：Mol Ther, 24：447-457, 2016
2) Genovese P, et al：Nature, 510：235-240, 2014
3) Hoban MD, et al：Blood, 125：2597-2604, 2015
4) Li H, et al：Nature, 475：217-221, 2011
5) Ran FA, et al：Nature, 520：186-191, 2015
6) Zhang S, et al：Cancer Res, 74：5311-5321, 2014
7) Ding Q, et al：Circ Res, 115：488-492, 2014
8) Holkers M, et al：Nat Methods, 11：1051-1057, 2014
9) Nakai M, et al：Hum Gene Ther, 18：925-936, 2007

第3章　マウスをみよう

1　マウス表現型情報を正しく伝えるために

若菜茂晴

> マウスの表現型情報を正確に記載すること，それは研究者自身が成果を正しく公表するために欠かすことができないことである．近年の生物学が精密科学化され，その情報がコンピュータ処理可能なセマンティックなレベルを必要とされつつあり，表現型解析の標準化として重要なポイントである．

はじめに

そもそも表現型解析は生物機能そのものを解明する手段であり，その結果を見出すことは生物学の目的である．表現型といってもいろいろあるし，マウスで自分の目的に適う解析方法は？といろいろ考えることもあると思う．一般に，表現型（ひょうげんがた）という言葉は生物学分野では広くとらえがちであるが，疾患のような漠然としたものから，最近では遺伝子発現パターンなどを記述する分子表現型というものもある．しかしもともと表現型とは遺伝学で生まれた言葉で，遺伝子型によって規定された生物の形態，構造，行動や生理的機能を表すものである．本項では改めて表現型解析をはじめるにあたってその情報をどのように扱うべきか考えてみたい．

表現型情報をどう標記するか？

近年，分子生物学の進歩によりさまざまな生物体でゲノム構造の解析が進み，そして最新のゲノム編集技術を用いて，塩基配列のわずかに違う変異体を作製することが比較的容易になってきた．そのため，その塩基の差によって生じる微細な表現型の違いを間違いなく検証する表現型解析が必要になってきたわけである．

これまでの表現型情報の標記は，○○病であるとか，太っているなど曖昧な表現で済ませたことが多い．これはいわゆる暗黙知の範疇であった．暗黙知である限り，共通認識として取り扱うことがいささか困難である．一方，近代生物学で解析されるゲノム情報はATGCという4つの塩基で認識されるデジタルデータとしてとらえることができる形式的で緻密なデータである．表にあるように暗黙知とはその記載が主観的で経験知にもとづくものであり，情報はアナログ的である．しかし，そこから生まれてくるものは創造的でさえある．一方，ゲノム情報のような形式知は計測値のような客観的でデジタル的なものであり，それはマニュアルにしたがって算出されるものである（表）．つまり，生物個体のわずかなゲノムの変異を捉えるとき，表現型情報も精密科学として解析する形式知化[1]して標記して

表　表現型情報における暗黙知と形式知

暗黙知	形式知
主観的	客観的
経験知	計測値
アナログ的	デジタル的
創造的	マニュアル的

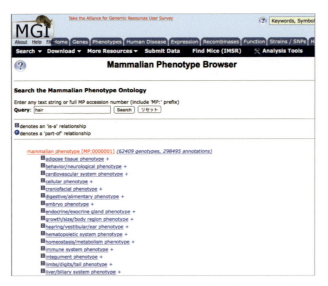

図1 Jackson研究所のMGIのマウス表現型オントロジーの検索画面
文献2より引用．

いくことが必要になってきたわけである．では共通認識としての形式知を記載するにはどうすればよいか？定量的な情報は比較的容易であるが，定性的な情報をどう扱うか？例えば，情報学の世界では，データベースや知識ベース間で共通語彙（オントロジー）が用いられつつある（**第1章-3**参照）．オントロジーとは，情報システムが扱う事象に関して，語彙を明示的に定義して共通利用しようとするもので，マウスの表現型を扱うMP（Mammalian Phenotype：マウス表現型オントロジー），生物種横断的な表現型記述に用いられるPATO（Phenotypic Quality Ontology：表現型・性質オントロジー），マウスの解剖学的部位を扱うMA（Mouse Anatomy：マウス解剖学オントロジー）などが公開されている．例えば，毛のないマウスを見てnudeと標記するか，baldとするか，hairlessとするかについて，研究者独自にその特徴を注視しておくことは重要であるが，このような「表記揺れ」によって情報の収集が妨げられるとすれば，それは大きな問題である（実際に2000年代初頭の全文検索システムでは，この表記揺れによって網羅的な情報収集が難しいという問題があった）．マウス表現型オントロジーでは，bald，hairlessなどは同義語と扱われ，さらに，皮膚に関する表現型というカテゴリにまとめられている．それぞれの語彙には世界標準のIDが付けられていて，世界のどのDB上の記載であっても同一に理解することが可能であり，どこで解析しても同じような情報として標記される．現在では，前述の表現型オントロジーはさまざまなデータベースで利用されており，これらのデータベースのなかには，例えばJackson研究所のMGI（Mouse Genome Informatics）のように，表現型アノテーションや各種ゲノムデータベースとリンクされているものもあり，研究の基盤としてきわめて重要になっている（**図1**）[2]．

表現型情報に付随すべきものは？

表現型解析にあたって，解析方法をきちんと記述し，再現できるよう残しておくことは，実験科学の鉄則でもある．しかし，実際にはもう一度実験してみても同じデータが得られなかったり，論文通り実験をやってみてもうまくいかないことがある．何かコツのようなものがあるかもしれないが，いつもそうとは限らない．何か表現型結果に影響をおよぼすものがあるのかもしれない．その要因は明確なものではないが，一般的には，少なくとも実験にかかわる機器，道具，日時，温度，湿度，実験者などを情報として残しておく必要が

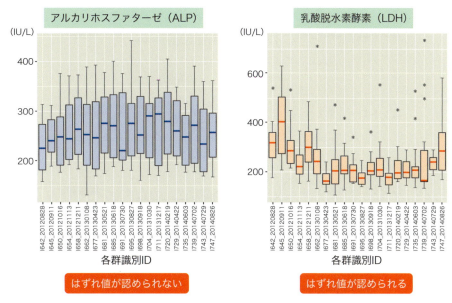

図2 コントロールデータの変動の例(各月の血液生化学値)
＊がはずれ値．詳細は本文参照．

あるだろう．業務実験や，再現性を重視する大規模プロジェクトでは，SOP（Standard Operating Procedure）いわゆる標準作業手順書を作成し，これにもとづいて実験を行うことで再現性を確保している．一般的に，SOPには作業手順ができる限り詳しく記載してあり，記録すべき実験条件が明記されている．これらはいわゆるメタデータ（データを説明するデータ）といって実験データの場合は，いわゆる「条件」に相当する．IMPC（国際マウス表現型コンソーシアム）では，世界の主要なマウス研究機関が同一遺伝的背景のマウスを用いてマウスゲノム中の各ノックアウト遺伝子マウスを同一のSOPで網羅的表現型解析を行っている．このIMPCのSOP，IMPReSSのなかには，データのみならずGenetic background, Batches, Instrument effects, Operator effects, Time effects, Order effects…（遺伝的背景，実験集団，機器，実験者，時間，順序…）を記録しておくことをしている[3]．これらのメタデータは今後ITを駆使した情報学的解析では重要な要素となってくるだろう．

コントロールデータも変動する！

マウスの表現型解析を行って，コントロールデータとの有意差を見出すことは重要であり，そこから新たな生物機能を見出す可能性もある．そのためには正確に表現型データを把握することが重要である．前述したように，表現型解析を正確に記述するためにはSOPにもとづいてきちんとデータを記録する．しかし，そのようにきちんとしてもコントロールデータが変動することがある．われわれの日本マウスクリニックではIMPCプロジェクトを開始する前にコントロールとなるC57BL/6N系統を毎月雄雌10匹ずつ計20匹，基準パイプライン23種1,000項目の表現型解析を行った．その結果，図2のように実験間でコントロールデータであっても毎月変動し，はずれ値が認められる項目，認められない項目が明らかになった．遺伝的要因か環境要因かは明確でないが，コントロールデータであっても固定せず，変動することを認識すべきである．われわれは，同一SOPにもとづいて3回の実験を行ったところ，図3のようにコントロール群のデータ変動によって有意差が認められたり，または有意差が生じないケースがあった．これらを踏まえて1回の実験で有

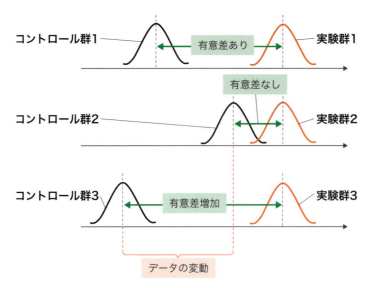

図3 コントロールデータの変動の概念
詳細は本文参照．文献4をもとに作成．

意差が認められたといっても，結論を急がず充分にデータを再検討する必要がある．解析する表現型の性質を充分把握し，また関連する表現型の連動にも注意することが重要である．

おわりに

表現型解析のデータを解析するにあたって基本的に注意すべき点を記した．**第5章**に多くの先生が論じられているように，まだまだ表現型データを解析するにはたくさんのことに注意しなければならない．**第3章**ではマウスの形態，血液，行動，組織，三次元解析，胚性致死などの基本について先端の研究者によって懇切に書かれている．本書の読者がまずはじっくり観察し，そのマウスがどんなものか明らかにし，それらの結果からさらに独自の研究によって新たな生物機能を見出すことを願っている．

文献・URL

1) 若菜茂晴，他「マウス表現型解析プロトコール」（理化学研究所ゲノム科学総合研究センターゲノム機能情報研究グループ／編），pp15-17，秀潤社，2006
2) MGIのMammalian Phenotype Browser（http://www.informatics.jax.org/searches/MP_form.shtml）
3) International Mouse Phenotyping Resource of Standardised Screens (IMPReSS)（http://www.mousephenotype.org/impress）
4) Tanaka N & Masuya H：AMPC & AMMRA meeting, Nanjing, 2010

第3章 マウスをみよう

2 目視による観察：Modified-SHIRPA法

小澤恵代，若菜茂晴

解析のポイント

- マウスの特徴を見逃さないよう，着眼点を意識して観察を行う．
- 表現型のデータに影響を与える観察時の環境に留意する．
- データの客観性を高めるため，判定基準に沿って記録する．
- 適切なハンドリングにより，マウスの負担を最低限に留める．

はじめに

　マウスの解析は「観察」からはじまる．マウスを適切な方法で観察し，効果的な方法で記録することで，実に多くの情報を得られる．例えば，骨形態や臓器，神経の異常といったさまざまな症状のヒントを得ることができる．したがって，遺伝子改変マウスを作製した際には，まず「観察」を行うことが重要である．また，その結果は「効果的な形式」で記録しなければならない（**第3章-1**参照）．観察で得られる情報の多くは定性的な情報であり，「客観性に欠ける」，「データの整理・解析が煩雑」といった側面をもつ．網羅的な観察を行うと同時に，結果の「定量化」を実現することも大切である．

　本項では，マウスの表現型を的確にとらえ，客観的かつ科学的に記録する手法である，Modified-SHIRPA法（可視的表現型解析法）(flowchart)について紹介する．

解析の流れと各解析の詳細

1. 使用する器具

　Modified-SHIRPA法では，観察の精度向上および均一化のため，図1にある器具を用いている．そのほとんどが，アクリルとステンレスでできたシンプルな構造で，主に，観察環境の整備，マウスへの刺激供与（刺激への反応を観察），体格測定の用途で用いられる．

2. 観察のポイント

　Modified-SHIRPA法には，68個の観察項目がある（**表1**）．そのすべてについて，ここで細かく解説するわけにはいかないので，Modified-SHIRPA法の根幹にあるポイントについて解説する．観察内容は多岐にわたるが，大きく「形態」と「行動」の2つに分けて紹介する．

1）形態の観察方法
❶主な着眼点

　形態観察においては，着眼点を意識して観察することがとても重要である．ポイントとなる着眼点は主に4つある．1つめの着眼点は形および大きさである．正常なマウスとは異なる膨れ（腫れや突起など）や凹みがないか，大きさや表面の質感はどうかなどの観点で

flowchart

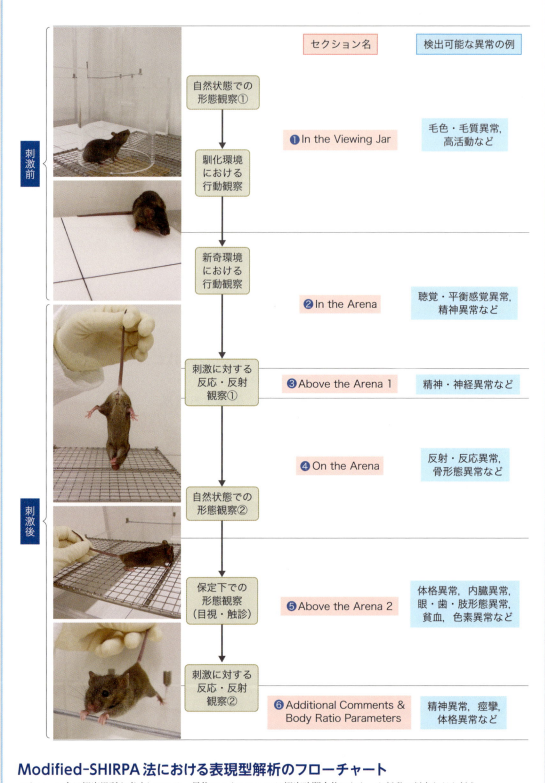

Modified-SHIRPA法における表現型解析のフローチャート

セクション名は観察場所を意味している．最後のセクションでは観察時間全体にわたった行動の判定などを行う．観察項目については表1も参照．

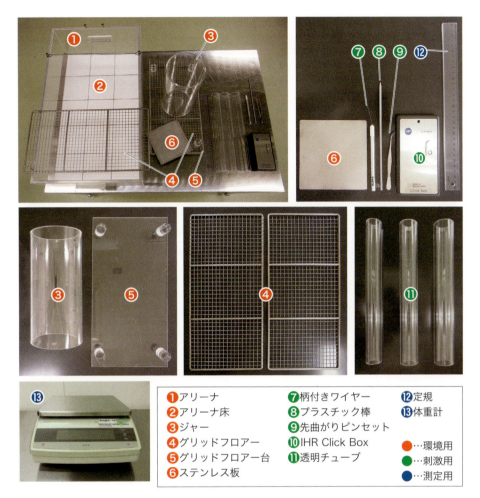

図1　Modified-SHIRPA法で使用する器具
小原医科産業社「マウス観察器具セット（Modified-SHIRPA用）」．

観察する．2つめは位置．耳や肢が体幹と比べて，正しい位置，向きにあるか確認する．3つめは数．指や歯が正常なマウスと同じ数あるか，その多少について確認する．最後に，色も重要な着眼点である．色合いはもちろん，色むら（斑）や柄についても観察する．以上の着眼点について，全身および部位ごとに観察を行う．

❷マウスの扱い方

　形態を観察する際には，部位に合わせた扱い（ハンドリング）をする．そうすることで，マウスの表現型を正確にとらえることができる．以下に代表的なハンドリングを紹介する．

　自然な状態で目視（非拘束・半拘束状態）：耳や被毛，体幹の肉付きなど，やわらかい箇所を観察する場合には，マウスの全身あるいは観察箇所の周辺を拘束しないようにする．具体的にいうと，マウスをある程度範囲の区切られた空間に置き，自由にさせた状態で観察を行う（**図2A, B**）．この場合，どうしてもマウスが動き回ってしまうので，マウスを落ち着かせることと，観察者がマウスの動きを見慣れることがポイントである．

　保定して目視（拘束状態）：指や眼など，細かい箇所を観察する場合には，マウスを保定して観察を行う（**図2C**）．また，歯や皮膚のように，他の部位に隠れてみえない箇所も，保定したうえで重なっている部位をやさしくよけてから観察する．マウスが動いてしまうと，隅々まで観察できないため，しっかりと保定することが最大のポイントである．

表1　Modified-SHIRPA法における観察項目

❶ In the Viewing Jar		❺ Above the Arena 2	
Q1.1	主な毛色	Q32	体長
Q1.2	部分的な毛色	Q33	尾長
Q1.4	異なる色の形	Q34	尾の形態
Q1.5	腹白（ホワイトベリー）	Q35	流涙
Q2	毛長	Q14	目蓋
Q3	毛形態	Q59.1	角膜
Q4	呼吸	Q59.2	瞳孔
Q5	振戦	Q59.3	眼の大きさ
Q6	姿勢	Q59.4	眼の色
Q7	動き（馴化環境での活動性）	Q59.5	眼の形
Q8	糞の数	Q36	ヒゲの形態
Q9	尿	Q37	歯の形態
❷ In the Arena		Q38	反抗噛み
Q10	動き出し秒数	Q39	唾液
Q11	自発行動	Q40	心拍
Q12	動き出し（新奇環境での活動性）	Q41	内臓の堅さ
Q13	起毛	Q42	皮膚色
Q15	驚愕反応（聴覚テスト）	Q43	肢形態（右前肢）
Q16	歩調	Q44	肢形態（左前肢）
Q17	骨盤の位置（歩行時の姿勢）	Q45	肢形態（右後肢）
Q18	尾の位置（歩行時の姿勢）	Q46	肢形態（左後肢）
Q19	接触退避	Q47	後肢力
❸ Above the Arena 1		Q48	ワイヤー上（運動テスト）
Q20	受動性	Q49	正向反射
Q21	胴ねじり	Q50	接触正向反射
Q22	四肢反応	Q51	反重力走性
❹ On the Arena		❻ Additional Comments & Body Ratio Parameters	
Q23	視覚	Q52	恐れ
Q24	握力	Q53	被刺激性
Q25	胴の堅さ	Q54	攻撃性
Q26	頭部形態	Q55	発声
Q27	耳翼反射	Q56	奇異な行動
Q28	耳形態（右）	Q57	痙攣
Q29	耳形態（左）	Q58	体重
Q30	角膜反射	Q60	BMI (body mass index) ※
Q31	指痛覚	Q61	尾率

※ BMI＝「Q58 体重」(g)÷「Q32 体長」(mm)の二乗×1,000
文献1をもとに作成．

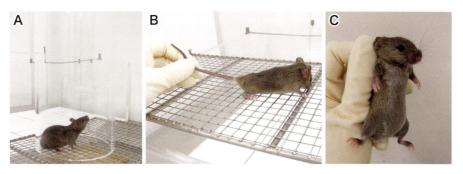

図2　マウスのハンドリング
A)非拘束状態（ジャー内），B)半拘束状態（グリッドフロアー上），C)拘束状態（保定）．

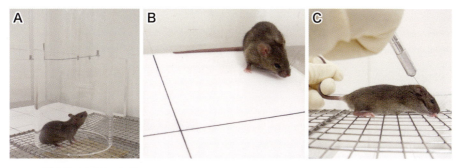

図3　代表的な環境・条件
A)馴化環境（ジャー内），B)新奇環境（アリーナ内），C)刺激下（ワイヤーによる触覚刺激）．

保定して触診（拘束状態）：Modified-SHIRPA法には触診も含まれる．対象は，主に骨形態と内臓形態である．可動箇所（関節など）を動かしたり，皮膚上から骨形態を感じられる箇所（尾など）を触ったりして，感触を確かめる．また，皮膚の上から腹部を触って，内臓の感触を確かめることで，腫瘍や臓器の萎縮の有無がわかる．いずれの場合も，正常な表現型の感触を覚えておくことが肝要である．

2）行動の観察方法
❶観察時の環境，条件
　行動観察においては，形態観察以上に，環境，条件の種類とその整備が重要である[2]．以下に，代表的な3つの環境・条件を紹介する．

　馴化環境（図3A）：馴れた環境にいる間のマウスの様子を観察する．マウスをジャー内に移動し，5分間その環境に馴れさせてから観察を行う．「馴化」自体はアリーナでも行えるが，マウスは狭い場所の方が安心しやすいため，ジャーを用いる．

　新奇環境（図3B）：未知の環境にいる間のマウスの様子を観察する．マウスをアリーナに移動し，移動したばかりのころの行動を観察する．実際の解析の際は，最初の2分以内で観察を終えることが多い．

　刺激下（図3C）：マウスに刺激を与え，反射や反応の有無および強度を観察する．与える刺激は，皮膚感覚（触覚，痛覚），聴覚，視覚など．刺激する際には，①マウスに配慮した刺激強度，②マウスの馴れにより反応が減退しない程度の実施回数の2点を心がける．

❷主な着眼点
　行動観察の際の着眼点は主に4つある．1つめは活動量．一定時間における移動量を観察し，環境に対する応答を確認する．2つめは仕草および姿勢である．マウスの場合，尾の挙げ方や歩行時の骨盤の高さに過敏性や神経性の異常が反映される．3つめは反射および反応である．刺激を与えた際の退避や反射行動などについて，種類やその程度を観察する．こちらも神経機能について確認できる．最後は不随意行動である．呼

表2　選択肢の例

分類	検査項目	選択肢/測定内容
特徴	Q34 尾の形態	0＝正常
		1＝キンク
		2＝カール
		3＝その他の異常
度合い	Q4 呼吸	0＝不規則にあえぐ
		1＝ゆっくりと, 浅い
		2＝正常
		3＝過喚気
実測値	Q32 体長	実測値 (mm)

吸の頻度や振戦, 旋回などの異常行動について観察を行う. 神経機能をはじめ, 内臓の不調などのさまざまな内的表現型について確認できる.

3. 検査の流れ

　Modified-SHIRPA法では, 観察時のハンドリングや環境の違いがポイントとなるので, ハンドリングおよび環境に合わせて6つのセクションを設けている. 各セクションは, そのハンドリングおよび環境の性質に配慮して, flowchartの順で実施する. 例えば, 行動に関しては「馴化環境→新奇環境→刺激下」の順で実施し, 形態に関しては「自然状態→保定下」の順に行う. もちろん,「馴化」の段階の直前に「保定」を行ってはならない. 観察項目については表1も参照.

4. 観察結果の定量化

　次は, 観察結果を定量化する手法について紹介する. Modified-SHIRPA法では, 観察項目ごとに選択肢を設けている (表2). 表現型に該当する選択肢の番号を記録することで, 定量化を実現している. 選択肢の設け方は観察箇所の性質によって以下の3パターンある.

1) 特徴の羅列

　色や形など, 質的表現型を評価する場合は, 表現型の特徴そのものを選択肢として採用している. この場合, 選択肢間に大小関係が存在しないため, 統計解析の際には名義尺度のデータとして扱う.

2) 度合いの段階的な記載

　量的な表現型のうち, 眼瞼の開き具合や呼吸の頻度などを評価する場合は, その度合いを選択肢としている. これらの観察内容は量的とはいえ, 眼瞼が何mm開いているかといった実測値はナンセンスであるため, その度合いを数段階に分けて記録するに留めている. この場合, 選択肢間の大小関係が存在するため, 統計解析の際には順序尺度として扱う.

3) 実測値の記録

　量的表現型のうち体長や体重を評価する場合は, 選択肢ではなく実測値を記録する. これらは簡便に測定する器具が存在するため, 選択肢を設けるよりも実測した方が解析に効果的である. この場合のデータは比例尺度として扱う.

　最初のうちは, それぞれの表現型がどの観察項目のどの選択肢に該当するのか迷うこともあるかもしれない. 困ったときは, RIKEN Modified-SHIRPAのウェブサイト[1]※を参考にするとよい. 各選択肢の判定基準を多数の写真や動画とともに確認することができる.

5. 解析結果の解釈方法

　観察によって得られた68項目分ものデータはどのように解釈すればよいのだろうか. それには, まず各項目および選択肢に関連する異常および機能を知ること (表3), そして, 複数の項目の結果から総合的に判断することが肝要である. 例えば, 「Q16 歩調」で異常がみられた場合, 筋肉機能や神経機能, 骨格機能などの不調が原因であると推測できる. しかし, このデータだけでは異常の原因はまだ漠然としている. そこで, 「Q43〜46 肢形態」や「Q48 ワイヤー上」など, 他の項目の結果と合わせて判断すれば, 候補を絞ることができる. Modified-SHIRPA法による網羅的観察を行う意味はこの総合判断の利にある. また, 判断を円滑に行うためにも, 観察の時点で, どの項目がどのような機能に関連するのか意識しておくとよいだろう.

※ **RIKEN Modified-SHIRPAのウェブサイト[1]**
Modified-SHIRPA法に関するさまざまな情報を掲載. 詳しいハンドリングや選択肢の判定基準, 各種マウス系統の検査結果などを閲覧可能である. Modified-SHIRPA法研修の告知なども掲載される.

表3　身体機能ごとの関連項目の例

筋肉および下位運動神経機能		
Q16 歩調	Q18 尾の位置	Q48 ワイヤー上
その他，神経機能		
Q14 目蓋	Q15 驚愕反応	Q16 歩調
Q18 尾の位置	Q19 接触退避	Q54 攻撃性
Q57 痙攣		
成長		
Q32 体長	Q58 体重	Q60 BMI
感覚機能		
Q15 驚愕反応	Q16 歩調	Q19 接触退避
Q30 角膜反射		
骨格機能		
Q16 歩調	Q34 尾の形態	Q43～46 肢形態
Q58 体重		
皮膚		
Q42 皮膚色	Q43～46 肢形態	
被毛		
Q1.1 主な毛色	Q1.2 部分的な毛色	Q2 毛長

文献3，4をもとに作成．

解析がうまくいかない際の主な原因と対処法

1. マウスが俊敏あるいは暴れる場合

　自然状態での形態観察が困難となるため，マウスが狭い場所にいる間に観察を済ませるか，保定下観察に切り替えよう．特に，マウスが暴れる場合は保定下における微細な観察や刺激の供与が難しくなるため，どうしても実施できなければ欠測値とするか，項目の実施順を変更し比較的マウスがおとなしいときに実施するとよい．この場合，欠測値が生じるほど暴れること自体がマウスの表現型であるため，欠測値も貴重なデータといえる．なお，ハンドリングや実施順を変更した場合は表現型の意味合いが多少変わることがあるので，必ず変更について記録しておくこと．行動観察については，安易に環境や順番を変更できないため，動画撮影を行い，スロー再生にて確認する方法もある．

　また，過敏症のマウスに関しては，捕獲の失敗を重ねるほど俊敏さを増す傾向にある．捕獲を少なく済ませ，1回の捕獲の間に可能な限り多くの観察項目をこなすよう心がけよう．

2. 目視が困難となる微細な表現型を観察する場合

　マウスの観察時にわずかな違和感を覚えた経験のある方は少なくないだろう．そのような場合，よくよく観察すると，微細な形態異常をもっていることがある．もし，どのような形態異常なのかとらえきれないほど微細であるときは，高精細の写真に収め表現型を確認するとよい．

3. マウスが検査中に疲弊してしまう場合

　Modified-SHIRPA法では，マウスの負担を少なく済ませることも大切なポイントである．しかし，慣れないうちはマウスを疲弊させてしまい，後半の行動項目に影響が出ることもある．そのような場合は，①マウスを追いかけまわさない（確実に捕獲する），②1回の保定時間を短くする（実際の検査時はおおむね40秒以内），③1回の保定で可能な限り多くの観察項目をこなす，の3点に注意するとよい．

4. 検査を再度実施したい場合

　後日，再検を行う理由として考えられるのは，1回目の検査にて生じた欠測値の補填や検査結果の再確認，経時変化の検出といったところだろうか．いずれの場合も特に注意が必要なのは，行動項目である．反射，走性以外の行動には，事前の経験によって変化するものがある．したがって，再検自体は構わないが，表現型が変化する可能性を前提として，データを解釈する必要がある．また，2回目以降の環境，つまり，再検までの間隔や実施過齢など，群間の観察条件も統一すること．

5. データの群内分散が大きい場合

　行動項目に関しては，検査環境によって個体差が大きくなることがある．原因としては，①検査直前までマウスが群飼されていた，②検査の実施時間の幅が広い，③複数の検査者がおり検査者の手技が統一されていない，などが考えられる．観察前も観察中も，可能な限りマウスのおかれた環境を統一することが肝要で

ある．②，③に関して，どうしても解消できない場合は，群内分散については妥協し，群間の条件をそろえることをめざそう．つまり，対照群と実験群の検査時間帯および検査者の割り振りが等しくなるように気を配ることで，群間の観察環境の類似性は保つことができる．

形態項目に関しては，遺伝的背景がそろっていないか，やはり環境が影響している可能性もある．研究の目的であえてそうしている場合を除き，いずれも統一してから検査しよう．

実際の研究事例

Modified-SHIRPA法は，世界各国の研究機関において実施されている．例えば，EUMODIC（The European Mouse Disease Clinic）による突然変異マウスの表現型解析プロジェクト[5]やCMHD（Center for Modeling Human Disease，カナダ）によるENUミュータジェネシスプロジェクトなどでは，初期スクリーニングの1つに採用された．他にも，ICS（Institute Clinique de la Souris，フランス）やVBCF（The Vienna Biocenter Core Facilities，オーストリア）などはModified-SHIRPA法による表現型解析サービスを提供している．

理化学研究所ゲノム科学総合研究組織（理研GSC）によるENUプロジェクトにおいては，10,000個体以上のマウスにModified-SHIRPA法が行われた[4]．その結果発見された突然変異マウスから，ヒトの変形性関節症や歯のエナメル質形成不全症のモデルマウスが作出された[6][7]．現在，これらのマウスは，理化学研究所バイオリソースセンター（理研BRC）により希望者への提供が行われている．

Modified-SHIRPA解析の受託先

代表的なものに，日本マウスクリニック[8][9]がある．代謝，血液，骨，がん，循環器，感覚器，皮膚，被毛，神経，行動などを対象とした，網羅的な解析サービスを提供している．Modified-SHIRPA法は「基本検査」に含まれており，Modified-SHIRPA法のみの解析を依頼する場合は別途相談が必要．なお，研究目的に合わせた観察項目の選定や追加も可能である．

おわりに

本書ではじめて，Modified-SHIRPA法について知ったという方もいるだろう．実際にModified-SHIRPA法を習得した方からは「マウスの見方がまるで変わった」，「観察眼が自然に育った」といった声をよく聞く．Modified-SHIRPA法を利用すれば，今まで見落としていた表現型に気がつくようになる．遺伝子改変マウスを作製したものの，出るはずの兆候がみつけられないという方やメインの表現型からもう一歩踏み込みたいという方には，特にお勧めしたい．Modified-

---

◆ Modified-SHIRPA法とのつきあい方

Modified-SHIRPA法を習得すると，マウスの表現型について実にさまざまな特徴をとらえることができる．これは大きなメリットであると同時に，1つの課題もはらんでいる．

以前，「Q15 驚愕反応」において，耳介の動きがわずかに小さいマウスが発見された．詳細解析の結果，このマウスは音への神経応答が低下していることがわかった（詳細解析の結果とダイレクトに一致するほど，観察精度が高いのだ！）．また，「Q37 歯形態」において，歯間に毛の生えた奇形が発見された．しかし後に，この表現型は別段めずらしいものではないということがわかった．

つまり，新しい発見のなかには，あまり重要ではない情報も含まれているため，それらの情報が自分にとって必要かどうか，みきわめなければならないのだ．Modified-SHIRPA法をうまく利用するために，その洞察力もともに育てていこう．

SHIRPA法でマウスに対する観察力を身につけ，あなたの研究をワンランクアップさせよう．

文献・URL

1) RIKEN Modified SHIRPA（http://shirpa.brc.riken.jp/），理化学研究所バイオリソースセンター
2) Valdar W, et al：Genetics, 174：959-984, 2006
3) Rogers DC, et al：Mamm Genome, 8：711-713, 1997
4) Masuya H, et al：Mamm Genome, 16：829-837, 2005
5) Ayadi A, et al：Mamm Genome, 23：600-610, 2012
6) Masuya H, et al：Hum Mol Genet, 16：2366-2375, 2007
7) Masuya H, et al：Hum Mol Genet, 14：575-583, 2005
8) Wakana S, et al：Exp Anim, 58：443-450, 2009
9) 日本マウスクリニック（http://mouseclinic.brc.riken.jp/），理化学研究所バイオリソースセンター

参考図書

▶ 桝屋啓志：modified-SHIRPA．「細胞工学別冊 マウス表現型解析プロトコール」（理化学研究所ゲノム科学総合研究センターゲノム機能情報研究グループ／編），pp20-29，秀潤社，2006
▶ 鈴木智広，他：マウスを診断してみよう．「マウス実験の基礎知識 第2版」（小出 剛／編），pp122-126，オーム社，2013

第3章 マウスをみよう

3 血液検査
血算検査と生化学検査

尾崎真央，岡　英治，若菜茂晴

解析のポイント

- 目的に合った方法で，マウスにストレスを与えないような採血方法を検討する．
- 値を変動させる要因を把握し，安定した値を得るための条件を検討する．
- 各施設での測定値の基準範囲を設定する．

はじめに

　人は健康診断で血液検査を受ける．その理由は，全身をめぐり生命に必要な物質を供給し，老廃物を回収する仕事を担う血液を検査することにより，全身の組織や臓器の状態を把握することができるからである．マウスにおいても表現型検査のなかで全身の健康状態を把握するために血液検査は欠かせない．
　本項ではまず，マウスの採血方法について説明する．さらに2つの重要な血液検査，すなわち血液中の有形成分に関する血算検査と無形成分を化学的に検査する生化学検査について概略する（flowchart）．

一般的な採血方法

　一言で採血といってもさまざまな方法があり，血液量や反復可能かどうか，麻酔の必要性あるいは手技の難易度，採血部位など，やり方によって異なることがある．また，採血によるマウスへのストレスや麻酔の有無などは実験結果に影響する．そのため，できるだけマウスに苦痛を与えず，かつ自身の実験に適した採血法を選択することが必要である．ここではマウスの一般的な採血法をいくつか紹介する．

1. 眼窩静脈叢からの採血

　眼窩静脈叢からの採血は反復採血が可能であり，比較的多くの血液量（約200μL）が採取可能である．しかし，難度が高いため熟練者による実施が必要である．

1）道具

・採血管
血算検査用：キャピラリーチューブ（内径：1.32mm，外径：1.67mm，長さ：160mm）
生化学検査用：パスツールピペット（13-678-20A，サーモフィッシャーサイエンティフィック社）
・ニップル
・脱脂綿
・1.5mLチューブ

2）試薬

血算検査用：抗凝固剤〔10％EDTA溶液（EDTA-2K Salt，ナカライテスク社）〕．溶解後常温保存で6カ月間使用可能．
生化学検査用（血清採取）：凝固促進剤〔コアグラント-ワコー（和光純薬工業社）〕．溶解後2〜10℃保存で3カ月間使用可能．

3）採血手順

①試薬を準備する
血算検査用：1.5mLチューブに8μLの10％EDTA

flowchart

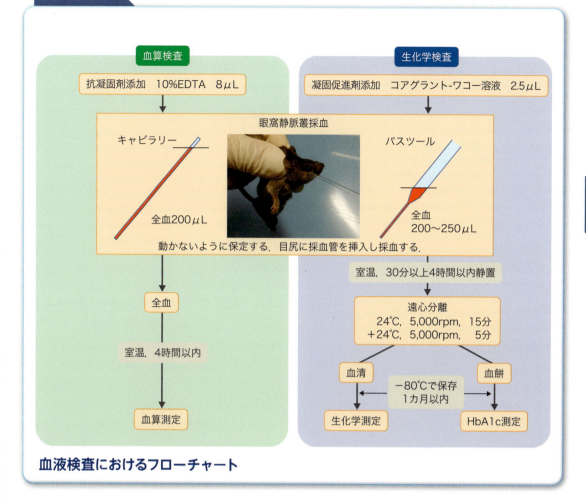

血液検査におけるフローチャート

を加える．キャピラリーの先端に少量の10％EDTAを吸わせる．
生化学検査用：1.5mLチューブに2.5μLのコアグラント-ワコー溶液を加える．
② マウスの頭部が動かないように保定する
③ 目尻に採血管の先端を当て，眼窩にゆっくりと挿入する
④ 眼窩に対して垂直になるように採血管を立てる
⑤ 採血管を軽く当てながら回す
⑥ 採取できるまでその状態を保つ（15秒以下）
⑦ 採取後は採血管をチューブに入れて，ニップルで採血管に残っている血液を押し出す
⑧ 抗凝固剤を添加した場合はタッピングを行い，血液と試薬をよく撹拌する
⑨ 凝固促進剤を添加した場合は激しいタッピングは行わず，チューブの内壁についた血液を落として静置する
⑩ 採血部位を脱脂綿で押さえて完全に止血する
⑪ 生化学用血清では遠心分離（24℃，5,000rpm，15分＋24℃，5,000rpm，5分）を行う[*1]

2. その他採血方法

前述以外の比較的難度の低い採血法をここで紹介する．

---

*1 完全に血球成分を取り除くため2度の遠心を行う．

1) 少量でよいが反復採血*2が必要な場合

・尾静脈採血

マウスを保定器に入れ，尾をアルコール綿で消毒する．外側尾静脈をカミソリで切る．切開部から出てきた血液をキャピラリーで採取する．採取後は脱脂綿で圧迫して止血する．

・顔面静脈採血

マウスの顔が動かないようにしっかりと保定する．顎骨の後ろあたりの頬部に18〜24Gの注射針あるいはアニマルランセット（MEDIpoint社）を刺す．滴下する血液をチューブに入れる．採血後は圧迫して止血する．

2) 大量の血液採取が必要な場合

採血時にシリンジの内筒を急激に引くと圧がかかり，溶血などの原因となるので注意が必要である．採血終了後は腹部大動脈を切断し，放血安楽死を行う．

・腹大静脈採血

麻酔したマウスをコルク板に仰向けの状態で固定し，開腹する．露出した腸管を指でよけると，中央に暗褐色の静脈がみられる．26Gの注射針を付けたシリンジで採血する．

・心臓採血

前述と同様に開腹し，肋骨を切断して開胸する．26Gの注射針を付けたシリンジで心臓から採血する．

3. 採血状況の記録

測定結果に異常値が出たとき，その値が本当の異常なのかどうかを判断するため，採血時の状況やマウスの状態を記録することが重要である．採血に時間を要したり，漏出血のコンタミは溶血の原因となりうる．また，ただれなどマウスに外傷があると血算結果に大きく影響が出ることがある．われわれの施設ではいくつかの項目に分け，採血時の状況を細かく記録しているので参考にしてもらいたい（表1）．

血算検査〜有形成分の分析

血算検査は血液中の有形成分である赤血球，白血球，血小板の数および容積，またはそれらを構成する成分の濃度や量を調べる基本的な検査である．この検査では貧血の有無や感染症，出血傾向など全身状態の異常をみつけることが可能である．

1. 測定項目

ヒトの健康診断などの一般的な血液検査では，全血球数算定（complete blood count：CBC）の8項目検査（表2）を行うことが多く，これらはマウスにおいても重要な検査項目である．

貧血の指標となるのは赤血球数（red blood cell count：RBC），ヘモグロビン濃度（hemoglobin：HGB），ヘマトクリット（hematocrit：HCT）で，これらの値から算定される赤血球恒数とよばれるMCV，MCH，MCHCによって貧血の種類をも推定することができる．他にも感染症や免疫にかかわる白血球数（white blood cell count：WBC），出血傾向の指標となる血小板（platelet count：PLT）がある．

さらに詳細な検査ではCBC項目の他に，骨髄における造血能の指標となる網状赤血球（reticulocyte：Retic）や，白血球分画の好中球（neutrophil：Neut），リンパ球（lymphocyte：Lymp），単球（monocyte：Mono），好酸球（eosinophil：Eos），好塩基球（basophil：Baso）などを調べることもある．

2. 自動分析装置

現在の血算検査は自動分析装置による血球数のカウントが一般的であり，各メーカーからさまざまな種類の分析装置が販売されている．測定には電気抵抗法および光学的測定法が用いられており（図1），メーカーにより採用原理はさまざまである．

また，機器によって測定項目あるいは測定に必要な血液量が異なるため自身の実験デザインにあった機器の選択が重要である．各機器の使用法については各マニュアルを参照してもらいたい．

1) 電気抵抗法（図1A）

血球浮遊液を微細孔（アパチャー）に通過させ，その前後に配置した2つの電極で血球通過時に生じる電気抵抗の変化を計算する．この電気抵抗は電圧パルスとして捉えられ，その頻度とパルスの高さから血球の

---

*2 採血をくり返す際は，はじめの穿刺部からわずかにずらした静脈上が望ましい．

表1 採血時における記録の例

チェック項目	説明	記入例		意味
50μL未満	全血50μL未満 採血不能の場合も含む	外れたため		採血途中に眼窩から採血管が外れた
		止まったため		途中から血液が採血管に入ってこなくなった
		遅延のため断念		それ以上採血を続けると,動物の全身状態に影響を与えると判断した
		多量のため断念		—
血液量不足	全血が50μL以上,200μL未満	50μL未満の欄参照		
周辺漏出	採血中血液が採血管に入らず,採血管の脇から回りに漏出	滲む程度		眼の縁に滲む程度の血液が漏出
		覆う程度		眼球を覆う程度に血液が漏出
		多量		垂れ落ちるほどの血液が漏出
採取遅延	採血管に入ってくる血液の速度が遅い,あるいは血液の出方が一定でなかった	全体的		採取開始から終了まで他と比べて非常に遅い
		前半		採血の前半のみ遅い
		後半		採血の後半のみ遅い
		一度止まった		一度極端に血液の出が遅い
		断続的		採血管に血液が入る速度が一定でなかった
コンタミ	採血管やチューブ内に,採取すべき血液以外の物が混入	ハーダー腺		ハーダー腺(涙腺)が取れて,血液に入った
		白い組織		
		気泡		血液の中に気泡が混入
		EDTAと血液の間に気泡		血算採血時,採血管内の先につけたEDTAと血液の間に気泡が入り,EDTAと血液が混和しなかった
		漏出血		漏出した血液が混入した
暴れ	とりわけひどく暴れた	保定時		—
		採血中		—
その他	上記6項目に当てはまらない	2度目で採血		採血しようとして眼窩に入れた採血管が外れたが,血液が出ていなかったので,再度新しい採血管で同じ眼から採血した
		凝固塊が見えた		血算採血時のタッピング中に,凝固塊が見えた
		糸を引いた		採血管からチューブに移す際に,血液の一部が糸状に凝固していた
		(その他に色や粘度など気付いた点があった場合は自由筆記)		
コメントなし	特記すべき事項がなく,よい状態で採血した	なし		

数と容積を計算する.

2)光学的測定法(図1B)

フローサイトメトリーともよばれる方法.それぞれの試薬で前処理された血球は,フローセル内を一列に通過する.通過する血球にレーザー光を照射し,散乱光および吸光度から情報を得る.得られたデータをサイトグラムで表示し,血球の種類を分類する.

3. 測定に影響を与える要因

1)抗凝固剤

血算検査は血液が凝固してしまうと測定できないため,必ず抗凝固剤を添加する.抗凝固剤にはCa^{2+}のキレート剤であるEDTAを用いることが望ましい.血液はCa^{2+}存在下で凝固するため,EDTAでキレートすることで凝固を阻害できる.その他の抗凝固剤としてヘパリンが知られているが,白血球や血小板の凝集が起

表2 血算検査測定項目

	CBC項目	単位	定義
WBC	white blood cell count	$\times 10^3/\mu L$	白血球数
RBC	red blood cell count	$\times 10^6/\mu L$	赤血球数
HGB	hemoglobin	g/dL	ヘモグロビン濃度
HCT	hematocrit	%	ヘマトクリット
MCV	mean corpuscular volume	fL	平均赤血球容積
MCH	mean corpuscular hemoglobin	pg	平均赤血球HGB含有量
MCHC	mean corpuscular hemoglobin concentration	g/dL	平均赤血球HGB濃度
PLT	platelet count	$\times 10^3/\mu L$	血小板数
	その他項目	単位	定義
RDW	red cell volume distribution width	%	赤血球容積分布幅
HDW	hemoglobin concentration distribution width	g/dL	赤血球HGB濃度分布幅
MPV	mean platelet volume	fL	平均血小板容積
%Neut	percent of neutrophils	%	好中球百分率
%Lymp	percent of lymphocytes	%	リンパ球百分率
%Mono	percent of monocytes	%	単球百分率
%Eos	percent of eosinophils	%	好酸球百分率
%Baso	percent of basophils	%	好塩基球百分率
%LUC	percent of large unstained cells	%	大型非染色球百分率
#Neut	absolute count of neutrophils	$\times 10^3/\mu L$	好中球数
#Lymp	absolute count of lymphocytes	$\times 10^3/\mu L$	リンパ球数
#Mono	absolute count of monocytes	$\times 10^3/\mu L$	単球数
#Eos	absolute count eosinophils	$\times 10^3/\mu L$	好酸球数
#Baso	absolute count basophils	$\times 10^3/\mu L$	好塩基球数
#LUC	absolute count large unstained cells	$\times 10^3/\mu L$	大型非染色球数
LI	lobularity index	(比)	分葉指数
MPXI	neutrophilic myeloperoxidase index	%	平均好中球ミエロペルオキシダーゼ活性指数
%Retic	percent of reticulocyte	%	網状赤血球百分率
#Retic	absolute reticulocyte	$\times 10^3/\mu L$	網状赤血球数

こりやすいため血算検査への使用は推奨しない．

2) 麻酔

麻酔の種類によっても変動する項目がある．例えばペントバルビタールナトリウム（ソムノペンチル），イソフルラン，ケタミン（ケタラール）/キシラジン（セラクタール）麻酔において，赤血球数，ヘモグロビン，ヘマトクリットは無麻酔下と比較して値が低下する．さらに赤血球数，ヘモグロビンにおいては，麻酔の種類によってもわずかではあるが違いが出る．

3) 測定までの時間，温度

採血後の血球は時間とともに膨張する傾向にある．そのため，採血後は室温で保存し，4時間以内に測定することが望ましい．

4) コンタミネーション

凝固塊あるいは組織片などがコンタミした状態は詰まりの原因となり，測定がストップしてしまう．その

A 電気抵抗法

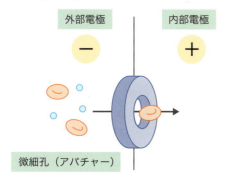
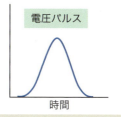

電圧パルスの高さ：血球容積
電圧パルスの頻度：血球数

B 光学的測定法

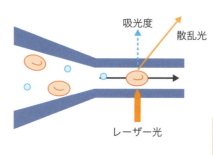
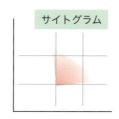

吸光度：染色された細胞の色素量
低角度散乱光：細胞のサイズ
高角度散乱光：細胞の内部構造

図1　血算自動分析装置の測定原理
詳細は本文も参照．

ため，測定直前にコンタミがないかをチェックする必要がある．スタンドライト越しにチューブをやや水平にもち，回しながら軽くタッピングするとみつけやすい．除けるものは除いて測定し，凝固塊が大きく取り除けない場合は，無理に測定せずに再採血したほうがよい．

5）希釈

血液量が足りない場合は生理食塩水で希釈して測定することも可能である．希釈後は血球が膨張してしまうため，すぐに測定しなければならない．測定値は希釈倍率に応じて補正を行う．また，あらかじめ希釈したコントロール検体を測定し補正値の変動を把握することが重要である．

6）再採血の際の注意事項

血算検査は再採血による影響を受けやすい．採血が失敗したからといって他の部位からすぐに再度採血してしまうと，正しい値がわからなくなることがある．

われわれが行った検討実験の結果，初回にマウスから200 μL採血し，さらに一定時間を置いて再採血した場合，白血球分類の特に好中球（初回採血時，約10〜20％）でその直後に値の増加傾向が認められた．一方，リンパ球（初回採血時，約70〜80％）は減少傾向にあり，初回採血から約50分程度でリンパ球と好中球の白血球中の割合が同等（約50％前後）にまで変動した．赤血球系にいたっては出血の影響により貧血の状態を示した．さらに出血量が多いと回復までに時間を要することもあるため，再採血には2週間以上空けることが望ましい．

4. 血液塗抹標本による血液像の観察

血液塗抹標本とは，スライドガラス上に垂らした新鮮な血液を薄く伸ばし，顕微鏡下で白血球分類の算出や血球の形態を観察するためのものである．自動分析装置でのデータと一緒に，あるいは異常が認められた場合に検査され，測定データの信頼性を評価するのに有効である．特に，好中球の幼若細胞である桿状核球

と成熟細胞である分葉核球は，分析装置で分類することができないためこの目視法が用いられる．また，血小板のみの減少が認められた場合，機器ではカウントされない血小板の凝集（偽血小板減少）が疑われるため塗抹標本による確認も必要となり，目視法との両立が重要な場合もある．

塗末標本作製に必要な血液はスライドガラス1枚あたり5μLもあれば十二分である．染色には普通染色と称されるライト・ギムザ染色やメイ・グリュンワルド-ギムザ染色などの染色法が用いられる．

生化学検査〜無形成分の分析

血液検査はマウスの健康状態や疾患を調べるうえで，欠くことができない検査である．とりわけ生化学検査では，肝機能や糖代謝などの内臓に関連することがわかるため，マウスの表現型解析を行ううえでは重要である．ここでは主に生化学検査における変動要因について説明する．

1. 測定項目

一般的な生化学測定項目を示す．肝機能系（LDH, AST, ALT），腎機能系（TP, ALB, UN, CRE），脂質代謝系（T-BIL, HDL-C, LDL-C, T-CHO），糖代謝系（Glu, HbA1c）などの項目を測定する（表3）．

2. 測定装置と測定方法

生化学自動分析装置で多項目を測定する場合，マウスでは血液量がヒトに比べ少量のため，全採血もしくは微量測定が可能な機器が前提となる．われわれが使用しているBM6070（日本電子社）では，高倍率で希釈すれば表3にある全項目を60μLの血清とその血餅を用いて測定できる．他にも多層フィルム試薬を一枚のスライドにし，比色法で定量する富士ドライケム（富士フイルム社）という機器もある．生化学自動分析装置以外にも測定キットが各社より販売されているので測定方法に関してはそちらを参照されたい．

また，同じ検査項目でも測定方法（測定原理）が異なると値が異なるので測定や解析する際は注意が必要である．

3. 測定値に影響を与える要因

1）添加試薬

血液から血清や血漿を得るには，添加する試薬がそれぞれ異なる（以下参照）．
血清：凝固促進剤（トロンビン，カルシウム溶液）
血漿：抗凝固剤（EDTA，ヘパリン，クエン酸ナトリウム）

生化学検査では抗凝固剤により阻害される項目[*3]があるので主に血清が用いられる．そのため添加試薬が使用可能か確認する必要がある．

2）麻酔

ペントバルビタールナトリウム（ソムノペンチル），イソフルラン，ケタミン（ケタラール）/キシラジン（セラクタール）の麻酔では，TP, ALB, Na, Kで，無麻酔下と比較して値が低下する．

3）遠心分離

全血のままだと血球が血清中の物質を代謝してしまうので，凝固促進剤を用いてできるだけ短時間で凝固させ，遠心分離を行う必要がある．われわれは採血後30分〜4時間以内にすべてのサンプルの血清分離を行っている．採血から分離までの時間を一定にすると，検査値の変動が少なくなる．また，遠心を2回行って，血球を完全に除去する．

遠心分離時，サンプルに異常がないかチェックすることも重要である．サンプルの状態，特に色を見て白色（乳び），赤色（溶血，後述参照），黄色（黄疸）などあれば記録しておく．血清中に半透明の塊のフィブリンが析出する場合がある．フィブリンが析出したら除去しないと測定機器の詰まりやサンプル量不足の原因となる．

4）溶血

血球が壊れ血球中の物質が血清中に放出されることを溶血という．項目によって血球中と血清中の含有比が異なるので，溶血すると正確な測定値が得られない．また，含有比以外にも溶血による赤色（ヘモグロビン）が分光測定に影響し正確な値が測れない項目もある．溶血の原因は採血時の手技（採取遅延，注射器の強吸

[*3] ALP, AMY（活性を阻害）．

表3 生化学検査測定項目

項目		単位	種類
LDH	乳酸脱水素酵素	IU/L	酵素
AST (GOT)	アスパラギン酸アミノトランスフェラーゼ	IU/L	酵素
ALT (GPT)	アラニンアミノトランスフェラーゼ	IU/L	酵素
CK	クレアチンキナーゼ	IU/L	酵素
ALP	アルカリフォスファターゼ	IU/L	酵素
AMY	アミラーゼ	IU/L	酵素
TP	総タンパク	g/L	タンパク
ALB	アルブミン	g/L	タンパク
UN	尿素窒素	mg/dL	非タンパク性窒素
UA	尿酸	μmol/L	非タンパク性窒素
CRE	クレアチニン	mg/dL	非タンパク性窒素
Glu	グルコース	mg/dL	糖
T-BIL	総ビリルビン	mg/dL	生体色素
HDL-C	HDLコレステロール	mg/dL	脂質
LDL-C	LDLコレステロール	mg/dL	脂質
T-CHO	総コレステロール	mg/dL	脂質
TG	中性脂肪	mg/dL	脂質
Ca	カルシウム	mg/dL	電解質
Fe	血清鉄	mg/dL	電解質
IP	無機リン	mg/dL	電解質
HbA1c	グリコヘモグロビンA1c	%	糖

引，漏出血のコンタミ）や血液の誤った取り扱い（衝撃，泡立ち）により発生することが多い．しかし，これらの原因以外にも溶血性貧血などの疾患の可能性もあるので再検査を行って確認が必要である．溶血の影響を強く受ける項目は，LDH，AST，ALT，CK，Ca，IPで，どれも高値となる

5) 保存

遠心後のサンプルを後日測定する場合，サンプルの保存条件が重要となる．血液中の酵素活性を測定する項目（LDH，AST，ALT，CK，ALP）においては，保存の長期化に伴い値が低下する．長期間（数週間）保存する場合は－80℃のような超低温にて保存が望ましい．また凍結融解をくり返すと酵素が失活する恐れがあるので行わない．

6) その他

コレステロールのように週齢により変動（若＜老）する項目もあり検査週齢をそろえる．一日の内でもFeやT-BILのような日内変動が大きい項目があるので，できるだけ採血時間を統一（午前or午後）する．絶食の有無によっても値の異なる項目があるので条件を統一する必要がある．例えば，UN，Glu，T-CHO，TG，Fe，IPなどの項目は絶食後，すべて低くなる．また，ALPのように性差のある項目もあるので雌雄別々に解析を行うこと．

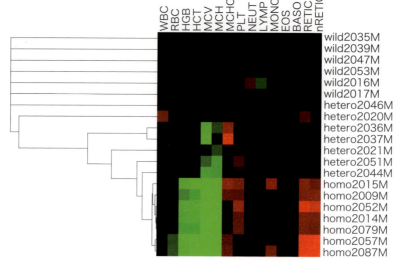

図2　血算ヒートマップ

横軸に血算検査項目，縦軸にマウス個体情報．wildタイプの標準偏差（SD）と平均値をもとにどれだけ変動しているかを視覚化し，似たデータをグループ化した．変動がwildタイプの平均値±2標準偏差（SD）未満は黒色，＋2標準偏差（SD）以上は赤，－2標準偏差（SD）以下は緑とし，色が濃い程変動が大きいことを示している．

機器の精度管理

機器の精度管理は安定したデータを得るために重要である．日常の精度管理にはメンテナンスはもちろん各機器推奨のコントロールを測定し，測定結果が安定しているか，日差に大きな変動はないかを確認する．さらに機器メーカーや試薬メーカーが実施する外部制度管理を利用するのもよい．これにより世界中の施設と精度管理データを比較でき，問題がなければ世界中の機器と同等の正確性があるといえる．

解析時の注意点

測定値が異常かどうかを判断するには基準範囲（正常値，基準値）を知ることが必要である．おおまかな基準範囲の決め方は，おのおのの施設で算出された正常マウスの平均値（中央値）を基準値として，基準値±2標準偏差（SD）を基準範囲としてそれより外れたものを異常値（はずれ値）とする．

異常値が出た場合でも，特定臓器または特定の病状固有のものではないので関連した複数の項目をもとに総合的に判断する必要がある．

また，数値だけみてもなかなか変動がわかりにくいので，解析する際は正常マウスの基準値をもとに測定値をヒートマップ※（図2）にして変動項目や変動の強弱，異常個体を視覚的に把握するなどの工夫をするとよい．

血液検査を請け負う機関

これまで述べてきたように血液検査を行うには採血はもとより測定装置が必須である．しかし一研究室で高額な測定装置を購入し，機器管理を日常的に行うこ

> ※　ヒートマップ
>
> ヒートマップとはデータを視覚的にわかりやすくするために用いられる手法で，データの大小を色の濃淡で表したグラフのこと．生物分野では主にマイクロアレイのデータを視覚化するために用いられる．

とはそう容易ではない．そこで血液検査を請け負う専門的なサービス機関を利用するのも手である．

本項で紹介した血液検査は，日本マウスクリニック（http://mouseclinic.brc.riken.jp）においてマウスを導入して実施される表現型解析パイプラインの基本検査として組込まれている．

その他血液検査を請け負う企業を以下に紹介する．血算検査はどの企業もCBC基本8項目に加え，白血球5分画の検査も行っている．生化学検査は33〜47項目とさまざまで，必要な血液量も異なるので各企業のホームページより確認していただきたい．

- オリエンタル酵母工業社（http://www.oyc-bio.jp/）
- トランスジェニック社（http://www.transgenic.co.jp/）
- ユニーテック社（http://www.uniqtech.co.jp/）

おわりに

血液検査は全身状態を把握するのに非常に有用な検査方法であるが，少しの条件の違いによって値が大きくばらついてしまう．限られた条件のなかでコンスタントにサンプリングができ，測定できるプロトコールを探すことがはじめの一歩である．本項ではわれわれ日本マウスクリニックで行っている血液検査の概要についても一部紹介している．われわれは継続して安定した測定を行うために，さまざまな変動要因の検討を重ねてきた．採血の際にはマウスに対しての動物福祉の精神を忘れないで扱うことが重要である．

参考図書

▶ 茂木浩未：採血・採尿法，「細胞工学別冊 マウス表現型解析プロトコール」（理化学研究所ゲノム科学総合研究センターゲノム機能情報研究グループ／編），pp52-62, 秀潤社, 2006
▶ 「実験動物の血液・尿生化学」（谷本義文／著），ソフトサイエンス社，1988
▶ 「実験動物の技術と応用−実践編」（社団法人日本実験動物協会／編），pp157-166, アドスリー, 2004
▶ 「非臨床血液検査と細胞分析-基礎用語集」（http://www.sysmex-labscience.jp/wp-content/uploads/2013/04/glossary_20130415.pdf），pp9-10, sysmex, 2013

---

mini column

◆ マウスとヒトでは生化学値は違うのか？

ヒトの健康診断で行われる血液の測定数値がそのままマウスに当てはまることは多くはない（**第1章-4参照**）．すなわち生物種によって代謝系に差があり大きな違いが認められる場合がある．

CETP（コレステリルエステル転送タンパク質）はHDL中のコレステロール（実際はコレステリルエステル）をLDLに渡すタンパク質であり，その結果，ヒトではHDL中のコレステロール（HDL-C）は低くなる．一方，マウスはこの遺伝子がないためにHDL中にコレステリルエステルが大量にある．そのため，ヒトとマウスではHDL-Cの値の意味が異なる．尿酸（UA）は，ヒトでは痛風の指標であるが，マウスにおいてはウリカーゼの存在により尿酸がアラントインまで分解され，尿に排出されるため一概に疾患指標となり得ない．CK-MBはヒトでは心筋梗塞時に上昇するがマウスでは常時血中に存在する．CRPはヒトでは炎症の初期に急上昇する．しかしマウスではCRPは初期に急上昇することはない．他のSAPが上昇するとの報告がある．ALPは数種類の異なる臓器に由来するアイソザイムがあり，基質を使用し測定する酵素である．基質が同じものを使用していても，緩衝液の違いにより各アイソザイムの活性が大きく異なるため注意が必要である．

このように，各項目においてその代謝系や使用している基質を十分理解したうえで，算出された数値を判断してほしい．

第3章 マウスをみよう

4 組織学的解析

加藤光保, 宮崎龍彦

解析のポイント

- 各種の固定法と包理方法についてよく理解し, 至適な方法を選択することが重要である.
- 固定液, 有機溶媒, 染色液は毒性が高いものも多いので, 取り扱いには充分習熟し, 注意する.
- 免疫染色は一次抗体と至適な組織の前処理方法の選択がポイントである.

はじめに

　生体試料の組織学的解析は, 19世紀からさかんに行われるようになり, 固定, 薄切, 染色（可視化）方法に関する膨大な歴史の蓄積がある. この解析はさまざまな病気や実験操作が生体におよぼす影響を, 目に見える変化としてとらえるために実施する. 生体にどのような変化があるかを短期間で包括的にとらえることができるので, どのような影響が生体のどこに起こるかわからないときに最初の解析として実施し, その後の解析方法の選択のナビゲーションを行うことができる. また, 予想外の影響がないことを確認することもできるなど, 特定の臓器機能の生理学的解析や特定の分子の生化学・分子生物学的解析とは異なった特徴をもつため, これらと組合わせて行われることが有効である. 光学顕微鏡による組織形態観察, 電子顕微鏡による観察, 免疫組織化学による抗原分子の検出, あるいは核酸の検出などの目的の違いによって, 固定方法, 包理方法, 保存方法が違ってくる. すべてに適用できるオールマイティーな方法はないので, 臓器を摘出する前に, その後に行う解析に適した方法の選択を行う必要がある (flowchart).

固定

　生組織は, 時間単位で崩壊が進行する. これを停止させ生体内に近い構造を保持する操作が固定であり, 化学物質による化学固定と急速凍結による物理固定が一般的に行われている.

1. 化学固定

　化学固定としては, アルデヒドによるタンパク質の架橋, 酸やアルコールによる析出が利用されている. 最も一般的な固定液は, 10〜20％中性緩衝ホルマリン溶液（武藤化学社など）で, 免疫染色にはペプチド抗原の保持力に優れたブアン液（和光純薬工業社など）, パラホルムアルデヒドの固定力の弱さを糖鎖の重合で強化したPLP液[1]（和光純薬工業社など）, 形態とともに抗原性や核酸の保存にも優れているAMeX法[2]なども用いられる.

　化学固定を行う際に忘れてはならないのは固定剤の浸透性の問題である. 化学固定の方法には大きく分けて浸漬法と還流法がある. 一般には浸漬法が用いられるが, 少なくとも1辺は3mm程度に小さくあるいは薄く切り出して, 組織量の20倍以上の容積の固定液に

flowchart

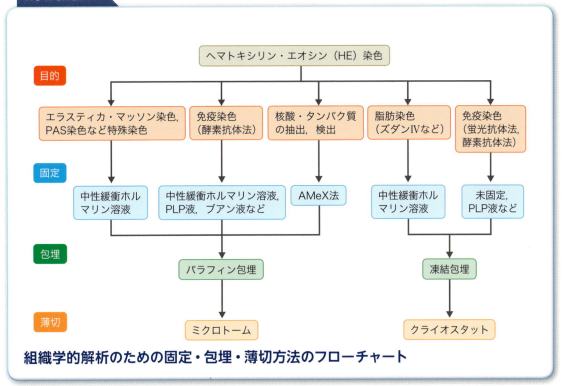

組織学的解析のための固定・包埋・薄切方法のフローチャート

浸漬する．アルデヒドによる固定の場合，固定力が強いため免疫染色に用いるなら，4℃または室温で固定時間を1～2日以内に留め充分に洗浄する．また，消化管などの形が歪む組織は，板にピンで貼り付け伸展した状態で固定する必要がある．還流法は，血管を介して固定液を全身に浸透させる方法である．右心房を切断した後に，先端をカットして研磨し，切れなくした21ゲージ針を切開した左心室心尖部から上行大動脈に刺し無鈎鉗子で固定する．その後，1水柱メートルの水圧でリンゲル液かリン酸緩衝生理食塩水を注入し，右心房の切断部から漏れ出す液が透明になって血液が充分流れ出たことを確認してから，4％パラホルムアルデヒド溶液や中性緩衝ホルマリン溶液に置換する．その後，臓器を摘出して浸漬法と同様に後固定する．この方法は，脳などの柔らかくて切り出しが困難な臓器の固定を行う際にはたいへん有効である．

2. 物理固定

凍結による物理固定は，形態の保存は化学固定より劣るが，抗原性の保持やmRNAの保存などに有効である．OCTコンパウンド（サクラファインテックジャパン社など）などの凍結包埋剤に入れて凍結する．ドライアイスで冷却したアセトンを使って凍結することが多いが，室温の試料を浸けるとアセトンが沸騰してOCTコンパウンドに混入して軟化させ薄切が困難になることがある．これを防ぐには，ドライアイスで冷却したアセトン内にイソペンタンを入れたビーカーを置き，その中に浸けて凍結させる．凍結させるための包埋容器は，プラスチック製の市販のものがあるが（クリオモルド，サクラファインテックジャパン社など），アルミホイルを太いフェルトペンの平らな底に密着させてカップをつくることで自作することも可能である．また，液体窒素で凍結させることも可能だが，急速に冷えすぎてブロックが割れることがあるので注意が必要である．なお，生組織をそのまま凍結するとアーティファクトが生じる場合は，パラホルムアルデヒドなどで固定後にショ糖溶液（10，20，30％）を段階的に浸透させて高張にしてから凍結すると比較的よく構造が保たれる．凍結ブロックは，乾燥を防ぐためにパラフィルムなどで密封してディープフリーザーで保存する．

包埋[※1]

1. パラフィン包埋

中性緩衝ホルマリン溶液などで化学固定した試料は，密閉式自動包埋装置を用いてエタノール，キシロールを経て脱水し，60℃程度に加熱して溶解したパラフィンを浸透させてパラフィン包埋ブロックを作製する．有機溶媒や気化したパラフィンは毒性が強いため，この過程は専用の密閉式の装置を用いて行われる．以前は，一晩以上かけて水からパラフィンに置換したが，現在では，60分程度で急速にパラフィンを浸透させる装置も一般化している．そのままパラフィン包埋ブロックを作製すると薄切が困難になるものに，硬組織と脂肪組織がある．硬組織は，強酸やEDTA溶液で脱灰して軟化させてから包埋する．脂肪組織は，エタノールに浸漬して充分に脱脂してから包埋する．

2. 凍結包埋

凍結包埋は，OCTコンパウンドなどの包埋剤の中に組織を浸漬して凍結することによって，固定と包埋が同時に行われる．加熱や有機溶媒を用いないので，免疫染色や脂肪の検出に適している．薄切はクライオスタットで行う．

薄切

1. ミクロトームによる薄切

パラフィンに包埋した組織はミクロトームで2〜3μmの厚さに薄切する．一般的には滑走式ミクロトームが多く使われている．われわれは，三次元構造の再構築を行うために回転式ミクロトーム（RM2265，ライカバイオシステムズ社）にウォーターボート付きのナイフホルダーを付けて使用している．薄切された試料が水の上にリボン状に並ぶので，小さい試料なら2μmの厚さでも容易に100枚以上の連続切片を作製することが可能である．

2. クライオスタットによる薄切

OCTコンパウンドに包埋した凍結ブロックは，クライオスタットで通常4〜6μmの厚さに薄切する．組織の硬さや脂肪量などにより，薄切に至適な庫内温度（通常-15〜-20℃），切片の厚さが変動する．薄切する凍結ブロックは庫内に置き，事前に庫内温度になじませる．また，安定な薄切には，筆やアンチロールなどの使い方に習熟する必要がある．薄切した切片は，シランコーティングしたスライドガラス（アジレント・テクノロジー社）などを庫内で冷却しておき，これを押し付けて貼り付ける．風乾[※2]した後に，化学的に未固定の試料の場合には，薄切後にアセトンや4％パラホルムアルデヒドなどに浸漬して固定する．染色前に，リン酸緩衝液で固定液や包埋剤を除いてから使用する．薄切後にいったん保存する場合は，湿気があると氷の結晶で組織が壊れるので，これを防ぐために乾燥剤を入れたスライドガラス専用の容器に入れ，ビニールテープで密閉してからディープフリーザーで保存する．組織中のmRNAの分解を防ぐために，冷却したエタノールに浸漬して冷蔵保存することも推奨される．冷凍保存した試料を使用する際は，充分に室温に戻してからテープを外して霜がつくのを防ぐ．

染色

組織の形態学的観察は，ヘマトキシリン・エオシン（HE）染色した組織を用いるのがスタンダードで，その他に種々の特徴をもった特殊染色がある．

1. ヘマトキシリン・エオシン染色（図1）

ヘマトキシリン・エオシン染色は，核酸を多く含む

[※1] **包埋**
安定な薄切のために，組織をパラフィンなどに埋めブロックを作製すること．

[※2] **風乾**
ドライヤーの冷風などを当て乾燥させながら凍結切片を室温に戻すこと．霜がつき，組織像にアーティファクトが加わることを防ぐ．

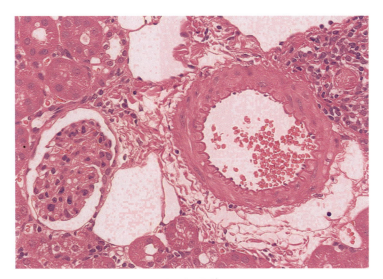

図1　ヘマトキシリン・エオシン（HE）染色
組織・細胞像の観察用の基本染色．核：青藍色，赤血球・筋肉：濃紅色，その他：淡紅色．

核を青藍色，細胞質や細胞外の基質タンパク質を淡紅色に染色する方法で，赤血球と筋組織はより濃い紅色に染色される．顕微鏡で組織像を観察する際の基本の染色として用いられる．

① 脱パラフィン，水洗
② マイヤーのヘマトキシリン溶液　　　15～20分
③ 流水水洗，色出し　　　　　　　　　5～10分
④ 1％エオシン水溶液　　　　　　　　2～5分
⑤ 軽く水洗
⑥ 70％エタノールで分別[※3]
⑦ 脱水，透徹，封入[※4]

1）マイヤーのヘマトキシリン溶液

ヘマトキシリン	1g
カリウムミョウバン	50g
ヨウ素酸ナトリウム	0.2g
抱水クロラール	50g
結晶性クエン酸	1g

※3　分別
過重に染色した色素を脱色させながら適切な染色結果を得る手順．

※4　脱水，透徹，封入
染色後のスライドガラスを水からアルコールを経てキシロールに移し，封入剤でカバーガラスを密着させて光の透過性が高く長期保存が可能な状態にする過程．

蒸留水	1,000mL

2）1％エオシン水溶液

水溶性エオシン	1g
蒸留水	100mL

使用時に100mLエオシン溶液に対し，酢酸2～3滴を加えて用いる．

2. エラスティカ・マッソン染色（図2）

エラスティカ・マッソン染色は，弾性線維を黒色，コラーゲンを緑色，赤血球や筋組織は濃紅色，核は赤褐色ないし赤紫色に染色する．間質の線維組織の変化を観察するのに適している．

① 脱パラフィン，水洗
② 3％重クロム酸カリウム水溶液 60℃, 2～5時間
③ 水洗　　　　　　　　　　　　　　　　10分
④ レゾルシン・フクシン液　　　　　30分～2時間
（インキュベートする時間はレゾルシン・フクシン液の劣化程度による）
⑤ 軽く水洗
⑥ 1％塩酸アルコールで分別
⑦ 水洗
⑧ ワイゲルトの鉄ヘマトキシリン　　　5～10分
⑨ 軽く水洗
⑩ 1％塩酸アルコールで分別
⑪ 流水水洗，色出し

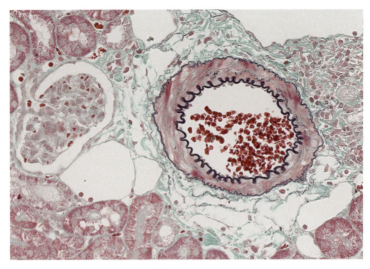

図2 エラスティカ・マッソン染色
細胞外線維性タンパク質の観察に向いている．弾性線維：黒色，コラーゲン：緑色，核・細胞：赤褐色〜赤紫色，赤血球・筋組織：濃紅色．

⑫ポンソー・フクシン液　　　　　　　10〜20分
⑬0.2％酢酸水で洗浄
⑭リンタングステン酸・オレンジG液　10〜20分
⑮0.2％酢酸水で洗浄
⑯ライトグリーン液　　　　　　　　　　　　7分
⑰0.2％酢酸水で洗浄
⑱脱水，透徹，封入

1）3％重クロム酸カリウム水溶液

　重クロム酸カリウム　　　3g
　蒸留水　　　　　　　　100mL

室温で一晩以上置いてから使用．

2）レゾルシン・フクシン液

武藤化学社などから購入あるいは以下の手順で自作．
①三角フラスコに蒸留水200mLと塩基性フクシン2g，レゾルシン5gを加え，加温溶解し，約半量（100mL）になるまで煮詰める
②一時火を止め塩化第二鉄溶液（蒸留水25mLにFeCl$_3$・6H$_2$Oを7.5g溶解）を25mL加え（撹拌しない），さらに3〜4分煮沸した後に回しながら流水で急冷する
③アスピレーターを用いて②の液を濾過する．濾紙上の沈殿物に水を加えながら，濾液が透明になるまで2〜3日洗浄し続ける
④濾紙上の沈殿物を濾紙とともに500mLの80％エタノールに入れ，70℃に温めた恒温槽内で充分に溶解する．完全に溶解したら，濃塩酸5mLを加えて室温まで冷ましてから使用する

3）ワイゲルトの鉄ヘマトキシリン

武藤化学社などから購入あるいは以下の手順で自作．
①第1液：無水エタノール100mLにヘマトキシリン1gを溶かす
②第2液：蒸留水100mL，塩化第二鉄1.5〜2gに25％塩酸を1mL加える
③使用時に第1液と第2液を等量混合し，10倍に希釈して使用

4）ポンソー・フクシン液

①1％ポンソーキシリジン液：
　蒸留水100mLにポンソーキシリジン1gを溶解
②1％酸性フクシン水溶液：
　蒸留水100mLに酸性フクシン1gを溶解
③ポンソー液3にフクシン液1を混合し，0.2％酢酸水で10倍に希釈して使用

5）リンタングステン酸・オレンジG水溶液

蒸留水100mLにリンタングステン酸3〜5g，オレンジG 2gを溶解

6）ライトグリーン液

0.2％酢酸水100mLにライトグリーン0.2gを溶解

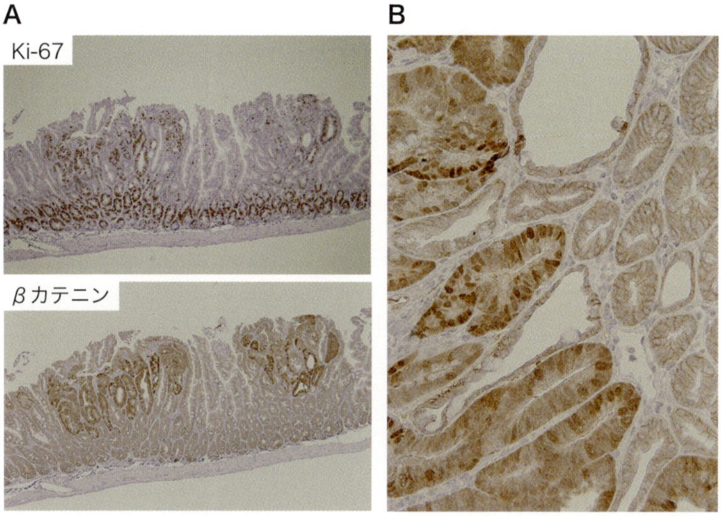

図3 免疫染色（酵素抗体法）
A）βカテニンが強くびまん性に染色されている腫瘍細胞は，細胞増殖のマーカーであるKi-67陽性細胞が粘膜表層部まで広がっている．B）βカテニンは正常腸粘膜上皮では細胞間の細胞膜に沿って線状に，腫瘍細胞では核や細胞質に強くびまん性に染色される．文献4より引用．

7）0.2％酢酸水
蒸留水1,000mLに酢酸2mLを混合

3. その他の特殊染色

その他の染色方法として多糖類を染色するPAS染色，PAM染色，酸性粘液多糖を染色するアルシアンブルー染色，脂肪を染めるスダンIV染色，神経系を染める髄鞘染色，アミロイドを染めるコンゴーレッド染色とダイロン染色，鉄染色などが汎用される．これらについては，文献3などの成書を参考にしてほしい．

4. 免疫染色（図3, 4）

免疫染色は，抗体を用いることで特定の分子の発現と分布を組織上で検出する方法である．抗体反応の可視化には，ペルオキシダーゼなどの酵素活性を用いる発色反応とFITCなどの蛍光色素を用いる方法があり，それぞれ酵素抗体法ならびに蛍光抗体法という．酵素抗体法は組織像と分子の発現を同時に観察できるのが特徴である．蛍光抗体法は，二重染色した際の二重陽性細胞を観察するのに適しているが，パラフィンブロック切片は自家蛍光が強く，一般的には蛍光観察には不向きである．化学固定した組織では，抗原がマスクされ抗体の反応性が低下している場合が多いので，プロテアーゼや加熱処理による抗原の賦活化[5)6)]が必要な場合が多い．

1）酵素抗体法

酵素抗体法では，組織中でも赤血球や炎症細胞などにペルオキシダーゼ活性が内在するため，内因性のペルオキシダーゼを失活させてから抗体反応を行う．5mM過ヨウ素酸ナトリウム水溶液（室温30分）と3mM水素化ホウ素ナトリウム水溶液（室温30分）で処理後にリン酸緩衝液で洗浄するIsobe法[7)]や0.3％過酸化水素加メタノール（15～30分）[8)]後に流水水洗する方法が用いられる．未固定凍結標本を用いる場合は，アルコールでも失活する抗原を対象とすることも多いため，発色反応液中に10mMアジ化ナトリウムを添加する[9)]．この方法は，アジ化ナトリウムにはペルオキシダーゼの阻害活性があるが，組織中の動物性ペルオキシダーゼに比べ，抗体に重合してある西洋ワサビペルオキシダーゼなどの植物性ペルオキシダーゼは阻害作用に耐性をもつことを利用している．

2）直接法と間接法

発色反応用の酵素や蛍光色素は抗原特異的な（一次）抗体に直接ラベルする直接法と，反応した一次抗体を検出する二次抗体，アビジン，ポリマー試薬などにラベルする間接法がある．高い感度と特異性がある

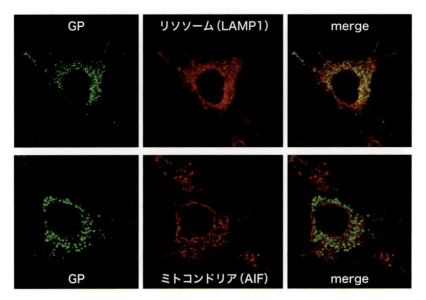

図4 免疫染色（蛍光抗体法）
緑色蛍光で検出された糖タンパク質（GP）が細胞質に顆粒状に認められる．これと細胞内のオルガネラマーカーを用いて赤色蛍光で検出したリソソームとミトコンドリアの像と重ねると，リソソームはGPと重なって黄色に，ミトコンドリアでは緑と赤が重ならないことにより，このGPはリソソームに分布していることがわかる．

検出のために種々の間接法の商品が開発されており，近年は，二次抗体をポリマーで重合したもの（EnVision検出システム，アジレント・テクノロジー社）やアビジンとビオチンの特異的な結合を利用したABC法（Vectastain ABCシステム，ベクターラボラトリーズ社）などが多く用いられている．抗原量が多く充分な感度があれば，多重染色する場合に直接法も用いられる．具体的な染色の手順については，各社の取り扱い説明書や文献11などの成書を参考にしてほしい．

観察と写真撮影

色素による染色標本や酵素抗体法による免疫染色標本は，明視野の顕微鏡で観察し，写真を撮影する．近年の顕微鏡写真撮影装置は，自動撮影機能が充実しているが，ホワイトバランス設定，対物レンズの開口数に対応した絞りの設定，構図の選択，フォーカスの調整は撮影者が行うことが多い．

蛍光染色標本は蛍光顕微鏡で撮影する．複数の標本の写真撮影を行う場合は，撮影条件をオートに設定し

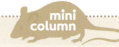

◆ 氷点下で抗原保存

硬組織を薄切するには，カルシウムを溶出する脱灰操作を行って組織を柔らかくすることが必要である．脱灰には強酸処理やEDTAで長期間処理することが必要で，脱灰と免疫染色を行うための抗原性保持を両立させることは困難であった．森ら[11]は，不凍液化した脱灰液を用いて氷点下（−5℃）でEDTA処理することにより抗原性を保持したまま脱灰を行うことを可能にした．凍結してしまえば脱灰は行えず，組織形態にもアーティファクトが多くなる．グリセロールで不凍液化した脱灰液による長期氷点下脱灰方法は，冬に車のウインドウォッシャー液にグリセロールによる不凍液化が必須の北国ならではの発想がもたらした技術革新であった．

てしまうと，蛍光強度が異なる標本でも露光時間などが自動的に変更されて，写真に蛍光の強弱が反映されなくなる．目的に応じて撮影条件を固定するなどの設定が必要である．

おわりに

オミクス解析やライブイメージングが頻繁に行われるようになった現在においても，組織学的解析の重要性はいまだ色褪せていない．このことは組織学的解析の，あるがままの全体像を把握する特性と空間分解能の高さによると考えられる．ライブイメージングでしかみえないものが数多くあること，組織学的解析に変化をみせない機能変化・分子レベルの変化があることを認めたうえで，それでもこれらの最新の解析と組織学的解析が相補し合うことで，生命現象をより深く理解することができると思われる．

文献

1) Andrews LP, et al：J Histochem Cytochem, 33：695-698, 1985
2) Sato Y, et al：Am J Pathol, 125：431-435, 1986
3) 「最新臨床検査学講座 病理学/病理検査学」（松原 修，他/著），医歯薬出版，2016
4) 「NEWエッセンシャル病理学 第6版」（長村義之，他/編），医歯薬出版，2009
5) Curran RC & Gregory J：J Clin Pathol, 31：974-983, 1978
6) Miller RT, et al：Appl Immunohistochem Mol Morphol, 8：228-235, 2000
7) Isobe Y, et al：Acta Histochem Cytochem, 10：161-171, 1977
8) Streefkerk JG：J Histochem Cytochem, 20：829-831, 1972
9) Li CY, et al：J Histochem Cytochem, 35：1457-1460, 1987
10) 「改訂四版 渡辺・中根 酵素抗体法」（名倉 宏，他/編），学際企画，2002
11) Mori S, et al：J Histochem Cytochem, 36：111-114, 1988

第3章 マウスをみよう

5 イメージングによる形態解析
X線micro-CTを用いた形態イメージング

田村　勝

解析のポイント

- micro-CTを用いることにより，生体内部を非侵襲的に画像化できる．
- 特異なX線吸収率をもつ骨や脂肪組織のイメージングは，単純micro-CT撮影で解析する．
- 軟組織は造影micro-CTにより高解像度イメージングを行う．
- 画像データは，任意の角度（矢状面，冠状面，横断面など）で再構築する．
- 複雑な立体構造は画像処理による3D画像解析を行う．

はじめに

　昨今のゲノム編集技術の発展は，遺伝子機能解析の律速段階を遺伝子改変動物作製から表現型解析へ変化させた．このような状況下で高速，かつ高精細に表現型解析を行える手法が望まれているわけだが，その有力候補の1つがmicro-CT（micro-Computed Tomography）によるイメージング解析である．これまで，micro-CTは骨（硬骨）や脂肪組織解析に大きな威力を発揮してきた．一方，脳や肝臓などの軟組織では，サンプル自体のCTイメージングが難しかった．最近，造影技術を駆使することによりこの問題が解決された．すなわち，micro-CTによる軟組織高速高精細解析が可能となり，一躍，大きな注目を集めるようになった．

　本項では，micro-CTの基本から骨・脂肪組織解析に有用な単純micro-CT解析，最近注目の軟組織造影micro-CT解析や3D解析などについて解説する．また，サンプルや目的に応じたmicro-CTによる形態解析のflowchartを用意したので実際の解析の参考にしてほしい．

micro-CTの基本

1. なぜmicro-CTではサンプルの画像化ができるのか？

　micro-CTは，電磁波の一種であるX線（レントゲン線ともいう）を用いてサンプルの画像化を行う．健康診断などで行うレントゲン検査をもとに考えるとイメージしやすい．レントゲン検査では，X線を発生する線源と，照射先にX線を検出する検出器があり，その間に患者が入る．胸（肺）の検査であれば誰もが経験しているであろう．箱状のもの（これが検出器）に胸を押して，「息を大きく吸って，はい，しっかり息を止めて」のかけ声とともに撮影は終了する．この息を止めている間に，背中側からX線が照射されているのである．このとき，検出器に到達するX線は，ヒトの体を通過する過程で組織間透過性の違いにより濃淡が生じる．例えば，大きく息を吸い込んだ肺はX線を多く透過させ，逆に骨は多くのX線透過を遮断する．この透過率の違いが画像化につながる．CTも原理は同じである．ただ異なるのは，レントゲン検査では一方向の二次元画像（図1A）を取得するのに対して，micro-

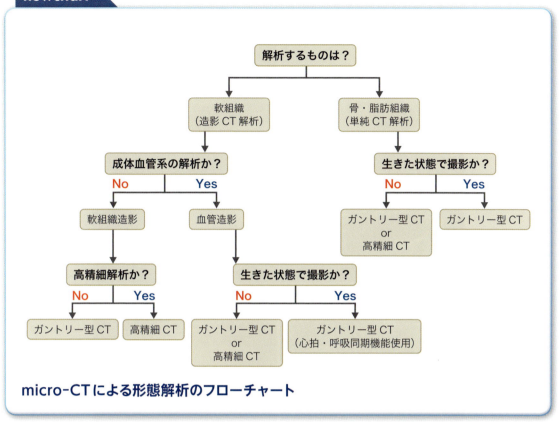

micro-CTによる形態解析のフローチャート

CTは任意の枚数，360度方向から走査し，そのX線透過率の違いを指標に画像情報を取得，より情報量の多い二次元画像を取得できる点である（図1B）．また，その画像をもとに三次元画像再構築（図1C）などができる．

2. micro-CTの単位

micro-CTはX線透過率をX線吸収係数（CT値）として取り扱う．CT値とは，X線吸収値を水が0，空気を−1,000と相対値で表した単位で，水よりも吸収率の高いものはプラスの値となるハンスフィールドユニット（Hounsfield unit：HU）で表す．骨などの石灰化組織は数100〜1,000 HUを超える非常に高いCT値を示す．したがって，micro-CTイメージング（ここでは単純micro-CTについて記す）に適する．一方，心臓や肝臓，筋肉などの軟組織は，どれも数十前後の一様なHU値を示し，組織間コントラストが付きにくいのでmicro-CTでの画像化は難しくなる．ただし，軟組織のなかでも脂肪組織は唯一マイナスのCT値（−50〜−100ぐ

らい）を示す．したがって他の軟組織と明確に区別することができるためにmicro-CTでの解析が可能である．

ただし，イメージングの際は，その閾値によりみえる構造が変わってくるので，その点は注意したい（図1D〜F）．

3. micro-CTの利点

- 解像度（空間分解能）が高い（micro-CT：5 μm〜，MRI：50 μm〜）
- 装置内部のみがX線管理区域になるので，設置場所の制約が少ない．また，実験台上に設置できるタイプもある
- micro-CTで得られるデータは，画像処理技術を用いた構造解析，体積や角度，長さなどの定量評価に使用できる
- イメージング解析による三次元（3D）高次構造の迅速，かつ直感的な理解が可能．またバーチャル内視鏡や多くの画像解析手法が利用できる
- 実際に設置されている研究施設が多い

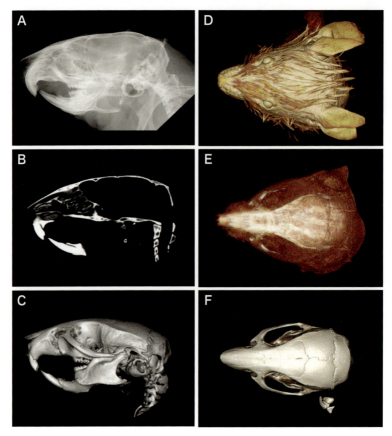

図1 単純micro-CT解析

A) マウス頭部X線（レントゲン）解析．**B**) マウス頭部micro-CT二次元（2D）撮影イメージ．**C**) マウス頭部2Dデータからの三次元（3D）再構築イメージ（ボリュームレンダリング）．**D**) マウス頭部3Dイメージ（軟組織領域含む）．**E**) マウス頭部3Dイメージ（骨・軟組織中間値）．**F**) マウス頭部3Dイメージ（骨組織領域）．X線解析では厚みのあるサンプル全体の像が平面的に撮影される（**A**）．したがって，画像を見て異常を検出するにはそれなりの経験が必要である．micro-CT解析では，厚みのあるサンプルを位置情報の伴った数多くの画像として撮影する．すなわち，単独の画像自体は切片と同じ扱いができる（**B**）．それらの画像は，立体的に三次元再構築可能であり，直感的に構造を理解することができる（**C**）．三次元再構築では使用する閾値により，見える構造が異なるので注意が必要である（**D**〜**F**）．なお，**B**〜**F**の画像は，同一CTデータセットからの解析画像である．

micro-CTの種類

1. ガントリー型

　micro-CTは，形状・特性から2つに分類できる．1つは病院でもみかけるドーナツ状の構造（ガントリー）の中心にサンプルを載せる台があるガントリー型で，このガントリーのなかにX線を照射するX線源とその対角にX線を検出する検出器が位置している．このタイプの機器は，X線源と検出器がサンプルの周囲を360°回転する．また，X線源・検出器とサンプルの距離は一定に保たれる．ガントリー型micro-CTは，もともと生体での同一個体経過観察を目的に開発された機種が多く，高速撮影・低被曝イメージングを得意とする．この型の機器には心拍・呼吸同期機能が搭載されており心臓循環器系，肺呼吸器系の詳細な解析を可能にしている．逆に，心拍・呼吸同期機能なしに心拍数300回/分以上と高速で動き続けているマウス心臓をmicro-CT撮影するには無理がある．

2. 高精細型

　もう1つのタイプのmicro-CTは，ガントリー型とは逆にサンプル自体が360°回転し，X線源とX線検出器は静止した状態の機器で，工業用サンプルを測定するために開発されたタイプである（ここでは以下，高

精細型とよぶ）．また，このタイプの機器は，サンプルをX線源に近づけることにより，その空間分解能をあげることができる．元来，工業製品や精密機器検査をメインターゲットに開発されてきたので，高精細解析を得意とするのも頷ける．

3. micro-CTの代表例

1) ガントリー型（サンプル固定型）
   - CosmoScan GX（リガク社）
   - Latheta LCT-200（日立製作所）
   - Skyscan 1176（Bruker社）　など
2) 高精細型（サンプル可動型）
   - inspeXio SMXシリーズ（島津製作所）
   - μCT40（SCANCO Medical社）
   - ScanXmateシリーズ（コムスキャンテクノ社）
   - Skyscan 1272（Bruker社）　など

単純micro-CTと造影micro-CT解析

　micro-CT解析には，大きく分けて単純micro-CT解析と造影micro-CT（contrast enhanced micro-CT）解析の2種類がある．特異なCT値を示す骨（硬骨）や脂肪組織のイメージングは単純micro-CT法でイメージングできる．一方，一様なCT値をもち，充分なコントラストが得られないサンプルについては造影micro-CTにより撮影する．また，造影micro-CTには，血管を造影する血管造影（angiography）と，最近おおいに注目されている組織全体を造影する方法（ここでは以下，軟組織造影と記す）がある．

1. 単純micro-CT解析

　単純micro-CT解析は，文字通り単純にサンプルをそのままmicro-CT装置で測定する方法である．したがって，サンプルのCT値に依存することになる．骨，脂肪以外にも動脈硬化による血管の石灰化なども単純micro-CT解析が得意とする表現型である[1]．実験動物用micro-CT装置，主にガントリー型micro-CTは，もともと骨や脂肪組織の解析を主眼に開発されてきており，それらに対する解析用ソフトがパッケージとして用意されている．よって，骨密度などを指標にした骨粗鬆症解析や体脂肪計測などメタボリックシンドローム解析には非常に便利である．機器のパッケージソフトにより可能な解析例を以下にあげる．

- 骨解析
  全骨密度，皮質骨密度，海面骨密度，皮質骨厚，皮質骨面積比率，骨梁面積比率，最小断面二次モーメント，断面二次極モーメント解析など
- 脂肪解析
  体脂肪率計測，内臓脂肪，皮下脂肪弁別計測，脂肪肝計測など
- 準備するもの（生体サンプル撮影の場合）
  麻酔：イソフルランなど（麻酔気化器を使用して2〜3％程度のガス濃度で麻酔状態を維持させる）
- 撮影方法
  マウスにイソフルランなどの吸入麻酔薬を麻酔気化器により2〜3％程度のガス濃度で作用させ，麻酔状態を維持させる．麻酔が効いたサンプルをmicro-CT装置にセットし，余計な被曝を避けるために目的領域を絞ってmicro-CT撮影を行う．摘出骨などを撮影する場合には，当然被曝などを考慮する必要はない．

2. 造影micro-CT解析

　micro-CTで軟組織のイメージングを行うには，サンプル自体のCT値を上げればよい．その方法が造影である．以前は，血管造影が一般的であったが（図2），最近は胎仔などの軟組織全体を造影して解析する手法（図3）が，おおいに注目されている[2)〜5)]．

1) 成体マウスを生きたまま血管造影

- 準備するもの
  麻酔：イソフルランなど（麻酔気化器を使用して2〜3％程度のガス濃度で麻酔状態を維持させる）
  造影剤：オムニパーク（第一三共社）など，ヒト用非イオン性血管造影剤
  その他：シリンジ，翼付静注針
- 血管造影方法
  麻酔をかけたマウスの尾静脈から翼付静注針を用いて血管造影剤を注入する．うまくいったか否かは，micro-CTでのスカウト画像（位置合わせ用画像）で判断できる．尾静脈から血管に注入された造影剤は，

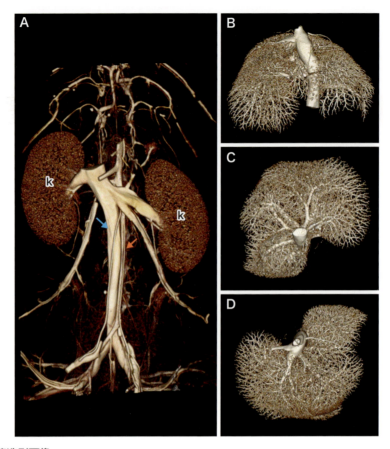

図2　マウス血管造影画像
A）成体マウス腹部（腎臓付近）血管造影イメージ．B）～D）成体マウス肝臓血管造影イメージ．還流固定後のマウスにシリコンラバー系造影剤を用いて血管造影を行い，腹側からみた腎臓付近の三次元（3D）イメージ（A）．動脈（→），静脈（→），腎臓（k）の位置関係を非侵襲的に把握できる．ここでは腎臓上部に位置する肝臓を，画像をみやすくするためにカットしてある．血管造影腎臓の背側（B），上側（C），下側（D）から見た図．このようにCT解析では，さまざまな角度での解析ができるとともに，非常に微細な血管のイメージングが可能である．

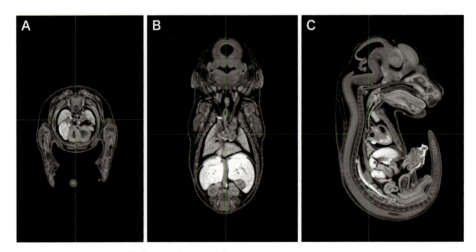

図3　E14.5マウス胎仔多断面再構成（MRP）法の例
A）E14.5マウス胎仔横断面イメージ．B）E14.5マウス胎仔冠状面イメージ．C）E14.5マウス胎仔矢状面イメージ．造影CTにより軟組織高精細イメージングが可能となる．造影CTの同一データセットからMRP法では，横断面（A），冠状断面（B），矢状断面（C）を同時に表示する．これらの画像は同期しており，横断面・冠状断面における緑色縦線は，それぞれの断面における矢状断面の位置を，同様に冠状断面・矢状断面における緑色横線は，横断面の位置を示している．また，切断面の角度を変更することも可能である．

全身の血管を通った後に腎臓に到達する．したがって，臓器としては最初に腎臓が造影される．その後，造影剤の一部は糸球体を通って膀胱に排出される．この腎臓・膀胱造影が確認できれば造影がうまくいっていると判断してよい．造影時間が長くなると他の臓器もしだいに造影されてくる．血管以外の臓器を画像化したいときにはよいが，血管のみ解析したい場合にはそれらの臓器がノイズとなり，解析しにくくなるので注意が必要である．

・撮影

すでにスカウト画像撮影のため造影個体はmicro-CT装置にセットされている状態にあるので，そのままCT撮影を行う．

2) 血管造影とともに血管モデルを作製する方法

経時的観察を行わずに詳細な血管構造などを画像化するには，血管に非浸透性の造影剤を注入し，高精細型micro-CTを用いて解析する方法がある．特にシリコンラバー系の造影剤を用いると微細な毛細血管まで画像化できる（図2）．また，造影サンプルは，そのままヘマトキシリン・エオシン（HE）染色などの組織学的解析に使用することが可能である．

・準備するもの

麻酔薬：動物実験用のもの〔ケタミン（ケタラール）・キシラジン（セラクタール）混合麻酔薬やペントバルビタールナトリウム（ネンブタール）〕

固定液：ホルマリン固定液など，通常使用しているもの

造影剤：シリコンラバー系造影剤〔MICROFIL（Flow Tech社）〕など

その他：ペリスタポンプ（ATTO社）などを含む還流固定装置一式

・血管造影方法

マウスを麻酔後に常法により還流固定を行う．還流固定が終わったらそのままペリスタポンプを用いてシリコンラバー系造影剤を血管内に注入する．充分に造影剤がマウス全身にいきわたったところで注入を終了し，低温において造影剤を硬化させる．

・撮影

撮影自体は，単純micro-CT撮影と同様である．もちろん，サンプルは固定後なので，麻酔や放射線の予防措置の必要はない．また，サンプルの目的領域のみを切り出し，高精細型micro-CTのX線源に極力サンプルを近づけて撮影すれば，高解像度解析を行うことができる．高精細撮影の場合には，画像の「ぶれ」に注意が必要である．例えば，サンプルを360°撮影，1,000枚の画像を取得したとしよう．この1枚目と1,000枚目を続けて表示させたときに，通常は滑らかにつながるはずである．ここでずれて違和感があるようでは，画質低下は避けられない．この原因の多くは，撮影中にサンプルが動いたことにある．撮影を行った際は，まずサンプルが動いていないかを確認する．

3) 軟組織を造影する方法

軟組織造影イメージング解析では固定後に造影をかける．造影には，ヨウ素やリンモリブデン酸，リンタングステン酸，オスミウム酸などが使用できる[2]〜[6]．ヨウ素系のルゴール液とタングステン系のリンタングステン酸溶液は，造影剤として使い勝手がよい．

・造影剤のつくり方

・25％ ルゴール造影剤

5gのヨウ素（I_2）と10gのヨウ化カリウム（KI）を蒸留水に溶解し，最終的に100mLにする．これをルゴール保存液とする．造影剤は，ルゴール保存液2.5mLに蒸留水7.5mLを加える．

・1％ リンタングステン酸造影剤

6gのリンタングステン酸を蒸留水に溶解し，最終的に90mLにする．これを保存液とする．この保存液，蒸留水，100％ エタノールを3：3：14の割合で混合し，造影剤とする．

・造影方法

25％ ルゴール染色液，1％ リンタングステン酸染色液を用いた固定サンプルの造影方法は，非常に単純である．臓器サンプルを固定するときに固定液に浸漬するように，造影剤溶液に浸ければよい．ヨウ素は負の電荷，リンタングステンは正の電荷をもち，組織コントラストのつき方や特性に違いがあるので，自分の実験に適した造影剤の選択が重要になってくる．またヨウ素系の造影剤は，リンタングステン酸系造影剤と比較して浸透性が高い特徴がある．撮影方法は，血管造影micro-CT撮影と同様である．

イメージング解析

1. ソフトウェア

　micro-CTによる画像撮影が済んだら次はいよいよイメージング解析である．さまざまなイメージング解析ソフトが市販されており，またオープンソースのソフトウェアも活用できる．以下にイメージングソフトウェアの例をあげる．

1）オープンソースのソフトウェア
　・3D Slicer（https://www.slicer.org）
　・OsiriX（http://www.osirix-viewer.com）　など

2）市販のソフトウェア
　・Amira（FEI社）
　・Image-Pro（日本ローパー社）
　・TRI/3D-BON（ラトックシステムエンジニアリング社）
　・VGStudio MAX（VOLUME GRAPHICS社）　など

2. 表示法

　イメージング解析では単に二次元で表示する手法でも，正常型と変異体イメージを並べて表示させ，同一画面で右から左，上から下，前から後ろへと画像を同期させながら解析することができる．その他にも多くの表示法があるが，多断面再構成（multi planar reconstruction：MPR）法とボリュームレンダリング（volume rendering：VR）法は，必ず使用する手法である．

1）多断面再構成（MPR）法

　MPR法は，同一個体の横断面（図3A），冠状面（図3B），矢状面（図3C）イメージを同時に表示できる方法である．各断面が他の断面のどこに相当するかが瞬時に理解でき，また断面の角度調整も可能である．切片で解析を行っているときに，異常と思われる表現型評価に疑問符がついたことはないだろうか？　この表現型は果たして本当に異常なのか，それとも単に切片作製時の角度や場所の微妙な違いによるものなのか…．そう，MPRによる解析では，そのような問題は決して起こらない．

2）ボリュームレンダリング（VR）法

　VR法は，任意のCT値をもとに立体的に表現する方法で，さまざまな角度から観察することができ，構造を立体的に理解しやすい（図4）．特に心臓血管系（図2）や骨の海綿骨構造，マウス胚発生期における羊膜上の血管網，胎盤と胎仔・臍帯との位置関係（図5）など，二次元画像からは理解しにくい表現型を直感的に捉えることができる[4)7)]．このことは，表現型を瞬時に発見できるのみならず，その構造をはじめて見る第三者に説明する際にも大きな威力を発揮する．

　この他にも最大値投影法（最大CT値の領域を積極的に表示する手法．原理的に骨や造影血管などが主に画像化される）や最小値投影法（最小CT値を積極的に表示する手法．CT値は空気が最も低い値のため，肺などの空気を多く含む構造のイメージングに適する），CTデータをもとにした仮想内視鏡解析など，さまざまな表示法，解析ツールが存在する．

表現型自動解析

　今後，画像処理を用いた表現型解析が主流になると期待されているのが画像解析を用いた表現型自動解析法である．例えば，数多くのコントロールマウス（野生型個体）イメージを画像処理することにより平均化画像を作製，これがその系統の"標準基準像"，ゴールドスタンダード画像となる．この標準化画像と変異体画像を比較することによりボクセルレベルでの違いをオートマティックに検出することが可能である．また，このゴールドスタンダード画像の各臓器を指定することにより，変異体画像との臓器間比較，例えば体積比較を行い，その数値の統計学的な解析もできる．このような解析がすでに実装されており[8)9)]，また新しい解析法の開発も進められている[10)11)]．さらにマウスにおいては，3D標準基準像を一歩進めて時系列を伴った4Dアトラスなども報告されており[12)]，イメージング解析を行う基盤整備が着々と整いつつある．

研究事例

　図5にE10.5日胚の3D解析例を記した．イメージ

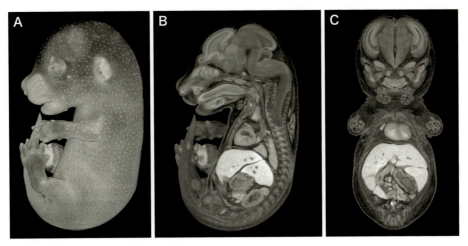

図4 E14.5 マウス胎仔 ボリュームレンダリング（VR）解析の例

A）E14.5 3Dイメージ．**B**）E14.5 3D矢状断面イメージ．**C**）E14.5 3D冠状断面イメージ．VR法では，micro-CTで撮影した2Dイメージをもとに三次元イメージ再構築を行う．**A**は，E14.5 VR像であるが，2Dでは把握しにくい表皮上の毛包をはっきりと識別できる．この3D像は任意の断面，矢状面（**B**）や冠状面（**C**）などで3Dのまま再断面化可能である．高解像度撮影とVRを組合わせることにより，例えば心臓内心筋線維異常などの表現型を簡単に見出すことができる．

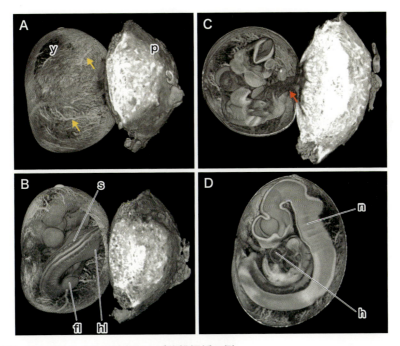

図5 micro-CTによるE10.5 マウス胎仔および胎盤解析の例

A）E10.5羊膜（中に胎仔含む），および胎盤3Dイメージ．**B**）E10.5胎仔および胎盤3Dイメージ（羊膜一部切断）．**C**）E10.5胎仔および胎盤3Dイメージ（中央部で切断）．**D**）E10.5胎仔3Dイメージ（矢状断面像）．E10.5胚を羊膜（**y**）および胎盤（**p**）ごとVR法により画像化した（**A**）．2D解析ではわかりにくい羊膜（**y**）上の血管網（⇨）や胎盤の大きさなどをはっきり認識できる．その羊膜の一部を画像上で取り除いた．羊膜内胎仔の体節（**s**），前肢芽（**fl**），後肢芽（**hl**）の様子がわかる（**B**）．さらに胎仔，胎盤ともに中央部分で切断した（**C**）．胎仔と胎盤の位置関係，臍帯（→）の状態などが把握できる．角度を変更し，胎仔の矢状面で断面化した（**D**）．発生中の神経管（**n**）や心臓（**h**）の構造が理解できる．このように造影micro-CT解析では，胎盤，羊膜上の血管網，体節，四肢，臍帯，心臓，神経管など，多くの表現型を簡単に3Dで解析できる．また，同じデータセットを用いた2D再解析や面積，体積，長さの定量解析，多彩な手法を用いた各種イメージング解析も可能である．

ング解析のイメージを掴んでいただければ幸いである．

受託サービス

　海外には，カナダのトロントのMICe（Mouse Imaging Centre）など，micro-CTやMRIなどのイメージング解析を総合的に行うセンターがある．日本では，骨量解析などの受託サービスを行う企業はあるが，形態イメージング解析をトータルでサポートする解析センターは今のところない．イメージング解析を行っているいくつかの研究機関でも共同研究ベースの解析に留まっているのが現状である．イメージング解析の重要性がますます増している今日において，日本においても一刻も早いイメージング解析センターの立ち上げが望まれる．

おわりに

　micro-CTを用いたイメージング解析法は，これまで骨，脂肪の定量・構造解析に威力を発揮してきたが，造影技術の開発によりその守備範囲が軟組織にまで広がった．その解析力はきわめて強力であり，またその潜在能力も高い．実際に，マウス全遺伝子のノックアウトマウス表現型を解析し，遺伝子機能のカタログ化をめざす国際マウス表現型解析コンソーシアム（IMPC）では，胎生致死表現型解析にこのmicro-CTによるイメージング解析が実施されており，高速に，かつ詳細なデータが蓄積されている．さらに，すでに報告がある遺伝子ノックアウト系統の再解析においても，この解析法により新規表現型が続々と見出されている[13]．CTメーカーもこの軟組織イメージングに注目しており，より適したデバイスやアプリケーションの開発に注力してきている．現在，研究室にmicro-CTがないとしても，大学，研究所でCT機器を所有しているところは多い．まずは，それらを使って自分のマウスを調べてみてはいかがだろうか．きっとCT解析の威力が実感できるはずだ．さらにそれが新たな表現型発見につながれば幸いである．

文献・URL

1) Nabeshima Y, et al : Sci Rep, 4 : 5847, 2014
2) Metscher BD : BMC Physiol, 9 : 11, 2009
3) Metscher BD : Dev Dyn, 238 : 632-640, 2009
4) Degenhardt K, et al : Circ Cardiovasc Imaging, 3 : 314-322, 2010
5) Adams D, et al : Dis Model Mech, 6 : 571-579, 2013
6) Johnson JT, et al : PLoS Genet, 2 : e61, 2006
7) Tamura M, et al : Hum Mol Genet, 22 : 2471-2481, 2013
8) Wong MD, et al : Development, 139 : 3248-3256, 2012
9) Wong MD, et al : Development, 141 : 2533-2541, 2014
10) Roy S, et al : Med Image Comput Comput Assist Interv, 16 : 437-444, 2013
11) Xie Z, et al : J Med Imaging (Bellingham), 2 : 041003, 2015
12) Wong MD, et al : Development, 142 : 3583-3591, 2015
13) 国際マウス表現型解析コンソーシアム（IMPC）（http://www.mousephenotype.org）

◆ イメージングはイメージが大切！

　サンプリング後に固定し，造影をかける場合にはそのサンプルづくりが非常に重要になってくる．成体の心臓サンプルを固定するときに痙攣を起こした状態で固定してしまえば，自ずとCT画像も変形したイメージになってしまう．成体サンプルであれば，固定時に痙攣による変形があったかどうかは画像から判断できるが，胎仔期，例えばE10.5日の心臓の形態変化などではその判断が非常に難しい．さらにいえば，この時期の心臓を固定するときに，その心臓が拡張期なのか収縮期なのかで印象はがらりと変わる．このような場合には，サンプリング時に用いるPBSにキレート剤であるEDTAを入れたPBS/EDTAにより心臓を収縮させないように処理したうえで固定する．こうすることにより多サンプル比較においても同一条件でのイメージングが可能となる．イメージング解析には，サンプル作製時から最終画像がどうなるかをイメージして行うことが大切だ！

第3章 マウスをみよう

6 胚性致死（胎生致死）

築山智之，依馬正次

解析のポイント

- ジェノタイピングを正確に行い，野生型胚との比較を慎重に行う．GFPノックインなどのレポーター遺伝子を導入しておくことで，表現型解析が容易になる．
- 複数の発生段階で解剖を行い，異常が現れる正確な時期を把握する．
- 初期の致死性を回避したい場合，コンディショナルノックアウトの作製などを検討する．
- 細胞数，形態，細胞死，マーカー遺伝子のmRNA・タンパク質の局在変化について詳細に調べる．

はじめに

遺伝子改変マウスにおいて，胚性致死（胎生致死）すなわち出生前の段階での死亡となる例がしばしばみられる．本項では，これら胚性致死となる場合についての表現型解析の流れについて概説する．

多くの遺伝子はさまざまな発生段階や組織において異なった機能をもつことが多い．そのため，胚性致死となった場合，どの発生段階や組織における遺伝子の機能を解析したいかによって大きく対応が異なる．つまり，胚性致死マウスの発生初期の段階における機能を知りたい場合は標準的なノックアウトでよいものの，発生後期または出生後における遺伝子機能を知りたい場合には条件付きのノックアウト（コンディショナルノックアウト）などを行い発生初期の胚性致死を回避する必要がある．どちらを選択すべきかを事前によく検討すべきであり，関心のある遺伝子の発現様態を丹念に調べておくことが望ましい．

また，事前に丹念に検討を行ったとしても，必ずしも期待通りの表現型を示すとは限らない．そのため，解析を予定していた段階よりも早くマウスが致死となった場合には，何が原因でそうなったのか慎重に検討する必要がある．

変異を導入したES細胞のキメラが胚性致死となる場合

まずは，変異を導入したES細胞を用いて作製したキメラが胚性致死となってしまい，解析のための次世代を得ることができない場合の対処法について述べる（flowchart①A）．

これは，変異が優性で，変異ES細胞のキメラへの寄与が有害である場合に起こると考えられるが，単純に喰殺の見落としや技術的問題に起因する可能性もある．それらを区別するために，まず，仮親マウスの子宮を調べて着床痕を確認し，出生にいたった個体数と比較することで喰殺を見落としていないか調べる必要がある．次に，キメラマウス作製にあたって技術的に問題がないか調べるために，毛色の違う野生型マウスを同時に移植し，キメラ特異的に胚性致死となるか確認する．

最後に，ES細胞自体が原因か変異導入が原因か調べる．変異を入れていない野生型のES細胞でも同様の現象がみられる場合，ES細胞のキメラへの寄与自体が有

flowchart ①

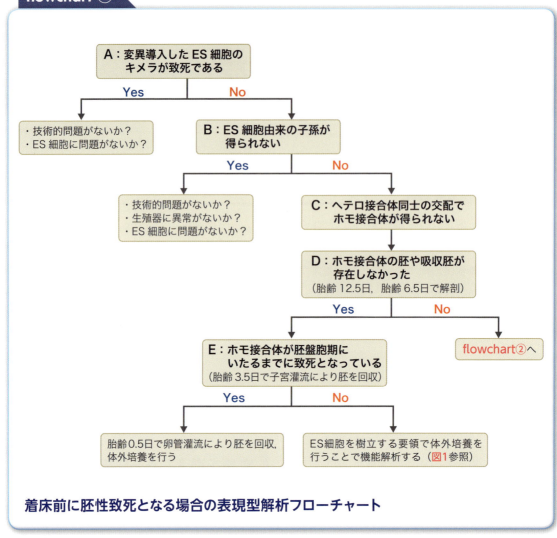

着床前に胚性致死となる場合の表現型解析フローチャート

害であると考えられる．この場合，より継代初期のES細胞や異なるES細胞株を用いてやり直す必要がある．マーカーをES細胞もしくはレシピエント胚に導入して，キメラ内のES細胞寄与の度合いと分布を可視化し，それが影響しているか確認してもよい．

野生型のES細胞ではキメラができるが，変異を入れるとキメラが致死となる場合，まず，ES細胞の核型解析を行い，異数体が生じていないかチェックする．異数体が多数生じていることがわかった場合，サブクローニングを行い，正常な核型を示す細胞株を樹立して再度キメラ作製を行う必要がある．あるいは，ES細胞における変異導入時のジェノタイピングで複数株当たりがあった場合，その異なる細胞株でキメラ作製を行っ

てもよい．可能であれば，最初から複数株のES細胞株を用いてキメラ作製を行うのが望ましい．

これらのチェックを行ってもなお，原因が特定されないときにはじめて，ES細胞へ導入した変異により胚性致死となるという表現型を示す可能性を考える．この例として，Gata1のノックアウトがあげられる[1]．Gata1はX連鎖遺伝子であり，ノックアウトのキメラマウスは赤血球分化に異常をきたし致死となる．

ES細胞由来の子孫が得られない場合

キメラからES細胞由来の子孫が得られない場合，胚性致死となる表現型であるのか単純に技術的な問題に起因するのか，区別する必要がある（flowchart①B）．

最初に，キメラマウスが不妊となる可能性を考える．キメラの生殖器の発生が正常か確認し，得られたキメラが半陰陽[※1]であるなど不妊であることが明らかな場合，より多くのキメラを作製して交配に用いればよい．次に，ES細胞が生殖細胞寄与能を消失していないか調べる．これにあたっては，前述のES細胞のチェック法が参考になる．ES細胞が原因であった場合，やはり，異なる細胞株を用いるか，サブクローニングするのが有効である．どうしてもなお，子孫が得られない場合，それこそが表現型である可能性がある．この例として，VEGF-Aのノックアウトがあげられる[2) 3)]．

なお，キメラ由来のヘテロマウスが生まれたとしても，繁殖能がない，あるいは性に偏りが生じる場合，変異が優性，あるいは性染色体連鎖，インプリンティング遺伝子の変異がその表現型を生み出していると考えられる．これらについては，全ゲノム解析が進んだ今，事前に予想できることも多いので，充分に検討しておくとよい．なお，性特異的な優性変異の場合，反対の性のヘテロ接合体を繁殖させて変異体を維持すればよい．

胚性致死の回避による発生後期における表現型解析

次に，胚発生の初期において致死となることが既知である遺伝子について，発生の後期において表現型解析をしたい場合の胚性致死の回避法について述べる．

1. キメラによるレスキュー

変異体の胚と野生型の胚とのキメラにより，初期の致死性を回避できることがある．この場合，変異は非細胞自律的な影響をおよぼしており，野生型細胞からの因子供給によりレスキューできていると考えられる．また，キメラにおいて変異型細胞と野生型細胞の不均一な分布がみられた場合，変異の影響を検討するうえで有益な情報となる．

なお，レスキューとは異なるが，ヘテロ個体が致死であるVEGF-Aノックアウトの場合のように，テトラプロイドアグリゲーション[※2]（diploid ES↔tetraploid WT embryo）により，F0世代でも表現型解析を進めることもできる[2)]．

2. トランスジーンによるレスキュー

胚性致死の原因となる遺伝子に対するトランスジーンの導入により胚性致死を回避することができる[4)]．この場合，トランスジーンが挿入された染色体部位によって発現レベルが変わり，レスキューの程度が変わる可能性があることに注意する必要がある．

3. コンディショナルノックアウト

Cre/loxPシステムやFlp/FRTシステムなどのリコンビナントシステムを用いることでコンディショナルにノックアウトを行うのが，時間と費用に余裕がある場合，最も有効なレスキュー法となる．この場合，loxP・FRTの近辺に制限酵素認識配列を入れることでジェノタイピングが容易になる（コード領域の場合，サイレント変異を利用すればよい）（第2章-3参照）．なお，コンディショナルアレルが野生型アレルと同様に機能しているか，リコンビナーゼを発現させて狙い通りに除去できるかを事前に調べておくのが無難である．後者については，マウスを作製する前に，コンディショナルノックアウトアレルをもつES細胞において調べておくとよい．

※1　**半陰陽**
ES細胞株の多くは雄である．よって，雌の胚とのキメラでES細胞の寄与率が低い場合，キメラ個体は雄と雌の両方の生殖器をもつことがある．このような個体を半陰陽キメラといい，不妊となる．

※2　**テトラプロイドアグリゲーション**
テトラプロイド胚（4倍体胚）は，ディプロイド（2倍体）のES細胞とキメラを作製すると，胚体外組織には寄与できるが胎仔には寄与しない．よって100% ES細胞由来の胎仔を作出することができる．

4. 発現調節領域における変異誘導

　胚性致死の原因となっている遺伝子に組織特異的エンハンサーが同定されている場合，表現型解析をしたい組織における発現調節にかかわるエンハンサーに変異を誘導することにより，その組織特異的に発現を欠損・変化させることで，初期の致死性を回避しつつ，表現型解析できる場合もある[5]．

ホモ接合体の死亡時期の推定法

　ヘテロ接合体同士の交配によって得られた子孫においてジェノタイピング[*1]を行ったものの，ホモ接合体が得られない場合，予期せぬ胚性致死が起こった可能性が示唆される（flowchart①C）．この場合，まずは，本当にホモ接合体が致死なのかを慎重に確認し，致死であることが確実な場合，死亡時期を推定する必要がある．

　なお，ホモ接合性致死変異の場合，ヘテロ接合性の雌は胎仔を得るために屠殺する必要があるので，多めにマウスを維持する必要がある．

1. ホモ接合性致死かどうかの確認

　まず，単純に調べた個体数が少なすぎてホモ接合体が得られなかったという可能性が考えられる．カイ2乗検定で有意な結果を得るためには，少なくとも18個体（5％有意水準）あるいは30個体（1％有意水準）についてジェノタイピングする必要がある．

2. 胎齢12.5日における解剖と推定

　ホモ接合体が胚性致死となることに確証が得られた場合，死亡時期の推定をする必要がある．これにあたってはまず，得られる情報が多く解剖も容易な胎齢12.5日の胚を調べるとよい．着床した胚のジェノタイピングを行い，ホモ接合体が生存しているか確かめる．なお，この際，胚を回収するときに，母獣の卵巣を取り出し，黄体を数えることによって，排卵された卵母細胞の数を推定できる[*2]．これを着床した胚の数と比較することで，死亡時期についてある程度推定できる[*3]．

着床前致死となる場合

　胎齢12.5日での解剖においてホモ接合体の胚や吸収胚が存在しなかった場合，胎齢6.5日で再解剖を行い，それでもホモ接合体の胚や吸収胚が存在しなかった場合，着床までに致死となったと考えられる（flowchart①D）．

1. 卵割期〜初期胚盤胞における致死

　まず，胎齢3.5日において子宮灌流を行い，得られた胚の数を黄体の数と比較し，すべての胚が回収できたことを確認してから，どの発生段階で停止しているか観察する．その後，ジェノタイピングを行い，ホモ接合体が致死となっているか確認する．ホモ接合体が胚盤胞期にいたるまでに致死となっていることが明らかとなった場合，胎齢0.5日において卵管灌流をして胚を回収し，体外培養を行ってどの発生段階で停止しているか観察すればよい．細胞数，形態，細胞死，マーカー遺伝子のmRNA・タンパク質の局在変化について詳細に調べることで，ある程度，遺伝子産物の機能を推定できる．

2. 胚盤胞〜着床における致死

　胎齢3.5日におけるジェノタイピングの結果，ホモ接合体であっても正常な胚盤胞を形成できることが明

※3　浸透度
ES細胞は129系統のマウス由来であることが多い．よって，ES細胞を介して遺伝子改変動物を作製する際には，B6系統などにバッククロスをすることが多い．この場合，遺伝的背景の影響により初期の世代では変異形質が現れないことがある．遺伝子変異をもつ個体のうち，変異形質を現す個体の割合を浸透度という．

[*1] 可能であればGFPノックインなどのレポーター遺伝子を導入しておき，ジェノタイピングの手間を省くことも有用である．
[*2] ジェノタイピングの際には，母獣のヘテロ接合体のDNAのコンタミに注意する．
[*3] 死亡時期のばらつきが大きい場合，表現型の浸透度[*3]が低く，まだ表現型が安定していない可能性があることに注意する．

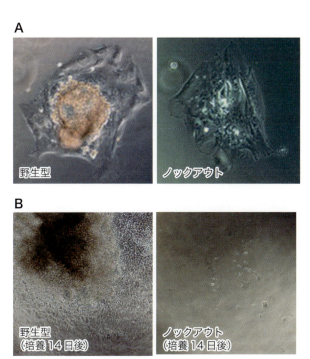

図1 着床前胚の体外培養による表現型解析
A) Klf5ノックアウト胚ではICM細胞の増殖がみられない．B) 免疫手術により単離したICMをディッシュに接着させて培養すると，野生型ではICM細胞が増殖しES細胞を樹立できるが，Klf5ノックアウトICM細胞からはES細胞が樹立できない．文献6より引用．

らかとなった場合，着床までに致死となったと考えられる（flowchart①E）．この場合，ES細胞を樹立する要領で体外培養を行うことで機能解析する．透明帯からの脱出（ハッチング），ディッシュへの付着，内部細胞塊（ICM）の増殖と栄養膜巨細胞の分化について観察を行えばよい．なお，ハッチングに異常がみられた場合，酸性タイロードを用いて透明帯を除去し，その後の発生にも異常がみられないか判定する．栄養外胚葉分化に異常がある場合，免疫手術を用いてICMを分離して培養し，増殖するか，表面部における原始内胚葉への分化が起こるかを観察する．

着床前に致死となる例として，Klf5のノックアウトがあげられる[6]．Klf5をノックアウトすると，ICMの増殖と未分化性維持に異常が起き，着床できずに致死となる（図1）．

なお，Sox17のように，母獣の子宮内膜に異常な表現型が出るため，着床しないということも考えられるので考慮すべきである[7]．

胎齢4.5～9.5日で致死となる場合

胎齢12.5日での解剖においてホモ接合体の吸収胚が存在した場合，尿膜循環が完成するまでに致死となったと考えられる．胚の変性具合に応じて，胎齢7.5日や胎齢9.5日などで再度解剖を行い，胚に異常が現れる時期を特定する．なお，解剖時には，心臓の拍動の有無や血液の有無，血管形成の程度などの形態的特徴について注意深く観察する．着床前と同様，細胞数，形態，細胞死，マーカー遺伝子のmRNA・タンパク質の局在変化について詳細に調べることで，ある程度，遺伝子産物の機能を推定できる．この際，遺伝子変異による一次的な異常と，それによって引き起こされる一連の二次的な異常を区別できるように慎重に検討するとよい．解析したい組織を取り出し，単独もしくは正常組織と組合わせて組織培養を行うことで有用な情報が得られることが多い．より長期にわたって解析を

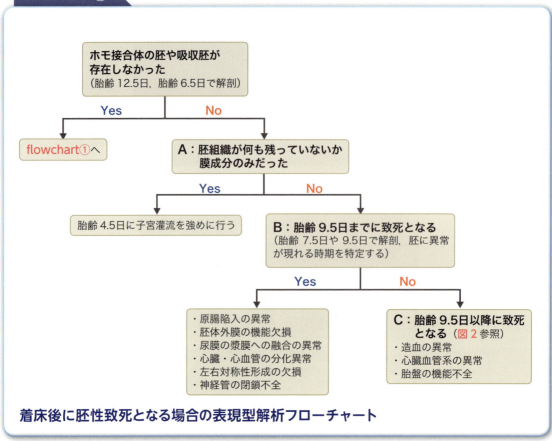

着床後に胚性致死となる場合の表現型解析フローチャート

行いたい場合は，組織適合性のある宿主に移植することで分化能の検討ができる．多能性幹細胞株が樹立できる場合，それから特定の組織への分化誘導を行うことでも分化能の検定ができる．

1. 着床直後における致死

胎齢12.5日での解剖において胚組織が何も残っていないか膜成分のみだった場合，着床直後に致死となったと考えられる（flowchart②A）．この場合，回収率は悪いものの，胎齢4.5日に子宮灌流を強めに行うことで胚を回収でき，形態観察や細胞数の計測ができる．

2. 致死時期の推定

原腸陥入は胎齢6.5日前後から起こる．胚の形や大きさ，原始線条の伸長具合や原始結節の有無を観察し，どの段階で異常が起きているか推定できる．
神経板期から神経ヒダ期では，尿膜芽の有無やその長さ，神経ヒダの形態を観察する．胎齢8.0〜9.5日では，体節数を数えることで，どの段階で異常が起きているか推定できる．

胎齢9.5日までに致死となる場合，原腸陥入の異常[8]，胚体外膜の機能欠損[9]，尿膜の漿膜への融合の異常[10]，心臓・心血管の分化異常[11]による致死が最も考えられるので注意深く観察する（flowchart②B）．なお，心臓血管系の機能が不十分な場合，発生遅延につながる．胎齢8.5〜9.0日までに，両側性の心筒が正中で融合し心臓原基を形成しているか調べる．

3. 左右非対称性形成の欠損

胎齢9.5日以降において，心臓のループがC字型であり右側に向かって形成されているか，尾と胎盤が胚の右側に位置しているか，卵黄嚢血管が胚の左側より出現し，胎盤と反対側に伸長しているか，脾臓と胃が腹腔の左側に位置しているか調べることで，左右非対称性形成の欠損が生じているか調べる．なお，左右非対称性の欠損によって致死にはいたらない．

4. 神経管の閉鎖不全

神経管の閉鎖は胎齢8.5日前後から起こる．後脳-頸部の移行部，前脳-中脳接合部，および神経管の前端から段階的に閉鎖が起きているか調べる．なお，神経管の閉鎖不全によって致死となるが，部分的である場合には致死にはいたらないケースもある．

胎齢9.5日以降に致死となる場合

胎齢12.5日での解剖においてホモ接合体の胚が生存している，あるいは変性中の胚が存在した場合，尿膜循環が完成した後から出生までの間に致死となったと考えられる（flowchart②C）．この場合，胎齢16.5日前後で解剖を行い死亡時期の限定を行えばよい．この時期に，栄養・酸素の供給，老廃物の除去が，胚膜を通過する拡散から漿尿膜胎盤を通したものに変わり，心臓が胚と胎盤に血液を供給するために機能するようになる．よって，この時期の胚性致死は，心臓血管系，血球形成，胎盤機能不全がほとんどである．この際も，やはり細胞数，形態，細胞死，マーカー遺伝子のmRNA・タンパク質の局在変化について詳細に調べることが重要である．

1. 造血の異常による致死

胎齢9.5日以降の造血機能不全による死亡は，赤血球の形成不全や機能不全がほとんどである[12]．対照胚と比較し，貧血のため白っぽく，発育遅延がみられる（図2A）．血液の塗抹標本（第3章-3参照）を作製し，形態，血球の染色性，赤血球の核の有無を調べ，変異体のもつ赤血球が胚型か成体型かどちらのタイプのヘモグロビンをもつか検討する．初期造血異常の場合，胎齢9～10日までに貧血で致死となるが，成体型造血異常の場合は，胎齢12.5日以降に致死となる場合がある．また，赤血球前駆細胞を取り出し，コロニー形成解析を行い，赤血球産生能を定量的に評価できる[13) 14)]．

2. 心臓血管系の異常による致死

胎齢9.5日以降の胚性致死で最も多くみられるのが心臓血管系の異常である[15)～18)]（図2B，C）．二次的な異常が急速に引き起こされるため，心臓だけではなく，卵黄嚢・胎仔・臍帯の脈管構造，内胚葉，神経堤細胞について検討する必要がある．成長遅延，肝臓の充血，組織浮腫，心嚢滲出，心臓ルーピングパターンの変化，拍動の欠如・不規則性などがみられることが多い．胚の死亡時期が確認できたら，それよりも早い時期に解剖を行い，心臓の大きさ，心房心室の形成度，左右の非対称性，心内膜隆起や心臓中隔が正常かにつ

◆ Klf5，初期発生，そしてiPS細胞

2003年当時，筆者の1人（依馬）は血管形成の分子メカニズムに迫る目的でKlf5ノックアウトマウスの表現型を解析していた．Klf5は血管平滑筋，胎盤などに発現することが報告されていたが，ノックアウトマウスは血管形成が起こるよりずっと早期に致死であり，胚盤胞胚は着床しないことで致死となることを明らかにした．また，胚盤胞胚を培養皿上で培養すると，図1のようにICM細胞の増殖が認められないことも見出し，これらの結果を2004年1月にキーストン・ステムセルシンポジウムで発表した．同シンポジウムでは，前年にNanogやE-Rasの報告をされた山中先生が（今では信じられないことだが）short talkの演者として話をされていたが，Klf5ノックアウトマウス，ノックアウトES細胞についての実験の進め方について御助言をいただいたばかりか，後日プラスミドDNAを多数送っていただいた．それらのプラスミドを用いて，Klf5がES細胞の多能性維持，増殖に重要な遺伝子であることを明らかにすることができた．その後，2006年3月にカナダ・ウィスラーで開催されたキーストン・ステムセルシンポジウムにおいて，山中先生が公の場ではじめてiPS細胞の発表をされたが，論文がいまだ受理されていなかったため，因子の名前は明かさなかった．会場にいた筆者は，Klf5かKlf4が含まれているのではないかと予想したが，結果は周知の通りである．Klf4自体は初期発生に必要ではないため，Klf5が本来有する初期発生過程における多能性獲得メカニズムを体細胞で惹起することで，初期化を起こしているのではないかと推測している．

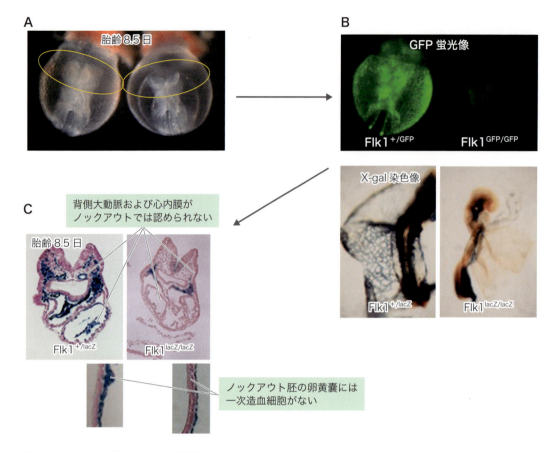

図2　造血・心臓血管系の表現型解析の例
　A）Flk1ノックアウトの解析．胎齢9〜10日ごろに致死となる．ぱっと見たところ，右の胚は赤くない．明確なBlood island（血島）がみられないので，造血系もしくは血管系の異常が疑われる．しかし，そもそもジェノタイピングをしないと，ノックアウトなのかもわからない．B）明視野像でわかりづらくても，GFPもしくはlacZを導入しておけば，蛍光像，X-gal染色像だけで右のサンプルがノックアウトだと判断できる（最初はPCRも行う）．**上段**：Flk1 $^{+/GFP}$ では，Flk1遺伝子座にGFPがヘテロにノックインされており，GFP蛍光により血管が可視化される．一方，Flk1 $^{GFP/GFP}$ では，Flk1がノックアウトされており，血管系の異常のため，ほとんどGFPがみられなくなる．**下段**：Flk1 $^{+/lacZ}$，Flk1 $^{lacZ/lacZ}$ では，X-gal染色を行うことで同様の結果が得られる．C）切片を作製し，対比染色を行うと，さらに詳細な表現型がみえてくる．

いて調べ，胚体外膜における血管形成や血液の有無についても検討する．

3. 胎盤の機能不全による致死

　見過ごされがちではあるが，胎齢9.5日以降の胚性致死で他にみられるのが胎盤の機能不全である[9]．よって，検討している遺伝子が卵黄嚢もしくは胎盤に発現しているか調べてみるとよい．卵黄嚢に異常がある場合，薄く透明にみえる，淡色で血管や血球が観察されない，血管形成パターンの異常などがしばしばみられる[19]．胎盤に異常がある場合，サイズが正常でない，同心円状の組織が観察されない，非常に鮮やかな赤色

であるラビリンスが観察されないなどがみられる[9]．

おわりに

　いずれの解析においても最も大切なことは，胚のジェノタイプを正確に把握し，野生型の対照個体と比較し，細胞もしくは組織に起きる最初の異常がどの時期に起きるかを正確に知ることである．

　これまでES細胞を介して作製されてきた遺伝子ターゲティングマウスが，ZFN，TALEN，CRISPR/Cas9

といったゲノム編集技術が開発されたことにより，非常に容易に作製できるようになった（**第2章-2**参照）．技術的に容易になったのみならず，F0で解析したり，複数遺伝子を同時に改変することも可能になってきている．本項では，ES細胞を介した"昔ながらの"遺伝子改変マウスの解析の流れを概説したが，"新時代の"遺伝子改変マウスの解析にあたっても有用である知識が多いと思われる．少しでも多くの読者の役に立てれば幸いである．

文献

1) Pevny L, et al：Nature, 349：257-260, 1991
2) Carmeliet P, et al：Nature, 380：435-439, 1996
3) Ferrara N, et al：Nature, 380：439-442, 1996
4) Haigh JJ, et al：Blood, 103：912-920, 2004
5) Arango NA, et al：Cell, 99：409-419, 1999
6) Ema M, et al：Cell Stem Cell, 3：555-567, 2008
7) Hirate Y, et al：Sci Rep, 6：24171, 2016
8) Liu P, et al：Nat Genet, 22：361-365, 1999
9) Morasso MI, et al：Proc Natl Acad Sci U S A, 96：162-167, 1999
10) Naiche LA & Papaioannou VE：Development, 130：2681-2693, 2003
11) Lin Q, et al：Science, 276：1404-1407, 1997
12) Chang H, et al：Development, 126：1631-1642, 1999
13) Hidaka M, et al：Proc Natl Acad Sci U S A, 96：7370-7375, 1999
14) Schuh AC, et al：Proc Natl Acad Sci U S A, 96：2159-2164, 1999
15) Shalaby F, et al：Cell, 89：981-990, 1997
16) Shalaby F, et al：Nature, 376：62-66, 1995
17) Harrelson Z, et al：Development, 131：5041-5052, 2004
18) Jerome LA & Papaioannou VE：Nat Genet, 27：286-291, 2001
19) Davenport TG, et al：Development, 130：2263-2273, 2003

参考図書

▶ 「Mouse Phenotypes：A Handbook of Mutation Analysis」（Papaioannou VE & Behringer RR/eds），Cold Spring Harbor Laboratory Press, 2004
▶ 「Manipulating the Mouse Embryo：A Laboratory Manual Fourth Edition」（Behringer RR, et al/eds），Cold Spring Harbor Laboratory Press, 2014
　⇒ 胚の体外培養の実際の手技については，この本を参照するとよい．

第3章 マウスをみよう

7 行動解析
遺伝子の脳機能における役割を探索するための網羅的行動テストバッテリー

田中三佳，服部聡子，昌子浩孝，宮川　剛

解析のポイント

- 実験群に対して遺伝的背景や生育環境などの条件を統制した適切なコントロール群を準備する．
- 同一個体を用いて網羅的かつ効率的に行動を解析するため，目的に応じて複数種類の行動テストからなる行動テストバッテリーを組み立てる．
- 行動テストバッテリーを行うときは，実験結果にバイアスをかけないようにするため各テストを実施する順番と間隔に注意し，すべての被検体について同様に行う．
- 照明の明るさ，温度，湿度，時間帯などの実験環境を統制する．
- 実験者は個々のマウスの実験条件がわからない状態で実験・解析を行うのが望ましい．

はじめに

マウスの脳では，二万数千個あるうちの実に80％以上もの遺伝子が発現している[1]．これらの遺伝子を操作した遺伝子改変マウスの行動を網羅的に調べると，多くの場合，何らかの異常が見出されることがわかってきた[2]．このように，遺伝子改変マウスの最終アウトプットである行動を調べることは，脳で発現する遺伝子の機能を探るうえで有効な手段として用いられている．行動解析では複数のテストをバッテリー（組合わせ）として行って結果を総合的に判断することが重要である．本項では，限られた数のマウスを用いて，その行動特性を少ない労力と時間で効率的に調べることを可能にする，網羅的行動テストバッテリー[3)4)]（感覚，運動，情動，活動リズム，注意，学習・記憶，社会的行動などさまざまな行動を解析するために用いられている行動テストを組合わせたもの）（flowchart）について述べる．

実験条件のポイントと行動テストの種類

1. マウスの準備

遺伝子改変や薬剤投与などの実験操作を受けた実験群のマウスと，その対照となるコントロール群のマウスを用意する．実験群とコントロール群のマウスでは，実験操作以外の条件（週齢，性別，遺伝的背景，胎内環境，生育環境など）が統制されていることが望ましい．遺伝子改変マウスを用いて実験を行う場合，実験群の遺伝子型に対して適切なコントロール群の遺伝子型は何かを先行論文などを参考にして考え，実験群とコントロール群を同時に得ることができる交配計画を立てることが重要である．野生型のみを業者から購入したり自家繁殖したりして準備し，維持していた遺伝子改変個体と比較するのは適当ではない．また，評価しようとしている実験操作の効果について事前に実験者が何らかの仮説をもっていると，実験者が意図せずに実験データの取得の際にバイアスをかけてしまう可能性があるため（実験者効果），実験者はマウスの遺伝

flowchart

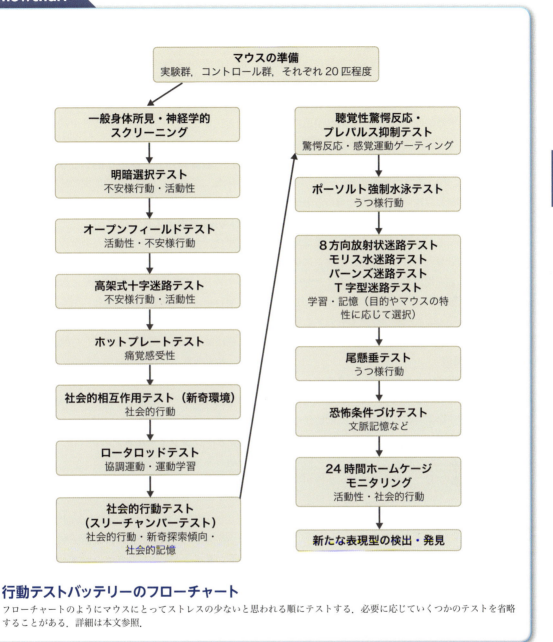

行動テストバッテリーのフローチャート
フローチャートのようにマウスにとってストレスの少ないと思われる順にテストする．必要に応じていくつかのテストを省略することがある．詳細は本文参照．

子型がわからない状態で実験・解析を行うのが望ましい．

1) 遺伝的背景

実験用マウスには，異なる遺伝的背景をもつ系統（例：C57BL/6やBALB/c，129，DBAなど）が存在する．どの系統をバックグラウンド系統とするかによって検出される表現型が異なる場合がある[5) 6)]ので，使用するバックグラウンド系統の選択には注意が必要である（**第1章-2**参照）．遺伝子改変マウスの行動解析を行う場合，バックグラウンド系統としてC57BL/6JやC57BL/6Nが現在よく使われている．遺伝的背景が均一でない場合や不明な場合は，C57BL/6Jか

C57BL/6Nへの戻し交配（バッククロス）を最低5回以上，できれば10回以上行うのが望ましい．

2）行動解析に必要な被検体数

行動解析では，統計的解析によって群間に有意な差があるかどうかを検定する．必要な各群の被検体数は検出しようとしている効果の大きさによって異なるが，1標準偏差分の平均値の差に対して充分な検出力をもつ被検体数として，各群について20匹程度準備することが望ましい．

3）行動解析に用いるマウスの性別

通常，行動解析には雄マウスのみを用いるのが一般的である．これは，雌マウスの場合，性周期の変動により行動も変動する可能性があることと，雌雄両方の結果を用いて統計解析を行った場合，雌雄差により検出力が弱くなる可能性があるためである．ただ，近年は雌マウスも研究に用いるべきだという考え方が強まってきている．余裕があれば雌マウスも評価するとよいだろう．

4）ケージの構成

離乳直後に実験群とコントロール群2匹ずつをまとめて1ケージとし，これを10ケージ程度構成する．その際，同腹仔同士の組合わせを優先し，同腹仔でない場合は週齢，体格や体重などが似通っている個体を組合わせる．離乳後時間が経過すると，ケージ構成時にマウス間でけんかが起こり怪我をする可能性が高くなるので注意する．

2. 行動テストバッテリー (flowchart)

通常，10週齢程度より行動解析を開始する．遠隔記憶など，時間を要する学習・記憶テストの実施には1つのテストあたり1カ月程度かかるが，その他の一連の行動解析はすべてを行っても1～2カ月程度で解析することができるため，研究目的に応じてテストバッテリーを組み立てればよい．行動解析は原則として1日に1種類のテストにより行い，マウスにとってストレスが少ないと思われるテストから順に行う（**第3章-2も参照**）．このテストの順番と間隔に注意し，すべての被検体について同様に行う．個々の実験に際しては，実験の30分前までに実験を行う部屋にマウスをケージごと移動し，環境に馴化させておく．また，照明の明るさ，温度，湿度，時間帯などの実験環境を可能な限り統制する．マウスの行動は騒音に左右されやすいため，われわれの研究室では防音室（図1A）内で実験を行っている．実験を行う順番や，利用する装置（複数の装置を用いて同時に測定する場合）についてカウンターバランスをとることにも留意する[7]．実験終了時には装置を70％エタノールや次亜塩素酸水を染み込ませたペーパータオルなどで拭き，汚れや匂いなどが残らないようにする．

1）一般身体所見・神経学的スクリーニング

体重，直腸温，筋力，髭や毛皮の状態，各種反射を調べる（**第3章-2参照**）．

2）明暗選択テスト[8]（図1B）

マウスが新奇環境下で探索行動を行う性質と，明るい環境を避ける性質とを利用し，不安様行動を評価するテスト．明箱と暗箱を連結させた装置を用いる．まず暗い箱にマウスを入れ，最初に明箱に入るまでの時間（潜時），明箱と暗箱にそれぞれ滞在していた時間と移動距離，明箱と暗箱を行き来した回数などを測定する．移動距離は活動性の指標となる．移動回数，明箱での滞在時間は「情動性」や「不安」の指標となり，移動回数が多く，明箱での滞在時間が長いことは不安様行動の低下を示唆する．

3）オープンフィールドテスト[9]（図1C）

新奇環境における自発的活動性や不安様行動などを評価するテスト．新奇で広く明るい環境であるオープンフィールドの中にマウスを入れて一定時間自由に探索させ，移動距離，中央区画滞在時間などを測定する．移動距離は自発的活動性の指標となり，中央区画滞在時間の長さは不安様行動低下の指標になると考えられている．

4）高架式十字迷路テスト[10]（図1D）

マウスが壁際を好み，高所を避けるという性質を利用した不安様行動を評価するテスト．クローズドアームとオープンアームとを十字に組合わせた迷路にマウスを置き自由に探索させ，それぞれのアームへの進入回数やアームでの滞在時間，移動距離などを測定する．オープンアームへの進入回数・滞在時間の割合は不安様行動低下の指標であると考えられている．移動距離は活動性の指標となる．

5）ホットプレートテスト[11]（図1E）

痛覚感受性を評価するテスト．55℃に熱したプレー

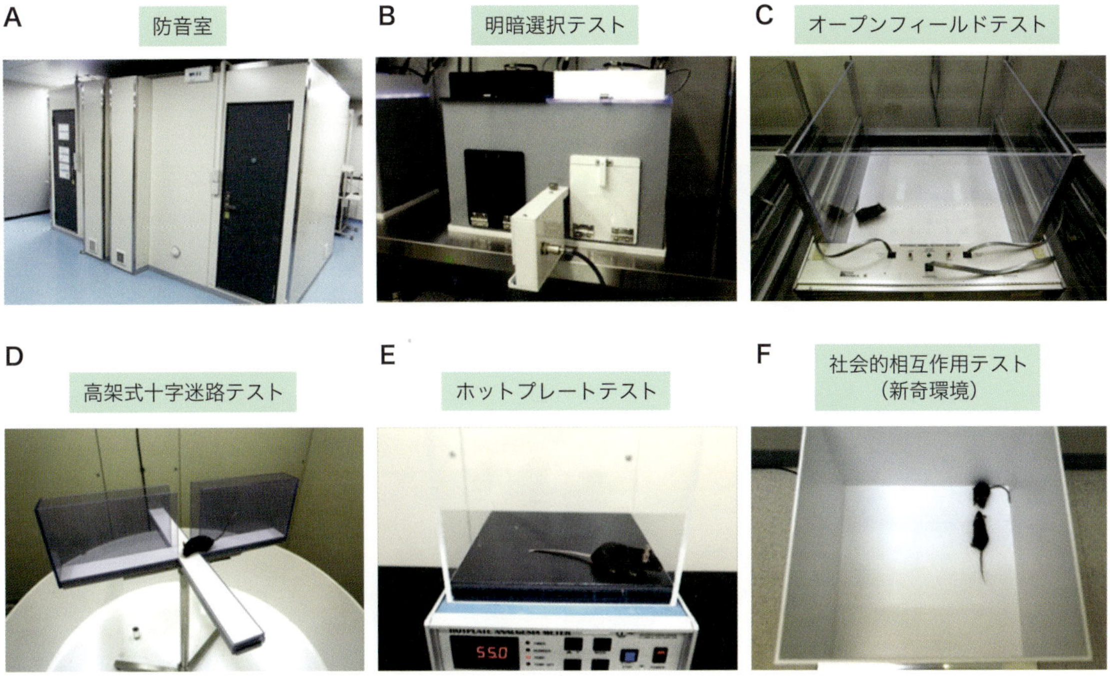

| A 防音室 | B 明暗選択テスト | C オープンフィールドテスト |
| D 高架式十字迷路テスト | E ホットプレートテスト | F 社会的相互作用テスト（新奇環境） |

図1　行動解析装置①
詳細は本文参照.

トにマウスを乗せて，肢を舐めたり擦り合せたりなどの熱に対する反応を起こすまでの時間（潜時）を測定する．反応潜時の長さは痛覚感受性の指標となる．

6) 社会的相互作用テスト（新奇環境）[12]（図1F）

社会的行動を評価するテスト．これまでに出会ったことがない2匹のマウスを新奇な箱に入れると，相手個体に接近して匂いを嗅いだり追従したりするなどの社会的行動を示す．2個体が接触した回数，1回の接触当たりの接触時間，総接触時間，移動距離などを測定することで社会的相互作用を評価する．2匹のマウスは，遺伝子型が同一，週齢・体重が同程度で，それまでに同じケージで飼育された経験がない個体を使用する．

7) ロータロッドテスト[13]（図2A）

協調運動・運動学習を評価するテスト．マウスを回転するロッドの上に乗せ，その上を歩かせる．ロッドの回転スピードを次第に速くし，マウスがロッドから落ちるまでの時間を測定する．マウスが落ちるか5分が経過するまでを1試行とし，1日3試行を2日間行う．マウスがロッドから落ちるまでの時間は，協調運動能力の指標となる．

8) 社会的行動テスト（スリーチャンバーテスト）[14]（図2B）

新奇なマウスに対する被験マウスの接近・回避反応を測定することによって，社会的行動や新奇探索傾向，社会的記憶を評価するテスト．装置は中央の部屋とかごのある左右の部屋に分かれており，マウスは3つの部屋を自由に移動することができる．まず一方の部屋のかごに新奇なマウスを入れ，他方を空にして，被験マウスを中央の部屋に置いて各部屋への移動回数と滞在時間を測定する（第1実験）．次に，第1実験でかごに入れたマウスはそのままにしておき，もう一方の部屋のかごには別の新奇なマウスを入れ，第1実験と同様に被験マウスの行動を測定する（第2実験）．第1実験では，新奇なマウスのいる部屋への移動回数や滞在時間の長さが社会的行動と新奇探索傾向の指標となる．第2実験では，第1実験とは別のマウスのいる部屋への移動回数と滞在時間が新奇探索傾向・社会的記憶の指標となる．

9) 聴覚性驚愕反応・プレパルス抑制テスト[15]（図2C）

突発的に大きな音刺激をマウスに提示したときに生

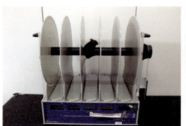
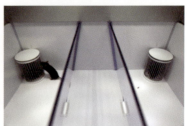
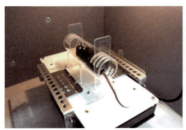
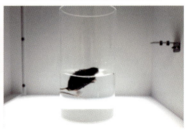

図2 行動解析装置②
詳細は本文参照.

じる体動の大きさから驚愕反応を評価するテスト．また，驚愕反応を引き起こす大きな音刺激を提示する直前に小さな音刺激（プレパルス）を提示することで驚愕反応が抑制される現象（プレパルス抑制）を評価するテスト．プレパルス抑制の大きさは次の計算式で求められる．

プレパルス抑制（％）＝
（1－プレパルスありでの驚愕反応の平均値/プレパルスなしでの驚愕反応の平均値）×100

プレパルス抑制は感覚運動ゲーティングや注意力の指標となる．

10）ポーソルト強制水泳テスト[16]（図2D）

うつ様行動を評価するテスト．マウスは水が入った円筒に入れられると，はじめはその状況から逃避しようと激しく泳ぎ回るが，次第に動かなくなり不動状態となる．この不動状態は，マウスが逃避不可能な状況に対してまるで諦めて絶望しているかのような状態（行動的絶望）にあると解釈されている．この不動状態の時間を測定し，うつ様行動の程度を評価する．

11）8方向放射状迷路テスト[17]（図3A）

マウスが周囲の空間情報を利用して，どの程度正確かつ早く迷路上の所定の位置に置かれた複数の餌（報酬）に到達できるかを調べ，作業記憶[※1]や参照記憶[※2]を評価するテスト．中央のプラットフォームから放射状に延びた8本のアームの先端に報酬となる餌を置き，食事制限によって空腹となったマウスに迷路内の餌を探索させる．効率よく餌を食べるためには，一度訪れたアームの空間的な位置情報を保持しつつ，まだ訪れていない別のアームを選択する必要がある．一度訪れたアームを再度選択した場合はそれを誤反応（エラー）として記録し，その数（エラー数）の少なさを作業記憶の指標とする．毎回特定のアームのみに餌を置いてテストすることにより，参照記憶を評価することもできる．

※1　**作業記憶**
一時的に有効な情報に関する記憶．

※2　**参照記憶**
長期的・継続的に有効な情報に関する記憶．

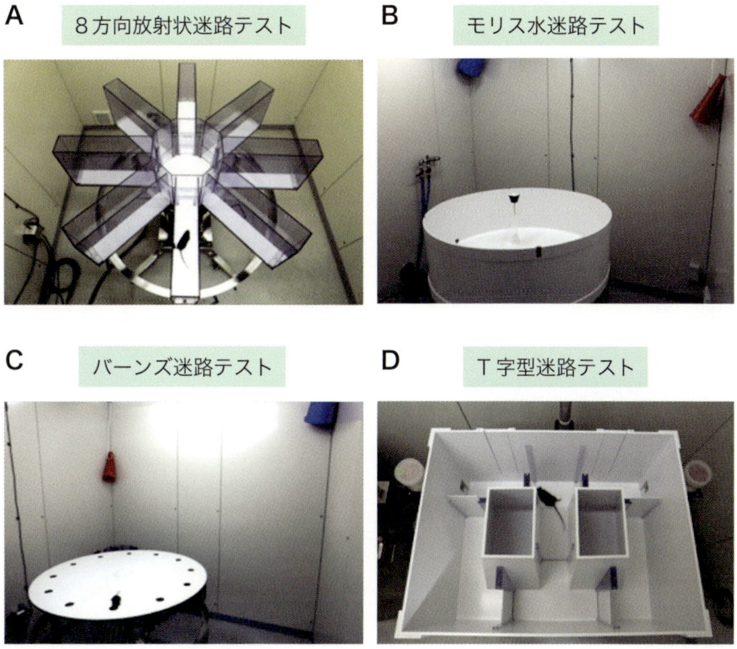

図3 行動解析装置③
詳細は本文参照.

12) モリス水迷路テスト[18]（図3B）

　空間学習・空間記憶を評価するテスト．円形プール内の所定の位置に水面から隠れるようにプラットフォーム（逃避台）を設置する．マウスは，プールの水から逃避するために，空間情報を手がかりにプラットフォームを探し泳いで到達する必要がある．マウスがどのくらい正確かつ早くプラットフォームに到達できるかを測定し，空間学習・空間記憶の指標とする．一般的には，はじめに実験群とコントロール群の水泳能力や視覚能力に差がないことを確認するため，プラットフォーム上に旗などの目印を設置してテストを行う．到達時間や移動距離に差がみられなければ，目印がない状態で探索・学習させる．コントロール群のマウスがある学習基準に到達した後，プローブテストを行う．プローブテストでは，プラットフォームを取り除いた状態でマウスを一定時間自由に探索させる．プラットフォームが設置されていた場所を横切る回数や，プラットフォームが設置されていた領域（4分割）での滞在時間が参照記憶の指標となる．1カ月後に再度プローブテストを行うことで遠隔記憶を評価することもできる．

13) バーンズ迷路テスト[19]（図3C）

　空間学習・空間記憶を評価するテスト．水迷路のドライ版ともいわれる．迷路は円盤状で周辺部に等間隔で穴が開いており，高所に設置され，迷路上は明るく照らされている．そのうち1カ所の穴の下には暗い逃避箱が設置される．マウスが明るく開けた場所を避ける性質を利用して，周囲の空間情報を手がかりに逃避箱の位置までどの程度正確かつ早く逃避できるかを測定し，空間学習・空間記憶を評価する．まずは，逃避箱の位置をマウスごとに一定とし，迷路外の視覚刺激を手がかりに逃避箱の位置を学習させるトレーニングを行う．トレーニング後，逃避箱にたどり着くまでの時間，移動距離，逃避箱が設置されていない穴を探索した回数（エラー数）などを測定する．その後，逃避箱を外した状態でマウスに迷路上を探索させるプローブテストを行う．逃避箱があった場所での滞在時間は参照記憶の指標となる．1カ月後に再度プローブテストを行うことで遠隔記憶を評価することもできる．

14) T字型迷路テスト[20]（図3D）

　作業記憶・参照記憶・固執傾向を評価するテスト．迷路はT字型で，マウスに左右どちらか一方の部屋を

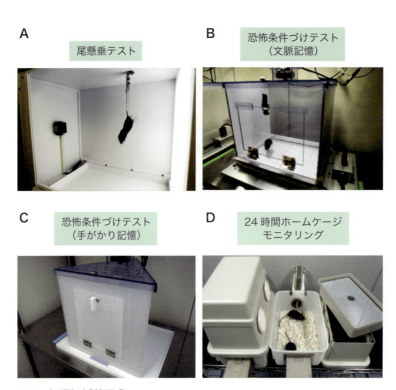

図4　行動解析装置④
詳細は本文参照.

選択させる．作業記憶を評価する自発的交替課題・遅延交替課題と，参照記憶・固執傾向を評価する左右弁別課題・逆転学習課題がある．自発的交替課題・遅延交替課題は，強制選択（見本）試行と自由選択試行から構成される．この課題では，マウスが以前訪れた場所を避けて異なる場所を探索しようとする性質を利用している．まずマウスに左右の部屋のどちらか一方のみに強制的に入るようにドアを開閉して誘導する（強制選択試行）．迷路を一周して戻ってきたら，次にマウスに左右の部屋を自由に選択させる（自由選択試行）．このとき，強制的に選ばせた部屋と逆側の部屋を選択した場合を正反応とする．遅延交替課題では，強制選択試行および自由選択試行で正解の部屋に餌を置き，報酬を誘因として学習させ，コントロールマウスの正反応率が基準（8割程度）を超えるまで試行をくり返す．正反応率は作業記憶の指標となる．遅延交替課題では，強制選択試行終了後に自由選択試行を開始するまでの時間（通常3秒）を10秒，30秒，60秒などに延ばすことで作業記憶の保持能力を評価することができる．左右弁別課題では，餌のある部屋をマウスごとに一定にする．左右の部屋を自由に選ばせて餌のある部屋を選択した場合を正反応とし，参照記憶を評価する．この課題で正反応率が基準に達した場合は，餌を置く部屋を逆にして試行をくり返し，行動の柔軟性や固執傾向を評価する．

15) 尾懸垂テスト[21]（図4A）

うつ様行動を評価するテスト．マウスは，尻尾を固定し逆さに吊るされると脱出しようとして体を動かすが，次第に動かない時間（不動時間）が増えてくる．不動時間はうつ状態の指標であると考えられている．

16) 恐怖条件づけテスト[22]（図4B, C）

マウスに場所や音などの条件刺激（文脈, 手がかりとなる刺激）と電気刺激などの無条件刺激を組合わせて与えることで条件づけした後，条件刺激を再提示した際にマウスがすくみ反応（フリージング）を示す時間の長さを測定し，一定時間あたりのフリージング時間の割合で学習・記憶能力を評価するテスト．条件づけした文脈や手がかり刺激を与えた際のすくみ反応時間の長さは，学習・記憶能力の指標となる．また，条件づけした後に，電気刺激を提示せず条件刺激のみを

くり返し与えると，フリージングが少なくなるが（消去），この消去学習を評価することもできる．さらに，1カ月後に再度テストを実施することで，遠隔記憶を評価することもできる．恐怖条件づけではマウスに電気ショックなどの強い刺激を与えるため，本テストはテストバッテリーの終盤に行うことが多い．

17）24時間ホームケージモニタリング[23]（図4D）

ホームケージでの自発的な活動性を中長期にわたって評価するテスト．飼育用ケージの上部に取り付けた赤外線カメラの画像からマウスの移動活動量を測定し，ホームケージでの活動性を評価する．ケージ内に2匹のマウスを入れて解析することで社会的行動を評価することもできる．マウスの活動量を時系列に沿って捉えることが可能であり，概日リズムの解析にも用いることができる．

行動テストがうまくいかない際の主な原因と対処法

1. 必要数のマウスが得られないとき

必要な個体数が得られない理由としては，不妊，食殺，不育，養育行動の異常などがある．対処方法としては，体外受精，里親の利用，ストレスの少ない環境をつくることなどがあげられる（**第5章-1，第6章-1〜3参照**）．

2. コントロール群の行動量が少ないとき

実験中，コントロール群のマウスの行動量が少ないために評価に困ったときは，照度を暗くしたり，実験環境を変更したりすることにより改善される可能性がある．

優れた統合失調症モデルマウスの発見（と解析）

前脳特異的カルシニューリン欠損マウスの網羅的行動テストバッテリーによる解析から，このマウスが作業記憶の障害，社会的行動の低下，活動量の亢進，プレパルス抑制の低下など，ヒトの統合失調症患者と共通する行動異常を示すことがわかった[24]．そこで，統合失調症のメカニズムの解明を目的として，カルシニューリンの情報伝達経路に関係する分子の遺伝子改変マウスを集めて網羅的行動テストバッテリーにかけてみたところ，αCamKIIのヘテロ欠損マウスが顕著な作業記憶の障害と活動量の亢進を示すことが見出された[25]．さらに，それまでに得られていた他の遺伝子改変マウスの網羅的行動テストバッテリーのデータから，免疫系での役割が知られていたシュヌリ2の遺伝子欠損マウスがよく似た行動異常を示すことがわかった[26]．そしてこれらのモデルマウスの解析から統合失調症のメカニズムの一端が明らかになってきた[26]．

ラットと行動テスト

現在最もよく利用されているマウスの行動テストは，そのほとんどがラットを対象に考案された実験装置やテストの方法を転用したものである．遺伝的背景が均一であることがマウスの大きな利点であるが，ゲノム編集が可能となったことから，今後は遺伝子改変ラットを用いた研究も増えてくると思われる．

---

mini column

◆ 行動解析プロトコールの標準化

日々さまざまな研究室から行動解析のデータを記載した学術論文が発表されているが，それらを比較検討し統合的に理解するには行動解析プロトコールの標準化が不可欠である．これを推進するため，われわれは必要ソフトウェアの無償公開[29]，詳細なプロトコールの公開[30]を行っている．明暗選択テスト，高架式十字迷路テスト，T字型迷路テスト，恐怖条件づけテストのプロトコールについては動画を公開している[7,19,31,32]．また，これまでわれわれが解析してきた系統のうち論文発表を行った58系統については，生データをMouse Phenotype Database[33]で公開しているので参考にしてほしい．

行動解析と繁殖支援

われわれの研究室では，新学術領域研究「包括型脳科学研究推進支援ネットワーク」（平成22〜27年度）のリソース・技術支援として遺伝子改変マウスを対象とした行動解析の支援（系統的脳機能行動解析）を行ってきた（のべ件数，162件の応募，157件の採択）．現時点では，平成27年度から認定されている文科省の共同利用・共同研究拠点[27]と，平成28年度からはじまった先端モデル動物支援プラットフォーム[28]において，行動解析・マウス繁殖支援を行っている．行動解析支援では藤田保健衛生大学総合医科学研究所システム医科学研究部門で目的に応じたテストバッテリーを共同研究として行っている．マウス繁殖支援では，日本科学未来館の動物実験施設において体外受精によるクリーン化などを行っている．

おわりに

マウスの行動解析は時間，費用，労力がかかり，根気のいる仕事であるが，解析の結果，実験群とコントロール群の間に興味深い差が見出されたときの喜びは大きい．個々のテストのプロトコールの詳細については本項で書ききれなかったので，minicolumnのリンクを参考にしてほしい．行動テストバッテリーを用いた解析からより多くの興味深い表現型を示す新しいモデルマウスが発見されることを期待する．

文献・URL

1) Lein ES, et al：Nature, 445：168-176, 2007
2) 「What's Wrong With My Mouse?: Behavioral Phenotyping of Transgenic and Knockout Mice 2nd Edition」（Crawley JN/ed），Wiley, 2007
3) Takao K & Miyakawa T：Ann N Y Acad Sci, 1086：144-159, 2006
4) 脳科学辞典：行動テストバッテリー（https://bsd.neuroinf.jp/wiki/行動テストバッテリー）
5) Holmes A, et al：Neuropsychopharmacology, 27：914-923, 2002
6) Matsuo N, et al：Front Behav Neurosci, 4：29, 2010
7) Takao K, et al：Front Behav Neurosci, 10：99, 2016
8) Takao K & Miyakawa T：J Vis Exp, PMID：18704188, 2006
9) Streng J：Can J Psychol, 25：62-68, 1971
10) Pellow S, et al：J Neurosci Methods, 14：149-167, 1985
11) O'Callaghan JP & Holtzman SG：J Pharmacol Exp Ther, 192：497-505, 1975
12) Tanda K, et al：Mol Brain, 2：19, 2009
13) Jones BJ & Roberts DJ：Naunyn Schmiedebergs Arch Exp Pathol Pharmakol, 259：211, 1968
14) Nadler JJ, et al：Genes Brain Behav, 3：303-314, 2004
15) Geyer MA, et al：Brain Res Bull, 25：485-498, 1990
16) Porsolt RD, et al：Eur J Pharmacol, 47：379-391, 1978
17) Olton DS & Samuelson RJ：J Exp Psychol Anim Behav Process, 2：97-116, 1976
18) Morris RGM：Learn Motiv, 12：239-260, 1981
19) Barnes CA：J Comp Physiol Psychol, 93：74-104, 1979
20) Shoji H, et al：J Vis Exp, PMID：22395674, 2012
21) Cryan JF, et al：Neurosci Biobehav Rev, 29：571-625, 2005
22) Fanselow MS：Pavlov J Biol Sci, 15：177-182, 1980
23) Miyakawa T, et al：Proc Natl Acad Sci U S A, 100：8987-8992, 2003
24) Zeng H, et al：Cell, 107：617-629, 2001
25) Yamasaki N, et al：Mol Brain, 1：6, 2008
26) Takao K, et al：Neuropsychopharmacology, 38：1409-1425, 2013
27) 脳関連遺伝子機能の網羅的解析拠点（http://fujita-hu.ac.jp/~cgbb/）
28) 先端モデル動物支援プラットフォーム（http://model.umin.jp/）
29) Behavior Analysis Software（http://www.mouse-phenotype.org/software.html）
30) CBSN platform（https://cbsn.neuroinf.jp/modules/xoonips/listitem.php?index_id=37）
31) Komada M, et al：J Vis Exp, PMID：19229173, 2008
32) Shoji H, et al：J Vis Exp, PMID：24637495, 2014
33) Mouse Phenotype Database（http://www.mouse-phenotype.org）

第4章 マウスを詳しく調べよう

臓器・器官別解析

1 骨組織系の表現型解析

篠原正浩，浅原弘嗣

解析のポイント

- 骨組織における異常な表現型の有無について，早い段階でみきわめることがきわめて重要である．
- 異常な表現型が認められるのであれば，組織レベルでの解析から異常をきたしている骨組織細胞を適切に判断する．
- *in vitro* における細胞培養系を活用し，分子レベル，細胞レベルでの解析を実施する．
- 骨組織は高度に石灰化された組織なので特殊な解析が必要になる．解析機器類が備わっていないようであれば，受託解析や共同研究などを活用する．

はじめに

骨組織は，身体を支え，内臓を保護し，筋肉と協調して生体の運動機能を司る組織である．それだけではなく，内部に包含する骨髄では造血を行い，またカルシウムやリンといったミネラルの貯蔵庫でもあり，他の臓器の恒常性維持にも関与している．

骨組織には，軟骨を形成する軟骨細胞，骨を形成する骨芽細胞，骨を吸収する破骨細胞，骨芽細胞と破骨細胞の制御を行う骨細胞が存在する．軟骨細胞はコラーゲン，プロテオグリカン，ヒアルロン酸といった軟骨の細胞外マトリクスを産生し，軟骨を形成する．骨芽細胞は，Ⅰ型コラーゲンや非コラーゲン性タンパク質，プロテオグリカンの産生に加えて骨の石灰化を行い，骨形成の中心的役割を果たす．一部の骨芽細胞は自身が産生した骨基質に埋もれ，最終的に骨細胞へと分化する．骨細胞は，長い細胞突起の先端に存在するギャップ結合を介した細胞ネットワークを形成する．これによって骨組織に対する力学的負荷を感知し，骨芽細胞や破骨細胞の制御を行う他，骨の石灰化のコントロール，FGF23の産生を介したリン代謝の制御などを行う．破骨細胞は骨表面に接着する多核の細胞で，酸やプロテアーゼを分泌することで骨基質を分解する細胞である．軟骨細胞や骨芽細胞/骨細胞は間葉系幹細胞から分化し，破骨細胞は造血幹細胞由来の単球・マクロファージ系の細胞から分化する．骨組織の恒常性は，骨組織の細胞群による制御の他，神経や免疫，その他さまざまな組織や臓器による制御も受ける[1]．

骨組織では常に骨の形成と破壊が行われ，古い骨は新しい骨と入れ替わっており（骨のリモデリング）[※1]，正常な状態では骨芽細胞による形成と破骨細胞による吸収のバランスが保たれている．しかし，骨組織の細胞群の分化や機能，骨組織の恒常性にかかわる組織に異常をきたすと骨疾患を発症する．例えば，更年期の

[※1] **骨のモデリングとリモデリング**
骨は形状を変化させながら成長していくが，成長が終わると形状の変化はほとんど起こらない．成長時の形状変化を骨のモデリングとよび，この間適切な骨の形成と破壊が起こることで骨は成長していく．成長後の骨組織は表面的には静的であるが，内部では常に古い骨が壊され新しい骨が形成されている．この一連の形成と吸収の機構をリモデリングとよぶ．

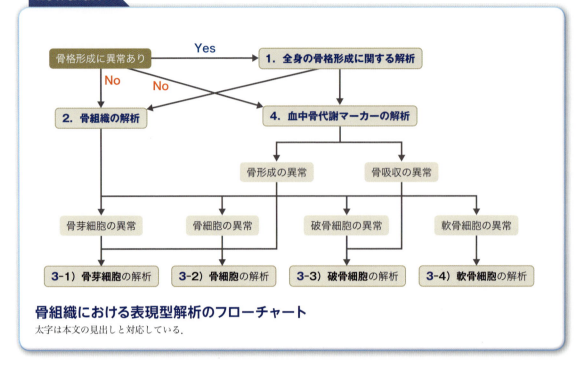

骨組織における表現型解析のフローチャート
太字は本文の見出しと対応している．

女性に多くみられる骨粗鬆症[※2]では，閉経に伴うエストロゲンの低下により骨形成の抑制および骨吸収の亢進が起こる結果，骨量が低下する[2]．また，自己免疫疾患の1つである関節リウマチ[※3]では，免疫系の異常な活性化により炎症性サイトカインレベルが上昇し，軟骨細胞の変性や破骨細胞の活性化を惹起する結果，関節の軟骨や骨が破壊される[3]．

高齢化社会が進むわが国では，要介護となる要因の約25％は骨粗鬆症や関節疾患といった骨組織の疾患である．メタボ関連疾患に次ぐ割合を占めることから，骨粗鬆症研究を含む骨組織の研究は社会的にも大きな使命を背負っている．本項では，骨組織研究に必要な解析項目について紹介したい．

解析に適したマウス系統

マウスの系統によって骨量が異なることから，一連の研究ではかならず同系統のマウスを解析に用いることが必要である（例えば，C57BL/6J系統は骨量が少ない）．また，骨量は加齢に伴ってしだいに減少することや，雄マウスでは雌マウスと比較して骨量が多いことから，性別や週齢にも注意を払う必要がある．

骨組織系における
マウスとヒトの違い

ヒトとマウスの骨組織では，構造上いくつか異なる点が存在する．まず，マウスの皮質骨はヒトと比較して非常に薄いのが特徴であり，その微細構造にも違い

※2 骨粗鬆症
骨形成の低下や骨吸収の促進により骨密度や骨質が低下する．それに伴って，骨強度が低下し，骨折の危険性が高まった病態である．骨粗鬆症は，加齢が要因となる原発性骨粗鬆症とさまざまな疾患が主因となって二次的に発症する続発性骨粗鬆症に分けられる．わが国では約1,000万人の患者数が推計されている．

※3 関節リウマチ
多発性関節炎を主とする炎症性疾患．免疫系の異常な活性化に伴って産生されるTNFやIL-1，IL-6などの炎症性サイトカインにより破骨細胞分化や機能が亢進し，関節局所および全身における骨組織が破壊されていく疾患である．わが国での患者数は100万人前後と推計されている．

が認められる．ヒトの皮質骨は，樹木の年輪のような同心円状の層状円柱構造（＝骨単位，オステオン）がぎっしりと密集して形成されている．しかし，マウスの皮質骨の骨単位はそれほど密集しておらず，明瞭な円柱構造は認められない．また，生体におけるマウスの骨芽細胞や破骨細胞の大きさは，ヒトの細胞の約3分の1程度の大きさといわれている．生物種を超えた研究をする際には，このような点に留意した解析が必要になる．

解析の流れと各解析の詳細
(flowchart)

骨組織解析の大まかな流れとしては，**1. 全身の骨格形成に関する解析**，**2. 骨組織の解析**，**3. 骨組織細胞を用いた解析**，**4. 血中骨代謝マーカーの解析**，となる．誌面の都合上，詳細なプロトコールに関してはここでは述べないので，本項末の参考図書などを参考にしていただければ幸いである．

1. 全身の骨格形成に関する解析

骨組織に異常がある場合，全身の骨格形成の異常や骨組織における石灰化の異常が認められることがある．これらの異常を検出するためには，全身のX線による解析や骨格標本の解析などが有効である．

1）X線解析

X線解析は，小動物用のX線撮影装置があれば骨組織のマクロ構造を簡便に観察することができるうえ，得られる情報も比較的多いため，はじめの解析としては有用である．従来はX線フィルムを用いた方法により解析が行われていたが，現在ではデジタル化された画像による解析が可能となっている．

全身像を取得することにより，骨量，骨の奇形・変形，骨折の有無といった情報が得られる．また，特定の骨組織を摘出し，画像解析することで，骨の長さを正確に計測することも可能である．

2）骨格標本の解析

マウスの骨格を直接観察する方法として，アリザリンレッド染色とアルシアンブルー染色の二重染色による骨組織染色がある．アリザリンレッドはCa^{2+}に親和性が高く，石灰化した骨が染色される．一方，アルシアンブルーは軟骨に含まれるコンドロイチン硫酸，ヒアルロン酸などの酸性ムコ多糖類と結合するため，軟骨組織が染色される．

胎仔・新生仔と成体では石灰化度合いが異なることから，それぞれに適した染色方法が提唱されている[4]．

2. 骨組織の解析

全身の骨格形成に異常がなくても骨構造を詳細に解析すると，何らかの異常をきたしていることが判明することがある．ここでは，骨構造の解析や骨組織の細胞に関する解析を紹介する．

1）micro-CTによる骨構造解析

大腿骨や脛骨，腰椎といった摘出骨を用いてmicro-CTによる三次元構造解析を行う解析である（**図1**）．撮影した画像を，さらに解析用ソフトウェアを使うことにより，さまざまな骨の状態を示す指標が得られる[5]（第3章-5参照）．

例えば，解析用ソフトウェアを用いると，骨内部の海綿骨と骨周囲部の皮質骨の解析が可能となる．海綿骨の解析からは，海綿骨の骨体積密度や海綿骨梁の厚さ，骨梁間の距離などに関する指標が得られる．一方，皮質骨に関しては，皮質骨の厚さや断面積，内周長・外周長などの情報が得られる．さらに，骨の無機成分であるハイドロキシアパタイトの密度があらかじめわかっている骨塩量定量化のためのファントム[※4]を骨組織と同一条件で撮影することにより，海綿骨部分に含まれる骨塩量や皮質骨の骨密度の計測も可能となる．

2）骨形態計測解析

骨組織切片を用いた組織学的解析（第3章-4参照）であり，骨構造に関する情報だけではなく，骨芽細胞や破骨細胞の細胞数や活性に関する情報が得られる[6]．実際に生体内での骨芽細胞による骨形成や破骨細胞による骨吸収がどのような状態になっているかを正しく判断することは，その後の解析の方向性を決定するた

> **※4　骨塩量定量化のためのファントム**
> 密度既知の異なる骨塩量を含むファントムを用いて，CT値と骨塩量の検量線を作成する．この検量線を利用することにより，CT値から骨塩量を算出することが可能となる．さらに，疑似カラーで表示することで局所における骨塩量の分布が視覚化される．

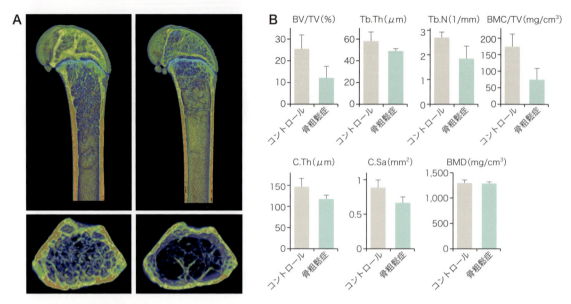

図1　micro-CT解析の例
A）ファントムを用いた骨密度計測の結果を反映したマウス大腿骨遠位部（膝側）のCT画像．カルシウム量が低いと青，高くなるにしたがって赤で表示されている．左側は通常のマウス，右側は骨粗鬆症を発症したマウス．**B**）3D骨形態計測ソフトを利用した骨構造解析の結果．上段は海綿骨の解析，下段は皮質骨の解析．BV/TVは骨体積密度，Tb.Thは海綿骨骨梁の厚さ，Tb.Nは海綿骨の数を示している．BMC/TVは海綿骨の体積あたりの骨塩量を示す．C.Thは皮質骨の厚さ，C.Saは皮質骨の平均断面積を示し，BMDは皮質骨の体積あたりの骨塩量を表している．

めに非常に重要である．定性的・定量的な解析だけではなく，マウスにあらかじめカルセインやテトラサイクリンといった骨の蛍光標識剤を投与することにより，骨組織の動的状態を評価することが可能である．標本の計測により直接算出される面積や長さ，距離，細胞数などは一次パラメータとよばれ，この一次パラメータを基準として骨形成速度や石灰化速度といった二次パラメータが算出される．これらのパラメータのうち代表的なもの，有用なものを**表1**にまとめる．

石灰化された骨と未石灰化状態の類骨を識別することや石灰化骨に取り込まれた標識剤の観察が必要になることから，非脱灰標本の作製が必要となる．また，画像解析機器にて観察と計測を実施することになる．

3）骨組織標本を用いた各種染色による解析

他の組織同様，骨組織も物理化学染色，酵素組織学染色，免疫組織化学染色などの手法による解析が行われる．ここでは，骨組織でよく利用される染色法について紹介する．

①von Kossa染色による骨組織石灰化の解析

硝酸銀を含む染色液で非脱灰標本を染色すると，骨中のカルシウムが銀で置換され，茶褐色〜黒色のリン酸銀を生じる（**図2A**）．したがって，骨基質の石灰化を評価することが可能となる．また，骨基質中に存在する骨細胞の評価も可能であるが，骨細胞に関しては次に述べる鍍銀染色がより有効である．

②鍍銀染色による骨細胞解析

鍍銀染色は神経や細網線維の染色に利用されるが，骨組織においては骨細胞や骨基質中の骨細管の染色に優れている．銀アンモニア錯体の銀鏡反応を利用し，骨基質に存在する骨細胞や骨細胞同士のネットワークを形成している骨細管を染色するものであり，骨細胞数や骨細管の走行性について評価が可能である．

③Tripp Mackey法/Villanueva-Goldner法染色による類骨解析

骨芽細胞は，骨基質の有機成分であるⅠ型コラーゲンを主とするコラーゲンタンパク質や骨シアロタンパク質といった非コラーゲンタンパク質，プロテオグリカンなどを産生する．これらの骨基質はすぐに石灰化されず，類骨とよばれる状態で存在する．石灰化が障害される疾患である骨軟化症やくる病では類骨が増加することから，類骨の染色方法も紹介したい．

Tripp Mackey法は，脱灰前試料をvon Kossa染色

表1 海綿骨の一次/二次パラメータの例

骨構造関連	骨量（組織における海綿骨量の割合）	BV/TV (bone volume/tissue volume, %)
	骨梁幅	Tb.Th (trabecular thickness, μm)
	骨梁数	Tb.N (trabecular number, /mm)
骨吸収関連	吸収面（骨面に対する吸収面の割合）	ES/BS (eroded surface/bone surface, %)
	破骨細胞数（骨面の長さあたりの破骨細胞数）	N.Oc/BS (osteoclast number/bone surface, /mm)
形成関連	骨量に対する類骨量の割合	OV/BV (osteoid volume/bone volume, %)
	骨面の長さに対する類骨面の割合	OS/BS (osteoid surface/bone surface, %)
	類骨の幅	OV/OS または O.Th (osteoid volume/osteoid surface, μm)
	骨面の長さあたりの骨芽細胞数	N.Ob/BS (osteoblast number/bone surface, /mm)
石灰化関連	骨面の長さに対する石灰化面の割合	MS/BS (mineralized surface/bone surface, %)
	1日あたりの骨石灰化速度	MAR (mineral apposition rate, μm/day)
	骨形成速度	BFR/BS (bone formation rate/bone surface, mm^3/mm^2/year)

一次パラメータは直接計測できるもの，二次パラメータは一次パラメータから計算するもの．

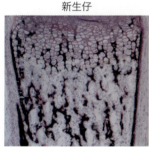
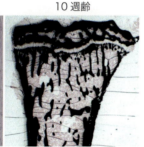

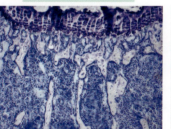
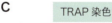
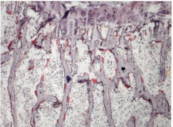

図2 骨組織の各種染色像
A）von Kossa染色．写真左は新生仔，右は10週齢の染色像で，石灰化された部位は黒く染色される．新生仔では，海綿骨部分に石灰化が未熟な赤茶色の部分が認められる．また，上部の成長板軟骨での内軟骨骨化の様子もうかがえる．B）トルイジンブルー染色．白い骨の内部に青く染色された骨細胞が確認される他，成長板軟骨は紫色に染色される．C）TRAP染色．海綿骨の表面に赤く染色された破砕細胞が観察される．

と同様に硝酸銀で染色，脱灰し，薄切標本作製の後にヘマトキシリン・エオシン（HE）染色する染色法である．類骨は赤色，石灰化骨は黒褐色に染色される．

Villanueva-Goldner法では，非脱灰切片を用いて鉄ヘマトキシリンで核を青色，ポンソーフクシンで類骨を朱色に，ナフトールグリーンにより石灰化骨を緑色に染色する．

④サフラニンO/トルイジンブルー/アルシアンブルー染色による軟骨解析

変形性関節症では関節軟骨の変形，軟骨基質の量や質の低下が認められ，このような異常は軟骨組織の染色によって評価が可能である．

サフラニンOはグリコサミノグリカンやプロテオグリカンと結合する色素であり，ファストグリーンFCFとともに染色すると，軟骨基質は赤色，細胞の核が黒色，細胞質などの背景は青緑色に染色される．また，トルイジンブルーやアルシアンブルーもサフラニンOと同様にグリコサミノグリカンやプロテオグリカンと結合し，軟骨基質をそれぞれ紫色および青色に染色する（図2B）．

⑤アルカリホスファターゼ染色による骨芽細胞の解析

骨芽細胞は骨基質タンパク質の他にも特異的なアルカリホスファターゼを産生する．このアルカリホスファターゼの活性を利用し，骨組織における骨芽細胞を評価することが可能である（図3A）．ただし，アルカリホスファターゼは石灰化を行う分化した骨芽細胞だけではなく，骨芽細胞分化途中の細胞でも発現するため，成熟骨芽細胞を評価したい場合には骨形態計測や成熟骨芽細胞特異的に発現する遺伝子の発現を確認した方がよい．

⑥酒石酸耐性酸性ホスファターゼ染色による破骨細胞の解析

破骨細胞は酸やプロテアーゼを産生するとともに，酒石酸耐性酸性ホスファターゼ（TRAP）を発現する．骨芽細胞同様，ホスファターゼの活性を利用して破骨細胞を染色することが可能である（図2C）．

3．骨組織細胞を用いた解析

骨組織の解析結果から骨組織の異常の原因となる細胞を培養し，細胞レベル・分子レベルで解析を行うことは，骨組織の恒常性維持のメカニズム，骨疾患の病態理解，疾患治療薬のスクリーニングなどに重要である．ここでは，骨組織の細胞培養と一般的なアッセイ方法について概説する．

1）骨芽細胞の培養とアッセイ

間葉系幹細胞から分化する骨芽細胞は，*in vitro*においては頭蓋冠や長管骨から調整することが可能である．頭蓋冠における骨形成は膜性骨化であるのに対して長管骨の骨形成は内軟骨骨化という様式の異なる骨形成の形態であるものの，いずれの組織から調整した骨芽細胞であっても性質に本質的な違いはないとされている[7]．

骨芽細胞の前駆細胞の多くは骨表面に接着しているため，マウスの骨片をコラゲナーゼおよびディスパーゼといったプロテアーゼで処理し，遊離してくる細胞を培養して骨芽細胞に分化させる．骨芽細胞分化はβ-グリセロリン酸，アスコルビン酸，デキサメタゾンを含む培地で誘導し，分化培地で約3週間培養すると骨結節の石灰化が認められるようになる．

分化誘導後約1週間の初期段階ではアルカリホスファターゼの発現が上昇するため，ホスファターゼ活性を指標としたアッセイが可能である（図3A）．一方，石灰化の生じる分化後期では，石灰化を指標とするvon Kossa染色やアリザリン染色によるアッセイで評価を行う．この他，Runx2, Osterixといった骨芽細胞分化に重要な転写因子やオステオポンチン，オステオカルシンといった骨芽細胞特異的な分子の発現解析なども重要な解析ポイントである．

2）骨細胞の培養とアッセイ

骨細胞は骨芽細胞系列の細胞の終末分化形態であり，骨基質に埋もれた状態で存在するため，初代培養の骨細胞単離は容易ではない．これまでいくつかの方法が報告されているが，いずれもEDTA処理による骨組織の脱灰とコラゲナーゼによるコラーゲンの分解を基本としている[8) 9)]．

骨芽細胞から骨細胞への分化過程初期，類骨に埋もれた段階での骨細胞ではPhex, Mepeといった分子，周囲が石灰化される分化中期ではDmp1，終末分化形態である成熟骨細胞ではSostやFGF23といった骨細胞系列に特異的な分子の発現が認められることから，これら分子の発現解析が重要である．

3）軟骨細胞の培養とアッセイ

軟骨細胞も骨芽細胞と同様，間葉系幹細胞から分化する．初代軟骨細胞はマウスの関節軟骨や肋軟骨組織からコラゲナーゼ処理により得られる[10)]．

軟骨細胞の分化はアルシアンブルー染色により評価する他，分化過程の比較的早い段階ではSox9やSox5, Sox6といった転写因子が発現し，分化が進むとⅡ型コラーゲンやX型コラーゲン，アグリカンなどを産生することから，これら遺伝子の発現について解析を行う．

4）破骨細胞の培養とアッセイ

破骨細胞は単球/マクロファージから分化する．破骨細胞の分化・機能を解析する方法として，マウス骨髄細胞培養系が用いられる．骨髄細胞をM-CSF存在

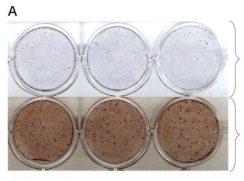

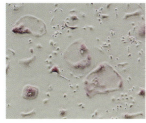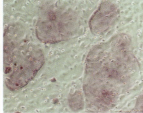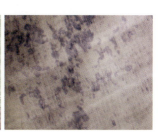

図3　骨組織細胞の培養とアッセイ

A）骨芽細胞の培養．新生仔の頭蓋冠から調製した細胞を骨芽細胞分化誘導培地で培養，分化誘導開始7日目にアルカリホスファターゼ染色（上段），開始21日目にアリザリン染色（下段）を行った．赤く染色される石灰化した骨結節が確認される．B）破骨細胞の培養．マウス骨髄細胞を，RANKLとM-CSFによる単独培養系（左）および骨芽細胞との共存培養系（中央）で培養し，TRAP染色を行った．破骨細胞が赤色に染色される．破骨細胞を象牙切片上で培養後，象牙切片をトルイジンブルーで染色すると，骨吸収によって形成された吸収窩が濃く染色される（右）．

下で培養し，破骨細胞の前駆細胞であるマクロファージを分化誘導した後に，破骨細胞分化因子RANKLを添加することにより破骨細胞に分化させることが可能である[11]（図3B左）．一方，活性化型ビタミンD3とプロスタグランジンE2存在下で骨髄細胞を骨芽細胞と共存培養すると破骨細胞が形成される[12]（図3B中央）．前者の長所は，単独培養系なので遺伝子発現や細胞内シグナルの解析が容易な点である．後者の利点は，単独培養系と比較して生体における破骨細胞分化に近い培養系であることであろう．破骨細胞分化の実験では，両培養系で評価を行い，細胞内のメカニズムを単独培養系で解析する方が望ましい．

破骨細胞分化の評価は，TRAPの活性を利用した染色法により行う．また，破骨細胞の骨吸収能の評価は，破骨細胞を象牙切片上で培養し，骨吸収によって形成される吸収窩（図3B右）の面積の計測や培地中に出てくるコラーゲン分解物（C末端コラーゲンテロペプチド，CTx）の測定により行う．分化初期ではc-Fosの発現，中期以降では破骨細胞分化のマスター転写因子NFATc1や破骨細胞特異的なOSCAR，DC-STAMP，TRAP，カテプシンKなどの発現が誘導されることから，これらの分子の発現解析が重要になる．

4. 血中骨代謝マーカーの解析

ヒトの骨代謝疾患において，血中の骨代謝マーカーは骨代謝の変化を表す指標として診断上重要である．マウスの解析においても例外ではなく，骨代謝マーカーの解析は重要な情報をもたらす．

骨形成マーカーとして，骨芽細胞分化初期に産生されるアルカリホスファターゼや骨芽細胞活性を反映するⅠ型コラーゲンの成熟過程で生成されるN端架橋プロペプチド（PINP），分化後期に産生されるオステオカルシンがあげられる．

骨吸収マーカーとして，破骨細胞が産生するTRAPやⅠ型コラーゲンの分解産物であるⅠ型コラーゲン架橋N末端コラーゲンテロペプチド（NTx）やⅠ型コラーゲン架橋C末端コラーゲンテロペプチド（CTx）があげられる．ただし，Ⅰ型コラーゲンの分解物は日内変動や食事の影響を受けやすいため，解析する際には一定時間絶食し，採血も特定の時間にすることが望ましい．

この他，破骨細胞分化因子であるRANKLやその受容体RANKのおとり受容体であるオステオプロテジェリン，骨細胞が産生する骨芽細胞分化抑制因子であるSostの解析も骨代謝の状態を把握するうえで有益な情報を与えてくれる．

解析がうまくいかない際の主な原因と対処法

1. 骨の表現型が安定しない場合

マウスを用いた解析では，骨の表現型が安定しないという問題点に遭遇する．週齢や性別をそろえて解析するのは当然であるが，そろえたとしても安定しないことがある．経験上，15～20週齢付近のマウスの解析でこの問題点が多い印象を受ける．この週齢あたりから骨量の低下が顕著になると考えられるが，マウス個体によって骨量低下の開始時期が異なるからではないかと想像される．したがって，もっと若い週齢，例えば8～10週齢で解析すると結果が安定する可能性がある．また，雌マウスよりも雄マウスの表現型が安定する傾向にある．

2. マウス個体では異常がみられなくなってしまう場合

細胞を用いた in vitro の解析において，ある特定の遺伝子のノックダウンや過剰発現実験では細胞の分化や機能に異常をきたすのに，遺伝子改変マウスを作製すると骨組織に表現型が認められない場合もある．このようなケースでは，生体においては解析対象分子と似たような働きをもつ分子による，何らかの代償機構が働いている可能性が考えられる．このような場合，相同性が高い他の分子，機能的に似ている分子も解析対象に加えることを検討する必要がある．また，骨疾患を発症するような病的条件化においてのみ表現型が現れることもあるため，疾患モデルの適応も視野に入れた方がよい．

3. 細胞培養系では異常がみられなくなってしまう場合

逆に，遺伝子改変マウスでは表現型が明確であるのに，in vitro における細胞培養系では異常を認めない可能性も考えられる．骨組織は，他のさまざまな組織・器官による制御を受けて，組織恒常性が保たれていることから，このようなケースでは骨組織を制御する組織を解析する必要がある．

4. 細胞がうまく分化しない場合

細胞を用いた実験で最も多いトラブルが，細胞がうまく分化しないことであろう．ほとんどの場合，培地中に含まれる血清が適切でないことが原因である．特に破骨細胞分化実験の場合，血清は非常に重要な点であり，必ず血清のロットチェックを行い，適切に分化する血清を使わなければならない．

実際の研究事例

これまでわれわれは，破骨細胞や骨芽細胞，軟骨細胞を中心とした解析を行ってきており，これらの研究のなかでは細胞分化・機能のメカニズムの解明から，マウスの骨組織解析や疾患モデルマウスの治療実験まで行っているので，文献13～17などを参考にしていただければ幸いである．

代表的なモデルマウス

マウス以外の実験動物では，ラットを用いた解析が多い．その他，メダカやゼブラフィッシュといった魚類の解析も多いが，マウス・ラットと魚類では，骨代謝のメカニズムが異なるので，哺乳類を対象にした解析を行いたい場合は適切ではない．

ここで，マウスの骨疾患モデルについて紹介したい．骨粗鬆症を発症する原因は，老化や閉経，寝たきり，薬物，他の疾患などさまざまである．また，遺伝性疾患として破骨細胞の機能不全である大理石骨病，石灰化障害による骨軟化症・くる病，骨芽細胞による骨形成が障害される骨形成不全症，骨芽細胞による骨の過形成が原因となる骨硬化症，軟骨形成に異常をきたす

表2 骨・軟骨疾患関連のモデルマウス

疾患		モデルマウス	概略	文献
骨粗鬆症	閉経後骨粗鬆症	卵巣摘出マウス	外科的に卵巣を摘出したマウス	18)
	不動性骨粗鬆症	尾部懸垂マウス	尾部懸垂により下肢を浮上させ，力学的負荷を減少させたマウス	19)
	加齢性骨粗鬆症	老化促進マウス	通常のマウスと比較して加齢が早く，寿命が短いマウス	20)
	栄養性骨粗鬆症	低カルシウム食投与マウス	低カルシウム含有飼料を給餌したマウス	21)
	その他	RANKL投与マウス	組換え体RANKLを投与し，破骨細胞による骨吸収を活性化させたマウス	22)
炎症性骨破壊/関節リウマチ		コラーゲン誘発性関節炎（CIA）マウス	完全フロイントアジュバントとエマルジョン化したⅡ型コラーゲンで免疫することにより関節炎を発症するマウス	23)
		コラーゲン抗体誘発性関節炎（CAIA）マウス	Ⅱ型コラーゲンで認識するモノクローナル抗体カクテルを注射することにより関節炎を発症するマウス	23)
		K/BxNマウス血清移入関節炎マウス	K/BxNマウスの血清移入により関節炎を発症するマウス	24)
		SKGマウス	自己免疫性関節炎を自然発症するマウス	25)

表3 骨組織解析の外注先

	micro-CT解析	骨形態計測解析	その他
クレハ分析センター	○	○	X線，骨密度・骨塩量測定，標本作製など
医創蔵社	○	○	リューマチ骨計測
骨構造解析研究所	○	—	骨密度・骨塩量など
ラトックシステムエンジニアリング	○	—	リューマチ骨計測，連続切片3D構築など
伊藤骨形態計測研究所	—	○	

軟骨無形成症や軟骨低形成症など，多数の疾患が報告されている．これらの遺伝性疾患の一部は責任遺伝子が同定されていることから，責任遺伝子の遺伝子改変マウスは疾患モデルマウスとなる．現在では，ヒトの骨・軟骨疾患に関連して，多数の動物モデルが開発されている．すべてのモデルがヒトの疾患を完全に反映しているとは限らないが，その主なものを表2にまとめた．

専門的な解析の外注先

骨組織解析ではX線解析やmicro-CT解析，骨形態計測といった特殊な解析が多い．これらの解析を行うには適切な機器を準備する必要があるが，一般の研究室ですべての解析を立ち上げることは非常に困難である．これらの特殊な解析を行うサービスを提供している主な企業を表3にまとめたので，解析を依頼する際の参考としてほしい．

おわりに

以上，骨組織解析の流れとそのエッセンスについて概略してきた．解析項目，解析内容が多岐にわたるため，各解析の詳細なプロトコールについては可能な限り文献，参考図書を紹介しているので，そちらを参考にしていただきたい．

また，ここで示す解析は必ずしもすべて実施する必要はなく，表現型の原因となる細胞を突き止めた後は，他の細胞に関しては必要最低限の解析で十分である．解析に関する大まかなflowchartを示すが，いずれにしても骨代謝に関する十分な知識がないと解析の取捨選択は難しいと思われるので，その際には骨組織解析のスペシャリストに相談してみることも必要であろう．

骨組織に関する研究は増加の一途をたどり，その組織恒常性維持のメカニズムや恒常性破綻による疾患発症のメカニズムに関する知見が蓄積されつつあるが，その全貌解明にはいまだ道半ばである．骨組織はさまざまな組織による制御を受けるが，細胞特異的なノックアウトマウスの作製が容易になった現在，予期せぬ骨代謝制御のメカニズムが判明する可能性もある．作製した遺伝子改変マウスに明らかな表現型が認められない場合でも，一度骨組織の解析を行ってみてはいかがであろう．本項が読者の研究の一助になることを望んでやまない．

文献

1) Teti A & Eastell R：Arch Biochem Biophys, 503：1, 2010
2) Imai Y：Clin Calcium, 24：815-819, 2014
3) Komatsu N & Takayanagi H：Clin Calcium, 25：1749-1755, 2015
4) Salaramoli J, et al：Annals Mil Hel Sci Res, 13：76-81, 2015
5) Bouxsein ML, et al：J Bone Miner Res, 25：1468-1486, 2010
6) 「新しい骨形態計測」（遠藤直人/監，山本智章/編），ウイネット，2014
7) Taylor SE, et al：Bonekey Rep, 3：585, 2014
8) Gu G, et al：Cell Tissue Res, 323：263-271, 2006
9) Stern AR, et al：Biotechniques, 52：361-373, 2012
10) Gosset M, et al：Nat Protoc, 3：1253-1260, 2008
11) Shinohara M & Takayanagi H：Methods Mol Biol, 1164：171-176, 2014
12) Xing L & Boyce BF：Methods Mol Biol, 1130：307-313, 2014
13) Ochi S, et al：Proc Natl Acad Sci U S A, 104：11394-11399, 2007
14) Shinohara M, et al：Cell, 132：794-806, 2008
15) Negishi-Koga T, et al：Nat Med, 17：1473-1480, 2011
16) Shinohara M, et al：J Bone Miner Res, 27：2464-2475, 2012
17) Shinohara M, et al：Bone, 60：8-15, 2014
18) Inada M, et al：Clin Calcium, 21：164-170, 2011
19) Sakai A：Clin Calcium, 21：181-188, 2011
20) Shimizu M & Tsuboyama N：Clin Calcium, 21：209-216, 2011
21) Asami N & Ezawa I：Clin Calcium, 21：173-180, 2011
22) Yasuda H：Clin Calcium, 21：197-208, 2011
23) Hirose J & Tanaka S：Clin Calcium, 21：253-259, 2011
24) Matsumoto I：Clin Calcium, 21：261-266, 2011
25) Sakaguchi N, et al：Nature, 426：454-460, 2003

参考図書

▶ 「骨ペディア-骨疾患・骨代謝キーワード事典」（日本骨代謝学会/編），羊土社，2015
  ⇒ 骨組織解析に関連したキーワード事典である．

▶ 「新 骨の科学」（須田立雄，他/編著），医歯薬出版，2007
  ⇒ 骨組織の細胞分化の分子メカニズムから骨疾患の説明や治療法まで概説している骨・軟骨に関する教科書．図や写真が豊富で理解しやすい．

▶ 「Bone Research Protocols second edition」（Helfrich MH & Ralston SH/eds），Humana Press，2012
  ⇒ 骨組織解析に関する実験プロトコールの詳細が網羅されているため，手元にあれば非常に有用である．

◆ 破骨細胞とRANKL

骨組織の細胞はいずれも非常に特徴的な形態，機能を備えている．その1つである破骨細胞は，分化過程で融合し，多核の巨大かつ生体内で唯一硬い骨を分解できる細胞である．筆者がはじめて培養を行ったときには，その細胞形態と機能に非常に感動するとともに魅了された．この感動を生んだ破骨細胞の培養ができたのも，破骨細胞分化因子であるRANKLの発見の賜物である．RANKLの発見は破骨細胞のバイオロジーを飛躍的に発展させることとなり，わが国の研究者が世界を牽引する形で細胞分化や骨吸収の分子メカニズムに関する知識が急速に明らかにされるようになった．また，現在ではRANKLを標的とした骨吸収を抑える骨粗鬆症の治療法が確立されている．1990年代後期のRANKLの発見から10年と少しで臨床応用にまでいたっており，類い稀なる早さで開発が行われた．今後，破骨細胞を含めた骨組織細胞の分子レベルでの理解がさらに進み，新たな発見や新たな骨疾患治療薬の開発が期待されている．

第4章 マウスを詳しく調べよう

臓器・器官別解析

2 骨格筋の表現型解析

伊藤尚基, 谷端 淳, 武田伸一

解析のポイント

- まず組織標本を作製し，ヘマトキシリン・エオシン（HE）染色などで骨格筋組織像を観察する．主な表現型（骨格筋肥大・筋萎縮・筋ジストロフィーなど）を調べ，次に行う解析を決める．
- 表現型に応じ，筋線維数・筋径・筋線維タイプ・中心核線維の有無といった組織解析を行う．
- グリップテストやトレッドミルテストなどによる，運動機能や筋機能解析を行う．
- 必要に応じて骨格筋細胞の初代培養による，より詳細な解析を行う．
- 一見表現型がないようにみえても，筋肥大・筋萎縮・筋再生などを誘導して，はじめて表現型が観察できることもある．

はじめに

骨格筋は人体最大の運動器であり，全身の多種多様な運動活動を担い，同時に常に運動負荷にさらされる組織である．ひとえに骨格筋といっても，付いている部位，対応しなければならない負荷，発揮すべき力が筋ごとに異なる．それゆえ，骨格筋を構成する筋線維タイプ[※1]は筋ごとに異なり，また筋量を適切に維持する機構は多様性に富んでいる．各筋線維上には骨格筋幹細胞である筋衛星細胞[※2]が存在しており，骨格筋の成長や再生を担っている．骨格筋の代表的な疾患である筋ジストロフィー[※3]は，骨格筋が負荷に耐えられず，常に筋壊死と再生がくり返されるものである．

※1 筋線維タイプ

骨格筋は筋線維レベルで性質の異なるいくつかの筋線維タイプに分類される．まず大きくは，スタミナのある遅筋線維（Type 1線維）と，収縮速度が速く高いパワー発揮能力に優れている速筋線維（Type 2線維）に分けられる．遅筋線維は速筋線維と比べて，より高い酸化能力をもつ．さらに速筋線維のサブタイプ間で比較すると，速筋線維でありながらも酸化能力も高いType 2A線維と，解糖系からエネルギーを産生するType 2B線維，Type 2AとType 2Bの中間的な役割を担うType 2X線維が存在する．

※2 筋衛星細胞

骨格筋には筋衛星細胞とよばれる幹細胞が存在する．筋基底膜と筋細胞膜の間に位置し，普段は休止期状態にある．成長過程や筋を修復する際には筋衛星細胞が活性化し，増殖性の筋芽細胞となる．筋芽細胞は互いに融合することで筋管を形成し，最終的に成熟した筋線維を形成する．一部の細胞は分化・融合せず，また休止期状態へ戻ることが知られている．

※3 筋ジストロフィー

筋ジストロフィーとは，筋線維の壊死と再生がくり返されることで，しだいに筋力が低下していく遺伝性筋疾患の総称である．骨格筋細胞膜には，ジストロフィン糖タンパク質複合体が局在しており，筋線維に機械的な強度を与えている．Duchenne型筋ジストロフィーのモデルマウスであるmdxマウスは，ジストロフィンの発現消失に伴い，ジストロフィンと複合体を形成している糖タンパク質複合体の発現も消失する．一方で，そのホモログであるユートロフィンの発現が代償的に増加する．

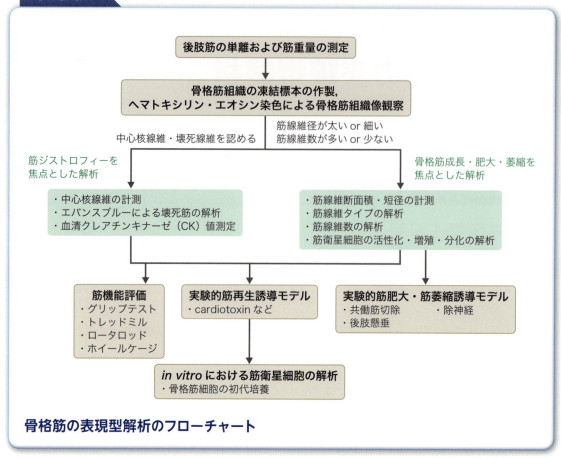

骨格筋の表現型解析のフローチャート

骨格筋の表現型を解析するためには，骨格筋のもつ一般的な性質に加え，骨格筋ならではの解析手法を知ることが必要不可欠である．

本項ではこれから骨格筋を解析する読者に向けて，骨格筋研究を行うための一般的な実験手技，動物モデルをその背景とともに幅広く紹介する．

解析に適したマウス系統

C57BL/6もしくはC57BL/10系統のマウスがよく用いられる．特にDuchenne型筋ジストロフィー患者と同様にDMD遺伝子（ジストロフィン遺伝子）に変異を有するmdxマウス[1]は，筋ジストロフィーの病態解析や筋再生機序解明を目的とした研究でよく用いられる．C57BL/10をバックグラウンドにもつmdxマウス

は実験動物中央研究所[2]より入手可能である．

骨格筋解析におけるマウスとヒトの違い

ヒトと比べ，マウス（特にC57BL系統）は筋再生能力が著しく高い．Duchenne型筋ジストロフィー患者は筋の壊死・再生がくり返されるにつれて筋再生能力が低下し，最終的には筋線維が線維組織や脂肪組織に置き換わる線維化・脂肪化が顕著に認められるようになる[3]．しかし，マウスはその高い筋再生能力ゆえに，代表的なDuchenne型筋ジストロフィーのモデルマウスであるmdxマウスでさえ，軽微な線維化は認めるものの，脂肪化および寿命の短縮はほとんど認めない．そのため，mdxマウスにおけるDMD遺伝子の変異に加え，ユートロフィン遺伝子を欠損させたジストロフィ

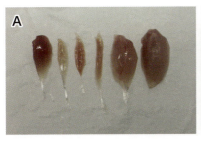
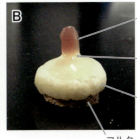

図1　下肢の骨格筋と凍結ブロック
A) 代表的な下肢の骨格筋．左から順に前脛骨筋，長指伸筋，ヒラメ筋，足底筋，腓腹筋，四頭筋．**B**) 凍結前の前脛骨筋凍結ブロックの一例．水で練ったトラガカントゴムとコルクで土台をつくり，そこに単離した骨格筋を埋め込む．筋とトラガカントゴムの間をO.C.Tコンパウンドで固定すると薄切時の安定性が増す．

ン／ユートロフィン二重欠損マウス[4]が，よりヒトに近いDuchenne型筋ジストロフィーモデルマウスとして用いられる．

解析のフローと各解析の詳細

1. 骨格筋組織の凍結標本の作製

1) 骨格筋の単離

　骨格筋の表現型を調べる場合，まずその組織像を解析するのが重要である．組織像の解析結果をもとに，次に行う解析を決める（flowchart）．骨格筋は頭部から肢先まで幅広く全身に分布しているが，下肢の筋肉である前脛骨筋（tibialis anterior：TA）・長指伸筋（extensor digitorum longus muscle：EDL）・ヒラメ筋（soleus）・足底筋（plantaris）・腓腹筋（gastrocnemius）・四頭筋（quadriceps）を解析に用いることが多い（図1A）．骨格筋の内部構造は壊れやすい．強く引っ張ったり，筋そのものをピンセットでつかむことは極力避け，腱をもって骨格筋を単離するのが重要である．前脛骨筋および腓腹筋が比較的大きいため，一般的な解析に用いられることが多い．しかし，筋ごとに速筋・遅筋の割合[5]や負荷の変化に対する応答性が異なるため，どの筋を解析に用いるかは実験の目的によって異なる．速筋の代表例として長指伸筋および足底筋が，遅筋の代表例としてヒラメ筋があげられる．

2) 単離した骨格筋の凍結

　新鮮凍結した骨格筋を用いて組織標本を作製するのが一般的である．他の組織で用いられる還流固定やパラホルムアルデヒド固定は，間質が不自然に広がるアーティファクトを生じる恐れがあるため，骨格筋組織を解析する場合は行わないことが多い．以下に簡略化した骨格筋凍結ブロックの作製法を示すが，より詳細な方法や多様な組織染色の方法は「臨床のための筋病理第4版 増補」[6]を参照していただきたい．

　まずトラガカントゴム（200-02245，和光純薬工業社など）に水を適量加え，骨格筋を固定するための土台を作製する．この土台をコルク片の上に乗せ，単離した骨格筋を埋め込む（図1B）．これを液体窒素で冷やしたイソペンタン（別名：2-メチルブタン，168-09195，和光純薬工業社など）で凍らすことで凍結ブロックを作製する．可能な限り均一に骨格筋を凍結させるため，イソペンタンの中でブロックを激しくかき混ぜることが重要である．また長指伸筋などの細い筋は折れやすいため，骨格筋とトラガカントゴムの接地面をO.C.T.コンパウンド（4583，サクラファインテックジャパン社など）で固定すると安定性が増す．完成した凍結ブロックをクライオスタットにて7～10μmの厚さで薄切し，その後の組織染色に用いる．凍結ブロックは−80℃にて保存可能であり，このブロックからRNAやタンパク質を調製することもできる．

2. 骨格筋組織標本を用いた筋線維断面積・筋線維タイプの解析

　C57BL/6マウスおよび*mdx*マウスの代表的な骨格筋横断面のヘマトキシリン・エオシン染色像を図2に示す．正常筋では骨格筋線維が隙間なく密に詰まって

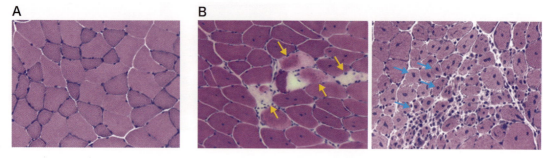

図2 正常筋とジストロフィー筋の代表的なヘマトキシリン・エオシン染色像
A) C57BL/6マウスの横断骨格筋ヘマトキシリン・エオシン染色像．筋核は細胞の辺縁にあり，筋線維が隙間なく密に詰まっている．
B) Duchenne型筋ジストロフィーモデルマウスである mdx マウスの代表的なヘマトキシリン・エオシン染色像．C57BL/6と異なり，エオシン薄染の壊死線維（→）や小径の再生線維（→）が認められる．また核が筋線維の中心にある中心核線維が大半を占めている．

いる（図2A）．また成熟筋線維は多核であり，通常，筋核は各筋線維の辺縁にある．一方，ジストロフィー筋ではエオシン薄染の壊死線維や小径の再生線維などが各所で認められる（図2B）．筋ジストロフィーの解析は**4．筋ジストロフィーの解析**で説明する．

1）筋線維数と断面積

筋重量は筋線維の数や，各筋線維1本1本の重量の変化によって決まる．筋線維数は，各筋の中腹部分の組織標本を用いて総筋線維数を測定する．また各筋線維の断面積もしくは短径を測定することで，筋線維の大きさの指標とする．筋線維断面積・短径の測定にはヘマトキシリン・エオシン染色像や骨格筋膜成分・基底膜成分の免疫染色像を用いることが多い（図3A）．また測定した筋線維断面積はヒストグラムにより示されることが多い（図3B）．各筋線維の形状は薄切時の角度に大きく影響を受ける．特に筋線維断面積や短径を計測する場合は，可能な限り正確に横断薄切することが重要である．

2）筋線維タイプ

筋線維断面積・短径の変化は，筋線維タイプの変化によっても生じる．筋線維は大きく分けて遅筋線維（Type 1線維）および速筋線維（Type 2線維）に分類される．また速筋線維はその性質に応じてさらにType 2A，2B，2X線維に分類される．この筋線維タイプの違いによっても，筋線維断面積・短径が異なることを考慮する必要がある．骨格筋はこれらの異なるタイプの筋線維が入り混じって形成されている（図3C）．骨格筋間における筋線維タイプの構成比が異なるだけでなく，1つの骨格筋内においても，部位によって筋線維タイプの構成比が異なることに注意していただきたい（図3C）．筋線維断面積・短径を測定する際は，一部分だけでなく，可能な限り広い範囲の筋線維断面積を測定する必要がある．全筋線維を測定するのが最も望ましい．しかし，数千本を超える筋線維によって構成される骨格筋もあるため，最低でも数百本の筋線維断面積・短径を測定するのが一般的である．また各線維タイプ特異的な抗体を用いることで，筋線維タイプの構成比を同時に解析することも重要である．筋線維タイプに特異的な抗体（Clone BA-D5：Type 1線維特異的抗体，Clone SC-71：Type 2A線維特異的抗体，Clone BF-F3：Type2B線維特異的抗体）は Developmental Studies Hybridoma Bank[8] より購入可能である．各筋線維タイプ特異的に筋肥大もしくは筋萎縮を生じることもあり，筋線維タイプごとの断面積・短径を測定することも有効である．

3．筋肥大・筋萎縮を誘導する実験系

骨格筋は可塑性に富む組織であり，骨格筋に対する負荷の増減に応じて筋重量も増減し，筋肥大・筋萎縮を生じる．筋肥大を誘導する代表的なモデルとして，共働筋切除があげられる．これは共働筋である腓腹筋・ヒラメ筋・足底筋のうち，腓腹筋およびヒラメ筋の腱を切除して，足底筋に負荷を集中させることで代償性の筋肥大を誘導するモデルである[7]．筋萎縮を誘導するモデルとして，後肢懸垂および除神経があげられる．後肢懸垂は，マウスの後肢を宙に浮かせたまま飼育することで脱負荷を誘導する[9]．また除神経は，坐骨神経を切除することで，神経原性の筋萎縮を誘導するも

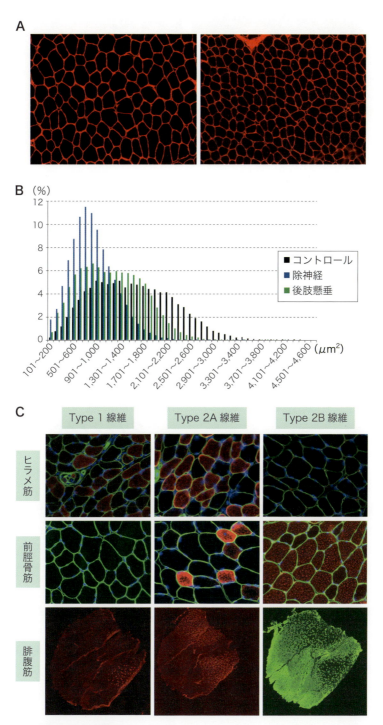

図3　筋線維断面積と筋線維タイプの解析

A）正常な腓腹筋（左）および除神経による筋萎縮を誘導した腓腹筋（右）のLaminin α2免疫染色像．除神経により，筋線維が萎縮し，筋断面積が全体的に小さくなっていることがわかる．**B**）コントロールとして正常な腓腹筋，除神経による筋萎縮が生じた腓腹筋，および後肢懸垂を用いた脱負荷による筋萎縮が生じた腓腹筋の筋線維断面積のヒストグラム．萎縮筋ではピークが左にシフトし，全体的に筋線維が小さくなっていることがわかる．文献7より改変して転載．**C**）ヒラメ筋，前脛骨筋，腓腹筋における各筋線維タイプ別の免疫染色像．特に下段の腓腹筋では，部位によってType 1線維優位の領域，Type 2A線維優位の領域，Type 2B線維優位の領域があることがわかる．

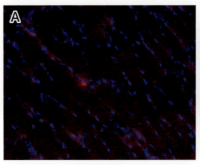 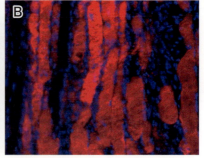

図4　正常筋とジストロフィー筋の代表的なエバンスブルーの取り込み像
A）C57BL/6マウスの横隔膜におけるエバンスブルーの取り込み像．B）*mdx*マウスの横隔膜におけるエバンスブルーの取り込み像．C57BL/6マウスとは異なり，*mdx*マウスでは多くの筋線維にエバンスブルーが取り込まれていることがわかる．青がDAPIで，赤がエバンスブルーで染まっている部分．

のである[9]（**図3A, B**）．筋肥大・筋萎縮どちらにおいても，筋重量の変化および筋線維断面積の変化を第一に解析することが多い．

4. 筋ジストロフィーの解析

　筋ジストロフィーの筋線維は変性・壊死と再生をくり返している．再生線維は核が細胞質の中心部分に存在する中心核線維となる（**図2B**）．マウスにおいて，発生期や成長期を除き，中心核がその後辺縁に移行することはないため，中心核線維は再生筋のマーカーとなる．全筋線維中の中心核線維の割合は，筋再生の代表的な指標の1つとして用いられる．中心核線維の割合はヘマトキシリン・エオシン染色像を用い，全体の筋線維数に対する中心核線維の割合で示す．*mdx*マウスでは変性筋線維が局所的に集中している場合もあるため，一部分だけでなく，少なくとも数百本の筋線維数を数える方が望ましい．筋細胞膜の損傷を調べる方法としてエバンスブルー（054-04062，和光純薬工業社など）を尾静脈もしくは腹腔内投与する方法が用いられる．投与量は両方法とも1％Evans Blue/PBSを0.1 mL/10 g体重で十分である．エバンスブルーはアルブミンと結合する色素で，損傷筋線維に取り込まれる．C57BL/6マウス骨格筋は筋細胞膜が安定化しているため，ほとんど筋線維内に取り込まれることはないが，*mdx*マウス骨格筋，特に横隔膜ではその取り込みが顕著に認められる（**図4**）．

　筋損傷の血中マーカーとして一般的に用いられるものは血清クレアチンキナーゼ（CK）値である．C57BL/6マウスの血清CK値は約200～300（Units/Liter）以下だが，*mdx*マウスでは約3,000（Units/Liter）と，高い値を示す．われわれは富士ドライケムNX500（富士フイルム社）を用いて測定を行っているが，ELISA法を用いたキットなどが多く市販されている．

5. 筋機能評価 ～グリップテスト，トレッドミルなど

　運動機能の解析は一般的にグリップテスト，トレッドミル，ロータロッド，ホイールケージ（自発運動量測定）などが用いられ（**第3章-7**も参照），筋そのものの機能は筋張力測定[10]が用いられる．筋張力は等尺性収縮（isometric contraction）[※4]力と，より負荷が高い伸張性収縮（eccentric contraction）[※5]力を測定する場合がある．特に筋疲労に関連する解析の場合，等尺性収縮で差がみられなくとも，伸張性収縮で差が認められる場合もある．われわれは長指伸筋を用いて筋張力測定を行うことが多いが，横隔膜や前頸骨筋でも測定可能である．張力測定に最も重要なことは筋を傷つけずに摘出することである．グリップテスト，ト

※4　等尺性収縮（isometric contraction）
筋の両端が固定され，筋の長さが変化しない場合の収縮様式をさす．関節運動を伴わない筋収縮．

※5　伸張性収縮（eccentric contraction）
筋の長さが伸張し，起始と停止が離れるような収縮様式をさす．関節運動を伴う筋収縮．遅発性筋痛「筋肉痛」が起こりやすい．

レッドミルなどの詳細なプロトコル，筋張力に用いる長指伸筋や横隔膜の摘出方法や張力測定方法はTREAT-NMDのExperimental protocols for DMD animal modelsのホームページ[11]やJoVE Peer Reviewed Scientific Video Journal[12]などを参照していただきたい．

6. 筋再生を誘導する実験系

骨格筋は再生能が高い組織の1つである．成体由来毒素や薬剤を筋注することで実験的な筋壊死およびその後の筋再生を誘導し，骨格筋幹細胞である筋衛星細胞の機能，筋芽細胞の増殖や筋線維形成能を評価することができる．

ヘビ毒の1つであるcardiotoxin（シグマアルドリッチ社）が筋再生を誘導するうえで世界的に広く用いられてきたが，取り扱い中止品となり，入手困難となっている．その他の筋再生を誘導するものとして$BaCl_2$やヘビ毒であるnotexinがあげられる．cardiotoxin，$BaCl_2$，notexinは比較的筋線維特異的に作用すると考えられているが，それぞれ筋再生の経過が少しずつ異なるため[13]，注意が必要である．用いる薬剤やマウスの系統によって時間経過が若干異なるが，再生誘導約1日までに筋衛星細胞の活性化，約3〜5日までに筋芽細胞の増殖，約5〜14日までに筋芽細胞の分化から筋線維の成熟過程を観察することができる．この過程で筋衛星細胞の活性化や筋芽細胞の増殖，形成される筋線維の数や大きさを調べることで筋再生能力を評価する．筋再生能が著しく低下している場合は，線維化や脂肪化が認められることもある．線維化はシリウスレッド染色やコラーゲン分子などに対する免疫染色，脂肪化はOil Red O染色やペリリピン分子などに対する免疫染色によって評価されることが多い．**4. 筋ジストロフィーの解析**において概説した通り，再生筋線維は中心核線維となる．

はじめて筋再生実験を行う場合，筋再生誘導1〜2週間後に8〜9割以上の筋線維が中心核線維となっていることを確認したうえで実験を進めることが重要である．また，マウスの筋再生能力は著しく高く，数回にわたる筋再生誘導を行ってはじめて筋再生不良が認められることもある．

7. 骨格筋細胞の初代培養

マウス骨格筋系譜の細胞としてC2C12株化細胞が一般的によく使われている．2％馬血清/DMEMといった分化培地にて培養することにより，筋管を形成する．長期間の培養や高密度での培養により，分化能が低下することに注意していただきたい．

骨格筋の表現型を in vitro で解析する場合，筋衛星細胞・筋芽細胞の初代培養が有効である．骨格筋系譜の細胞を単離する方法として①FACS法，②単一筋線維単離法，③pre-plating法の3つが代表的である．FACS法は，SM/C-2.6抗体といった筋衛星細胞特異的な表面抗原マーカーを用いて行う[14]．特に休止期筋衛星細胞を解析するのにFACSは有効である．単一筋線維単離法は，筋線維に接着している筋衛星細胞を筋線維ごと単離し，活性化・増殖した筋芽細胞を調製する方法である[15]．また筋線維上で培養すれば，細胞ニッチを比較的維持することも可能である．初代培養だけでなく，筋線維そのものの解析を in vitro で行えるのも1つの利点である．pre-plating法は筋芽細胞と，線維芽細胞などの非骨格筋細胞との培養ディッシュへの接着性の違いを利用して，筋芽細胞を分離・培養する方法[16]である．

どの調製方法においても，線維芽細胞などの非骨格筋細胞の混入が問題となることが多い．はじめて初代培養を行う場合，MyoDなどの骨格筋細胞特異的なマーカーを用い，非骨格筋細胞の混入がないことを確認することが重要である．また株化細胞と同様，初代培養細胞も長期間の培養や高密度での培養により分化能が低下することに注意していただきたい．

一般的な増殖能や遺伝子発現などの解析に加え，筋管形成能を in vitro における1つの指標として用いることが多い．前述のC2C12のように，得られた初代培養細胞を2％馬血清/DMEMといった分化培地にて培養することにより，多核の筋管を形成させることができる．例えばある欠損型マウスで筋線維数の低下，筋萎縮，筋再生能の低下が認められる場合，in vitroでの筋管形成能にも異常が生じることがある．特に多核の筋管に含まれる核数/全核数をfusion indexとして，筋分化能の1つの指標とすることが多い．

他種の代表的な動物モデル

他種の筋ジストロフィーモデル動物として，筋ジストロフィー犬[17]があげられる．DMD遺伝子に変異を有する点は mdx マウスと同様だが，線維化や脂肪化を伴う筋再生能力の低下や寿命の短縮を認め，よりヒトに近いモデルであると考えられている．

おわりに

本項では骨格筋における表現型解析の一般的な方法を概説した．骨格筋は常に負荷にさらされる組織であり，それゆえに可塑性や高い再生能力を有していると考えられる．逆にいえば，通常飼育下では特に表現型を示さないこともしばしば起こりうる組織である．通常時の組織像に異常がみられなくとも，トレッドミルなどで運動負荷をかけ，筋肥大・筋萎縮・筋再生を誘導してはじめてその表現型（コントロールとの差）がみられることもある．目的の分子の挙動とともに，骨格筋が運動器であることを意識して表現型解析を行うことが重要である．

文献・URL

1) Bulfield G, et al：Proc Natl Acad Sci U S A, 81：1189-1192, 1984
2) 実験動物中央研究所（http://www.ciea.or.jp）
3) Duchenne：Br Med J, 2：541-542, 1867
4) Deconinck AE, et al：Cell, 90：717-727, 1997
5) Agbulut O, et al：Biol Cell, 95：399-406, 2003
6) 「臨床のための筋病理 第4版 増補」（埜中征哉/著），日本医事新報，2014
7) Ito N, et al：Nat Med, 19：101-106, 2013
8) Developmental Studies Hybridoma Bank（http://dshb.biology.uiowa.edu）
9) Suzuki N, et al：J Clin Invest, 117：2468-2476, 2007
10) Kameya S, et al：J Biol Chem, 274：2193-2200, 1999
11) TREAT-NMD. Experimental protocols for DMD animal models（http://www.treat-nmd.eu/research/preclinical/dmd-sops/）
12) Moorwood C, et al：J Vis Exp, PMID：23407283, 2013
13) Hardy D, et al：PLoS One, 11：e0147198, 2016
14) Fukada S, et al：Stem Cells, 25：2448-2459, 2007
15) Ono Y, et al：Dev Biol, 337：29-41, 2010
16) Rando TA & Blau HM：J Cell Biol, 125：1275-1287, 1994
17) Shimatsu Y, et al：Exp Anim, 52：93-97, 2003

◆ きれいに染まった！と思ったら，バックグラウンドだった…

ある日，きれいに染まった！といって右のような組織免疫染色像をもってきた方がいた．確かに筋線維ごとに濃淡があり，何らかの特異的なシグナルをみているようにも思える．

だが実はこれ，ただの非特異的なバックグラウンドである．骨格筋は免疫染色の際に非特異的なシグナルが生じやすい組織である．特に筋線維タイプごとにバックグラウンドの出方が異なるため，写真のようなバックグラウンドを特異的なものと勘違いしてしまうことがしばしば起こりうる．筋線維がまばらに染まる染色像が得られた場合は，特に注意していただきたい．骨格筋組織の免疫染色は難しい…．

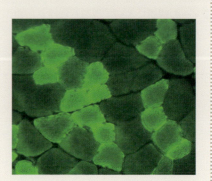

第4章 マウスを詳しく調べよう

臓器・器官別解析

3 循環器系の表現型解析

石田純治, 水上早瀬, 権 哲源, 深水昭吉

解析のポイント

- 血圧, 心拍数測定による全身での循環器状況を把握する.
- 心臓, 血管の機能変化に着目した生理解析を行う.
- 循環器の機能変化にかかわる分子の動態解析を行う.
- 心エコーなどの非侵襲的解析を継時的に行うことで状態の変遷を把握する.
- 複数の解析法を組合わせて, 循環器機能に対する作用点を考察・検証する.

はじめに

循環器は, 血液を送り出すポンプの役割をする心臓と, 血液の運搬路であり血液-組織間の物質交換を行うための脈管から成り立つ. 循環器系は, 血液を介して酸素や栄養素を組織に運搬するとともに, 各組織から二酸化炭素や尿素などの老廃物を, 肝臓や肺, 腎臓などの排泄器官へ運搬する機能を担う. また, 体温調節や内分泌機能を有しており, 生体の恒常性に必須な動的なシステムである. 一方で, 循環器系の異常は, 高血圧症や動脈硬化, 心不全など, 重篤な疾患に直結するため, 循環器の機能を正確に把握することは重要である.

解析に適したマウス系統

循環器系の解析では, 血圧や心臓機能など, 生理的な反応を正確に評価することが必要であるため, 使用するマウス系統の遺伝的背景をそろえることは重要であり, C57BL/6やBALB/cなどの近交系マウスがよく使用される (**第1章-2**参照). また, 自然発症病態マウスや遺伝子改変マウスを含め, さまざまなマウス系統が存在するが, それぞれの系統に疾患に対する感受性の違いなどの特徴があるため, 目的に合わせた選択が必要である.

1. 自然発症高血圧マウス

NZO/H1LtJマウスは, 純系マウス37系統から収縮期血圧が1番高い系統（定常時130mmHg以上）として選別された[1)2)]. 週齢とともに血圧が上昇, また, 通常食にて肥満を伴う2型糖尿病を呈する.

2. 遺伝子改変による慢性高血圧マウス

つくば高血圧マウスは, 血圧の維持に必須の昇圧ホルモン・アンジオテンシンⅡ（AngⅡ）を過剰産生するマウス. 慢性高血圧（140mmHg前後）を呈することに加え, 心肥大などの高血圧性の組織障害を示す[3)].

3. その他

野生型マウスへの処置による高血圧や心傷害の誘導モデルや, 高血圧や心疾患を呈する多くの遺伝子改変マウスが存在する. 研究目的に合ったモデルを選ぶことが大切である（**第7章-1, 2**参照）.

flowchart

```
❶ 循環器の状態把握（生理解析，組織解析）            ❷ 機能変化にかかわる分子の動態解析

全身          心臓 ・組織病理学的解析              ・血中病態マーカー測定
・形態観察          （重量，肥大，傷害性）          ・機能分子の発現解析
・血圧測定      →  ・心エコー                       （mRNA，タンパク質）
・心拍数測定        ・心電図                       ・組織機能の活性評価
                   ・灌流心                        （生化学的解析）
               血管 ・組織病理学的解析              ・単離細胞の活性評価
                   （組織構造，細胞構成            （初代培養細胞）
                    血管網の状態）                 ・タンパク質・低分子定量
                   ・血管の機能評価                 （メタボローム解析）
                    （マグヌス法）

              ❸ 循環器機能に対する    ❹ 作用点の検証
                 作用点を考察          ・薬剤投与
                                      ・遺伝子発現制御
                                       （トランスジェニック，
                                        ノックアウト，ノックイン）
```

循環器系の表現型解析のフローチャート

循環器におけるマウスとヒトの違い

循環器系の心臓と血管の構造について，基本的にヒトとマウスとで同様である．ヒトの正常血圧は100mmHg前後であり，マウスも同程度である．一方で，心拍に関しては，ヒトでは毎分70回前後であるのに対し，マウスでは約10倍の毎分600回である．早い心拍数に対応するため，マウスでは心室筋の興奮収縮の機構がヒトとは少し異なり，心電図にも反映される．

解析の流れと各解析の詳細
(flowchart)

循環器の解析は，マウスの形態観察に加え，全身応答としての血圧[※1]や心拍数を測定する．また，心臓と血管組織の生理解析や組織解析を行い，循環器機能の状態を把握する．これらに変化が認められた場合，関連分子の動態解析にて，変化の作用点を探索する．候補が得られた場合は，マウスへの薬剤投与や標的遺伝子への働きの強さをコントロールするなどして，作用点の検証を行う．

1. 血圧測定

生体の恒常性を評価する場合，血圧や心拍数は重要な情報となる．一般的に，マウスで行われている血圧測定法には，観血法と非観血法の2種類がある．

1) 非観血法

非観血法には，聴診法（コロトコフ法）とオシロメトリック法があるが，マウスを用いる場合はオシロメトリック法が主流である．オシロメトリック法では，カフに圧をかけた後，徐々に圧を下げ，急激に脈の振動が増加する点を最高血圧，その後，振動が急激に減衰し緩やかになった点を最低血圧とする．マウスの血圧を測定するときは，尻尾にカフを装着して自動血圧測定器にて測定する（図1）．心拍数は血圧測定の際に

※1 血圧
血圧は血液が血管壁を押し広げる力で，以下の三要素に規定される．①心拍出量：心臓から送り出される血液量，②血管抵抗：細い血管の硬さ，③循環血液量：血液の水分含有量，のバランスで決まる．血圧は神経やホルモンの働きで常に変動している．

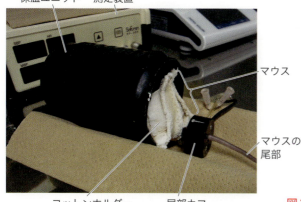

図1　マウスの非観血式血圧測定（オシロメトリック法）
詳細は本文参照．装置：ソフトロン社，BP98a．

同時に取得できる．測定では，マウスが人に触られることや測定の環境に馴れていることが必要で，実験を行う一週間ほど前から，マウスをこれらに馴化させることで，安定した結果が得られる．測定は，カフに尻尾が真っ直ぐになるように入れる．拘束によるストレスを考慮する必要があり，血圧測定を行う時間は，10〜15分以内が望ましい．

2）観血法

観血法では，圧トランスデューサーに接続したカテーテルを，動脈や心臓に挿入して血圧を測定する．近年では，マウス体内に圧トランスデューサーを留置することで，長期間にわたって覚醒下，自由行動下で血圧測定を行うことができるテレメトリー法も活用されている．

2. 心臓の生理解析

心臓は，さまざまな刺激を受けて，その形態や機能を変化させる．心臓の形態や構造を組織病理学的（重量，肥大，傷害性）に調べることに加えて，マウスが生きたままの状態で臓器の形態や機能を評価することが重要である．

1）心エコー解析

リアルタイムで心臓の状態を解析するため，主に心臓超音波検査（心エコー解析）が用いられている．近年，マイクロ超音波技術の開発により，マウスの小さな心臓においても，高分解能で観察することが可能である[4]．プローブから超音波を発し，組織や血流からの反響を受信し，内部の様子を可視化することで，心臓の形態や機能を評価する．非侵襲的にくり返し測定でき，幅広い評価が可能であることからも，研究の場で欠かせないツールとなっている．

手順として，まずはマウスをガス麻酔下にて，電極ステージに乗せ四肢を電極にセットする．創傷を避けるためマウスの左胸をクリームにて除毛する．毛が残っていると，エコー信号をきれいに描出できないので注意する．観察部位に観察用ジェルを塗布し，プローブを当て断層像を描出する（図2）．個体間での観察部位をそろえることが再現性に重要である．心機能評価の基本解析として，B（brightness）モードでは，臓器のサイズ計測など，解剖学的構造観察が可能である．M（motion）モードでは，二次元像の一点にて継時的にエコー像を計測することで，心臓の収縮能評価が可能である．得られた画像を計測することにより，左室の容積や体積，心臓のポンプ機能や心筋の収縮力を算出することができる．また，脈管内の血流速度や方向，量計測解析，拡張機能障害や臓器における容積比血管量などを評価することができる．

2）その他の心機能解析

心臓のエコー解析は麻酔下にて行うため，より詳細な心機能の検査には心臓カテーテルが用いられる．また，心臓の精緻な形態観察には，小動物用のMRIも有効である．不整脈，心臓の転位，心筋の機能状態を調べるには心電図解析を用いる．その際，マウスでは，発育段階と成長後にて，心電図の波形が一部変化することに留意する．薬剤に対する心臓のみの応答や心筋代謝の検討には，生体外での評価としてランゲンドルフ法による灌流心が有効である．

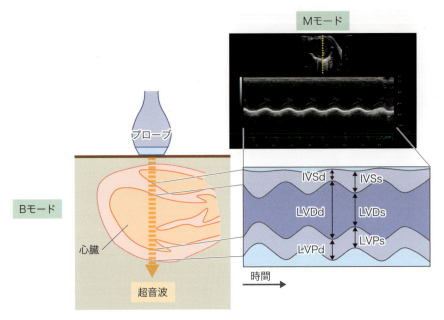

図2 心臓のエコー解析
詳細は本文参照．IVS：心室中隔，LVD：左室内径，LVP：左室後壁，s（systole）：収縮期，d（diastole）：拡張期．装置：Visual Sonics社，Vevo2100．

3. 血管の生理解析

　血管は，血圧の制御にきわめて重要である．特に末梢血管の緊張性の変化は血圧を大きく左右する．高血圧は動脈硬化病態の悪化や，脳血管疾患や冠動脈疾患などの血管障害へとつながるため，血管の組織病理学的解析に加えて，血管緊張性を評価することは重要である．

1）血管の組織病理学的解析

　血管は，動脈と静脈，毛細血管に大別される．血管壁は内皮細胞，平滑筋，線維（弾性線維と膠原線維）からなり，動脈系は弾性線維が多く伸縮性と弾力に富む．静脈は平滑筋や弾性線維が少なく，血液の逆流を防ぐための弁をもつ．毛細血管は1層の内皮細胞と周皮細胞からなり，物質交換の場となっている．これら血管は組織機能に大きく影響するため，基本構造や血管網の観察に加え，線維化や脂質の沈着，過酸化，また，機能タンパク質の状態など，複数の染色法を用いた評価が行われる．

2）血管の機能評価（マグヌス法）による張力測定

　血管の収縮と弛緩のバランスを解析するには，摘出血管を用いたマグヌス法が有効である．マグヌス法では単離した血管を用い，中枢作用や循環血流の影響を受けることなく，血管の収縮と弛緩[※2]を指標に，薬物に対する緊張性の変化を血管のみの応答として評価することができる．また，血管内皮細胞を剥離した血管リング標本を用いることで，薬剤への応答における，血管内皮細胞と平滑筋細胞の関係を検討することが可能である．

　実験は，まずはマグヌス管とよばれるチャンバーにKrebsバッファーを入れ，この中に摘出した血管を一定の加重をかけた状態でセットする（図3）．血管など輪状筋の収縮・弛緩を測定する場合，組織をリング状の標本にして解析する．その際，2本のフックを血管の内腔に通すようにマグヌス装置にセットする．バッファーには空気または混合ガスを通し，温度を一定に保つためにマグヌス管は恒温槽にて保温する．フックには，トランスデューサーと増幅器がつなげられ，刺激に対する血管の収縮，弛緩の反応を拡大してレコーダーに記録する．マグヌス法では，標本の状態が実験結果に直結するため，その調製技術の習得が必要であ

※2　血管の収縮と弛緩

血管の収縮性は，血管平滑筋細胞による収縮と，血管内皮細胞による弛緩の両作用のバランスで調節される．収縮の程度はホルモンや交感神経の刺激を受けた細胞内，細胞間のシグナル伝達によって決められる．

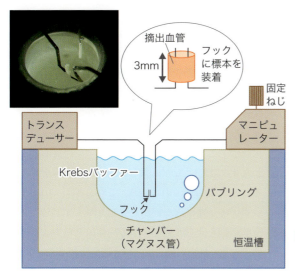

図3 マグヌス装置による血管の緊張応答解析
詳細は本文参照．装置：いわしや岸本医科産業社，UFER MAGNUS SYSTEM．

る．標本の作製からセッティングまでを短時間で行うこと，血管を傷つけないこと，調製中になるべく血管に張力をかけないこと，血管に付着している脂肪組織をしっかりと取り除くことなどがポイントである．

4. 機能変化にかかわる分子の動態解析

血中や組織中の病態マーカーは，疾患の発症や症状の段階を判断する指標として用いられる．治療の経過判断や予後の追跡検査にも有益である．

循環器の病態マーカーとして，血圧上昇ホルモンであるAng IIやエンドセリンの血中量が測定される．心肥大や心不全では，心筋の胎仔型遺伝子（ANP, BNP, β-MHC, α-skeletal actin）やトロポニンが，また，心筋細胞のアポトーシスはDNA断片化の検出とともに，Caspase 3やPARPの切断が指標とされる．心臓の間質線維化では膠原線維の染色やTGF-βやコラーゲン線維が検討される．一方，血管障害では，TNFαなどの炎症性サイトカインが指標とされる．また，血管では収縮制御にかかわる因子の状態も重要で，血管の収縮時にはMLC（ミオシン軽鎖）がリン酸化され，血管拡張の際は，eNOS（内皮型NO合成酵素）のリン酸化および二量体形成が重要である．組織の機能評価として，単離した組織の酵素活性や反応産物を生化学的に解析，把握することができる．詳細な分子機序の検討は，組織からの初代培養細胞を調製することで，シグナルや分子解析が可能である．マーカー遺伝子のmRNA発現を調べるには，定量的PCR法やRNAシークエンス法などが，また，タンパク質の発現量を調べるにはウエスタンブロット法がある．タンパク質の定量法には，ラジオイムノアッセイやEIA（enzyme immunoassay），ELISA（enzyme-linked immunosorbent assay）などがあるが，低分子であればHPLCが有効である．メタボローム解析にて循環器系組織の代謝状態を網羅的に把握することも可能となっている．試料として，血液サンプルや組織抽出液，細胞培養上清などを用いることができる．

5. 作用点の考察と検証

心臓，血管の構造や機能の変化に対して，作用点が推察できる場合，その検証方法として薬剤投与や遺伝子改変が有効である．薬剤投与では変化の原因と考えられる機能分子の阻害や，シグナル伝達経路の遮断を行うことにより，病態形成メカニズムへの特異性と寄与度を評価できる．マウスへの薬剤投与は，経口投与と非経口投与とに大別され，投与期間なども考慮すると，投与方法はさまざまである．投与操作によっては，マウスにストレスを与える可能性があり，解析目的に適した投与方法を選定する必要がある．

解析がうまくいかない際の主な原因と対処法

マウスの遺伝学的背景が血圧や心臓機能に影響を与

えることがある（前述）．また，性差が遺伝子改変マウスの心臓の表現型に変化をもたらすことが複数例知られている．状況に合わせて，遺伝的背景を統一するなど，適した実験デザインにて解析を行う必要がある．

実際の研究事例 ～Apelin-APJ系による循環器制御

循環器の制御や疾患において，Gタンパク質共役型受容体（GPCR）はきわめて重要であり，レニン・アンジオテンシン系[※3]や交感神経系など，高血圧や心疾患と深くかかわるGPCRやそのリガンドの遺伝子改変モデルが，病態の発症メカニズム解明および治療法の開発に与えた貢献度は計り知れない．ここでは，前述した手技を用いた研究として，血圧および心機能調節など循環器制御に深く関与する新たな調節系であるApelin-APJ系について紹介する．

1. ApelinとAPJ

APJ（putative receptor related to AT1）は，血圧制御に重要なアンジオテンシンI型受容体（AT1）と高い相同性を有する機能未知のGPCRとしてヒトゲノムよりクローニングされ[5]，後にリガンドとしてApelinペプチドが同定された[6]．APJは，脳や肺，心臓に豊富に存在しており，神経細胞や心筋細胞，血管内皮細胞，血管平滑筋細胞においても発現が認められている．APJはGi/oに共役し，シグナルの下流では，PI3K/AktやMEK1/ERKなどのキナーゼ経路が活性化され，細胞増殖や細胞運動などが調節されている[7] [8]．

2. 血圧制御における役割

われわれは，APJの血圧制御における役割を解明するため，APJ遺伝子欠損マウスを作製し，Apelin-APJシグナルがeNOSの活性化を介した血圧降下作用を有し，AngIIによる血圧上昇反応に対して拮抗作用を示

※3 レニン・アンジオテンシン系
レニン・アンジオテンシン系（RA系）は，血圧上昇ホルモン・アンジオテンシンII（AngII）の産生系である．正常血圧の維持に必須であるとともに，活性化は高血圧の原因となる．RA系の阻害薬は高血圧の第一選択薬である．

すなど，Apelin-APJ系がNO産生系を活性化する新たな血圧制御系であることを報告した[9]．一方で，橋本らはApelinが血管平滑筋細胞上のAPJに作用して筋収縮に重要なMCLのリン酸化を亢進させることを，APJ欠損マウスを用いた解析から明らかにした[10]．また，血管内皮を剥離した摘出血管に対してApelinが収縮作用を示すこと[11]，L-NAMEの投与にて内皮障害を誘導したマウスではApelin投与により血圧上昇が惹起されること[12]が報告されている．このことは，Apelin-APJシグナルが血管内皮細胞を介した降圧作用と，血管平滑筋細胞を介した昇圧作用の両作用を有することを示しており，血管組織の定常時と病態時にてApelin-APJ系の役割が異なる可能性がある．

3. 心機能における役割

心臓におけるApelin-APJ系の機能として，心臓収縮力の増大作用が報告されている[13] [14]．Apelin欠損マウスの解析からは，Apelinが加齢や圧負荷などのストレス下で心収縮力の維持に寄与すること[15]，これにはApelinが自身の代謝酵素であるACE2の発現を高め，それにより生じるAngiotensin 1-7の作用が重要であることが久場らによって明らかとなっている[16]．また，心肥大の際には，APJは，Apelinに加えて，機械的進展刺激にも応答し，2機能性を有する受容体として，心筋肥大に寄与することが報告されている[17]．このようにApelin-APJ系は，心臓の機能制御，また，病態生理に深くかかわることが明らかとなりつつある．

4. その他の機能における役割・可能性

近年，Apelin-APJシグナルについて，生理的な血管の発生への関与や[18] [19]，動脈硬化症との関連[20] [21]，また，薬剤誘導性の心筋症における役割や[22]，妊娠出産後の授乳依存的な産褥期心筋症への関与など[23]，循環器系の正常と異常の広い局面に関与していることが判明してきている．Apelinの発見から15年経過した2013年には，新規のAPJリガンドとしてElabela（Toddler/Apela）が同定され[24] [25]，初期発生や成体の組織で機能している可能性が示されつつある．他のシグナル系とのクロストークも含め，Apelin-APJ系が担う循環調節のメカニズムや，APJのシグナル制御による病態改善など，Apelin-APJ系の機能解析が深ま

ことを期待している．

他種の代表的な動物モデル

自然発症高血圧モデルラット（spontaneously hypertensive rat：SHR）：血圧を指標に選択交配により確立された系統．SHRには，高血圧を主病とするSHR，重症高血圧で脳血管障害を発症するSHRSPが存在する．SHRは降圧剤の開発研究において大きく貢献している．

おわりに

わが国における2015年の高血圧や心疾患，脳血管疾患などの循環器疾患での死亡率は，全体の約4割を占めている．生命維持の根幹をなす循環器系の健全な制御，また，疾患の発症機序との関係を理解し，応用へとつなげるためにも，マウスを用いた循環器研究はきわめて重要である．近年，in vivoイメージングやゲノム編集など，技術の開発は目覚ましく，今後これら新技術の発展，また，それを活用した循環器組織の単一細胞機能の解析や，エピゲノムの変化と循環器制御との関連など，循環制御システムを基盤とした解析モデルの充実が期待される．

文献

1）Tsukahara C, et al：Mamm Genome, 15：943-950, 2004
2）Feng M, et al：Hypertension, 54：802-809, 2009
3）Fukamizu A, et al：J Biol Chem, 268：11617-11621, 1993
4）Ram R, et al：Am J Physiol Heart Circ Physiol, 301：H1765-H1780, 2011
5）O'Dowd BF, et al：Gene, 136：355-360, 1993
6）Tatemoto K, et al：Biochem Biophys Res Commun, 251：471-476, 1998
7）Masri B, et al：Biochem Biophys Res Commun, 290：539-545, 2002
8）Hashimoto Y, et al：Int J Mol Med, 16：787-792, 2005
9）Ishida J, et al：J Biol chem, 18：26274-26279, 2004
10）Hashimoto T, et al：Arterioscler Thromb Vasc Biol, 26：1267-1272, 2006
11）Katugampola SD, et al：Br J Pharmacol, 132：1255-1260, 2001
12）Nagano K, et al：Mol Med Rep, 7：1371-1375, 2013
13）Szokodi I, et al：Circ Res, 91：434-440, 2002
14）Ashley EA, et al：Cardiovasc Res, 65：73-82, 2005
15）Kuba K, et al：Circ Res, 101：e32-e42, 2007
16）Sato T, et al：J Clin Invest, 123：5203-5211, 2013
17）Scimia MC, et al：Nature, 488：394-398, 2012
18）Kasai A, et al：Arterioscler Thromb Vasc Biol, 28：1717-1722, 2008
19）Kidoya H, et al：Dev Cell, 33：247-259, 2015
20）Hashimoto T, et al：Am J Pathol, 171：1705-1712, 2007
21）Chun HJ, et al：J Clin Invest, 118：3343-3354, 2008
22）Hamada J, et al：Am J Physiol Heart Circ Physiol, 308：H931-H941, 2015
23）Murata K, et al：J Biol Chem, 291：11241-11251, 2016
24）Chng SC, et al：Dev Cell, 27：672-680, 2013
25）Pauli A, et al：Science, 343：1248636, 2014

◆ 目で見る循環器の立体構造！ （mini column）

組織の構造や機能分子を観察する際，これまでは薄切標本による平面的な解析で，組織の全体像を捉えるにはたいへんな時間と労力を要していた．最近，体内の試料観察に秀でた近赤外領域の蛍光タンパク質や，組織全体を透明化する手法など画期的な技術が次々と開発され，まさに手の平の上にあるように個体や臓器を立体的にどこからでも観察できる時代へとなりつつある．この「in vivo 3Dイメージング解析」は，脳神経系の観察を中心に技術が蓄積されつつあるが，組織の形成や機能維持に必須の血管網や，複雑な構造で機能分担をしている心臓などにおいてもきわめて有効で，今後の循環器研究での活用が大いに期待される新技術である．

第4章 マウスを詳しく調べよう

臓器・器官別解析

4 消化管系の表現型解析
特に腸管炎症と腸内環境について

奥村 龍, 竹田 潔

解析のポイント

- 実験的腸炎モデルを用いて腸管炎症感受性の評価を行う．
- 腸管内容物とともに腸管組織を固定するカルノア固定法内粘液層と腸内細菌を視覚的に評価する．
- 定量的PCR法や次世代シークエンサーを用いて腸内細菌叢の解析を行う．
- フローサイトメトリーを用いて腸管粘膜固有層におけるT細胞サブセットの解析を行う．

はじめに

消化管は，その名の通り主として食物の消化，吸収を行う"消化器官"であることはいうまでもない．一方で，腸内細菌をはじめとした多種多様な微生物が生息する腸管では，腸管特有の免疫系が発達しており，腸管は最大の"免疫器官"であることが知られている．
本項では，"免疫器官"としての消化管にスポットを当て，遺伝子改変マウスにおける腸管炎症に対する感受性変化や腸内環境（腸内細菌叢，粘液層など）の変化といった表現型について，マウス系統間の違い，ヒトとマウスの違い，実際にわれわれが行っている解析手順や方法などを紹介したい．

解析に適したマウス系統

まずマウス免疫系の解析で重要とされるのが，マウス系統間のT細胞免疫応答の違いである．特によく実験で用いられるC57BL/6マウスはTh1優位マウスであり，BALB/cマウスはTh2優位であることが知られ

ている．そのため，実験的腸炎モデルでTh1応答による炎症を評価したい場合は，一般的にC57BL/6系のマウスを使用すべきであり，Th2応答による炎症を評価したい場合は，BALB/c系のマウスを使用すべきである．また，代表的な実験的腸炎モデルであるDSS（デキストラン硫酸ナトリウム）腸炎モデルではTh1優位の炎症が誘導され，OXA（オキサゾロン）腸炎ではTh2優位の炎症が誘導される．実際にDSS腸炎はBALB/c系やICRマウスでは誘導されにくい．

病原体感染モデルにおいてもマウス系統間で感受性が異なる．C57BL/6マウスと比較してBALB/cマウスでは感染防御に重要なIgA量が腸管内，血清中で有意に高く，BALB/cマウスのIgAはpolyreactiveであることから，Salmonella typhimurium経口感染モデルでは，C57BL/6マウスと比較してBALB/cマウスで感染後の死亡率が有意に低いことが報告されている[1]．また同報告で，C57BL/6マウスとBALB/cマウスでは腸内細菌叢にも違いがみられることが示されている．

これらのことより，解析の目的に合わせてマウス系統を選択することが重要であり，遺伝子改変マウスの腸内細菌叢を解析する際には，そのマウス系統にも注意すべきである．

flowchart

```
                    腸炎の自然発症
        体重減少，下痢症状の有無，組織学的変化（粘膜肥厚，炎症細胞浸潤など）の有無
               │Yes                                    │No
               ▼                                       ▼
      腸管バリア機能評価                     実験的腸炎モデルに対する感受性亢進
   （抗菌ペプチド/IgA 産生量の評価，                  │Yes    │No
    粘液層の評価，粘膜透過性試験）                    ▼       ▼
   腸内環境因子（腸内細菌叢など）の評価  ◄── Yes  病原体（病原細菌，寄生虫）感染に対する
   粘膜固有層におけるT細胞サブセットの解析            感受性亢進
```

消化管（免疫系）における表現型解析のフローチャート

ヒトとマウスの腸管炎症，腸内環境の違い

　免疫学の分野では，遺伝子改変技術の進歩により，マウスモデルにおける免疫機構の理解は飛躍的に進んできている．一方で，個々の細胞で働く分子について，ヒトとマウスで異なる点も多く，免疫学はマウスとヒトのギャップが非常に大きい領域といわれている．

　ヒトにおいて慢性の腸管炎症をきたす疾患として，潰瘍性大腸炎（UC）やクローン病（CD）に代表される炎症性腸疾患（IBD）※1がある．ヒトIBDのモデルとして，これまで遺伝子改変マウスや化学物質による実験的腸炎モデルなど，さまざまな動物モデルが開発されてきた．ただ，IBDはさまざまな遺伝的素因や環境要因が相まって発症する疾患であり，われわれは個々のマウスモデルがCDやUCの病態をすべて反映することは不可能であると考えている．例えば，抗炎症性サイトカインの1つであるIL-10は，ゲノムワイド関連解析（GWAS）によりその遺伝子多型とIBD，特にUCとの関連が報告され[2]，またIL-10欠損マウスは腸炎を自然発症することから[3]，自然発症腸炎モデルとしてよく用いられる．しかし，一部の患者を除いてほとんどのIBD患者の腸管ではIL-10発現の低下は認められず[4]，IL-10リコンビナントタンパク質投与による補充療法もUCやCD患者には充分な効果が認められないなど[5]，マウス腸炎モデルを用いた表現型解析がヒトIBDの病態解明や治療開発に応用できないケースも多い．

　さらにIBD病態の解明を難しくするのが，ヒトとマウスの環境の違いである．IBDの発症には環境要因が大きく寄与しているが[6]，腸内環境因子の筆頭である腸内細菌に関しては，ヒト，マウスともに最優勢菌群が *Bacteroides*, *Clostridium* であることに違いはないものの，その他の菌群に関しては大きく異なっている[7]．またマウス小腸においてTh17細胞を誘導するセグメント細菌はヒトの腸管には存在が確認されていないなど，マウス腸管には定着するがヒトには定着がみられない菌種も存在する．

解析のフローと各解析の詳細
(flowchart)

1. 腸炎の自然発症

　これまで，さまざまな遺伝子改変マウスが腸炎を自然発症することが報告されてきた（表）[8]．その主な原因は上皮バリア異常，自然免疫系異常，T細胞活性化異常である．また腸自然発症モデルマウスの多く

※1　炎症性腸疾患（IBD）
潰瘍性大腸炎（UC）やクローン病（CD）に代表される消化管に自己免疫的な機序によって慢性の炎症，潰瘍をきたす疾患の総称．

表 腸炎自然発症マウス

上皮バリア異常	自然免疫系異常	T細胞免疫応答異常	T細胞活性化異常	その他
Muc1/2 -/-	A20 -/-	TCRα -/-	IL2 -/-	C3H/HeJBir
Mdr1 -/-	LysM-Cre/Stat3 F/F	Stat4 Tg	TGFβ1 -/-	SAMP1/Yit (Fc)
IEC/C1galt1 -/-	IEC/IKK-γ -/-	TNF$^{\triangle ARE}$	IL10 -/-	
	TRUC		Gαi2 -/-	
	TLR5 -/-			

が，無菌化すると腸炎を発症しないことが知られており，炎症誘導には腸内細菌叢が大きく寄与している（第5章-3も参照）．

1) 体重減少，下痢症状，脱肛

マウスが腸炎を発症すると，体重増加不良もしくは体重減少，軟便や下痢，血便，脱肛といった消化管症状がみられる．定期的に体重測定を行い，下痢症状や脱肛などがないか，マウスの観察を行う．

2) 組織学的解析

実際に腸炎を発症しているかを確認するため，小腸および大腸の組織学的解析を行う．大腸炎を発症していると，肉眼的に大腸壁の肥厚，大腸の長さの短縮，腸間膜リンパ節の腫脹が観察される．大腸組織切片をヘマトキシリン・エオシン（HE）染色し観察すると，上皮のびらん，潰瘍，粘膜の肥厚，粘膜固有層への炎症細胞浸潤，粘膜下層の浮腫などが観察される．

3) 炎症性サイトカイン，ケモカイン発現の定量的解析

腸管組織における炎症性サイトカインやケモカインの遺伝子発現を定量的PCR法で解析することにより，炎症の有無や程度を評価できる．

2. 実験的腸炎モデルによる腸管炎症感受性の解析

腸管免疫系にかかわっていることが予想される遺伝子の改変マウスが腸炎などを自然発症しない場合，腸管炎症に対する感受性を調べる手段として，化学物質を用いる実験的腸炎モデルが用いられる．一般的に使用される実験的腸炎モデルは，DSS腸炎モデル，TNBS（2,4,6-トリニトロベンゼンスルホン酸）誘導性腸炎モデル，OXA腸炎モデルである．

1) DSS腸炎モデル

実験の簡便さ，再現性の高さと，炎症像が組織学的にUCと似ていることから，実験的腸炎モデルのなかで最も使用されている腸炎モデルである．腸炎誘導の機序に関してはまだ不明な部分も多いが，DSSを溶かした水を飲ませることによって大腸上皮のバリアが破綻し，腸内細菌をはじめとする腸管内容物の上皮下への流入によって，腸組織の炎症が誘導されると考えられている．遺伝子改変マウスで腸管炎症に対する感受性が亢進していれば，野生型マウスと比較して，DSS腸炎による体重減少や下痢症状が激しく，死亡率も高くなる．DSS腸炎モデルを行う際に注意すべきポイントは，バックグラウンドとなるマウス系統間で感受性が異なることである．前述したように，Th2応答優位のBALB/cマウスではDSS腸炎が誘導されにくい．そのためできるだけC57BL/6系統で評価すべきである．また雄マウスの方が雌マウスよりも感受性が高いという報告があり[9]，われわれも同様のことを経験していることから，性別をどちらかに統一して解析すべきと考える．

2) ハプテン誘導性腸炎モデル

① TNBS腸炎モデル

TNBSを含むエタノール溶液を経肛門的にマウスに投与することによって誘導される腸炎モデルである．主としてTh1応答による炎症が誘導されることからクローン病のモデルとして用いられている．TNBS腸炎誘導の問題点として，注腸するエタノール溶液の濃度やTNBSの量が実験者によって異なり，定まったプロトコールがないことや，注腸手技の精度による結果のばらつきがあるといったことがある．

② OXA腸炎モデル

OXAを皮膚に前感作し，その5〜7日後にOXAを

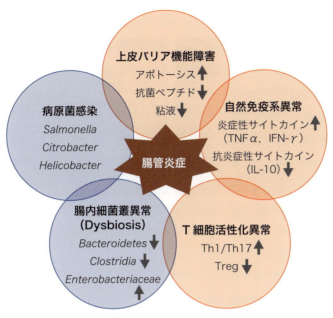

図1　腸炎発症の原因
腸管炎症の感受性が亢進する原因は，遺伝的要因（🟠）と環境要因（🔵）の2つに分けられる．この両者が互いに作用し合うことにより腸管炎症（ヒトIBD）が発症すると考えられている．文献10をもとに作成．

含むエタノール溶液を経肛門的に投与することで誘導される腸炎モデルである．TNBS腸炎モデルと異なり，OXA腸炎では大腸においてIL-4，IL-5，IL-13といったTh2サイトカインの発現が亢進し，Th2応答による炎症が誘導される．組織学的にもUCに類似していることから，UCのモデルとして使用される．腸炎誘導における問題点としては，TNBS腸炎同様，注腸手技の精度による結果のばらつきがあげられる．

3. 病原体感染に対する感受性の評価

実験的腸炎モデルは大腸炎のモデルであるため，研究対象の遺伝子が主に小腸に発現し，腸管免疫系との関連が予想される遺伝子であるならば，小腸粘膜に感染する*Salmonella typhimurium*や寄生虫感染に対する感受性を評価することは，遺伝子改変マウスの表現型を見出すうえで有用であると考える．

一方で，マウスに大腸炎を誘導する病原細菌としてよく使用されるのは*Citrobacter rodentium*である．大腸バリア機能の低下がみられるマウスでは，*Citrobacter rodentium*感染に対する感受性が亢進し，野生型マウスと比較して，感染後の糞便中や腸組織での*Citrobacter*細菌数の増加，大腸粘膜の肥厚，粘膜固有層におけるT細胞や好中球の増多がみられる．

4. 腸炎発症または腸管炎症感受性亢進の原因同定

遺伝子改変マウスが，腸炎を自然発症するもしくは実験的腸炎モデルにおいて腸炎への感受性が亢進している場合，その主原因として腸管上皮バリア機能の障害，自然免疫系異常，T細胞活性化異常，腸内細菌叢異常が考えられる（図1）[10]．ここでは，特に腸管上皮バリア機能の解析，腸内細菌を含む腸内環境因子の解析，腸管粘膜固有層におけるT細胞サブセットの解析について紹介する．

1）腸管上皮バリア機能の解析

粘液産生低下，抗菌ペプチド低下などの上皮バリア機能障害がある場合，病原細菌を含む腸内細菌の上皮層への侵入とそれらに対する過剰な免疫応答により炎症が惹起される．

①抗菌ペプチド発現の解析

上皮バリア機能の低下が疑われる場合，腸管における抗菌ペプチドの産生が低下している可能性がある．

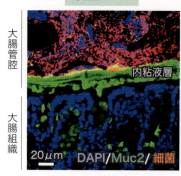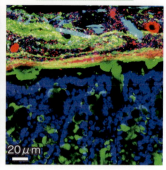

野生型マウス　　Lypd8欠損マウス

大腸管腔　　内粘液層　　大腸組織

20μm　DAPI/Muc2/細菌　20μm

図2　内粘液層と腸内細菌の視覚的評価
この図は，カルノア固定したマウス大腸の組織切片を，DAPI（細胞核を染色），抗Muc2抗体（粘液を染色），FISH法（細菌を染色）を用いて染色したものである．正常大腸では，内粘液層により腸内細菌と腸管上皮は分け隔てられており，このことは腸内細菌に対する過剰な免疫応答を回避し，炎症を制御するうえで重要とされている．一方でLypd8欠損マウスは無菌に保たれるはずの内粘液層に多数の腸内細菌が観察される．

例えばクローン病の原因遺伝子の1つとして報告されているNod2遺伝子の欠損マウスでは，腸管上皮における抗菌ペプチドのα-defensinの遺伝子発現低下がみられる[11]．

②糞便中における分泌型IgA量の評価

大野らのグループは，AP-1B欠損マウスで腸管腔内での分泌型IgAの低下，腸管上皮の抗菌ペプチド産生低下が認められ，粘膜バリアの欠陥により慢性の腸管炎症がみられることを報告している[12]．腸管におけるIgA産生，分泌の低下は，腸管炎症に対する感受性亢進の原因の1つとしてあげられる．糞便中のIgA量はELISA法によって定量が可能である．

③粘液層の視覚的評価

大腸においては，粘液層は分厚く，内粘液層と外粘液層に分けられ，大腸上皮直上の内粘液層はほぼ無菌に保たれている[13]．上皮バリア機能が低下している場合，無菌に保たれるはずの内粘液層や腸管上皮層に腸内細菌の侵入が認められる．その評価方法の1つが，カルノア固定法という粘液を保存する固定法で腸管組織を内容物ごと固定して，その組織切片中の細菌を，FISH法（蛍光in situハイブリダイゼーション）を用いて染色し，観察する方法である．Hooperらのグループは，この方法によりReg3γという抗菌レクチンが，特に小腸において細菌と小腸上皮を分け隔てるのに不可欠であることを示しており[14]，またわれわれのグループも，同様の方法で大腸上皮に高発現するLypd8という分子の欠損マウスで，内粘液層への細菌侵入が認められることを示した[15]（図2）．

④FITC-dextranによる消化管粘膜透過性の評価

密着結合の構成分子であるClaudin-7の欠損マウスは腸炎を自然発症する[16]．腸管上皮細胞間の細胞間接着装置に欠陥がある場合，消化管粘膜の透過性が亢進する．そのことによって腸管炎症に対する感受性が亢進する．FITCで標識されたdextranをマウスに内服させ，血清中のFITC-dextran濃度を計測することで，消化管粘膜透過性を評価できる．

⑤TUNEL assayによる腸管上皮細胞の
　アポトーシスの評価

自然免疫系のシグナル経路に重要なTAK1キナーゼの欠損マウスでは，腸管上皮細胞のアポトーシスが亢進し，腸炎を自然発症する[17]．腸管組織切片をTUNEL法で染色することで，腸管上皮細胞のアポトーシスが亢進しているかを評価できる．

2）腸内環境因子の解析

腸炎を自然発症するマウスや腸炎感受性が亢進しているマウスにおいては，腸内細菌叢の異常がみられることが多い．Flavellらのグループは，インフラマソーム関連遺伝子の欠損マウスの腸内では，*Prevotellaceae*科細菌とTM7門細菌の増加がみられ，腸内細菌叢の変化によりDSS腸炎に対する感受性が亢進することを報

告している[18]．また同報告では，腸内細菌叢の異常がみられる遺伝子改変マウスと正常野生型マウスを同じケージで飼育すると，正常マウスにも遺伝子改変マウスと同様の腸内細菌叢変化がみられるようになり，また親マウスの腸内細菌叢が仔マウスに伝播することが示されている．こういったことから遺伝子改変マウスと野生型マウスの腸内細菌叢を比較する際には，離乳後一定期間別ケージで飼育したマウス同士を比較するのが望ましいと考える．

①腸内細菌叢の解析

従来はヤクルト中央研究所にて開発されたYIF-SCANに代表される細菌特異的な16SリボソームRNA遺伝子を対象とした定量的PCR法（qPCR）による解析が主流であった．しかし最近では次世代シークエンサーを用いて糞便や組織から抽出した細菌DNAをシークエンシングし，細菌組成を解析する方法が主流となりつつある．定量的PCR法による解析の利点は，高感度で特定の菌群の菌数を定量することができ，YIF-SCANのようにRT-qPCRを行えば，生菌数を評価できる点である．一方で，次世代シークエンサーを用いた解析には，16SリボソームRNA領域をPCRで増幅してシークエンスを行う方法（16S解析）とPCRを行わずにシークエンスを行う方法（メタゲノム解析※2）の2つがある．菌種の構成のみを詳しく知りたい場合には16S解析を行い，同時に細菌の機能遺伝子も知りたい場合はメタゲノム解析を行う．定量的PCR法では腸内細菌の標的対象が限られるのに対し，次世代シークエンサーの解析はあらゆる腸内細菌が対象となる．その一方で細菌DNAを標的としているため，生菌と死菌の識別が難しいといった弱点もある．

②腸内細菌代謝物の定量

宿主の遺伝子変異や餌，飼育環境により腸内細菌叢が変化すると，短鎖脂肪酸や胆汁酸といった腸内細菌代謝物のプロファイルが変化しうる．糞便中の短鎖脂肪酸や胆汁酸などはHPLC（高速液体クロマトグラフィー）により定量が可能である．実際にわれわれのグループは，腸内細菌代謝物の1つであるインドールの糞便中濃度をHPLCで定量し，腸管上皮に対するインドールの生理機能を明らかにした[19]．最近では，質量分析器（MS）を用いた腸管内容物のメタボローム解析※3もさかんに行われるようになっており，今後腸管免疫に作用する新たな生理活性物質の同定が期待される．

3) 腸管粘膜固有層におけるT細胞サブセットの解析

腸管粘膜固有層に存在するT細胞は，ある種の腸内細菌や腸内細菌代謝物といった腸内環境因子によって分化誘導されることが近年次々と明らかとなってきている．腸内細菌では，セグメント細菌がTh17細胞を誘導し，*Clostridium*属菌がTreg細胞を誘導することが報告されている[20][21]．他方，腸内細菌代謝物として

※2　メタゲノム解析
次世代シークエンサーなどを用いてある環境中の微生物集団から得られたDNA情報を網羅的に解析する手法．この手法により環境中のさまざまな微生物の存在比率が推定され，未知の遺伝情報も明らかとなる可能性がある．

※3　メタボローム解析
クロマトグラフィー，質量分析器を用いて腸内細菌などの代謝産物を網羅的に解析する手法．メタゲノム解析と組合わせることで腸内環境を詳細に評価することができる．

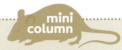

◆ 研究万事塞翁が馬

私（奥村）が大学院に入学したその日に命じられたのは，ある遺伝子のノックアウトマウスの作製であった．はじめてターゲティングベクターを構築し，ES細胞に遺伝子導入を行い，目的のES細胞が取れようとした矢先に，その遺伝子のノックアウトマウスが胎生致死（胚性致死）となることが報告され，あっけなく最初の研究テーマは終了となった．研究に関して全くの初心者であった筆者はそれまでやっていたことが無駄になったことに当時がっかりしたが，それがきっかけで別の遺伝子のノックアウトマウスを作製することとなった．幸いその表現型を見出すことができたことで，結果的に学位を取得でき，現在のポジションで仕事をさせていただいている．研究万事塞翁が馬．何がきっかけで大きな研究成果が得られるかわからないのも研究の醍醐味だと感じる．

は，腸内細菌由来のATPがTh17細胞を誘導し，腸内細菌がつくり出す酪酸はTreg分化誘導に重要であることが明らかとなった[22)23)]．こういった研究成果から，腸内細菌叢の変化が腸管免疫系の恒常性維持に影響を与え，特定の遺伝子欠損や環境変化でDysbiosis[※4]に傾くことにより，腸管炎症に対する感受性も変化することがわかってきた．腸管粘膜固有層におけるT細胞サブセットは，腸管から分離した細胞をPMAやイオノマイシンで刺激した後，抗体を用いて細胞表面マーカーや細胞内サイトカインを染色し，フローサイトメトリーで調べることができる．

おわりに

ゲノムワイド関連解析（GWAS）により，ヒト炎症性腸疾患（IBD）の疾患感受性遺伝子が次々と明らかとなった．それらの遺伝子変異マウスの表現型解析により，今後炎症性腸疾患の病態解明が一層進んでいくことが期待される．また次世代シークエンサーや質量分析器を使った，腸管内容物のメタゲノム解析やメタボローム解析といった網羅的解析が飛躍的に進んでおり，今後も腸内細菌叢や腸内細菌代謝物と腸管免疫系との関連が次々と解明されていくだろう．本項がヒトIBD病態解明の一助になれば幸いである．

文献

1) Fransen F, et al：Immunity, 43：527-540, 2015
2) Franke A, et al：Nat Genet, 40：1319-1323, 2008
3) Kühn R, et al：Cell, 75：263-274, 1993
4) Akagi S, et al：Int J Mol Med, 5：389-395, 2000
5) Marlow GJ, et al：World J Gastroenterol, 19：3931-3941, 2013
6) Halme L, et al：World J Gastroenterol, 12：3668-3672, 2006
7) Xiao L, et al：Nat Biotechnol, 33：1103-1108, 2015
8) Valatas V, et al：Eur J Pharmacol, 759：253-264, 2015
9) Mähler M, et al：Am J Physiol, 274：G544-G551, 1998
10) Goto Y, et al：Curr Opin Rheumatol, 27：388-396, 2015
11) Kobayashi KS, et al：Science, 307：731-734, 2005
12) Takahashi D, et al：Gastroenterology, 141：621-632, 2011
13) Johansson ME, et al：Proc Natl Acad Sci U S A, 105：15064-15069, 2008
14) Vaishnava S, et al：Science, 334：255-258, 2011
15) Okumura R, et al：Nature, 532：117-121, 2016
16) Ding L, et al：Gastroenterology, 142：305-315, 2012
17) Kajino-Sakamoto R, et al：J Immunol, 181：1143-1152, 2008
18) Elinav E, et al：Cell, 145：745-757, 2011
19) Shimada Y, et al：PLoS One, 8：e80604, 2013
20) Ivanov II, et al：Cell, 139：485-498, 2009
21) Atarashi K, et al：Science, 331：337-341, 2011
22) Atarashi K, et al：Nature, 455：808-812, 2008
23) Furusawa Y, et al：Nature, 504：446-450, 2013

参考図書

▶「臨床粘膜免疫学」（清野 宏/編），シナジー，2010

※4 Dysbiosis
遺伝的素因または食事，感染などの環境要因によって引き起こされる腸内細菌叢の乱れ．

第4章 マウスを詳しく調べよう

臓器・器官別解析

5 神経系の表現型解析

長野清一, 金井雅裕, 永井義隆

解析のポイント

- まずは目視で体格や歩行など外見上の形質を観察する.
- 遺伝子改変によって障害される神経系統部位が予想される場合, そこから表現型も予想して行動解析項目を選択する.
- 行動解析では嗅覚などによるバイアスがかからないよう注意する.
- 画像解析により経時的な脳の形態・機能変化を, 組織学的・生化学的解析により神経組織での部位特異的な神経細胞の脱落, 疾患原因タンパク質の凝集・封入体などを評価する.

はじめに

　神経組織は種々の情報伝達を担う神経細胞以外に, 神経細胞の形態や機能を維持する支持細胞であるアストロサイト, 有髄神経の髄鞘を形成するオリゴデンドロサイト, 免疫応答を担当するミクログリアといったグリア細胞から形成される. 神経細胞は骨格筋と神経筋接合部を形成して個体の運動機能を制御する. また, 神経細胞は眼や聴覚器, 皮膚などの知覚受容器からの刺激を感知して知覚としてその情報を脳に伝える. さらに脳内の各部位では神経細胞が互いにネットワークを構築して記憶や認知, 情動といった高次の脳機能を司り統合的な情報伝達が行われている. 個々の神経細胞の形態的, 機能的な評価については培養細胞を用いた解析が可能であるが, 培養細胞レベルでの解析ではこのようなネットワークの再構築に限界があり, 組織としての神経機能の表現型評価のためにはマウスなどのモデル動物を用いた生体内での解析が不可欠である.

　アルツハイマー病やパーキンソン病, 筋萎縮性側索硬化症といった神経変性疾患は加齢にしたがって発症し, 近年では高齢化社会の到来とともに患者数は増加の一途をたどっている. これらの疾患は運動機能障害や認知機能障害を引き起こすため, その発症病態の解析や症状進行経過の観察, および新たな治療法の効果判定のためには疾患モデル動物の確立とそれを用いたさまざまな神経機能の評価が不可欠である.

　本項では神経変性疾患モデルを代表としてマウスの機能評価に頻繁に用いられる神経系解析手法の概要を述べるとともに, 各疾患モデルマウスで異常がみられる項目を概説する.

解析に適したマウス系統

　神経変性疾患は, 家族性発症の場合は優性遺伝性が多く, また後述するように疾患原因遺伝子産物の異常蓄積がその病態と関連する. そのため, 野生型もしくは疾患変異型原因遺伝子を過剰発現するトランスジェニックマウス, もしくはノックインマウスがモデルとして用いられることが多い. また, 劣性遺伝性など原因遺伝子の機能喪失による発症が予想される場合には,

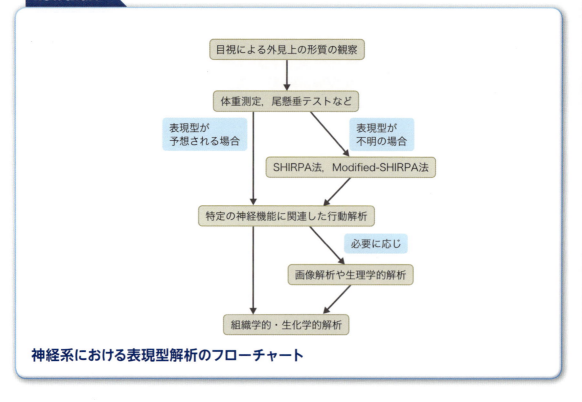

神経系における表現型解析のフローチャート

ノックアウトマウスも用いられる．これら遺伝子改変マウスは近交系であるC57BL/6（B6）マウスあるいはこれと他の系統を交配した交雑群マウス（B6C3, B6129, B6SJLなど）で樹立されたものが一般的である．交雑群マウスで樹立されたモデルでもC57BL/6系統に戻し交配され維持されているものが多く，これらを用いると原因遺伝子以外の遺伝的背景の相違による疾患発症への影響を除外することができる（第6章-1参照）．実際に疾患モデルによっては遺伝的背景により表現型の出現時期や重症度が変化することが知られており[1]，特に交雑群マウスを用いる際には比較対照群として同腹の野生型マウスを用いるなど，その影響を最小限にすることが重要である[2]．

神経系における マウスとヒトの違い

肉眼的にみるとマウスの脳はヒトと比べ，脳幹・小脳に対する大脳の相対的な容積は小さく大脳表面の脳回もほとんどみられない．これはマウスではヒトと比べて大脳新皮質が未発達であることを反映している．またマウスの大脳は前頭連合野の発達が悪く小さい．しかしながらヒトの脳でみられる神経ネットワークの基本構造はマウスの脳でも保たれており，行動解析（**第3章-7参照**）を含めた脳機能の研究がマウスで広く行われている．

解析の流れと各解析の詳細
(flowchart)

1. 目視

神経系の機能障害では体格や姿勢，歩行などマウスの外見上の形質に異常がみられることが多い．詳細な行動解析や形態学的解析を行う前に，目視によるマウスの外見の充分な観察を行うことが必要である．

神経変性疾患モデルマウスでは症状の重篤化により毛繕いや飲水・捕食ができなくなって体重が減少するとともに，栄養不良・全身状態の悪化により早期に死にいたるものが多い．その場合，週1〜3回の体重測定によりその推移をプロットすると発症に伴って体重

が減少しはじめ，発症時期の推定に有用である．また運動機能障害を生じるモデルでは，発症の初期にはケージの網にぶら下がった際に四肢でつかみ損ねる，体幹を左右に振る動揺性の歩行をするといった症状が出現し，進行すると後肢の引きずり歩行，さらには仰向けからの起き上がりができないといった状態になる．歩行の状態の把握には前肢あるいは後肢にマーカーを塗り着地時の軌跡を記録するフットプリントテストが行われ[3]，それにより歩幅や歩容の異常が評価できる（**図1**）．

より早期より軽微な運動機能障害をとらえる方法としてマウスを尻尾でもち上げた際の四肢の伸びの異常をスコア化する尾懸垂テスト（clasping test）も用いられる（**図2**）[4]．症状が進行しマウスを背臥位で置いた際に一定時間内に起き上がりができなければエンドポイントと判断し安楽死の処置を取ることが多い．目視あるいは行動解析により発症時期が特定できるモデルでは発症時，エンドポイント到達時の週齢の分布を生存曲線（Kaplan-Meier曲線）で示し分析を行うことができる．

遺伝子改変により障害される神経系統部位より表現型が予測される際にはその項目を中心に詳細な行動解析を進めればよいが，簡易・迅速かつ網羅的にマウスの外見観察を行う方法として英国Medical Research Councilで開発されたSHIRPA法，およびそれをもとに理化学研究所で改変されたModified-SHIRPA法[5]（**第3章-2参照**）が知られている．この検査はアリーナ，ジャーといった簡単な器具と検者の目視のみによっ

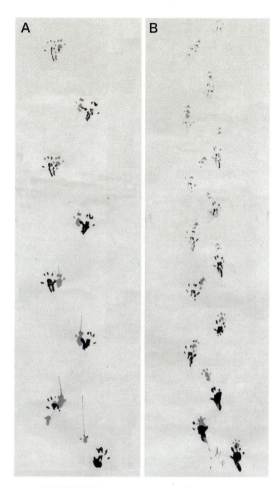

図1 運動機能障害マウスのフットプリントテスト
A） 野生型マウス．**B）** ハンチントン病モデル（R6/2）マウス．文献3より引用．

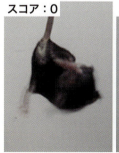 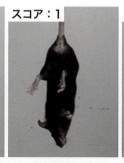 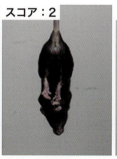 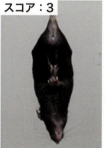

図2 運動機能障害マウスの尾懸垂テスト（clasping test）
スコア0：両後肢の脚，指ともに伸びる．**スコア1**：一側または両後肢脚の屈曲がみられるが腹部には接触せず．**スコア2**：両側後肢脚の屈曲，腹部への接触がみられるが後肢どうしの接触はみられず．**スコア3**：両後肢は完全に屈曲し腹部で互いに接触．文献4より引用．

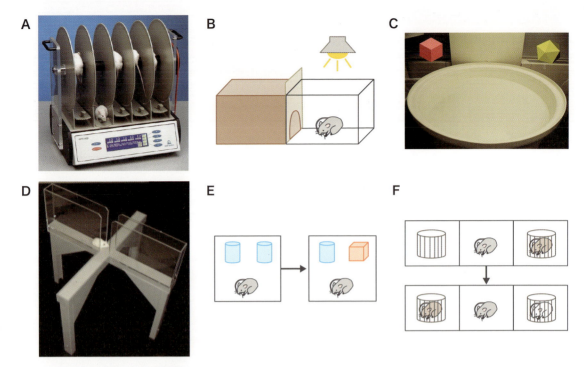

図3 行動解析に用いられる装置
A）ロータロッドテスト．文献6より引用．B）受動的回避テスト（passive avoidance test）．C）モリス水迷路テスト．文献7より引用．D）高架式十字迷路テスト（elevated plus maze test）．熊本大学生命資源研究・支援センターホームページ文献8, 9より引用．E）新奇物体認識テスト（novel object recognition test）．F）社会的行動テスト（social interaction test）．各テストの詳細は本文参照．

て行うことができ，特別な設備を必要としない．この検査を一次スクリーニングとして行い，異常がみられた項目につき以下に述べる，より詳細な検査を行うことにより，効率的に解析を進めることができる．

2. 行動解析

一次スクリーニングあるいは原因疾患遺伝子より推定される行動異常につき，さらに詳細な解析を行う．以下に代表的な行動解析手法と各神経疾患モデルマウスでみられる異常について述べる．検査を行う際には各マウスの施行ごとに装置のアルコール塗布・拭き取りと乾燥を行い，嗅覚によるバイアスがかからないように注意する．

1) ロータロッドテスト（図3A）

回転する水平棒の上に前向きにマウスを乗せ，歩行できずに落下するまでの時間を計測し，強制的な運動能力を評価する．一定速度の回転で行う方法と加速回転で行う方法とがある．運動神経自体の障害によって同検査で異常がみられるが，他に小脳の機能低下による協調運動の障害や骨格筋の障害によっても異常がみられる．

2) オープンフィールドテスト

正方形の箱にマウスを入れて一定時間自由に行動させ，新奇環境におけるマウスの自発的な活動性をみる．移動距離，各1/4区画間を横切る回数，立ち上がる回数などを測定する．自発性の低下や運動機能の低下があると行動量が減少する．不安症状が強い場合には行動範囲が壁周囲に偏る傾向がみられる．

3) 受動的回避テスト
（passive avoidance test）（図3B）

行き来できる明るい部屋と暗い部屋を用意し，明るい部屋にマウスを入れる．マウスは暗い場所を好むため暗い部屋に入るが，その時点で電気ショックを与える．試行の後，時間を空けて同じ明るい部屋に入れ，暗い部屋に入るまでの時間を条件付け前と比較する．回避学習能力を評価するために用いられる．

4）恐怖条件付けテスト
　　（fear conditioning test）

　箱に入れたマウスに音を提示し，その際電気ショックを与えて条件付けを行う．後日同じ箱に入れ何も提示しない場合，および異なる箱に入れ音提示を行った場合のすくみ反応（freezing）[※1]の程度を測定する．それぞれ文脈（contextual）[※2]あるいは合図（cued）依存性の恐怖条件付けが評価できる．

5）モリス水迷路テスト（図3C）

　円形プールに不透明の水を入れ底が見えない状態にしたうえで1/4円区画のいずれか1カ所の水面下にプラットフォームを置き，任意の位置よりマウスを泳がせてプラットフォームに到達させる．プラットフォームの位置を学習するまで試行をくり返し，到達するまでの時間や軌跡を測定する．次にプラットフォームを除いて試行を行い，プラットフォームのあった区画に滞在する時間を測定する．空間学習能力の評価ができる．

6）高架式十字迷路テスト
　　（elevated plus maze test）（図3D）

　マウスが閉所を好む性質を利用した検査．マウスを開放アームと閉鎖アームよりなる十字型の装置の中央に置き，一定時間に開放アームと閉鎖アームそれぞれへ入る回数とそれぞれでの滞在時間を測定する．不安様行動の有無を検討でき，不安が抑制された状態では開放アームでの滞在時間が長くなる．

7）Y字型迷路テスト

　Y字型をした装置の1つのアームにマウスを入れ，一定時間自由に行動させる．各アームに後肢まで入った時点で進入と判断する．アームへの総進入回数から自発行動量が，3回連続して異なるアームへ進入した回数の総進入回数に対する割合から空間作業記憶を評価することができる．マウスは通常，探索行動により自発的に異なるアームに進入するが，空間作業記憶[※3]の障害があると同じアームに何度も入ろうとする．

8）新奇物体認識テスト
　　（novel object recognition test）（図3E）

　部屋の両端に同じ物体をそれぞれ置き，そこで一定時間馴化した後に片方を別の物体に置き換えた後，マウスを部屋に戻す．マウスのそれぞれの物体に対する探索行動の時間を測定する．通常新奇の物体に対して長い時間探索行動を取るが，学習記憶能力の障害により新奇・既存それぞれの物体に対する探索時間が同等となってくる．

9）社会的行動テスト
　　（social interaction test）（図3F）

　互いに行き来できる3つの部屋（スリーチャンバー）の中央に被験マウスを入れ，両端の部屋に置いた檻の一方のみに新奇のマウスを入れる．被験マウスが新奇マウスに対して，一定時間内に臭い嗅ぎや接触を行った時間や回数を測定する．次にもう一方の檻に別の新奇マウスを入れ，新たな新奇マウスに対する臭い嗅ぎや接触の時間や回数を測定する．これらにより被験マウスの社交性，新奇探索性を調べることができる．

3．各疾患モデルマウスでの行動解析異常

1）アルツハイマー病

　認知症を生じる代表的疾患であるアルツハイマー病（AD）では海馬や大脳皮質においてアミロイドβの細胞外蓄積（老人斑）と過剰リン酸化されたタウの神経細胞内蓄積（神経原線維変化）がみられる．

　モデルとしては家族性AD患者で同定された変異型アミロイドβ前駆体タンパク質（APP）を単独で，あるいは変異型プレセニリン1と同時に過剰発現するマウスがよく用いられる．これらのマウスでは海馬，大脳皮質に老人斑様のアミロイド斑が出現し，いずれの系統もモリス水迷路テストでの異常をアミロイド斑出現前（多くは生後約3カ月〜）より認める[10]．恐怖条件付けテスト，新奇物体認識テストでも多くの系統で異常が出現する．Y字型迷路テストでの異常は系統に

※1　すくみ反応（freezing）
呼吸など生命機能の維持に必要な活動を除いて体の動きが完全に止まる状態で，恐怖が強いときに特徴的にみられる反応．

※2　文脈依存性恐怖条件付け
電気ショックを受けた環境（箱）と結びつけて恐怖が獲得される条件付け．音提示に対する合図依存性恐怖条件付けとは異なる機序により獲得され，海馬のdorsal CA1領域と関連が深いと考えられている．

※3　空間作業記憶
ある行動・課題を遂行するために必要な空間認識を一定期間能動的に保持しておく機構．モリス水迷路テストで観察される空間記憶に加え，Y字型迷路テストでは選択したアームをいったん覚えておく作業記憶が必要とされる．

より一定しない．

理化学研究所の西道らはAPPの過剰発現による副次的な影響を除外するために，マウス内在性APP遺伝子にヒト型アミロイドβ配列と複数の家族性AD変異を導入したノックインマウスを作製した．この新規のAPPノックインマウスのうち発症の早い系統では，生後2カ月での脳内アミロイドβ蓄積と生後6カ月でのY字型迷路テストでの異常を認めている[11]．

2) パーキンソン病

パーキンソン病（PD）は筋強剛や振戦，寡動，姿勢反射障害といった運動機能障害を認める疾患であり，中脳黒質のドーパミン神経細胞を中心にα-シヌクレインの細胞内封入体[※4]（Lewy小体）を認める．Lewy小体が大脳皮質などより広い範囲の神経細胞にも形成されるLewy小体型認知症も知られている．

モデルとしては野生型あるいは一部の家族性PD患者で同定されている変異型α-シヌクレインの過剰発現マウスが知られている．α-シヌクレイン過剰発現マウスの多くは運動機能障害に乏しく，ロータロッドテストでも明らかな異常はみられない[12]．これは同マウスでは黒質ドーパミン神経細胞や線条体ドーパミン量の減少を認めないことを反映しているものと考えられる．PDGF-βプロモーター下に野生型α-シヌクレインを，あるいはThy1プロモーター下に野生型もしくは変異型α-シヌクレインを過剰発現するマウスでは，黒質を含む脳の広い領域での神経細胞内α-シヌクレイン封入体の形成と線条体ドーパミン量の減少を認める．また，ロータロッドテストでのスコアの低下やオープンフィールドテストにおける自発運動量の変化を認める[13]～[15]．これらの系統ではモリス水迷路テストやY字型迷路テストでの異常も報告されている．

3) ポリグルタミン病

原因遺伝子の翻訳領域内に存在するCAGリピート配列の異常延長によりポリグルタミン鎖のつながった遺伝子産物が産生される遺伝性神経変性疾患はポリグルタミン病と総称され，ハンチントン病（HD），種々の脊髄小脳失調症（SCA；原因遺伝子により，SCA1，2，…と番号がつけられている）などが含まれる．いずれの疾患も病変部位の神経細胞で原因遺伝子産物の核内封入体形成がみられる．

そのなかでHDは不随意運動などの運動障害や認知症をきたす疾患であり，線条体を中心に神経細胞の脱落がみられる．HDの代表的モデルであるR6/2マウスは原因遺伝子の異常伸長CAGリピート配列を含むエキソン1部分を過剰発現したものであるが，生後約5週齢よりモリス水迷路テストでの異常を認め，やや遅れてオープンフィールドテストでの自発運動量の低下やロータロッドテストでのスコアの低下がみられる[16]～[18]．他のハンチントン病モデルマウスはR6/2マウスよりも発症が緩徐であるが同様の経過をたどる．

SCA1は小脳，脳幹の障害により協調運動障害[※5]，眼球運動障害や構音・嚥下障害を生じる疾患である．変異遺伝子を過剰発現するトランスジェニックモデルだけでなく，マウス内在性遺伝子にヒト病因変異を導入したノックインマウスモデルがいち早く樹立されている[19]．SCA1ノックインマウスでは，生後約5～7週齢ごろよりロータロッドテストにて運動障害を，生後約7週齢ごろよりモリス水迷路テストにて認知機能障害を認める．

4) 筋萎縮性側索硬化症および前頭側頭葉変性症

筋萎縮性側索硬化症（ALS）は上位および下位の運動神経の変性により全身の骨格筋の筋力低下をきたす疾患である．家族性ALSの原因遺伝子として最初に報告された変異型SOD1を過剰発現するマウスが複数作製されているが，いずれも後肢からはじまる緩徐進行性の運動麻痺を生じ，脊髄運動神経の細胞内SOD1封入体の形成や細胞数の減少を認める．運動麻痺の出現に対応してロータロッドテストではスコアの低下がみられる[20]．

その後家族性および孤発性ALSでTDP-43，FUS，C9orf72など他の原因遺伝子が同定され，各遺伝子の過剰発現マウスも作製されている．これらの遺伝子は

※4 **封入体**
何らかの物質が異常に蓄積することにより異なる染色性をもって観察される細胞内構造物．核内に形成される核内封入体と細胞質に形成される細胞質内封入体がある．神経変性疾患における原因タンパク質の蓄積による封入体の他，ウイルスなどの感染時に病原体粒子の集合により形成される封入体がある．

※5 **協調運動障害**
個々の骨格筋の筋力には異常がないにもかかわらず，それらを組合わせて円滑な運動を行うことができない状態．主に小脳の障害によって起こる．

ALSのみでなく前頭側頭葉変性症（FTLD）の発症病態にも関与しており，同一患者で両疾患の徴候をもつ例や同一家系内でおのおのの疾患の罹患者が存在する例が知られている．TDP-43関連ALS/FTLD患者の脊髄や大脳皮質の神経細胞では，TDP-43の核からの消失と細胞質での封入体形成が特徴としてみられる．野生型あるいは変異型TDP-43過剰発現マウスでも多くの系統でTDP-43の神経細胞内局在変化が報告されている[21]．これら系統では変異型SOD1マウスと同様の進行性運動麻痺を認め，脊髄運動神経細胞数の減少やロータロッドテストでのスコアの悪化がみられる．Thy1あるいはヒトTDP-43自体のプロモーター下に変異型TDP-43を発現するマウス[22) 23)]やCamk2aプロモーター下に核移行シグナル欠損TDP-43を発現するマウス[24)]では，大脳や海馬でのTDP-43の過剰発現により，FTLD様症状を示す．すなわち，高架式十字迷路テスト，新奇物体認識テスト，受動的回避テスト，社会的行動テストなどでの異常を認める．

4. 画像解析

近年マウスなどの小動物でもMRIやPETなどの画像検査が中枢神経系の形態・機能評価に用いられるようになっている．これらの検査は生きたままのマウスでくり返し行うことが可能であり，経時的な変化を観察するのに適している．具体的には，MRIではADモデルマウスにおける薬剤効果の海馬容積での判定[25)]や，HDモデルマウスにおける線条体・大脳皮質容積の経時的変化の測定[26)]，PETではADモデル大脳におけるグルコース代謝，アミロイド蓄積，ミクログリア活性化の同時評価[27)]などが行われている．

5. 組織学的・生化学的解析

神経変性疾患モデルのなかで症状が重篤な系統では病変部位の神経細胞脱落が生じるため，ADモデルでは海馬CA1神経細胞数，PDモデルでは中脳黒質ドーパミン神経細胞数，ALSモデルでは脊髄運動神経細胞数の評価などが有用である．

また神経変性疾患ではADにおけるアミロイドβやタウ，PDにおけるα-シヌクレイン，ALS/FTLDにおけるTDP-43など各疾患の原因タンパク質の神経細胞内外での凝集・封入体形成がみられ，病態との関連が示唆されている．そのため疾患モデルマウスにおいても病変神経組織で原因タンパク質に対する抗体を用いた免疫染色を行ってその局在をみることにより，病変の広がりや傷害の程度を把握することが可能である．蓄積したタンパク質は多くがユビキチン化されており，またタウやα-シヌクレイン，TDP-43では特定部位のアミノ酸がリン酸化を受けることが知られている．これらの検出には抗ユビキチン抗体や抗リン酸化タンパク質抗体を用いた免疫染色が有用である．

神経変性疾患モデルでは一般に病態の進行に伴って病変部位でのアストロサイトやミクログリアなどグリア細胞の増殖活性化がみられ，その活性化の程度により病勢を把握することができる．これらの評価のためにはGFAPやIba-1など各細胞のマーカータンパク質に対する免疫染色が行われる．

前述の原因タンパク質の凝集・蓄積を評価するため生化学的解析もよく行われる．これら神経変性疾患の

◆ 神経疾患研究の失敗が神経発生研究の成果に

研究を続けていると突然思わぬ結果に遭遇することがある．

以前筆者がALSのモデルとして某遺伝子のトランスジェニック（Tg）マウスを作製したときである．生後何カ月経っても一向に症状は出てこない．トランスジーンのコピー数が少なく，その発現量が発症には不十分なのか？と考え，Tgマウス同士の掛け合わせでホモマウスをつくることにした．

今日が出産という日に様子をみに飼育室へ行ったところ，驚いた！！仔マウスの一部が死産であったが，そ れらはすべて頭部がなかったのである．外傷はなかったので何らかの発生異常に違いない，と確信して，発生の専門家に共同研究をお願いした．その結果トランスジーンの挿入によりSsdp1（single-stranded DNA-binding protein 1）遺伝子が機能しなくなったためとわかり，頭部形成機構の新たな解明へとつながった[29)]．

筆者自身の研究計画としては失敗であったが，遺伝子改変マウスからはじめて得られる知見の奥深さを痛感させられた経験であった．

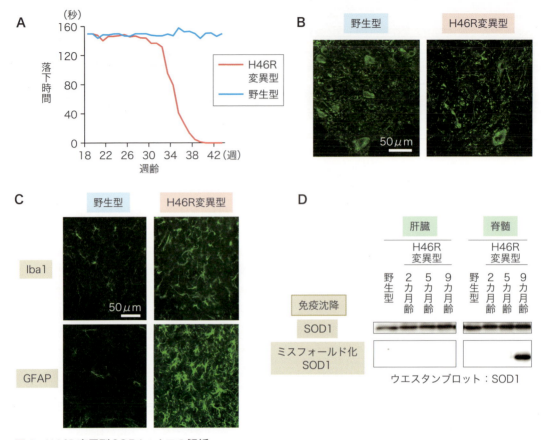

図4 H46R変異型SOD1マウスの解析
A) ロータロッドテスト．**B**) 抗NF-H抗体（SMI32）による運動神経細胞数の評価．**C**) ミクログリア（Iba1），アストロサイト（GFAP）マーカータンパク質での免疫染色．**D**) ミスフォールド化SOD1のウエスタンブロットによる検出．文献20より改変して転載．

原因タンパク質は一般にオリゴマーやプロトフィブリルとよばれる高分子量会合体を形成して毒性を発揮することが推測されており，その一部は界面活性剤などタンパク質変性剤による解離やタンパク質分解酵素による分解に対し抵抗性を示す．さらに凝集性が高まるとタンパク質変性剤に不溶性となるため可溶性分画から分離することができる．病変組織からの溶出分画を用いて原因タンパク質あるいはそのリン酸化体に対するウエスタンブロットを行うことにより，これら異常蓄積物の有無を同定することができる．

6. 生理学的解析

ADモデルではその海馬のスライス培養を用いて電気生理学的手法により長期増強障害の定量が行われることがある．

7. その他

最近では2光子・多光子蛍光顕微鏡を用いて，生きたままのマウスの大脳脳表近傍の神経細胞の形態観察がくり返し可能となっている．この手法を神経変性疾患モデルマウスに適用することにより，ADモデルにおけるアミロイド斑形成過程や，HDやSCA1モデルにおける神経細胞スパイン形成障害の解析[28]などが行われている．

実際の研究事例

われわれは家族性ALSでみられる変異型SOD1の運動神経変性への関与につき，SOD1タンパク質構造変

化との関連で解析を進めている．わが国で最も多いH46R変異型SOD1の過剰発現マウスはその発現量にしたがって運動麻痺を発症し，体重減少やロータロッドテストで進行性のスコアの低下を認めた（図4）[20]．組織学的には脊髄運動神経細胞数の減少やグリア細胞の活性化，生化学的には構造変化を起こした（ミスフォールド化）SOD1が発症に対応して検出された（図4）．

おわりに

マウスの神経系解析は他の臓器と比較して行動解析など生きた状態での解析が多く，初学者にはとっつきにくい印象があるが，予想される病態を把握して順序立てて解析を行えば，決して困難ではないと思われる．より多くの研究者が神経系の病態解明に興味をもっていただけることを望む．

文献・URL

1) Morihara T, et al：Proc Natl Acad Sci U S A, 111：2638-2643, 2014
2) Working with ALS mice (http://www.alsresearchforum.org/wp-content/uploads/p4l_jax_sod1manual_20091202_29aPcx-1.pdf)
3) Carter RJ, et al：J Neurosci, 19：3248-3257, 1999
4) Zhu JW, et al：Front Neurosci, 10：33, 2016
5) RIKEN Modified SHIRPA (http://ja.brc.riken.jp/lab/jmc/shirpa/)
6) ブレインサイエンス・イデア社HP (http://www.brain-si.jp)
7) Puzzo D, et al：Biochem Pharmacol, 88：450-467, 2014
8) 熊本大学生命資源研究・支援センター (http://irda.kuma-u.jp)
9) 熊本マウスクリニック（KMC）脳・神経系解析室 (http://irda.kuma-u.jp/news/docs/NoushinkeiHP.pdf)
10) Webster SJ, et al：Front Genet, 5：88, 2014
11) Saito T, et al：Nat Neurosci, 17：661-663, 2014
12) Le W, et al：Neurotherapeutics, 11：92-110, 2014
13) Magen I & Chesselet MF：J Parkinsons Dis, 1：217-227, 2011
14) Magen I, et al：Eur J Neurosci, 35：870-882, 2012
15) Chesselet MF, et al：Neurotherapeutics, 9：297-314, 2012
16) Li JY, et al：NeuroRx, 2：447-464, 2005
17) Lüesse HG, et al：Behav Brain Res, 126：185-195, 2001
18) Popiel HA, et al：PLoS One, 7：e51069, 2012
19) Watase K, et al：Neuron, 34：905-919, 2002
20) Nagano S, et al：Hum Mol Genet, 24：3427-3439, 2015
21) Tsao W, et al：Brain Res, 1462：26-39, 2012
22) Ke YD, et al：Acta Neuropathol, 130：661-678, 2015
23) Swarup V, et al：Brain, 134：2610-2626, 2011
24) Igaz LM, et al：J Clin Invest, 121：726-738, 2011
25) Choi JK, et al：Brain Res, 1590：85-96, 2014
26) Rattray I, et al：PLoS One, 8：e60012, 2013
27) Brendel M, et al：J Nucl Med, 57：954-960, 2016
28) Hatanaka Y, et al：Sci Rep, 5：16102, 2015
29) Nishioka N, et al：Development, 132：2535-2546, 2005

参考図書

▶「マウス実験の基礎知識 第2版」（小出 剛/編），オーム社，2013

第4章 マウスを詳しく調べよう

臓器・器官別解析

6 造血器系の表現型解析

平野育生，清水律子

解析のポイント

- 産仔数がメンデルの法則にしたがっているか確認し，胎仔期造血器の造血に異常がないかを解析する．
- マウス個体の毛並みや呼吸，皮膚の色，行動などの異常，脾腫，リンパ節の腫大などをよく観察する．
- 全血球算定値を測定し，異常値を示しているものがないか確認する．
- 各種染色法による血球の形態学的解析，造血器や各種臓器への血球浸潤などの組織学的解析を行う．
- フローサイトメトリーによる特定の細胞集団の異常を確認する．

はじめに

末梢血中を流れるすべての血球は，自己増殖能・多分化能をもつ造血幹細胞が分化・増殖することで生じる．造血器はこの過程が行われている組織であり，造血器系異常の表現型は，末梢血の異常，各血球系列の分化異常，または白血病などの造血器腫瘍として現れる場合が多い．本項では，血球や造血器で生じる表現型を解析する方法について，われわれが行っている一般的な解析手技を含めて紹介したい（flowchart）．

解析に適したマウス系統

研究で用いられる野生型マウスの多くは，「近交系」とよばれる，すべての遺伝子座がホモ接合体になっている個体群である（第1章-2参照）．同じ近交系のマウスはすべての個体で同じ遺伝子組成をもっているため，研究における個体間のばらつきを抑えることができる．現在までに450系統以上の近交系が作製されているが，ある種の近交系，例えばAKR系統は高頻度で白血病を発症するなど，造血器系の表現型解析には必ずしも適さない系統もあるので注意が必要である．種々の研究でよく用いられているC57BL/6やBALB/c，DBA/2などの近交系は，ブリーダーから簡単に入手が可能であり，特徴的な表現型や全ゲノム配列などの情報がすでに多く蓄積されている（第1章-3，第7章-1，2参照）．アメリカのJackson研究所が運営しているMouse Genome Informatics（MGI）[1]では，各近交系の遺伝子や遺伝的マーカーの特性情報，遺伝子座，対立遺伝子などの情報とともに，表現型についても情報が集積されており，特定の近交系が自身の解析に適しているかどうかの判断に利用しやすい[2,3]．なお，野生型のマウスを用いた解析だけではなく，遺伝子改変マウスを作製した場合も，特定の近交系に戻し交配を行いコンジェニック系として解析した方が，安定した結果を得られる．

flowchart

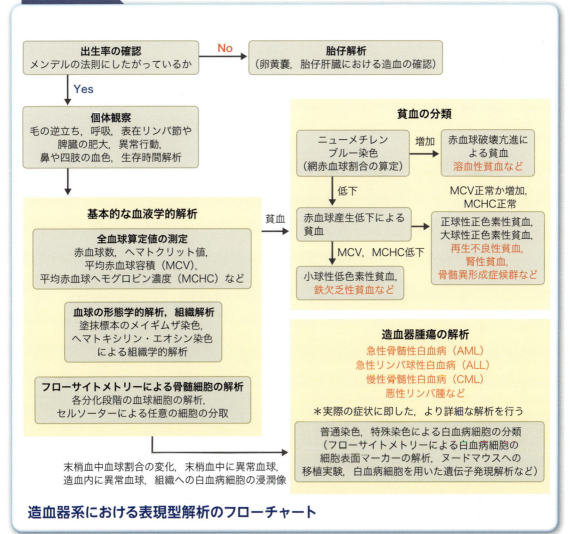

造血器系における表現型解析のフローチャート

ヒトとマウスの造血器の差異

　発生の過程において造血には，胎仔型の赤血球を産生する一次造血，次いで成体型の造血である二次造血が存在する．一次造血における造血器は卵黄嚢であり，ヒトの場合は胎生3週齢前後，マウスの場合は胎生7.5日ごろに卵黄嚢内に形成された血島とよばれる細胞集団より血球産生が開始される（図1A）[4) 5)]．一次造血は一過性に生じる造血過程であり発生の過程でやがて消失する．その一方で二次造血は，一次造血の消失に先んじて開始し生涯にわたり血球を産生する．発生の過程において，二次造血を担う造血器は，AGM (aorta-gonad-mesonephros) 領域からはじまり，胎仔肝臓および脾臓，出生ごろには骨髄へと主な造血の場が移行する[5)]．

　マウスは歴史的に多くの研究で用いられてきた非常に優れた実験動物であるが，ヒトと比較した場合，造血器系の解析をするうえでいくつかの違いがある．出生後，ヒトでは骨髄のみで造血が行われるが，マウスでは骨髄だけではなく脾臓においても造血が行われている（図1A）．特にマウスでは，低酸素ストレス下で生じるストレス造血時には，脾臓でさかんに造血が行われるため脾臓が肥大する[6)]．血球の大きさや寿命，形態にも違いがあり，例えば，ヒトの赤血球は大きさが

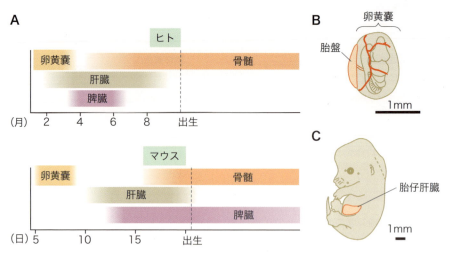

図1　ヒトとマウスにおける主要造血部位の推移
A）卵黄嚢で行われる一次造血，それに引き続き胎仔肝臓，脾臓，骨髄で生じる二次造血は，ヒトとマウスでよく似ている．しかし，出生後の造血器はヒトでは骨髄のみなのに対し，マウスでは脾臓でも行われている．B）胎生9.5日胚の卵黄嚢および胎盤を含めた模式図．卵黄嚢に血管が認められる．C）胎生13.5日胚の模式図．さかんに造血が行われているため胎仔肝臓が赤く透けて見える．スケールバー：1mm．

7〜8μmで，寿命は120日であるが，マウスでは大きさがヒトの〜5.5μm程度で，寿命は約40〜50日である[7) 8)]．また，環状核をもつ顆粒球はヒトにおいては骨髄異形成症候群の特徴の1つとしてあげられるが，マウスでは正常な骨髄のみならず末梢血においても環状の核をもつ顆粒球が認められる（図3D参照）[9)]．

解析の流れと各解析の詳細
(flowchart)

1. 産仔数の確認，胎仔解析

造血器系の機能異常は胎生致死（胚性致死）に直結するので，遺伝子改変マウスを作製した場合，目的とするマウスが正常に出生するかどうかが解析の第一歩となる．産仔内に目的とする遺伝子型の個体が得られない場合は，胎仔解析により目的個体が致死となる時点を明らかにし，その際の胎仔を観察することで胎生致死の原因が何かを推察する（第3章-6，第4章-13参照）．目的の個体が得られる場合でも，その産仔数が期待値より明らかに少ない場合は，発生段階で何らかの異常が生じていることが予想されるため胎仔解析を行うとよい．造血器系の表現型は，胎生9日ごろの胎仔を用いて卵黄嚢における一次造血に支障がないかを（図1B），また，胎生13日以降の胎仔を用いて胎仔肝臓における二次造血に影響がないかを（図1C），野生型同腹仔を比較対象にして確認するのが解析しやすい[10) 11)]．

2. 個体観察

マウスを用いた解析を行う際は，産仔数，各個体の遺伝子型，各個体の出生日および死亡日と死因，観察終了日などの詳しい記録をとっておく必要がある．日々の観察においては，各個体の生存確認だけでなく，毛並みや呼吸，皮膚の色，行動異常の有無なども観察する（第3章-2参照）．例えば，白血病を発症したマウスでは，活動量の減少，毛の逆立ち，体重減少，荒い呼吸，脾腫，貧血による顔や手足の蒼白，リンパ節の腫大などの所見が認められる場合が多い（図2）．短期間の観察や若齢マウスを用いた解析では異常を確認できない場合でも，長期間の飼育および観察により異常が顕在する場合があるため，長期観察も視野に入れた実験計画を立てるとよい．

3. 末梢血の解析

次に基本的な血液学的な解析を行う（第3章-3参照）．末梢血をヘパリンやEDTAなどの抗凝固剤入りの採血管に採血し，電気抵抗法を用いた自動血球計数器

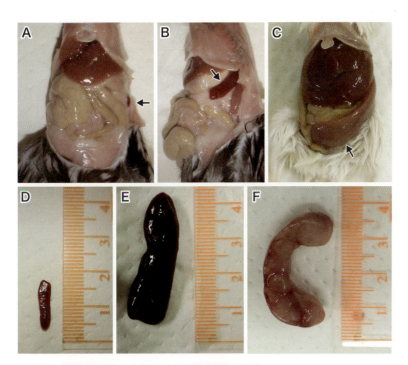

図2 正常個体脾臓と白血病発症個体脾臓の比較

A)B) 野生型正常個体の解剖写真．正常個体の脾臓（→）は，胃の左側にあり左側からだと見やすい（B），一方で，腹側（A）からはほとんど認められない．C) 白血病発症個体の解剖写真．白血病を発症したマウスでは，高頻度で脾腫（→）が認められる．また，肝臓や腎臓，表在リンパ節なども，白血病細胞の浸潤により肥大している場合がある．D)〜F) 脾臓の大きさの比較．正常な脾臓（D）と比較し，脾腫を示した白血病発症個体の脾臓（E,F）は非常に大きい．中は白血病細胞で埋め尽くされており，白血病の進行度，種類によって脾臓の形状や色に差がある．Eは赤芽球系白血病発症個体の脾臓，Fはリンパ球系白血病発症個体の脾臓．

で全血球算定値（CBC）を測定する．採血方法は，心臓や頸静脈，腹大静脈などからの全採血，尾静脈や顎骨後ろに位置する静脈などからの部分採血などがある．後者の方法はくり返して行えるので，経時的観察に適している．採血部位や，雌雄間，日内変動により各項目に多少の差が生じること，生後低値を示す赤血球数や生後2週目が最低値を示す白血球数などは9週齢までに急激な増加を示すことなど，生理的な現象が結果に影響する場合がある[12]．このため，解析においては，マウスの月齢や採血方法などの条件を統一する必要がある．使用する機種により若干異なるが，一般的な自動血球計数器であれば赤血球数やヘマトクリット値，ヘモグロビン濃度，平均赤血球容積（MCV），平均赤血球ヘモグロビン濃度（MCHC），白血球数，血小板数などの値を得られるので，コントロール個体と比較し異常値を示す項目がないかを確認する．

4. 血球細胞の形態学的な解析

末梢血や骨髄中の血球の異常を調べるには，各血球の大きさや形，核の形状などの形態学的な解析をまず行う必要がある．血球の形態学的な解析には，スライドガラス上に血液細胞を伸展した塗抹標本を用いる．塗抹標本の作製方法にはいくつかあるが，以下にウェッジ（スメア）法（図3A）による塗抹標本の作製方法について解説する．

【ウェッジ法による塗抹標本の作製方法】

①スライドガラス，引きガラス（22mm×22mmカバーガラスなど）を用意する．

②血液5μL程度を，スライドガラス長辺1/4の中心位置に乗せる．

③引きガラスを約30°の角度で，スライドガラスと合わせ，接触辺上に血液が広がるようにする．

④角度を保ったまま，引きガラスを一定の速度で移動

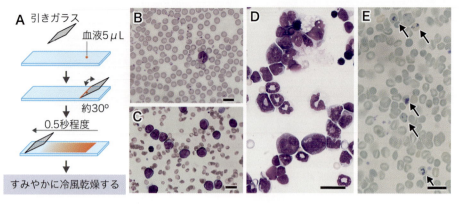

図3　塗抹標本を用いた形態学的解析
A）ウェッジ法による塗抹標本の作製手技．**B**）正常マウス末梢血塗抹標本のメイギムザ染色像．多くの赤血球に混じり成熟した白血球が見てとれる．**C**）白血病を発症したマウス末梢血塗抹標本のメイギムザ染色像．正常な末梢血では認められない異常な芽球が多く認められる．**D**）正常マウス骨髄細胞のメイギムザ染色像．骨髄では，多種多様な，未分化な血球細胞が多く存在する．それぞれの細胞の分類は，メイギムザ染色により，細胞の大きさや核の形態，染色性の違いなどで識別が可能である．**E**）正常マウス末梢血のニューメチレンブルー染色像．網赤血球では，RNAを含むリボソームやミトコンドリアがニューメチレンブルー染色の過程で凝集し，青色を示す（➡）．スケールバー：10μm

させ，血液をスライドガラス上に伸ばす．
⑤すみやかに強冷風で風乾する．
⑥血球観察は，赤血球が均一で，かつ，血球同士が重ならない部分で行う．

　ウェッジ法は骨髄細胞の塗抹標本作製にも使用できるが，安定して良好な標本を作製するには手技的に熟練が必要である．他の方法として，集細胞遠心装置を用いた方法や，クラッシュ法などによっても骨髄標本は作製可能である．いずれの方法においても，血球の形態を維持した塗抹標本を作製するためには，塗抹後はすみやかに冷風乾燥する必要がある．細胞標本の染色はメイギムザ染色が一般的であり，顕微鏡観察により，末梢血では血球の形態異常や芽球様の細胞の有無を（図3B, C），骨髄血では分画異常や形態異常の有無などを確認することができる（図3D）．

　CBCで貧血が疑われる場合，末梢血のニューメチレンブルー染色により網赤血球を染色後，塗抹標本を作製する．末梢血赤血球1,000個中の網赤血球数を計測することで，網赤血球の割合を算出する（図3E）．通常，マウスの網赤血球の割合は約3〜6％程度である．貧血にもかかわらず，網赤血球数の割合が多い場合は赤血球の破壊亢進による貧血が疑われ，網赤血球数の割合が少ない場合は造血器内での赤血球産生不全による貧血が疑われる．さらにCBCで得られるMCVやMCHCの結果と合わせて考えることで，貧血の分類をすることができる（flowchart）．

5. 造血器の組織学的解析

　組織学的な解析も，造血器系の異常を発見するのに有効な手段である．骨髄や脾臓をホルマリン固定した後にパラフィン切片にし，ヘマトキシリン・エオシン（HE）染色による染色を行い解析することで，造血器内の異常を観察することができる．なお，白血病を発症している場合，骨髄や脾臓だけでなく造血器以外の臓器も同様に調べることで白血病細胞の異常増殖，浸潤による組織破壊が比較的容易に観察できる（図4）．白血病の種類によって組織障害が異なり，例えば骨髄性白血病では肝臓への白血病細胞の浸潤，脾臓の赤脾髄における白血病細胞の異常増殖が高頻度で認められるのに対し，リンパ系腫瘍では脾臓の白脾髄における白血病細胞の異常増殖，表在リンパ節や胸腺の腫大が認められる．

6. フローサイトメトリーを用いた骨髄細胞の解析

　造血器中の各系統，各分化段階の細胞はそれぞれ固有の細胞表面抗原を発現している．それぞれの抗原を特異的に認識する蛍光標識抗体で細胞を染色し，フ

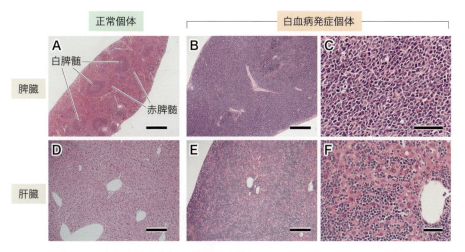

図4 正常個体と白血病発症個体の脾臓と肝臓のヘマトキシリン・エオシン染色像
正常個体（A, D）と白血病発症個体（B, C, E, F）の脾臓（A, B, C）と肝臓（D, E, F）を用いた，パラフィン切片のヘマトキシリン・エオシン染色法による組織染色像．野生型の脾臓で見てとれる赤脾髄，白脾髄の組織構造が，白血病発症個体（B）ではみられなくなっており，高倍率観察では均一な白血病細胞により埋め尽くされていることが見てとれる（C）．また，肝臓でも白血病発症個体では，組織内へと浸潤した白血病細胞が多く認められる（E, F）．スケールバー：200 μm（A, B, D, E），50 μm（C, F）

ローサイトメトリー（FCM）解析することで血球分化異常などを解析可能である[13]．また，セルソーターのついたFCMを使用し目的の細胞集団を分取することで，定量的RT-PCR法による遺伝子発現解析や，マイクロアレイまたは次世代シークエンサーを利用した網羅的な遺伝子発現解析などが可能である[14]．

実際の研究事例

ここまでで基礎的な血液学的解析の流れについて簡単に説明したが，より詳細な解析を行うためには，実際の症状に即した解析を選択し実施する必要がある．最後に，白血病発症モデルマウスの解析事例を示したい．

1. 白血病発症モデルマウス *Gata1.05/X*

*Gata1*遺伝子はX染色体上に存在する赤血球分化に重要な働きをもつ転写因子をコードしている．*Gata1*遺伝子の発現量が低下するアレル（*Gata1.05*）をもつ雄マウスは，胎生期の造血障害を伴い胎生致死となる．一方で，*Gata1.05*アレルをヘテロでもつ雌マウス（*Gata1.05/X*）は，X染色体の不活性化により*Gata1*遺伝子の発現量が低下した細胞と，野生型と変わらない発現量を示す細胞が体内に存在しているため，メンデルの法則に則した割合で出生する[11]．定常状態では後者の細胞で個体の造血を支持することができるので，通常，同マウスに明らかな貧血は認めない．

しかし，同マウスは3カ月齢以降になると，運動量の低下や毛の逆立ちなど，白血病の発症が疑われる所見をもつ個体が数多く見出されてくる．このような個体をCBC解析すると，高度な貧血と白血球数著増を認め，解剖所見では脾臓や肝臓の腫大が著明であった．脾臓組織切片を用いたヘマトキシリン・エオシン染色による組織学的解析では，クローナルに増殖した細胞が脾臓内を占めており，骨髄細胞の普通染色像では幼弱な赤芽球様の細胞が多量に認められた[15,16]．

白血病様の症状を示した*Gata1.05/X*脾臓細胞を，尾静脈注射によりヌードマウスへと移植すると，数カ月のうちにヌードマウスはドナーマウスと同様の症状を発症する[16]．この結果は，移植した細胞内に自立的に腫瘍を形成できる能力をもつ細胞が存在することを示し，*Gata1.05/X*が白血病と診断するうえで強力な証拠となる．FCMで白血病細胞の細胞表面抗原の解析を行った結果では，白血病細胞がcKit（幹細胞増殖因子受容体）とCD71（トランスフェリン受容体）を強

く発現していた．このことから，Gata1.05/Xでは，野生型と変わらない発現量を示す細胞がいるので出生し成熟することができるが，Gata1遺伝子の発現量が低下している細胞由来の赤芽球前駆細胞が白血病化すると結論づけられた[16)17)]．

2. Gata1.05/X由来白血病細胞の解析

白血病細胞は，すべての細胞が腫瘍形成能をもつわけではなく，極少数の白血病幹細胞のみが自己複製能と部分的な分化能をもっていると考えられている[18)]．白血病幹細胞はあまり増殖しない細胞であり，抗がん剤に対する抵抗性が高いため，治療の際には白血病細胞だけでなく白血病幹細胞を効果的に死滅させる必要がある．白血病幹細胞では，一般的にABCトランスポーターの活性が高いことが知られており，そのため一般の白血病細胞より抗がん剤を細胞外へ排出しやすい．増殖能が低いことに加えて，この性質が抗がん剤抵抗性に寄与していると考えられている[19)]．実際に，Gata1.05/X由来白血病細胞をHoechst33342色素により染色し，細胞外への色素排出能が高い分画（side population：SP）の細胞をセルソーター付きのFCMで分取し，ヌードマウスへの移植実験を行ったところ，腫瘍を形成できる能力の高い細胞がSP分画に濃縮されていた[20)]．また，同細胞を用いた遺伝子発現解析およびFCMによる細胞周期解析から，造血幹細胞（HSC）関連遺伝子の発現が高く，その多くが休止期であった．興味深いことに，白血病を発症したマウスに抗がん剤を投与すると白血病細胞は著減したが，SP分画に存在する細胞数はほとんど変化しなかった．それどころか，治療効果が消失して白血病細胞が再び増えてくるにつれてSP細胞も増加していった[20)]．以上のことから，白血病幹細胞は抗がん剤に抵抗性があるのみならず，不完全な治療後にその悪性度が増す性質があり，その性質が再発白血病の悪性化に関与していることが推察される．

おわりに

本項では造血器や血液細胞の異常の基本的な解析手法について概説した．血液・造血器は，比較的検査手法が確立しているため，リファレンスとなる情報も多く蓄積されているので表現型として捉えやすい．しかしその一方で，検査項目が細分化されているため，表現型を捉えるには適切な検査を選択し，効率的な解析を心がけることが必要となる．また，造血器に限ったことではないが，このような検査により捉えられる表現型は，形質を表したものであり，同一の表現型であってもその原因となる異常はさまざまである．本項で記した手法はごく一部ではあるが，本書の読者が先人たちのこうした知識の蓄積を効率的に利用することで，「結果」としての表現型の同定だけでなく，「原因」としての新たな分子機構の解明が加速することを期待する．

◆ はじめて"メカニズム"に触れたとき

学生時代，筆者（平野）は，GFPレポータートランスジェニックマウスを作製し，GFP発現を解析することで赤血球分化に重要な遺伝子の制御領域の解析を行っていた．GFPは細胞にほぼ害のないレポータータンパク質であるため，目的の細胞が光るかどうかに注目し黙々と解析を進めていた．研究が進み，同定した制御領域の重要性を示すためにその制御領域を欠失したマウスの作製を試みたのだが，得られたマウスが一目で貧血だとわかったときに感じた感動は今でも忘れられない．それまでも，「赤血球分化に重要なメカニズム」の解析を行っていることを理解していたわけだが，実際に，そのメカニズムが壊れたために貧血という表現型を示したマウスを見たこの瞬間が，そのことを本当の意味で実感した瞬間であった．

日常の研究生活のなかでふと忘れてしまいがちだが，われわれが相手にしている研究対象は誌面上の文字などではなく，生命を形づくる生々しいメカニズムなのだということを忘れずに研究に取り組みたいと思っている．

文献・URL

1) Mouse Genome Informatics (http://www.informatics.jax.org/)
2) Bogue MA & Grubb SC：Genetica, 122：71-74, 2004
3) Yue F, et al：Nature, 515：355-364, 2014
4) Palis J & Yoder MC：Exp Hematol, 29：927-936, 2001
5) Baron MH, et al：Blood Cells Mol Dis, 51：213-219, 2013
6) Paulson RF, et al：Curr Opin Hematol, 18：139-145, 2011
7) VAN PUTTEN LM：Blood, 13：789-794, 1958
8) Hoffmann-Fezer G, et al：Ann Hematol, 67：81-87, 1993
9) Zhou T, et al：Blood, 126：1057-1068, 2015
10) Suzuki N, et al：Nat Commun, 4：2902, 2013
11) Takahashi S, et al：J Biol Chem, 272：12611-12615, 1997
12) Rugh R & Somogyi C：Proc Soc Exp Biol Med, 127：1267-1271, 1968
13) Lai L, et al：J Immunol, 160：3861-3868, 1998
14) Kolodziejczyk AA, et al：Mol Cell, 58：610-620, 2015
15) Takahashi S, et al：Blood, 92：434-442, 1998
16) Shimizu R, et al：Mol Cell Biol, 24：10814-10825, 2004
17) Shimizu R, et al：Nat Rev Cancer, 8：279-287, 2008
18) Huntly BJ & Gilliland DG：Nat Rev Cancer, 5：311-321, 2005
19) Lou H & Dean M：Oncogene, 26：1357-1360, 2007
20) Abe K, et al：Exp Hematol, 37：435-445, 2009

第4章 マウスを詳しく調べよう

臓器・器官別解析

7 免疫系の表現型解析

植畑拓也, 竹内 理

解析のポイント

- 標的遺伝子に関する発現パターンについてできる限り情報収集しておく.
- nullマウスを用いた表現型解析では非免疫細胞に表現型が現れる可能性にも注意する.
- バックグラウンドにより免疫応答や感染応答性に大きな違いが生じるため, 個体レベルでの解析ではマウスのバックグラウンドを統一する方がよい.
- マウス飼育施設環境により免疫応答が異なることもあり, SPFマウスの使用が望まれる.

はじめに

近年, 免疫学研究は目覚ましい進歩を遂げ, 一口に免疫学といっても研究分野も多種多様である. 免疫細胞は分化制御に重要な転写因子や細胞表面抗原, あるいはサイトカイン産生能などによって分類され, 稀少な細胞集団でも詳細な解析が行われ注目されるようになった. しかし, 免疫学の基盤となる考え方は常に本質的なものであり, 免疫学研究にとって必要な技術はそれほど多くはない. 本項では紙幅の都合上, 多岐にわたる免疫学的手法の詳細を述べることはできないが, 免疫学に用いられるマウス解析の基本となる方法論について説明する.

解析に適したマウス系統

一般的に, 遺伝的バックグラウンドが疾患感受性に影響することはよく知られている. マウスにおいても遺伝的バックグラウンドの違いにより免疫応答や感染応答性に大きな変化が認められる. このため, 免疫学研究においてもまず実験に使用するマウス系統を検討する必要がある. 免疫学研究においてよく使用されるマウス系統は, 主にC57BL/6とBALB/cの2系統である. C57BL/6マウスに由来するT細胞の免疫応答は主にIFN-γの産生を特徴とするTh1タイプを示す傾向にあり, BALB/cマウスでは, むしろアレルギー応答を誘導するTh2タイプを示す傾向がある. また, BALB/cマウスには制御性T細胞が多く存在しており, 制御性T細胞研究に用いられることが多い. このように, 研究目的に応じてマウス系統の選択を行うことが重要である.

免疫系におけるマウスとヒトの違い

一般的にマウスとヒトにおける免疫システムは類似している. しかしながら, 実験をするうえでは大きな違いに気づくことが多い. 1つには, 細胞機能解析に用いる臓器として, マウスでは脾臓, リンパ節をはじめ, さまざまな臓器から免疫細胞を採取することができる. 一方, ヒトの場合, 末梢血あるいは臍帯血, また摘出腫瘍であることが多い. また, おのおのの免疫細胞サブセットを検出するための表面抗原においても

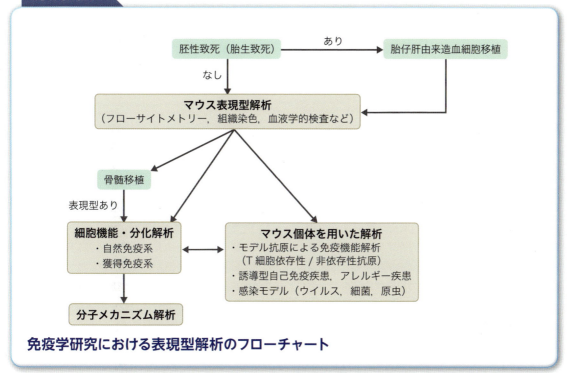

免疫学研究における表現型解析のフローチャート

マウスとヒトにおいて異なる．特に，感染実験の場合は思慮深く検討すべきである．これに関してヒト化マウスの開発も行われており，マウスでは困難であった研究にさらなる成果が期待される[1]．

解析の流れ

1. 標的遺伝子と遺伝子改変マウス

　一般的に，個体レベルにおけるある標的遺伝子の機能を免疫学的な観点から解析するためには，ノックアウトマウスを作製し免疫システムにおけるその標的遺伝子の役割を明らかにすることになる．この際，標的遺伝子に関する情報として「どの免疫細胞に」，「どのタイミングで」発現するのかをできる限り情報収集しておくと以後のマウスの解析が容易になる．成熟した免疫細胞で発現していなくても，活性化すると発現誘導されるものもあれば，細胞分化の過程で一過性に発現するものもある．複数の免疫細胞に標的遺伝子が発現している場合には，マウスの表現型はその総和として捉えられ，標的遺伝子の欠損はどの細胞にどのような影響があり，そしてマウス表現型にどの程度寄与しているのか決定することが重要である．

　遺伝子改変マウスには，ある遺伝子を全身の細胞でノックアウトしたもの（いわゆるnullマウス），また標的とした細胞において特異的に遺伝子を欠損させるコンディショナルノックアウトマウス，その他にも蛍光タンパク質を標的遺伝子座と置換したノックイン-ノックアウトマウスなどさまざまな設計があり研究目的に応じて作製される．ここで注意すべきは，全身で遺伝子を欠損させたノックアウトマウスの場合，上皮系細胞やその他あらゆる組織を含めた非免疫細胞においても表現型が現れる可能性があることである．Cre-loxPシステムなどを利用したコンディショナルノックアウトマウスは細胞特異的に遺伝子を欠損させる方法であり，目的の細胞型における遺伝子解析において最も理想的な方法といえる．ただし，ここでも標的細胞において100％遺伝子が欠損していない可能性があることに注意すべきである．

2. マウス解析のワークフロー

　マウス解析のワークフローをflowchartに示した．あくまでマウス解析の一例ではあるが，本項では基本

的にflowchartに沿って説明を行う．マウスの解析は特別な理由がない限り，8〜12週齢のマウスを使用する．これはマウスの成長に応じて免疫細胞が成熟し，次第に変化するためである．また，腸内細菌を含めマウス生育環境によって免疫細胞に変化が生じることが知られているため[2)3)]，SPFマウスの使用が望ましい．また，生後よりco-houseした同腹のマウスを使用することもしばしば行われる．マウスを解剖するときには，マウスの発育状況，皮膚所見，糞便所見（下痢，血便の有無など）がないか確認する．次に，採血を行い，貧血の有無や白血球数の変化を検討する（第3章–3参照）．また，血清中に存在する免疫グロブリンサブタイプ濃度をELISA法により解析する．各臓器の肉眼的所見の他，必要に応じて組織学的解析のためにホルマリン固定にしておく（第3章–4参照）．次に，組織における免疫細胞の種類や分布を評価するため，脾臓やリンパ節，その他組織から細胞浮遊液を調製し蛍光標識抗体で染色後，フローサイトメトリーによりさまざまな細胞分画の同定を行う．ここでは，単にいろいろな細胞をみるのではなく，注目すべき細胞が何であるのか，例えば標的遺伝子の発現はある免疫細胞に特異的なのか，あるいはユビキタスに発現するのか，またその発現は免疫細胞活性化に伴う誘導性遺伝子であるかどうかなどを参考にするとよい．免疫細胞における遺伝子発現を調べるにはImmunological Genome Projectコンソーシアムのホームページ[4)]が参考になる．また，免疫組織染色を組合わせて行うと，組織における細胞局在の情報が加わりより説得力のあるデータとなる．

3. 骨髄移植

前述のように，通常のノックアウトマウスの場合，免疫細胞以外の細胞（例えば，上皮細胞など）においても遺伝子欠損の影響が現れる可能性があり，必ずしも免疫細胞に由来する表現型が生じるとはいえない．そこで，ノックアウトマウスから採取した骨髄細胞をあらかじめ致死量の放射線を照射した野生型コンジェニックマウス[※1]に移入し，ノックアウトマウス由来の骨髄細胞により血球系細胞を再構築する[5)]．仮に，レシピエントマウスでノックアウトマウスの表現型が再現できた場合，表現型は免疫細胞を含む血球系細胞に依存したものであることが示される．CD45.2陽性の遺伝子欠損マウスをドナーとして用いる場合には，レシピエントとしてCD45.1陽性マウスを使用すると，血球細胞がドナー由来に再構築されたかを容易に確認することができる．

各解析の詳細

1. 細胞機能・分化解析

現在研究されている免疫細胞は非常に細かく分類され特徴付けられているが，ここでは紙面の都合上，自然免疫細胞（マクロファージ，樹状細胞）と獲得免疫細胞（T細胞，B細胞）に分けて細胞調製や刺激方法などについて概要を述べることとした．その他の細胞調製および細胞機能解析の方法については文献などを参照されたい[6)〜10)]．

1）自然免疫における細胞機能解析
①自然免疫細胞

自然免疫細胞における主な機能は，外来微生物を感知し迅速に免疫を発動させることに加え，獲得免疫細胞に対して抗原提示により免疫応答を伝達することである．このため，自然免疫細胞にはさまざまなパターン認識受容体が備わっている（表）[11)]．これらはそれぞれ，細菌やウイルス由来の特徴的な構成成分を認識し細胞内シグナル伝達系を活性化，炎症性サイトカインやⅠ型インターフェロンの発現を誘導する．このような細胞機能における障害の有無を確認するために，マウス由来初代培養細胞を用いて表に示したような細菌やウイルス由来構成成分により刺激を行うことで，系統的に解析を行うべきである．

②分化誘導と機能解析

このためにまず，マクロファージや樹状細胞（DC）を骨髄細胞より分化誘導する必要がある．通常，マウスの大腿骨より骨髄細胞を採取し，これをM-CSFやGM-CSF，Flt3Lなどのサイトカイン存在下で培養す

※1　コンジェニックマウス
ある特定の遺伝子を除いて，遺伝的背景が同一であるマウス（第6章–1参照）．

ることで，マクロファージやコンベンショナル樹状細胞，プラズマサイト様樹状細胞に分化させることができる（図1）．あるいは，マウスに4％チオグリコレートを2mL腹腔内投与し3〜4日後に滲出細胞を回収し腹腔マクロファージとして利用することも可能である．このような細胞を用いて，前述の病原体構成成分で刺激したり，病原体に感染させた後，培養上清を回収しIL-6やTNF，あるいはIFN-βなどをELISA法で測定する．また，インフラマソームの活性化をみるにはマクロファージを用い，リポポリサッカライド（LPS）で感作後にATPあるいはNigericinなどで刺激を行う．主な評価方法としてはCaspase-1の活性化やIL-1β/IL-18の産生があり，場合によりインフラマソーム構成要素の挙動を調べることも有用である．単離した遺伝子ノックアウトマウス由来免疫細胞は，レトロウイルスなどを用いて遺伝子導入を行うことで分子メカニズム解明のための材料として利用できる．

2）獲得免疫における細胞機能・分化解析
① 獲得免疫細胞

獲得免疫細胞の機能はその分化と深く関連している．つまり，抗原提示を受けた抗原特異的T細胞は細胞分裂をくり返し特有のサイトカイン産生能をもつ活性化T細胞に分化する．一方，B細胞もまたB細胞受容体（BCR）シグナルに加え，典型的にはT細胞依存的にCD40L，IL-4やIL-21による刺激を受け，細胞増殖す

表　自然免疫細胞における病原体認識

パターン認識受容体	リガンド（病原体の構成成分）
Toll様受容体（TLR）	
TLR1/TLR2	3アシルリポタンパク質（Pam3CSK4）
TLR3	二本鎖DNA（Poly（I：C））
TLR4	リポポリサッカライド（LPS）
TLR5	フラジェリン
TLR6/TLR2	2アシルリポタンパク質（MALP2）
TLR7	一本鎖RNA，イミダゾキノリン
TLR9	非メチル化CpG-DNA
TLR11	プロフィリン様分子
RIG-I様受容体（RLR）	
RIG-I	5'末端3リン酸二本鎖RNA
MDA5	長鎖二本鎖RNA
Nod様受容体（NLR）	
NOD1	iE-DAP
NOD2	ムラミルジペプチド
C型レクチン受容体（CLR）	
Dectin-1	β-グルカン
Dectin-2	リポアラビノマンナン
MINCLE	トレハロースジミコール酸
細胞質内二本鎖DNA受容体	
cGAS（IFN産生）	二本鎖DNA
AIM2（インフラマソーム活性化）	二本鎖DNA

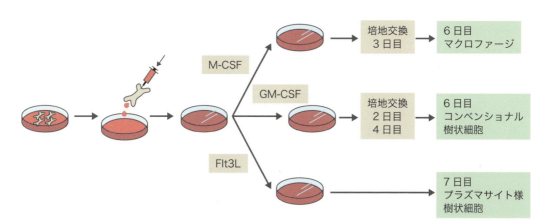

図1　マクロファージと樹状細胞（DC）の分化誘導法

マウスから大腿骨を採取した後，余分な筋肉を除去し培養液中に入れておく．骨の両端をハサミで切り，シリンジを用いて押し出すように，新しい培養液の入ったディッシュに骨髄細胞を回収する．これを各細胞分化に必要なサイトカインを含む培養液中で分化誘導する．マクロファージは，M-CSF含有培養液で培養し3日目に培地交換を行い6日目で細胞を回収する．コンベンショナル樹状細胞では，GM-CSFを添加し2日おきに培地交換を行い，4日目以降に浮遊する細胞を6日目に回収する．プラズマ様樹状細胞は，Flt3Lを加えた培養液にて培養し1週間後に細胞を回収する．

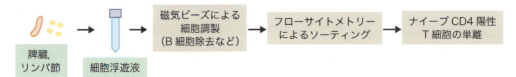

図2　ナイーブCD4陽性T細胞単離
マウス脾臓および末梢リンパ節から細胞浮遊液を準備する．磁気ビーズを用いてB細胞（場合によりCD8陽性T細胞も除去）を除去し，T細胞を調製する．さらに，フローサイトメトリーを用いて，ナイーブCD4陽性T細胞を単離する．

るとともにクラススイッチ※2を経て抗体産生に特化した形質細胞へと成熟する．

②細胞の単離と機能評価

　TおよびB細胞は脾臓やリンパ節などの二次リンパ組織に豊富に存在しており，ここから充分な細胞数を単離することができる．単離法は磁気ビーズを用いた細胞分離法とフローサイトメトリーによるセルソーティングを用いる方法に大きく分けられ，これらを組合わせて効率よく純度の高い細胞を単離することもしばしば行われる．ナイーブCD4陽性T細胞の単離方法を一例として示した（図2）．この場合，脾臓やリンパ節から細胞を調製し，不要なB細胞（またCD8陽性T細胞）を磁気ビーズで除去する（MACS）．続いて，ナイーブCD4陽性T細胞に対して蛍光抗体標識し，フローサイトメトリーによるソーティングを行う．単離したT細胞もしくはB細胞の活性化には，基本的にTCRシグナル活性化を標的とした抗CD3抗体および抗CD28抗体，そしてBCRシグナル活性化を標的とした抗IgM抗体を用いる．あるいは，これに類似した刺激としてプロテインキナーゼCの活性化に関与するPMA（ホルボール-12-ミリステート-13-アセテート）とCa^{2+}イオノフォアとして作用するイオノマイシンによる刺激は，より強い活性化を引き起こすことが可能である．またB細胞ではクラススイッチを誘導するために，抗CD40抗体とIL-4による刺激もしばしば行われる．サイトカインや抗体産生の評価に関しては，前述の自然免疫細胞同様，これらの刺激方法を用いて培養上清で免疫グロブリンをELISA法で定量するか，フローサイトメトリーでの評価も有用である．

③細胞増殖の評価

　次に，免疫細胞増殖を評価する方法をいくつかあげる．まず，[^{3}H]-チミジン取り込み法は，増殖中の細胞に[^{3}H]標識したチミジンを取り込ませ，ゲノムDNAに取り込まれた[^{3}H]-チミジン量をシンチレーションカウンターで定量する方法である．また，放射線同位元素を用いない方法としてBrdU取り込み法がある．基本的にはチミジン取り込みと同様に，ゲノムDNAに取り込まれたBrdUを蛍光標識抗体により検出する．また，細胞をCFSE標識することによりフローサイトメトリー上で細胞分裂を可視化する方法がある．細胞分裂ごとにCFSEが希釈されるため細胞分裂の回数を評価でき，かつ細胞分化マーカーとの共染色が可能である．最近ではさまざまな波長の色素が選択でき多染色との相性がよい．

④Th細胞の分化と機能評価

　ヘルパーT（Th）細胞の分化，活性化機構に関してもよく研究されている[12)13)]．代表的なT細胞分化培養の方法を図3に示した．前述のように磁気ビーズを用いるMACSおよびフローサイトメトリーを用いてナイーブCD4陽性T細胞を単離する．次に固相化した抗CD3抗体で抗CD28抗体とともにTCR刺激を加える．このとき，各Th細胞の誘導に必要なサイトカインを加えることにより，特有の分化系譜決定転写因子を発現するようになる[14)]．サイトカイン産生を評価するには，PMAとイオノマイシンでTh細胞を刺激しサイトカインを細胞内染色することによりフローサイトメトリーで確認できる．

2. 個体レベルの解析

1）モデル抗原に対する特異的抗体産生能の解析

　抗体産生は免疫反応における重要なアウトプットの

※2　クラススイッチ
IgM，IgDを発現するナイーブB細胞は，抗原応答により重鎖定常領域の改変が起こり，IgG1，IgG2a/b，IgE，IgAなどサブクラスを発現するようになる現象．

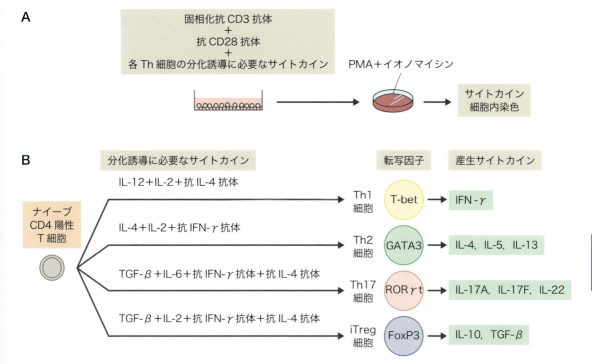

図3　in vitro T細胞分化
A）まず，細胞を調製する前日に抗CD3抗体をプレートに固相化しておく．単離したナイーブCD4陽性T細胞を抗CD3抗体を固相化したプレートにまき，抗CD28抗体とともにT細胞を刺激する．B）目的のTh細胞分化には，それぞれの分化誘導に必要なサイトカイン存在下で3～5日間培養する．この時点で各Th細胞特異的な転写因子をフローサイトメトリーで確認することができる．回収した細胞はPMAとイオノマイシンで4～5時間刺激した後，サイトカインを細胞内染色しフローサイトメトリーで評価する．

1つであり，自然免疫細胞，および獲得免疫細胞により複雑に調節されている．個体レベルで抗体産生を検討するためのモデル抗原としてNP-CGGとTNP-Ficollがよく知られている．前者はAlumアジュバントを用いて免疫し，T細胞依存性抗原として機能し，B細胞はクラススイッチを起こすため効率よく抗NP-IgG1抗体を誘導する．一方，後者はFicollという非タンパク質抗原を用いており，T細胞非依存的にB細胞を活性化し抗TNP-IgM抗体を産生する．週ごとに血液を採取しELISA法で抗原特異的抗体価を測定する．

2）マウス疾患モデル

免疫学でよく用いられる疾患モデルには，抗原など免疫賦活化剤を用いて自己免疫を誘導するシステムや，リステリアなどの細菌，インフルエンザなどのウイルスをモデル病原体として感染させ個体レベルでの感染防御能を検討するシステムがある．いずれのモデルも個体差をなるべく最小限にするため，同腹の野生型マウスもしくは同系統のマウスを用いて実験を行うこと

が重要である．なお，個体レベルでの病原体感染実験を行うにはP2もしくはP3レベルでの感染動物実験施設を利用することに留意する必要がある．ここでは代表的疾患モデルとして実験的自己免疫性脳脊髄炎（experimental autoimmune encephalomyelitis：EAE）について述べる．

実験的自己免疫性脳脊髄炎では中枢神経系において炎症を惹起し脱髄を引き起こすことにより麻痺症状が出現する．多発性硬化症のマウスモデルとされており，T細胞依存的，特にTh1細胞およびTh17細胞が関与する自己応答性炎症性疾患とされる．プロトコールは確立されており，再現性が高く古くから最もよく用いられるものの1つである[15]．マウス疾患モデルは多くの場合，マウス系統により疾患の発症や症状に影響が出ることがある．現在ほとんどの遺伝子改変マウスはC57BL/6を用いているため，これに準じて実験を行うことを勧める．図4に概要を示した．まず，髄鞘を構成しているミエリン抗原とコンプリートフロイントア

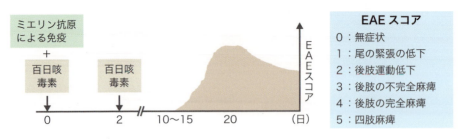

図4　実験的自己免疫性脳脊髄炎（EAE）の誘導法
0日目：マウスを適切な方法で麻酔した後，コンプリートフロイントアジュバント（CFA）でエマルジョン化したミエリン抗原をマウスに皮下注射する．同日，百日咳毒素を静脈投与もしくは腹腔内投与する．
2日目：0日目と同様に百日咳毒素を投与する．

ジュバント（CFA）からなるエマルジョンを作製する．0日目に作製した抗原を皮下に免疫し，同日および2日目に百日咳毒素を静脈投与または腹腔内投与する．通常，免疫後10～15日の間に尾の緊張低下（スコア1）として発症する．マウスの体重を経時的に測定することで発症および進行をある程度予測することができる．

解析がうまくいかない際の主な原因と対処法

1. マウスが胚性致死（胎生致死）に陥る場合

1）原因

標的遺伝子が重要臓器の発生に必須である場合など．

2）対処法

個体レベルでの免疫学研究を可能にするため，胎生14.5日において胎仔肝細胞移植を行う方法がある[5]．これにより，胎仔肝臓中に含まれる造血幹細胞から免疫細胞を含む骨髄細胞の再構築が可能となる．具体的に，妊娠マウスから胎仔を取り出し胎仔肝臓を摘出した後，細胞浮遊液とする．同時に，胎仔組織から得られたゲノムDNAを用いてジェノタイピングしておく．事前にドナーと同系統の必要な数のレシピエントマウスに対して致死量の放射線照射を施し，先ほどの細胞浮遊液を静脈経由で移入する．この場合，CD45.1陽性のコンジェニックマウスを用いることで，後の実験においてドナー細胞の検出が容易となる．

別の方法として，前述のコンディショナルノックアウトマウスを用いる方法がある．どのタイプのCre発現マウスを用いるかに依存するが，基本的に遺伝子が欠損しているのは目的の細胞種のみであるため，マウス個体の生死には影響しないと考えられる．

2. T細胞刺激がうまく入らない，細胞分化誘導の効率が悪い

1）原因

T細胞の活性化条件が最適でない可能性がある（T細胞受容体（TCR）刺激が持続的に行われていないなど）．

2）対処法

まず，ウェルに対して適切な細胞数で実験を行う必要がある．細胞が少なすぎるとT細胞を最大限活性化することはできない．次に，刺激後翌日に細胞の状態を確認し，以後できる限りウェルから細胞を剥がさないようにする．培養液を交換する際も，ピペットで静かに吸い上げ慎重に培養液を加えると，細胞が剥がれずに操作できる．またオプションとなるが，抗CD3抗体（Hamster由来）の刺激を容易にするために，あらかじめGoat anti-Hamster IgGをプレートに固相化しておく方法もある．

実際の研究事例

われわれが経験したRegnase-1[※3]欠損マウスの実例を述べる[16,17]．当初，Regnase-1はマクロファージにおけるLPS誘導性遺伝子として同定されたが，in vivoにおける機能は不明であった．そこで個体レベルにおけるRegnase-1の機能を解明するために遺伝子欠損マ

ウスを作製した．興味深いことにほぼ全例が生後8～12週前後で死亡にいたった．また，著明な脾腫やリンパ節腫大，血中の免疫グロブリン増多，自己抗体上昇，および肺や肝臓にリンパ球細胞浸潤も確認された．病態の主因が免疫細胞であることを明らかにするため，Regnase-1欠損マウスの骨髄細胞を野生型マウスに移植したところ，マウス表現型が再現されたことから，血球系細胞による表現型であることが示唆された．さらに，血球系細胞のなかでも特にマクロファージに着目し細胞機能を評価したところ，Regnase-1欠損マクロファージはLPSや，その他さまざまなTLRリガンドに対してIL-6やIL-12p40などの炎症性サイトカインの産生が著しく増加していた（細胞レベルの解析）．個体レベルの病態を解明するために，IL-6やIL-12p40とのダブルノックアウトマウスを作製したが，Regnase-1欠損マウスの表現型は改善されなかった（個体レベルの解析）．そこで，同遺伝子はマクロファージ以外にもリンパ球に豊富に発現していることから，獲得免疫系に着目しリンパ球におけるRegnase-1の機能解析を行った．すると，T細胞はほぼエフェクターT細胞に分化しており，抗CD3抗体/抗CD28抗体あるいはPMA/イオノマイシンで刺激を行ったところIFN-γ，IL-4，IL-17といったサイトカインを大量に産生することがわかった．一方，B細胞も多くはクラススイッチをしたIgM⁻/IgD⁻B細胞となっており，その多くはCD138陽性形質細胞に分化していた．その後，T細胞特異的Regnase-1ノックアウトマウスを作製すること

により，Regnase-1欠損マウスの表現型はT細胞に起因することを明らかにしている．残念ながら，このマウスも8週齢ごろより死亡例が現れるため，疾患モデルによる解析が不可能であった．

おわりに

ここ数年の間に免疫学は，細胞内における糖・脂質代謝や宿主腸内細菌といったさまざまな分野との密接な関連性が明らかになり，さまざまな観点から免疫学研究を行うことが求められるようになった．ここで述べた免疫学的解析法はすべてを網羅するものではないが，免疫学に携わる研究者の一助となれば幸いである．

文献・URL

1) Shultz LD, et al：Nat Rev Immunol, 12：786-798, 2012
2) Maloy KJ & Powrie F：Nature, 474：298-306, 2011
3) Honda K & Littman DR：Nature, 535：75-84, 2016
4) Immunological Genome Projectコンソーシアム (http://www.immgen.org/)
5) Holl EK：Methods Mol Biol, 1032：315-321, 2013
6) Fantini MC, et al：Nat Protoc, 2：1789-1794, 2007
7) Weigmann B, et al：Nat Protoc, 2：2307-2311, 2007
8) Sauer KA, et al：Nat Protoc, 1：2870-2875, 2006
9) Moro K, et al：Nat Protoc, 10：792-806, 2015
10) Pandiyan P：Isolation of Treg cells and Treg cell suppression/death assay. Protocol Exchange, 2007
11) Takeuchi O & Akira S：Cell, 140：805-820, 2010
12) Shih HY, et al：Immunol Rev, 261：23-49, 2014
13) Zhu J, et al：Annu Rev Immunol, 28：445-489, 2010
14) Sekiya T & Yoshimura A：Methods Mol Biol, 1344：183-191, 2016
15) Stromnes IM & Goverman JM：Nat Protoc, 1：1810-1819, 2006
16) Matsushita K, et al：Nature, 458：1185-1190, 2009
17) Uehata T, et al：Cell, 153：1036-1049, 2013

※3　Regnase-1
エンドヌクレアーゼ活性を有するRNA制御因子．mRNAの3′側非翻訳領域におけるステムループ構造を認識しRNA分解を引き起こす．

第4章 マウスを詳しく調べよう

疾患・現象別解析

8 生殖不全の表現型解析

藤原祥高, 佐藤裕公, 伊川正人

解析のポイント

- ノックアウトマウスの繁殖がうまくいかないときは, 不妊・不育など生殖不全の可能性がある. まずは生殖器や配偶子の形態を見る.
- 形態観察で異常がみられなかったら, 詳細な生殖系表現型解析をflowchartにしたがって行う.
- 体外受精や初期胚の体外培養など生殖補助技術が確立されているので, 不妊の原因究明だけでなく生殖不全マウスから産仔を作出できる.

はじめに

　生殖細胞は, 次世代へ遺伝情報を伝えることができる唯一の細胞であり, 身体のほとんどを構成する体細胞とは異なる分裂様式（減数分裂）をもつユニークな細胞である. 減数分裂を経て半数体へと分化した配偶子（卵子および精子）は, 生命誕生の瞬間である受精によって再び二倍体となり, 受精卵は細胞増殖・分化をくり返して個体発生へと進んでいく. 生殖不全を示すノックアウトマウスの解析から, 誰もが予想もできなかった因子が生殖において必須であることが証明されたケースも少なくない. 解析をはじめたノックアウトマウスが不妊もしくは繁殖計画がうまく進まない場合は, 本項を参考にして表現型を解析していただきたい.

いう観点でみたとき, C57BL/6（B6）などの近交系は生殖能に個体間のばらつきがあり, 繁殖がうまくいかないことがある. 一方, B6D2F1（BDF1）などのハイブリッド系統は, 生殖能の個体差が少なく, 安定した質の精子や卵子を数多く採取できることから, 初学者が生殖不全の表現型解析を行うときはぜひお勧めしたい.
　ただし, 世代が進むと遺伝的背景が均一でなくなるため, 解析に用いるコントロール群（対照群）の設定には注意が必要である. 対処法としては, コントロール群に同腹仔を使うなど, 表現型解析を行うマウスとできるだけ条件が近い個体を選ぶようにしたい. なお, 効率よくホモ欠損マウスを得ようと兄妹交配をくり返すと遺伝的背景が偏り, 実験結果に影響をおよぼすことがある. 適宜, 野生型マウスと交配するなどの対応が必要になる.

解析に適したマウス系統

　生殖不全の表現型がみられた場合, 基本的にはどのマウス系統を使っても同じ表現型を示すはずである（低繁殖の表現型を示す場合は慎重な解析が必要）. 生殖と

生殖不全におけるマウスとヒトの違い

　マウスとヒトでは各臓器や身体の大きさ, そして寿命の長さが違うことから, 生殖サイクルの時間軸は大きく異なるが（例えば, 妊娠期間はマウスが約20日に

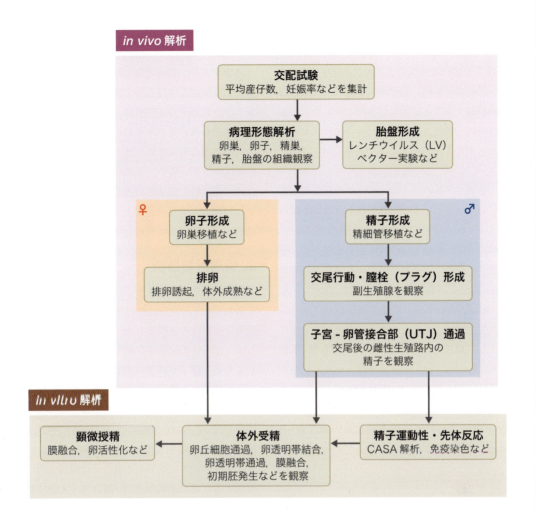

生殖不全マウスの表現型解析のフローチャート

ノックアウトマウスが不妊もしくは産仔が少ない場合は，このフローチャートにしたがって表現型解析を行う．交配試験や病理形態解析から，どの組織にどの時期から障害が現われているのかを調べることができる．それぞれの解析を行うには，配偶子や初期胚などの操作技術が必要になるため，習熟してからはじめてほしい．

対して，ヒトは約280日），配偶子形成・受精・着床などの個体発生における各イベントやそれらに関与する因子は非常に似ている．配偶子の大きさはマウスとヒトでは異なるものの，身体の大きさとは無関係である〔卵子（透明帯を除いた直径）：マウス約80μmに対してヒト約120μm，精子（全長）：マウス約100μmに対してヒト約60μm〕．卵子や精子それぞれを構成する細胞小器官（透明帯や精子鞭毛・先体など）の構造的な違いはほとんどない．

そして，現在ヒトで行われている，卵子・精子・受精卵の凍結保存，卵子の体外成熟培養，体外受精，顕微授精，受精卵の体外培養，胚移植などの生殖・発生工学技術の確立は，マウスなどの実験動物を用いた先行研究のうえに成り立っている．また，マウスとヒトの遺伝子は99％まで同じといわれている．

以上のことからも，マウスを用いた生殖生物学研究の蓄積が，ヒトの不妊・不育メカニズムの解明，さらには生殖補助医療技術の発展へつながるだろう．

解析の流れ

　生殖不全とよばれる表現型は，大きく分けて3つのステップ（①配偶子形成，②受精，③着床・妊娠）のいずれかが破綻することにより引き起こされる．つまり表現型解析の一番の近道は，これらのどのステップに障害があるのかをみつけることである．そのため，第一スクリーニングである交配試験から得られるデータが非常に重要で，その後はflowchartにしたがって進めてほしい．以下に示すノックアウトマウスを用いた各解析は，*in vivo*解析と*in vitro*解析に分類できる．*in vitro*解析では，実験手技の習熟が必要なうえ，配偶子を回収するためにノックアウトマウスを安楽死させなければならない（概論②参照）．また，少なくとも3回以上の実験回数がデータには必要なので，効率的な繁殖計画を立てて，充分な数のノックアウトマウスを維持してから解析をはじめてほしい（第6章-1参照）．このflowchartは，ノックアウトマウスが得られた時点からはじめているが，もし交配からノックアウトマウスが得られない場合は胚性致死（胎生致死）の可能性を視野に入れて解析を進める（第3章-6参照）．

*in vivo*解析

1. 交配試験

　生殖不全かどうかを調べる第一段階が交配試験で，これは最も簡便かつ重要な表現型解析である．雄の繁殖能を調べたい場合には，雄マウス1匹に対して，2〜3匹の雌マウスを数カ月間同居させて（雌の繁殖能を調べたい場合はそれぞれ1匹ずつ同居），その間に産まれてくる仔マウスの数を調べる．マウスの性成熟は，雌が最短4週齢，雄が最短6週齢といわれているが，個体差の少ない安定した結果を得るためには，あと2〜4週間ほど継続飼育してから交配実験をはじめるのがよい．雌マウスの性周期は約4日で妊娠期間が約20日なので，およそ3〜4週間に1回出産する計算になる．産まれてきた仔マウスの合計を出産回数で割った数字

を，平均産仔数という．この数字もマウス系統によって異なるため（B6系統で約8匹，BDF1系統で約10匹），前述の通り，コントロール群の設定には注意を払う必要がある．初産で得られる産仔数は少ない傾向にあるので注意してほしい．交配試験の結果，ノックアウトマウスの平均産仔数に，コントロール群と比べて統計学的な有意差がみられた場合は，その原因を調べるために病理形態解析へ進む（flowchart）．また，出産頻度が少ない場合，平均産仔数がほぼゼロに近い場合は，交尾後に精液が凝固して形成される膣栓（プラグ）[※1]により交尾を確認して，交尾あたりの平均妊娠回数や平均産仔数を算出してデータとしてもよい．

2. 病理形態解析

　配偶子である卵子と精子はそれぞれ卵巣と精巣でつくられており，マウスの卵巣は3〜4mmほどの球形，精巣はおおよそ長径で1cmぐらいの楕円形である（図1A）．どちらも配偶子を産生するのに特化した器官であるため，卵子や精子の産生に異常がある場合，卵巣および精巣の大きさが変化するのがしばしば認められる．大きさの評価は，精巣あるいは卵巣の重量を個体重量で割ったものを指標にする．一般的な性成熟期（雌雄ともに8〜16週程度）の個体を用いるが，加齢により妊孕性（にんようせい）が顕著に低下する場合には臓器全体の退縮を検討するために高齢マウス（6カ月〜1年）を用いることもある．

1）卵巣・卵子の形態解析

　卵巣の形態解析をする際は，排卵周期（4日/周期）による影響を受けることに注意しなければいけない．ホルモン処理で周期を調整するか，コントロール群と実験群とで性周期のそろった個体群を用意して行うのが原則である．性周期は膣スメア判定などで見分けることができる[1)]．組織観察は，パラフィン包埋切片のヘマトキシリン・エオシン（HE）染色やPAS（Periodic acid-Schiff）染色で行い，成熟卵胞（の拡張）の

※1　膣栓（プラグ）
交尾が成功すると雌の膣部に形成される．雄の精嚢腺と前立腺から分泌される白っぽいロウのような栓．通常の飼育環境であれば，夜に交尾するため翌朝にはプラグを確認することができる．確認日を0.5日目とし，19日後の19.5日目に雌マウスは出産する．

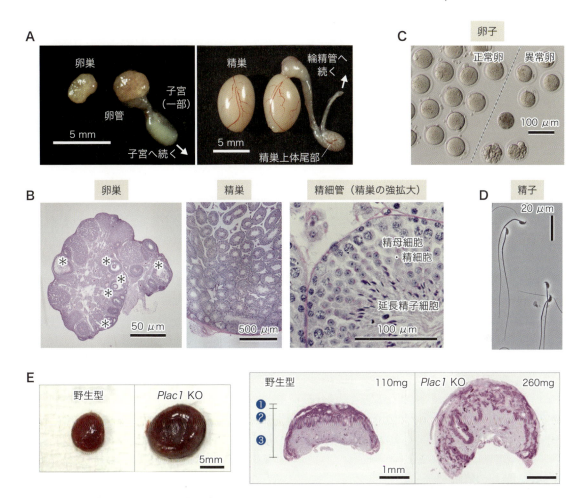

図1 マウス生殖器と配偶子の病理形態解析
A) 卵巣，精巣とその周辺器官．卵子は卵丘細胞とともに卵管に排卵され，そこで受精を迎える．精巣でつくられた精子は，精巣上体を通過する間に運動能力や受精能力を備え，精巣上体尾部に蓄えられる．**B)** 卵巣と精巣の組織切片（PAS染色）．卵巣内は葡萄の房状に区画（卵胞また黄体）がみえる．卵子の成熟とともに卵胞が成長し（＊），排卵後は黄体を形成して妊娠の維持に重要なホルモンを分泌する．精巣内には精細管の束がびっしりと詰まっている．一つひとつの精細管断面では異なるステージの精子形成像がみられるが，精細胞のオルガネラ形成（図中ピンク色）などで判断する．精細胞は分化に伴って外側から内側に移動し，より成熟した細胞が管の中腔にある．**C)** 卵管から採取した卵子．卵子は透明帯（卵子がつくり出す細胞外構造）と，卵丘細胞の層に囲まれている．ヒアルロニダーゼなどで処理すると卵子が観察しやすい．異常卵は，表面の質感によっても判断できるが，サイズや断片化などによって分類する．**D)** 精巣上体尾部から採取した精子．マウスの精子の頭部は鎌型をしており，鞭毛部を含めると全長100μmほどの長さがある．**E)** 胎生16.5日齢の胎盤．この時期の胎盤重量はおよそ100mgであるが，*Plac1*遺伝子欠損（KO）マウスの胎盤は2倍以上になる．それらの胎盤切片をPAS染色により観察すると，❶脱落膜層，❷海綿状栄養膜層，❸迷路部層の3層構造が乱れていた（文献4より改変して転載）．

様子や原始卵胞の有無などに注目する（図1B）．

排卵後の卵子形態の観察は，過排卵誘起で卵子を採取した後にヒアルロニダーゼなどで卵丘細胞を除去して行うのが一般的である．マウス卵子はヒトに比べて少し小さいが構造はよく似ている．B6やBDF1系統では均質な卵子が多く得られるが，繁殖力の弱い系統（BALB/cなど）では排卵数が少なく異常卵の割合が多くなりがちなので気をつける．解析する際は，採卵数の他に，断片化（フラグメンテーション化）した卵子の数や，卵子・透明帯の大きさ（直径や厚み）などを顕微鏡下で確認する（図1C）．

2）精巣・精子の形態解析

精巣の組織観察には，ブアン固定を行った組織をパラフィン包埋してHE染色を行うのが一般的だが，わ

れわれは精子の成熟度を表す先体がよりはっきりと見えるPAS染色をお勧めする（図1B）．精巣は細長い精細管がぎっしりと折り重なってできている．精子形成に異常がある場合は，精細管が細くなったり成熟した精子がいるはずの精細管の中空が間質化しているのが認められる場合がある．同様に，異常精子形成が疑われる場合には，高倍率（×40～）で観察し，鞭毛の有無，先体の形態や核の形状などで確認する．精細管の長軸方向に沿って成熟過程が異なるため，断面によってとらえている成熟ステージが異なることにも注意しなくてはいけない．

マウスの精子は，ヒトやウシの精子と異なり，頭部が鎌形をしているが，内部構造はよく似ている（図1D）．成熟した精子の形態を比べるなら，まずは精巣上体尾部から採取した精子の形態を観察するべきである．形態異常で多いのは，頭部の異型化，特に球形化（globozoospermia）や鞭毛の形成異常（短縮・歪曲など）である．頭部球形化には，核の凝集（ヒストンからプロタミンへの置換）の不全や頭部器官形成の不全が原因になることが多い．球形化を含む形態異常の原因を解析するにはさらに精巣での成熟段階を分化ステージごとに詳細に観察するとよい[2)3)]．

3）胎仔と胎盤の解析

配偶子の形態や機能，受精から着床前の初期胚の発生過程は体外環境下で継時観察できるのに対し，着床後の観察はその都度，妊娠マウスの安楽死を伴うために入念な計画が必要になる．まずは胎仔と胎盤のいずれに異常が生じるのか，また初期なのか後期なのかを判定するために，妊娠中期の発育状態を観察するのがよい．マウス胎盤は，妊娠12日ごろに形態が完成するため，12～18日ごろを選びコントロール群と同日に採取したものを形態観察することが多い（図1E左）．ただし，胎盤の大きさは着床した胚（胎仔）の数によっても変化し，一般に胚が少ないと胎盤は大きくなるため，一度に妊娠していた胚の数をそろえることに注意する．われわれは，例えば6～10匹など，実験群とコントロール群とで妊娠数が同程度のものだけで解析を行っている．また，胎盤の大きさだけでなく，胎仔との重量比を求められることもあるので，個体ごとにそれぞれの重量を記録するべきである．組織観察はパラフィン切片のHE染色やPAS染色によって行うのが一般的で，特に三層構造（母体側から胎仔に向かって：❶脱落膜層，❷海綿状栄養膜層，❸迷路部層）に染め分けられるので，それら層構造に乱れがないか，大きな比率の変化がないかに注意する[4)]（図1E右）．

3. 雌の表現型解析

1）卵子形成不全

前述の解析で，排卵されなかったり，されたとしても卵子の形態が異常だったり，成熟した卵子が得られない場合（卵子形成不全）は，主に2つの原因が考えられる．個体のホルモン制御異常と，卵巣機能不全そのものによる卵成熟/排卵不全である．これらを判別する方法の1つとして，卵巣移植法がある．ホストに解析対象，ドナーに健常マウスを用いると，ホルモン制御などの確認になる．一方，ドナーに解析対象を用いると，卵母細胞の質の判定となる．

卵胞成熟過程の後期や排卵過程に原因がみられた場合，卵子自体が異常であるかを確かめることもできる．卵子の体外成熟法（*in vitro* maturation：IVM）である．比較的成熟の進んだ卵胞〔主にgerminal vesicle（GV）期〕を卵巣から回収し，卵子のみにして人為的に第2減数分裂M期まで成熟させる．これによって得られた卵子を体外受精（*in vitro* fertilization：IVF），さらには胚移植して産仔が得られるかどうかを判定する（図2A）．

2）受精不全

一見，成熟した卵子が得られるのに，IVFによって受精卵が得られない場合には，受精不全であり，透明帯（zona pellucida：ZP）の形成・機能不全や，精子との結合・融合不全，さらには卵子活性化不全も考慮した方がよい．例えば，透明帯を形成する主なタンパク質としてZP1/ZP2/ZP3（ヒトはZP4まで）があるが，これらの発現に異常があると，透明帯が極度に薄くなったり，精子との結合性が悪くなることが見受けられる[6)]．また，精子と融合するには，卵細胞膜上のCD9やJUNOといったタンパク質が必要なことがわかってきたが，これらの遺伝子/タンパク質を欠いた卵子はIVFの際に囲卵腔に精子が貯留する[7)8)]（図2B左）．なお，精子側ではIZUMO1タンパク質が失われると，同様の表現型になる[9)]（図2B右）．また，受精後の透明帯硬化が起こらないために，精子が囲卵腔に

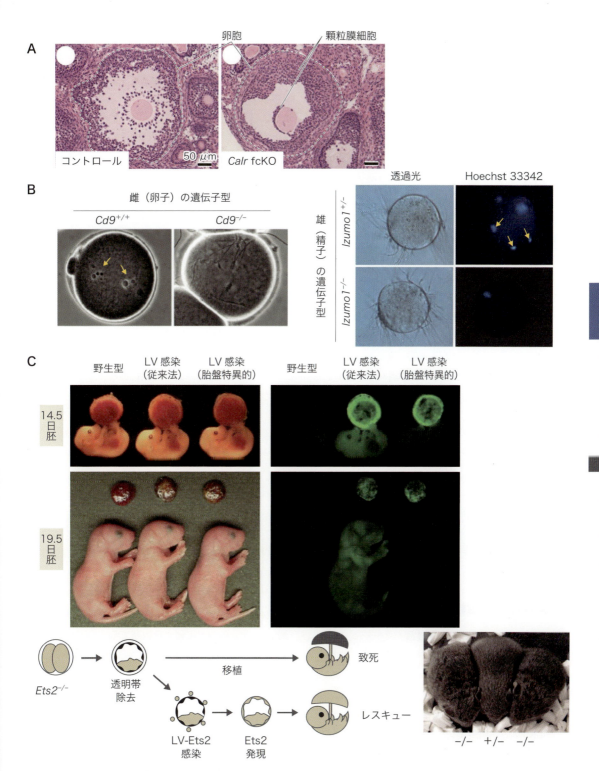

図2 雌の表現型解析

A) 卵成熟異常の例．どちらも排卵直前まで拡張したステージの卵胞だが，Calreticulin遺伝子欠損雌（Calr fcKO）は，卵胞自体は形成されるが，透明帯の形成など卵子の成熟が不十分で，顆粒膜細胞が凝集したままとなる．文献5より改変して転載．**B**) 卵子－精子融合欠損の例．**左**：Cd9遺伝子を欠損したマウスの卵子は精子と融合できなくなるので，IVFを行っても前核（⇨）形成がみられず透明帯の間（囲卵腔）に精子の貯留がみられる．文献7より引用．**右**：あらかじめ卵子の細胞質に核染色剤（Hoechst 33342）を含ませておくと，融合した精子の核だけを染色できる（⇨）．Izumo1遺伝子を欠損したマウスの精子は，卵と融合できなくなる．文献9より引用．**C**) レンチウイルス（LV）ベクターを用いた胎盤特異的遺伝子発現．従来法（2細胞期胚感染）を用いて受精卵に感染させると胎仔と胎盤の両方に遺伝子が導入されるのに対し，新規法（胚盤胞期胚感染）を用いると胎盤にだけ遺伝子を導入して発現させられる（**上**：EGFPを発現させた例）．本来胎盤異常で致死になるEts2遺伝子欠損マウスを，個体の遺伝子を変えずに生ませた例（**下**：写真は本来致死で得られなかったホモ型遺伝子欠損個体（体毛が波型）．文献11より改変して転載．

入り続ける．こういった現象がみられた場合は，既報の代表因子の存在を確認しながら解析を行うとよい[10]．

3) 胚の不育

卵成熟や排卵そして受精にも問題がないのに産仔が得られないときには，胚の不育が疑われる．すなわち，雌の子宮に受精卵（胚）が着床できないか，その後妊娠を維持できない可能性を考慮する必要がある．この場合，まず得られた受精卵を体外培養し，着床直前の胚盤胞までの発生および孵化率を判定する．もし着床前に影響がみられないようであれば，野生型の偽妊娠雌マウスに胚移植して検証する．これで産仔が得られるかどうかで，原因が母体としての雌に起因するのか，その雌から由来した胚側になるかが判定できる．前述した，胎仔と胎盤の形態観察と併せて考察する．なお胚側に不育の原因がみられた場合，それが胎仔もしくは胎盤のどちらに異常があるのかを調べる方法もある．その1つ，野生型細胞を4倍体化させた初期胚と混ぜ合わせ，キメラ胚として移植する方法では，4倍体胚が胎盤の形成だけに寄与するので，解析対象の胎盤形成不全を補うことができる．これをテトラプロイド（4N）レスキュー法とよぶ．近年われわれは，さらに踏み込んだ解析手法として，レンチウイルス（LV）ベクターを用いて対象胚の中の将来胎盤になる細胞にのみ特定の遺伝子を発現させる手法を開発した[11]（図2C）．これならば，さらに原因となる遺伝子まで深く調べることも可能である．

4. 雄の表現型解析

1) 精巣・精子の病理形態異常

交配試験により雄性不妊を示したノックアウトマウスが精子形成前期（精祖細胞から精母細胞まで）に障害があれば，精巣重量が減少し精巣切片で異常が観察される．前述した精巣の組織観察から，精子形成のどの分化段階に障害が出ているのかを特定できるが，精細胞特異的な分化マーカーに対する抗体を用いた免疫染色を組合わせれば，より正確な解析結果が得られる．精子形成後期（精子細胞から精子まで）に障害がある場合は，精巣重量や精巣切片にはほとんど異常がみられないので，精巣上体尾部の精子を観察する[12]（図3A）．事前に，解析対象の遺伝子（またはタンパク質）が精子形成のどの時期から発現しているのか，そして

精巣内のどの細胞（生殖細胞，セルトリ細胞，ライディッヒ細胞など）に発現しているのかを調べることで効率よく解析を進められる．その他に，精子形成異常の原因が，精巣内にあるのかホルモン異常などに起因するのかを調べる方法として，ノックアウトマウスの精細管を野生型マウスの精巣被膜下へ移植して精子形成を観察する方法がある．また，ノックアウトマウスの精原細胞を，内在の生殖細胞を死滅させた野生型マウスの精細管へ移植して精子形成を観察することで，精子形成異常が生殖細胞と支持細胞のどちらに由来するかを特定することもできる[13]．

2) 交尾・射精・プラグ形成の障害

ノックアウトマウスの精巣・精子の病理形態観察で異常がみられなかった場合は，次に排卵誘起※2させた野生型雌マウスを用いた交配試験を行う．この解析で，ノックアウト雄マウスの交尾行動やプラグ形成を観察して，交尾や射精やプラグ形成に障害があるかを調べる．交尾などの行動解析の詳細については第3章-7へ譲るが，その原因は脳内の異常だけでなくフェロモンなどの化学物質による内分泌系への影響が考えられる．そして，射精やプラグ形成に障害がある場合は，精嚢腺や前立腺などの副生殖腺に着目して解析を行う．精嚢腺由来のタンパク質が精子に結合して，子宮内での精子の生存に働くという報告[14]もあることから，精漿成分は精子受精能の調節に関与すると考えられている．

3) 射出精子の子宮−卵管接合部の通過異常

ノックアウトマウスの交尾行動やプラグ形成に異常がみられなかった場合は，プラグ確認した雌マウスの子宮や卵管内の射出精子を観察する．これまでに10遺伝子以上のノックアウトマウスの精子が，子宮−卵管接合部（utero-tubal junction：UTJ）を通過できないという表現型を示している．これらの表現型を示す精

※2 排卵誘起

雌マウスに，妊馬血清性腺刺激ホルモン（pregnant mare serum gonadotropin：PMSG）を投与し，約48時間後にヒト絨毛性性腺刺激ホルモン（human chorionic gonadotropin：hCG）を投与することで排卵を人為的に誘起する方法．hCG投与後，約12時間で排卵されるが，体外受精ではhCG投与後14〜16時間の卵子を用いる．最近では，抗インヒビン血清を用いた過剰排卵誘起法により，マウス1匹から従来の数倍の卵子を採取することができる（第6章-2参照）．

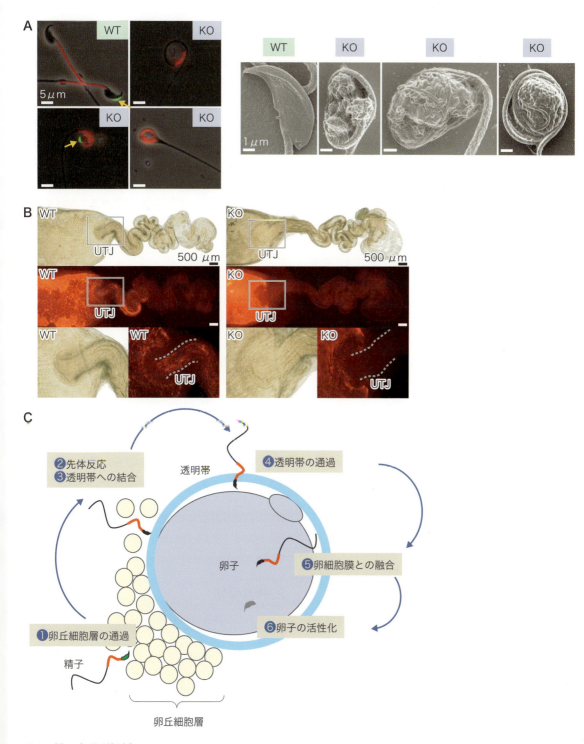

図3 雄の表現型解析

A) 精巣上体尾部精子の観察. WT：野生型, KO：*Spaca1* KO. 文献12より引用. 左：*Spaca1*遺伝子欠損マウスは, 精子形成後期に異常が現れる. 精子先体にEGFP（緑）, 尾部にDsRed2（赤）をもつRBGSマウスを用いることで, 詳細な観察ができる[15]. 右：電顕観察から, 精子頭部や尾部の異常がみられた. **B**) 子宮-卵管接合部（UTJ）通過不全精子の観察. WT：野生型, KO：*Tex101* KO. *Tex101*遺伝子欠損マウス精子は, UTJを通過できない. 文献18より引用. RBGSマウスを用いることで, 交尾後2時間の雌性生殖路内の生きた精子を観察できる. **C**) 受精のプロセス. 卵管膨大部に到達した精子は, これらのプロセスを経て受精にいたる. 体外受精により, 各プロセスを顕微鏡下で再現し詳細に観察することができる.

子は，排卵誘起した雌マウスの卵管膨大部へ直接注入することで受精卵が得られることから，UTJ通過以外には問題がない[16]．一方，これらの精子は後述するように共通して透明帯への結合不全を示し，卵丘細胞除去卵子への受精率が著しく低下することから，透明帯結合とUTJ通過には何らかの共通メカニズムが存在すると考えられる[16]．これまでのUTJ通過の観察には，交尾後の雌性生殖路のパラフィン包埋の切片作製が用いられてきたが[17]，精子先体内にEGFP（緑），ミトコンドリアにDsRed2（赤）を局在させたRBGS（red body and green sperm）トランスジェニックマウスを用いれば，雌性生殖路内の生きた精子を容易に観察することができる[15]（図3B）．また，このRBGSマウス精子を用いれば，雌性生殖路内だけでなく受精の場である卵管膨大部でも生きた精子を観察できる[19]．

4）受精不全

プラグ確認後6〜8時間の雌マウスの卵管膨大部で未受精卵と精子が観察できた場合は，受精不全を疑う．卵管膨大部での受精プロセスを精子側から順に追うと，❶卵丘細胞層の通過，❷先体反応，❸透明帯への結合，❹透明帯の通過，❺卵細胞膜との融合，❻卵子の活性化となる（図3C）．これらの各プロセスにおける精子の表現型解析は，すでに*in vitro*での検定方法が確立されているので次に紹介する．

*in vitro*解析

病理形態観察や*in vivo*解析で明らかな異常が観察されなかった場合は，次に配偶子（卵子・精子）を使った*in vitro*解析を行う．その際に必要な培養液は種々あるが，われわれは主に精子培養や体外受精にはTYH，胚操作にはFHM，胚培養にはKSOMという培養液を使用している．これらの培養液を用いれば，受精の各プロセスだけでなく受精卵から胚盤胞期胚（受精後3〜4日）までを経時的に観察できる．そのため，着床前胚で表現型が現れる場合にも，詳細な解析が行える．詳しい胚操作法については，文献20を勧める．

1．精子の運動性と先体反応

前述の観察から形態的異常がみられない精子をTYHなどの精子用培養液に入れた際に，精子の生存性や運動性つまり動きが悪いと感じる場合は，精子の運動を定量的に測定する．ヒト精子でも使われている精子運動解析システム（computer-assisted sperm analysis：CASA）[※3]を用いれば（図4A上），マウス精子でも同様に運動性に関するいくつかのパラメーターを数値化してくれる．さらに，高速度カメラと画像解析ソフトウェア（馬場らの開発したBohbohなど）を用いて精子尾部の屈曲を詳細に観察することも可能である[21]（図4A下）．

精子が透明帯を通過するためには，精子頭部にある先体から酵素群の放出と先体内膜を露出しなければいけない（先体反応）[22]．精子を数時間培養することで，*in vitro*で先体反応を誘起できる．先体反応の判定は，CBB染色やIZUMO1抗体などを用いた免疫染色により簡便にできるが，精子の生存性を考慮したうえで観察結果を解釈しなければいけない．精子はピペッティングなどの物理的ダメージや長時間の培養で死んでしまうため，慎重な取り扱いを心掛けてほしい．また，前述のRBGSマウスを用いれば，緑色蛍光を指標に先体反応を判定することもできる．なお，透明帯結合により惹起される先体反応が生理的に重要であると長年信じられてきたが，じつは受精した精子の多くが透明帯に到達する前に先体反応していたことがライブイメージング観察により明らかにされている[23]．

2．体外受精

マウスでの体外受精の成功からおよそ半世紀が経ち，現在までに培養液などさまざまな改良が加えられてきた．現在では，野生型マウスを用いた体外受精であれば受精卵をほぼ100％の受精率で得ることができる．むしろ体内より受精しやすい環境をつくり出せているといっても過言ではない．体外受精の詳細は，熊本大

※3　精子運動解析システム（CASA）
ヒトやマウスだけでなく，鳥類や魚類などさまざまな動物種の精子運動を定量化できる解析装置．マウスでは精子の運動能力が卵管膨大部への移行や卵丘細胞の通過，透明帯の通過に必要と考えられている．

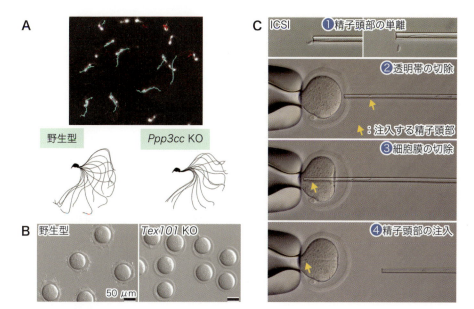

図4 マウス配偶子を用いた in vitro 解析
A）精子運動性の解析．上：CASA解析により精子の運動を定量化できる．培養後2時間の精子を45/60秒間測定した．水色が運動精子，赤色が不動精子を示す．下：高速度カメラ観察（15/200秒間）により，*Ppp3cc* 遺伝子欠損（KO）マウス精子尾部の屈曲異常がみられた[21]．B）精子の透明帯結合の観察．UTJ通過不全を示す *Tex101* 遺伝子欠損（KO）マウス精子は，同時に透明帯への結合能力を失っている（文献18より引用）．共培養30分で観察した．C）顕微授精の手順と卵活性化．ピエゾ振動素子のついたガラス針で，精子頭部を単離して卵子に注入する．卵子と精子に問題がなければ，通常1時間後には第2極体の放出が，5〜6時間後には雌雄前核の形成が観察される．

学CARD（第7章-2参照）のマウス生殖工学技術マニュアル[24]を参照してほしい．

見かけ正常な精子もしくは卵子の表現型は体外受精により，どのプロセスに障害があるのかがわかる．精子の透明帯結合について観察したい場合は，過排卵誘起させた雌マウスより採取した卵丘細胞-卵子複合体をヒアルロニダーゼ処理して，卵丘細胞を取り除いた卵子に精子を加えて透明帯への結合を観察する．30分程度，共培養し軽く洗浄・固定処理後に，結合精子をカウントする．実験手技や条件によるばらつきが大きいため，顕著な差が得られない場合は意義がないと考えた方がよいだろう．前述のUTJ通過不全の表現型を示すノックアウトマウスの精子は，同時に透明帯への結合能も失われていることが知られている[10]（図4B）．次に，透明帯通過に障害がある場合は，酸性タイロード液やコラゲナーゼ処理により透明帯を除くことで受精できるはずである．卵細胞膜との融合に障害がある場合は，図2Bのような観察結果が得られる．最近では，抗インヒビン血清を用いた過排卵誘起法により[25]，従来よりも多くの卵子を採取できることから，貴重なノックアウトや野生型雌マウスの使用数の削減に大いに役立つだろう．

3. 顕微授精

ガラス針を用いて卵子の中に精子を注入する顕微授精（intracytoplasmic sperm injection：ICSI）（第6章-3参照）は，ヒトの不妊治療でも広く行われている手法である（一般的にヒトでは精子全体，マウスでは頭部のみを用いる）（図4C）．顕微授精法を用いれば，精子の運動性や融合能に不全があっても，受精卵をつくって産仔の有無を確認することができる．つまり受精不全精子から由来する胚が健常な産仔に寄与しうる（染色体や核の構造には問題がない）ことを証明する手立てとなる．

さらに，精子が成熟不全を示しても，精巣から円形精子細胞（鞭毛が生える一歩手前の段階の精子細胞）が回収できれば，これを卵子に注入して産仔を得られるかみることもできる（round spermatid injection：

ROSI）．ただし，円形精子細胞は卵活性化能がないため，人為卵活性化処理が必要である．卵活性化とは，精子と融合する刺激によって第2減数分裂のM期で停止していた卵子の細胞周期が再開されることをさす．マウスやヒトの胚では，精子と融合してから1時間以内に第2極体が放出され，8時間後までには雌雄両方の前核が形成されるので，これらを観察することで卵活性化の異常を確認することができる．一見，健常な卵子－精子の間で融合がみられたにもかかわらず，前核胚や2細胞期胚が得られにくい場合も，卵活性化不全が疑われる．この場合，ROSIの際と同様に卵活性化処理をすることで，これが原因かをみきわめることが可能である．

おわりに

生き物はとても複雑に構成されており，その分子メカニズムを明らかにするためには遺伝子改変技術は必要不可欠である．そのなかで，生殖不全の表現型は，非常にシンプルな表現型に分類できる（一次スクリーニングが簡便）．最近では，ゲノム編集技術CRISPR/Cas9システムの登場により，これまでの年単位から月単位でノックアウトマウスを作製できることから（第2章-2参照），その恩恵を受けて急速にメカニズム解明へと向かっている．われわれもCRISPR/Cas9システムを用いて，精巣特異的な発現を示す膜タンパク質をコードし，かつヒトにも保存されている遺伝子を中心にノックアウトマウスを作製し解析を進めている．いくつか興味深い表現型を示す遺伝子がみつかってきており，報告[21)26)]するとともに残りの遺伝子についても解析を進めている．その一方で，単一遺伝子欠損では不妊にいたらないケースも多い[27)]．生殖系に表現型がみられるのはノックアウトした遺伝子の20〜30％というこれまでの経験とも一致する．

この結果は，裏を返せば70〜80％の遺伝子は必要ないとも解釈できる．しかし，遺伝子のなかには，単一で働く遺伝子もあれば，複合的に働く遺伝子もある．もしかすると表現型がみられなかった遺伝子のいくつかは後者に属し，他の遺伝子が相補的に働いたことで表現型が出なかったのかもしれない．ゲノム編集技術の発展により多遺伝子欠損マウスの作製も可能となっており，ファミリー遺伝子などを対象とした再検証が必要かもしれない．

黒船襲来ともいえるCRISPR/Cas9システムの出現により，ゲノム編集時代の幕が開けた．培養できないためにin vitro解析の難しかった配偶子の機能解析が，ゲノム編集マウスを使って簡便に実施できる状況を迎えている．本項を参考に，生殖不全マウスの表現型解析を行い，生殖細胞の巧妙さや不思議さに触れ，生殖生物学研究の魅力を感じてもらえることを切に願う．

文献・URL

1) Byers SL, et al：PLoS One, 7：e35538, 2012
2) 「Histological and Histopathological Evaluation of the Testis」（Russell LD, et al/eds），Cache River Pr, 1990
3) 「新編 精子学」（毛利秀雄，星 元紀/監，森沢正昭，他/編），東京大学出版会，2006
4) Muto M, et al：Biol Reprod, 94：6, 2016

◆ **ノックアウトマウスが語りかけてくる表現型のヒント**

図4Bで示した精子が透明帯へ結合できない写真は，非常にインパクトがあり印象に残る表現型の1つである．この表現型を最初にみつけたのは，Clgn遺伝子をノックアウトしたわれわれのグループであった[28)]．体外受精を行い，透明帯結合不全の表現型をみれば，誰もが不妊の原因はこれだと思ってしまう．しかし，その後の詳細な解析によって，本当の不妊の原因は図3Bに示した子宮－卵管接合部（UTJ）通過不全であることが判明した[29)]．つまり，in vitroで観察した表現型は，本来in vivoでは起こりえない現象であった（精子はUTJを通過しなければ，卵子のもとへは辿り着けない）．これらのことからわれわれが得た教訓は，in vivo解析が第一で，生体内で起こっている現象をいかに生きたまま観察するかを考えなければいけない，ということである．今は，透明帯への結合力が精子のUTJ入口部分への接着力に関係するのではないかと考えており，RBGSマウスなどの遺伝子改変マウスを用いて解析を進めている．本書の読者には，ノックアウトマウスと真摯に向き合い，語りかけてくる表現型のヒントに耳を傾けながら，日々の研究生活を楽しんでほしい．

5) Tokuhiro K, et al：Sci Rep, 5：14254, 2015
6) Gahlay G, et al：Science, 329：216-219, 2010
7) Miyado K, et al：Science, 287：321-324, 2000
8) Bianchi E, et al：Nature, 508：483-487, 2014
9) Inoue N, et al：Nature, 434：234-238, 2005
10) Okabe M：Asian J Androl, 17：646-652, 2015
11) Okada Y, et al：Nat Biotechnol, 25：233-237, 2007
12) Fujihara Y, et al：Development, 139：3583-3589, 2012
13) Brinster RL & Avarbock MR：Proc Natl Acad Sci U S A, 91：11303-11307, 1994
14) Kawano N, et al：Proc Natl Acad Sci U S A, 111：4145-4150, 2014
15) Hasuwa H, et al：Exp Anim, 59：105-107, 2010
16) Tokuhiro K, et al：Proc Natl Acad Sci U S A, 109：3850-3855, 2012
17) Ikawa M, et al：J Biol Chem, 286：5639-5646, 2011
18) Fujihara Y, et al：Proc Natl Acad Sci U S A, 110：8111-8116, 2013
19) Muro Y, et al：Biol Reprod, 94：80, 2016
20)「マウス胚の操作マニュアル 第三版」(Nagy A, 他/著, 山内一也, 他/訳), 近代出版, 2005
21) Miyata H, et al：Science, 350：442-445, 2015
22) Inoue N, et al：Proc Natl Acad Sci U S A, 108：20008-20011, 2011
23) Jin M, et al：Proc Natl Acad Sci U S A, 108：4892-4896, 2011
24) 熊本大学CARDマウス生殖工学技術マニュアル (http://card.medic.kumamoto-u.ac.jp/card/japanese/manual/index.html)
25) Takeo T & Nakagata N：PLoS One, 10：e0128330, 2015
26) Kato K, et al：Nat Commun, 7：12198, 2016
27) Miyata H, et al：Proc Natl Acad Sci U S A, 113：7704-7710, 2016
28) Ikawa M, et al：Nature, 387：607-611, 1997
29) Ikawa M, et al：Dev Biol, 240：254-261, 2001

第4章 マウスを詳しく調べよう

疾患・現象別解析

9 がんの表現型解析

今井俊夫, 中釜 斉

解析のポイント

- 日常における一般観察・触診がとても有効である.
- 全身にわたる丁寧な剖検時肉眼観察が解析の基本である.
- 前がん病変, 腫瘍性病変（がん）をみつけるための精度の高い組織学的解析を行う.
- イメージング技術を用いて経時的に観察する.
- マウスとヒトを比較し, ヒト発がんメカニズムに迫る.

がん研究とマウス系統

1. マウス系統によるがんの種類とできやすさ

臨床症例の解析などにより明らかにされた発がん関連遺伝子の機能解析を目的として, 遺伝子改変マウスの表現型が解析される. 遺伝子改変マウスの作製によく用いられるC57BL/6J（B6J）系統, あるいは近交系マウスより広範な発がん感受性を示すB6JとBALB/cのF1（CBF1マウス）を用いれば, 遺伝子を改変することにより発生が期待された腫瘍性病変（がん）が生後数週間から, あるいは半年以内に発生する[1)～3)]. 一方, B6J系統は皮膚発がんや乳腺発がんに抵抗性であるなど, マウスの系統（遺伝的背景）に明らかな発がん感受性差があることも知られている[4) 5)]. また, 予測されるがん病変が加齢に伴い徐々に発生する場合は, マウスの遺伝的背景により自然発生するがんとの区別が難しいことがあるため, 各系統の特性を理解して遺伝子改変マウスを作製する必要がある. 腫瘍の自然発生の頻度が低い系統であれば問題はないが, 特定の臓器・組織での発がんを目的として遺伝子改変を行う場合, 最近ではES細胞を介さず遺伝子編集技術により各系統マウスを用いてノックアウトマウスの作製ができるようになった. このことを鑑み, 当該臓器・組織に腫瘍が高頻度に自然発生する好発系マウスを安易に使用することがないよう注意が必要である.

2. B6N, B6J系統の自然発生腫瘍は少ない

C57BL/6N（B6N）系統には悪性リンパ腫や組織球肉腫が自然発生するが12カ月齢以降である[6)]. B6J系統には乳がんが発生するとされるが, やはり低頻度である.

3. 系統特異的な自然発生腫瘍

長期飼育した際に発生しやすい腫瘍として, C3H系統では肝細胞腫瘍, BALB/c系統では乳がん[7)]があげられる. CBA系統には性差があり, 雄では肝細胞腫瘍, 雌では卵巣腫瘍が多い[8)]. 129Sv系統には特異的に精巣の奇形腫が発生するとの報告もある[9)].

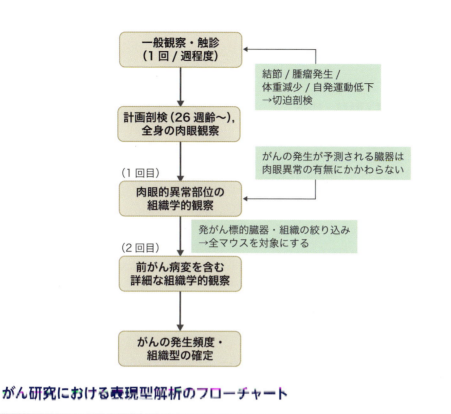

がん研究における表現型解析のフローチャート

発がん分子機構における ヒトとマウスの差異

　*Apc*遺伝子に突然変異を有するMinマウスは腸管に多数のポリープ（腺腫）を形成することから家族性大腸腺腫症のモデルとして幅広く利用されている[10]．一方，マウスから採取した正常腸管組織を *in vitro* で培養して得られる細胞塊（オルガノイド）に対し複数の遺伝子発現変化を加えることで発がん過程が再構成できるが[11]，腸管のオルガノイドに*Apc*遺伝子の発現抑制を加えるだけでは腺腫ができにくい．このことから，Minマウスの腸管では間質組織など周囲環境の影響を受け，他の遺伝子発現異常を伴うことで多数のポリープが形成されると考えられる．

　*p53*遺伝子のヘテロノックアウトマウスにおいても，リ・フラウメニ症候群において発生する骨・軟部肉腫，白血病，副腎皮質がん，乳がんなどが自然発生する．乳腺特異的に*Brca1*遺伝子と*p53*遺伝子をノックアウトしたマウスではホルモン受容体陰性乳がんが発生する[12]．これらのことから，ヒトとマウスで共通した遺伝的要因の関連が窺える．一方，*Stat1*遺伝子を欠損させたマウスでは，マウスモデルとしては稀なホルモン受容体陽性の通常型の浸潤性乳がんが発生することが報告されたが[13]，当該遺伝子と発がんとの関連性は明らかではなく，発がん分子機構がヒトとマウスでは必ずしも同じではない可能性が示唆される．

腫瘍性病変（がん）の解析方法
(flowchart)

1. 必要なマウス数と観察期間

　マウスの遺伝的背景がB6J，B6N系統のように自然発生腫瘍が少ない系統の場合，10匹未満のマウスを用いて解析することも可能である．一方，同一背景の対照マウスにも腫瘍が自然発生する可能性がある場合は

解析対象マウスと対照マウス各12〜15匹程度が必要と考えられる．解析期間は26週間程度が現実的であるが，一般的なマウスの寿命を考慮しつつ78週間以上の観察を行う場合もある．

2. 飼育期間中の一般観察・触診・切迫剖検

1週間に1回程度，頸部，胸部，腹部，背部を触診することで，皮膚と皮下の腫瘍性病変だけでなく，胸腔や腹腔内の病変をみつけられる場合がある．胸腔が拡大あるいは胸骨が隆起している場合には，胸腺が肥大しているか，肺に大きな腫瘤が形成されていることがある．またケージ交換時などに腹部の膨満に気づくことがあるが，がん性腹膜炎のほか，脾臓や子宮などの腫瘍性肥大の可能性もある．有色マウスではわかりづらいが，アルビノマウスでは眼球が蒼白になる貧血徴候を示すことがあり，悪性リンパ腫/白血病の発生が疑われる（第4章-6参照）．触診，あるいは短期間での体重減少や一般観察により自発運動低下がみられる際にがんの発生を疑う．このときに安楽死させ剖検することで，後述する肉眼観察や組織学的観察が円滑に行える．また，動物福祉の観点からもこれらエンドポイントの適切なみきわめは必須である．なお，マウスが死亡すると内部臓器がすみやかに自己融解をはじめるので，充分な表現型解析はできないと心得る．

3. 腫瘍性病変の表現型解析で重要な全身の肉眼観察

はじめて表現型解析するマウスの場合，がんの発生する場所（臓器・組織）が予測できないため，剖検においては全身をくまなく丁寧に肉眼観察する必要がある．

1）解析に適した安楽死の方法

マウスをイソフルランなどによる深麻酔下で開腹し（図1A），腸管全体を横方向に少し移動させることで脊柱に沿って背側壁に付着・走行している腹部大動脈・大静脈を確認できる（図1B）．注射針・注射筒で採血（放血）して脱血させることは，質の高い病理組織標本の作製，的確な病理組織学的観察の助けとなる．脱脂綿などを大動脈・大静脈の上に置き，両方をハサミで切断した際に放出する血液を吸収させることもある．頸椎脱臼は頸部が出血・損傷で観察できなくなる

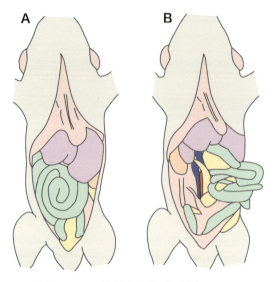

図1 採血のための腹部大動静脈の露出
A）腹部を正中線に沿ってハサミで切り開き，B）大動脈を赤，大静脈を青で示しているが，実際はおのおの灰白色，暗赤色にみえる．

ので避ける方がよい．呼吸停止，散瞳などで死亡を確認する．

2）皮膚，皮下と骨格の観察

全身をハサミやメスなどで剥皮しながら皮膚と皮下組織（脂肪組織を含む）と骨格を概観し，結節あるいは腫瘤とよばれる組織隆起/組織塊の有無を確認する．

3）腹腔内の観察

腹腔内各臓器を順次摘出しながら観察し，結節や腫瘤，あるいは変色巣（周囲の正常な部位に比べ明調あるいは暗調な斑点など）の有無を調べる．臓器を摘出する順序は問わないが，膀胱，生殖器，脾臓，膵臓，腎臓，副腎，肝臓を摘出した後，最後に胃から肛門までの消化管全体を観察すると煩雑さを避けられる．肝臓や腎臓のように表面の観察では内部が充分に観察できない実質臓器の場合は，必要に応じてメス刃などで割（かつ）を入れて確認する．胃や小腸・大腸など管腔臓器は必要に応じてハサミで切り開いて生理食塩水（0.9％食塩水）で内容物を洗い流して粘膜にできた病変の有無を観察する．これらの肉眼所見がみられる場合には，さらに，組織学的に腫瘍性病変（がん）であるかどうか確認する必要がある．例えば，マウスでは消化管などから持続的な出血が続くと脾臓で髄外造血[※1]が起こり脾臓全体が顕著に肥大するが，悪性リンパ腫による肥大と区別が必要である（図2）．

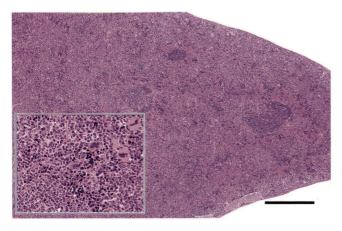

図2 肉眼病変の病理組織学的な確認
髄外造血により肥大した脾臓の組織像．拡大すると赤芽球，顆粒球，巨核球からなる造血細胞がみられる．スケールバー：0.5mm．

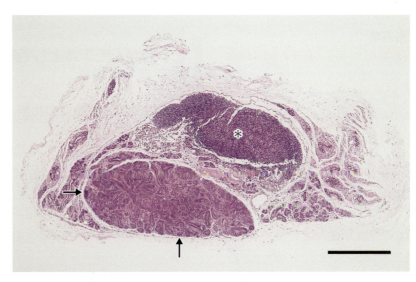

図3 微小な病変の病理組織学的検出（乳がんサンプル例）
鼠径部の脂肪体（fat pad）内にあるリンパ節（＊）の隣に乳がん組織（➡）がみられる．スケールバー：0.5mm．

4）胸腔内，頸部と頭蓋内の観察

　胸骨を切除して胸腔内（肺，心臓，胸腺，食道）と頸部の甲状腺，口腔内，さらに開頭して頭蓋内（脳，下垂体，眼球と附属器）も丹念に観察する．

4. 剖検を2段階に分けて行う精度の高い組織学的観察

1）肉眼的に確認できる病変と確認できない病変

3. 腫瘍性病変の表現型解析で重要な全身の肉眼観察でみられた結節・腫瘍や変色巣を中心に病理組織学的に透過型光学顕微鏡で観察する（**第3章-4参照**）．肉眼観察では異常が認められない臓器・組織においても病理組織学的観察で前がん病変[※2]や微小な腫瘍性病変がみつかる場合がある．図3のサンプルは長径が1mm余りと小さく剖検時は気づけなかったが，組織標本を作製するための切出し[※3]時に結節の存在を確認し，組

※1　髄外造血
本来の造血の場である骨髄以外の脾臓や肝臓で生理的造血が行われること．失血による造血亢進時などにおいてみられる．マウスは体重を支える骨格系が軽量化しているため，中・大動物に比し髄外造血が高頻度にみられる．

※2　前がん病変
正常組織よりもがんになりやすい特徴を示す形態学的変化（病変）．継時的観察によりがんとの連続性がみられる他，正常組織では発現していないが，がん組織で発現するタンパク質が前がん病変でも発現していることがある．

織標本の顕微鏡観察で腺がんと診断した．したがって，はじめて表現型解析するマウスの場合，2段階に分けて解析するのが望ましい．すなわち，1回目の解析では前述のように肉眼観察で異常のみられた臓器・組織を観察して標的臓器・組織を絞り込む．2回目の解析では肉眼的異常の有無にかかわらず標的臓器・組織を病理組織学的観察対象とし，前がん病変および腫瘍性病変の発生頻度を確定する．なお，がんの発生臓器・組織が予測できる場合には，1回目の解析において肉眼観察で異常がみられない場合においても，すべてのマウスについて直接，当該臓器・組織の病理組織学的観察を行う．

2）表現型の判断基準

病理組織学的に観察された前がん病変あるいは腫瘍性病変について，遺伝子改変による表現型として評価する基準として，非遺伝子改変マウスでみられない病変が改変マウスだけにみられる場合は判断しやすい．一方，マウスを長期飼育した際，非遺伝子改変マウスに自然発生する病変の発生時期の早期化，発生頻度の増加，病変の悪性化がみられることがある．この場合も遺伝子改変の表現型と判断すべき場合もあり注意が必要である．

3）病理組織標本の作製方法

組織標本はホルマリン固定，パラフィン包埋（FFPE）切片に対してヘマトキシリン・エオシン（HE）で染色したものが一般的である．標本作製の第一歩となるホルマリン固定では個々の臓器・組織の摘出後に固定液がよく浸透するよう適当に割を入れるなどのポイントがある．一連の操作については病理医や病理獣医など専門家に聞くか，実験動物の病理組織標本作製の受託会社の担当者に問合せることを勧める．なお，ホルマリンは労働安全衛生法の特定化学物質障害予防規則で取り扱いが規制される物質であるため，局所排気装置内で扱うなど遵守事項があるので注意する．

4）血液の変化について

白血病により血液中の赤血球が減少すると，採血の際に色調の変化を認める．また，白血病は胸腺・脾臓・リンパ節などリンパ系臓器・組織が肥大するなど肉眼所見を伴うことも多いが，その発生が予測される場合には，一般的な血液検査やフローサイトメーターを用いる解析を行うこともある．

5．イメージング技術による経時的観察

臨床がんの解析により明らかにされたドライバー遺伝子を臓器特異的に発現させるマウスなど，がんの発生する臓器や部位については予測できる場合もあるが，発生時期については予測できない場合が多い．そのため小動物用のコンピューター断層撮影（CT）や核磁気共鳴画像法（MRI）を用いる経時的観察が有効である[14]．これらの機器が使用できない場合，一見表現型がみられない場合は，26週間以上の長期間にわたる一般観察や触診とその後の肉眼観察・組織学的観察を丁寧に行う．

ヒト発がんモデルとしての注意点・有用性

1．発がん部位・組織型の比較

腫瘍性病変の発生がみられたマウスの臓器・組織について，ヒトでも同じ臓器・組織でがんの発生があるか，組織型は類似しているかを確認する．マウスの眼球後部にあるハーダー腺についてはヒトに対応する組織はなく，前胃は組織学的には食道と同じであるがヒトの胃にはみられない構造である．これらの部位にがんの発生がみられた場合は外挿[※4]が難しい．膵臓特異的に活性型Krasを発現させたマウスにはヒトと同じ膵管由来の腺がんが発生するが，腺房細胞の膵臓上皮細胞への化生[※5]を介しているとの指摘がある[15]．これを踏まえてヒトのがんと発生母地になる細胞が異なる可能性がある点についても注意が必要である．組織型に

※3　切出し
パラフィン包埋切片を作製する過程においてホルマリン固定された臓器・組織のアルコールや有機溶媒の浸透性を高め，かつ組織標本の成形を行うために行う．マウス臓器・組織の場合は3〜4mm厚にスライスして成形する．

※4　外挿
動物モデルにて観察される現象について，ヒトでも同様の現象が起こると予測あるいは確認・検証すること．がんの表現型解析においては，肉眼レベルで相同臓器にがんが発生するか，組織型が似ているか，分子レベルでの発がんメカニズムが同じであるかなど，いくつかの観点から外挿性を検討する．「この現象はヒトに外挿できる」あるいは「この現象はヒトに外挿できない」などと表現することが多い．

ついては，おおむねヒトの前がん病変，良性および悪性の腫瘍性病変と対応して診断することが可能であるが，一部例外的な病変も存在する．顕著な例として卵巣に発生する卵黄囊腫瘍がヒトとマウスで全く異なる組織像を呈することが知られている[16]．

2. 発がん時期，頻度の比較

腫瘍性病変（がん）の発生がはじまる時期，発生頻度の解析も重要である．肺特異的にEML4-ALK融合遺伝子が発現するマウスでは生後数週間でほぼ全例に腺がんが多数発生する．このことから，当該遺伝子異常をもつヒトの肺がん症例に対応し，それらの強力な発がん要因であることが示されている[2]．一方，活性型の$KRAS^{G12D}$陽性細胞は肺がん患者の一見正常にみえる非がん部組織にも存在することが報告された．また，肺特異的に$KRAS^{G12D}$を発現するマウスにおいても導入遺伝子を発現する細胞の極一部のみにがん化がみられ，がんの発生時期・頻度の観点からも遺伝子発現処置した数カ月以降に漸増することから，発がんには$KRAS^{G12D}$の発現以外の要因が必要と考えられてきた．その要因の1つとして，Krasシグナル伝達経路の直接的下流に位置する$Pik3ca$遺伝子自らの遺伝子突然変異による活性化が重要であることが遺伝子改変マウスを用いた研究で示されている[17]．ヒト肺がん症例では$PIK3CA$遺伝子の変異は低頻度であることから肺発がんの詳細なメカニズムの解明にはさらなる研究が必要であるが，ヒトのがん症例の分子メカニズム解析と同時にマウスモデルを用いる解析がきわめて重要であることがよく示されている．

発がん研究におけるエンドポイントの設定

がんに直接関連するエンドポイントとして腫瘍サイズの著しい増大（体重の10％以上）が最も大切である．また，白血病では腫瘍の形成はないが貧血様の徴候を示し，下垂体腫瘍など頭蓋腔内に腫瘍ができると体重が漸減することもある．したがって，発がん臓器・組織に応じたエンドポイントを設定し，触診を含む一般状態観察と体重測定を週1回以上行うことが不可欠である．

おわりに

一般観察や触診により結節・腫瘍の有無を観察する方法や頭蓋腔・胸腔・腹腔の深部を観察するためにCTやMRIなどイメージング技術を用いる方法は臨床的にがんをみつける方法に準じている．また剖検以降の手

※5 化生
発生・発育過程を経ていったん分化した細胞・組織が，他の細胞・組織の性質をもつように変化すること．呼吸上皮の扁平上皮化生，胃粘膜の腸上皮化生，線維性結合組織の骨組織への化生などが知られている．傷害された部位が分化異常を伴って再生する場合（間接化生）と，線維芽細胞が骨芽細胞化するような場合（直接化生）があるとされる．コンディショナルに分化関連遺伝子の発現を変化させることにより起こる場合は直接化生になる．

◆ ヒトのがん マウスのがん

「ゾウの時間ネズミの時間」という著書のなかで本川達雄博士は動物の体重と心拍数，寿命などとの関連性について述べている[20]．実験医学のなかでヒトがんのモデルとして多数用いられているマウスだが，がんの発生する場として，ほとんどすべての相同臓器・組織があり，顕微鏡下で観察する組織学的構造もヒトとほとんど同じである（細胞1個の大きさに違いがないことによる）．ヒトのがんは長い年月を経て発生するのに対し，マウスは寿命が短く，自然発生する，あるいは化学物質で誘発されるがんの種類や分子機構が違うといわれた時期があった．しかし，がん関連遺伝子の機能解析を目的として遺伝子改変マウスの表現型が解析されるようになり，発がんに要する時間や寿命の違いが影響しているとの印象はなくなった．ただし，本文でも述べたがマウスの表現型解析を進める過程において，発がん分子機構を含め，ヒトとの相違点は常に意識する必要があることに変わりはない．

順については病理医・病理獣医によりがんの最終診断がなされる長年の経験にもとづくものである.

本項では標的が不明な場合を中心に解説したが, 研究標的とするがん種（臓器・組織）が明確で, 特異的マーカーが知られている場合には血液を用いる解析も可能である. ヒトの中皮腫の他, 卵巣がんや膵臓がんで発現することが知られているメソテリンは悪性中皮腫に対する腫瘍マーカーとして臨床で用いられている. 樋野・津田のグループはメソテリンが動物モデルとしては膵がんの進展に伴い血液中濃度が上昇することを報告しているが, このようなマーカーを用いることで継時的な解析も可能になる[18]. また, 血中循環DNAやmiRNAが優れた腫瘍マーカーとして臨床応用される日も近いと考えられるが[19], それらを応用した表現型解析も可能になるであろう.

文献

1) Johnson L, et al：Nature, 410：1111-1116, 2001
2) Soda M, et al：Proc Natl Acad Sci U S A, 105：19893-19897, 2008
3) Mitsumori K, et al：Toxicol Pathol, 26：520-531, 1998
4) Wakabayashi Y, et al：Nature, 445：761-765, 2007
5) Davie SA, et al：Transgenic Res, 16：193-201, 2007
6) Nakamura K, et al：Exp Anim, 41：279-285, 1992
7) Nagao M, et al：Environ Mol Mutagen, 39：158-164, 2002
8) Tillmann T, et al：Exp Toxicol Pathol, 52：221-225, 2000
9) Harvey M, et al：FASEB J, 7：938-943, 1993
10) Oshima M, et al：Cancer Res, 55：2719-2722, 1995
11) Onuma K, et al：Proc Natl Acad Sci U S A, 110：11127-11132, 2013
12) Fasano J & Muggia F：Ann Oncol, 20：609-614, 2009
13) Chan SR, et al：Breast Cancer Res, 14：R16, 2012
14) Kitahashi T, et al：Cancer Sci, 101：1761-1766, 2010
15) Liou GY, et al：Nat Commun, 6：6200, 2015
16)「Pathology of the Mouse」(Maronpot RR/eds), Cache River Press, 1999
17) Green S, et al：Cancer Res, 75：5378-5391, 2015
18) Fukamachi K, et al：PLoS One, 9：e111481, 2014
19) Tominaga N, et al：Nat Commun, 6：6716, 2015
20)「ゾウの時間ネズミの時間」(本川達雄/著), 中央公論新社, 1992

第4章　マウスを詳しく調べよう

疾患・現象別解析

10 病原体感染の表現型解析

笹井美和，山本雅裕

解析のポイント

- 使用する病原体の性質や感染経路などの情報を把握し，マウス系統ごとの免疫応答を考慮して適切な系統を選択する．
- まず病原体感染後の生存率を確認する．生存率に差があれば，各組織・臓器の病原体数，血中サイトカイン量，免疫細胞数を調べる．
- 感染のしくみを究明するため，in vitro による解析，再感染，自然感染経路に準じた感染などの実験を行う．
- 再現性のある実験を行うために，病原体の状態の安定化，適切なコントロールに注意する．

はじめに

われわれ人類はこれまでに天然痘やペストといった感染症に何度も曝されており，現在も新型インフルエンザやエボラウイルスなどの新興感染症や，結核などの再新興感染症の脅威に脅かされている．病原体感染に対する生体応答を理解するうえで，病原体が体内でどのように感染を拡大していき，また，生体がどのようにしてその拡大を抑制しているのかを知ることは，感染防御の解明には不可欠である．簡単な感染症防御機構の解析は培養細胞を用いた in vitro の実験でも可能である．一方で実際の生体内感染における生体防御はさまざまな細胞種が複雑に相互作用することによって成し遂げられており，培養細胞を用いた実験のみでは見えてこない部分も多々あるため，in vivo での病原体感染実験が重要となってくる．ここで問題となってくるのが，生体への病原体感染についてノウハウがわからず，感染実験を行ってみたもののマウス個体間や実験間での結果に統一性が得られず，結論を得られない場合が多いことである．本項では，病原体をマウスに感染させ，遺伝子改変マウスの表現型を解析する際の注意事項や感染実験の流れについて解説したい．

解析に適したマウス系統

マウスに病原体を感染させる際に常に注意しなければならないこととして，C57BL/6やBALB/cなど使用するマウスの系統により優位となる免疫応答が大きく異なる場合があり（**第4章-4，7も参照**），感染実験を行う病原体に合わせて適切なマウスの系統を選別していなければ，自分の目的遺伝子が関与している応答がみえてこない可能性がある[1)～4)]．例えば，細胞性免疫応答に対して非常に感受性の強い病原体の場合，遺伝子改変マウスが細胞性免疫応答に関与しているかを解析するには，細胞性免疫応答が強い背景をもつ系統のマウスを用いて感染実験を行うと，目的の遺伝子改変が細胞性免疫応答に関与している場合は大きな差となり，結果が得られる可能性が上がるからである．

flowchart

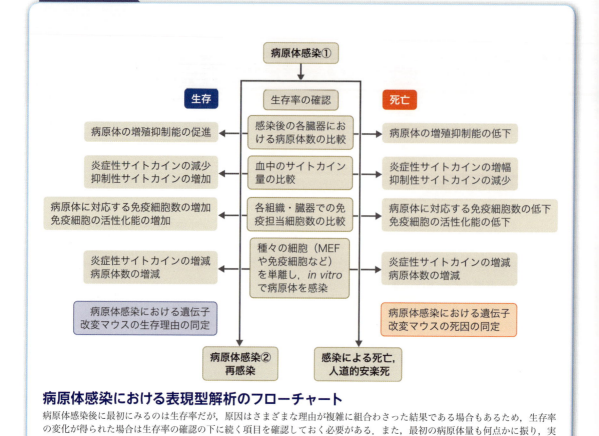

病原体感染における表現型解析のフローチャート
病原体感染後に最初にみるのは生存率だが,原因はさまざまな理由が複雑に組合わさった結果である場合もあるため,生存率の変化が得られた場合は生存率の確認の下に続く項目を確認しておく必要がある.また,最初の病原体量も何点かに振り,実験を行う必要がある.さらに,初感染で生存したマウスについては同属の強毒株などを用いて再感染を行う.

病原体感染におけるヒトとマウスの違い

マウス個体を用いて病原体感染実験を行う際には,まず使用する病原体がマウスに感染することが可能な株であるかを調べる必要性がある.例えば,一言でインフルエンザウイルスといっても,ヒトに蔓延しているインフルエンザウイルスは一般的にはマウスには感染しない[5].マウスでインフルエンザウイルスの感染実験を行うには,マウスに感染させ続けることによりマウスへの感染性を得た株やマウスへの感染性が確認されている株などを用いる必要がある.またマウスへの感染性が確認されている場合でも,マウスの系統により,同じインフルエンザウイルスの型を感染させても感染が成立しない場合もあるため,既存論文が使用していたマウスの系統にも注意を払う必要がある[6].さらに,C型肝炎ウイルスやヒト免疫不全ウイルスなどを用いて感染実験を行いたい場合は,これらの病原体はヒトにしか感染しない病原体とされているため,マウスの遺伝子や細胞・組織の一部などがヒトのものに置き換えられているヒト化マウス(第1章-5参照)を用いての実験が必要となる[7]~[10].しかし,これらに注意を払っても感染防御機構はヒトとマウスで全く同じというわけではないので,ヒトの細胞を用いた実験はもちろんのこと,臨床検体の結果なども比較して総合的に判断する必要がある.

解析の流れと各解析の詳細
(flowchart)

病原体は主にウイルス・細菌・真菌そして寄生虫の

4種に大別することができるが，どの病原体を用いてどのマウス系統で感染実験を行う場合でも大まかにここで解説するフローに沿って解析を進める．

1. 生存率の確認

遺伝子改変マウスに病原体を生体感染させ，その応答をみる上で最初に確認するのが生存率である．まず野生型マウスが致死とならない病原体量を感染させた際の遺伝子改変マウスの生存率を解析することにより，標的遺伝子がその病原体感染に対して感染防御的に決定的な役割を担っているかを確認する．また，野生型マウスが致死となる病原体量を感染させた際の遺伝子改変マウスの生存率を解析することにより，標的遺伝子が病原体感染に対する感染防御機構に対して抑制的に作用しているかを確認する．

2. 各臓器での病原体数の比較

病原体感染後の各臓器での病原体数を野生型マウスと遺伝子改変マウスで比較することにより，遺伝子改変マウスでみられた生存率の変化が病原体の増殖制御と関与しているかを確認する．病原体数の変化については，コロニー形成法や病原体ゲノムDNA量等を定量化するなど各病原体の力価測定法に従うが，可能な限り迅速かつ安定的に結果の得られる方法を選別するのが好ましい．ルシフェラーゼ遺伝子やGFP遺伝子などが組込まれた病原体を実験に用いることにより，迅速かつ定量的に病原体力価を検出することが可能であるため，可能であればこのような病原体を用いて生体感染実験を行う[11)12)]．生体イメージング装置（IVIS[※1]）を用いてルシフェリンの発光量を測定する利点は，感染マウスを生かしたまま生体内の病原体を可視化することで，同一マウス内での病原体数の変化を継時的に追跡できる点である．

3. 血中サイトカイン量の比較

病原体感染後のマウスの血清を継時的に回収し，血清に含まれるサイトカインの増減についてELISA法を用いて解析を行う．測定する炎症性サイトカインとしてはIL-6，TNFα，IL-12p40などが一般的だが，病原体種によってはIL-1βやIFN-γ，IFN-β，TGF-β，IL-10なども測定する．ELISAはアフィメトリクス社やR&Dシステムズ社などからキットを購入することが可能である．生体内での病原体数が増加することにより血中サイトカイン量が増幅することも多々あるが，病原体数が劇的に増えていなくても血中の炎症性サイトカイン量が増幅してサイトカインストームなどが起こり，マウスが死亡している可能性が考えられる[13)]．また，逆にマウスが生存している場合は過度の炎症性サイトカイン産生の抑制や，抑制性サイトカインの産生が増加している可能性が考えられる．

4. 各組織・臓器での免疫担当細胞数の比較

病原体感染が起こるとマウスの体内では炎症が起こる．遺伝子改変マウスにおいては炎症に関与している細胞の応答や局在に異常があり，炎症が増幅または減少した結果，病原体数に変化がみられている場合もあり，また，炎症とは関係なく遺伝子改変により特定の細胞種に異常がみられ，マウスが死亡している場合もある．病原体感染後の脾臓や所属リンパ節などに局在

> [※1] IVIS
> in vivo イメージングに特化した超高感度CCDカメラを搭載した装置（パーキンエルマー社）．

◆ 感染症研究者の視点

生体での感染症研究を行っていると，ニュースでジカウイルスやデングウイルスなどの伝播，多剤耐性の結核菌の再流行の兆しなど，感染症蔓延の危険性が報道されるたびに，何が起こりどのくらい危険なのか，そしてどう対応していくべきなのかなどを考えるようになる．例えば，高病原性インフルエンザウイルスがいわゆるパンデミックとよばれるヒトでの大流行を起こす要因となるには，このウイルスがヒトへの感染性を獲得し，ヒト-ヒト間で伝播するという2つの大きな壁を越えねばならず，「感染防御の研究者はこの2つの壁を越えられないような防御策をみつければパンデミックは防げるのでは？」という目で報道をみるようになる．

しているT細胞，B細胞，マクロファージといった免疫細胞の総数や，集団の分布様式，活性化状態の変化や抗原特異的免疫細胞の数などを，フローサイトメトリーを用いて解析することにより，病原体感染での免疫細胞の変化に改変した遺伝子が関与しているかについて明確にする．

5. 遺伝子改変マウスから単離した細胞を用いた in vitro の解析

遺伝子改変マウスから単離した細胞を in vitro で病原体に感染させ，生体感染でみられた各種の変化が直接的に病原体によって該当細胞に影響を与えているかを確認する．例えば，遺伝子改変マウスより腹腔マクロファージを単離するか骨髄由来マクロファージを作製し，マクロファージに感染して炎症性サイトカインの産生を誘導する病原体を in vitro で感染させ，炎症性サイトカインの産生量や病原体数について解析を行う．

6. 強毒株の再感染による記憶免疫系の成立の確認

初感染において病原体数やサイトカイン産生などすべてに差がみられなかった場合は，感染したマウスが必ず死亡する同属の強毒株を再感染し，生存するかを検討することによって，記憶免疫の有無を確認する．解析する項目としては，初感染と同様である．病原体種によっては，初感染後のマウスの血清中に含まれる病原体特異的な抗体の有無を測定することにより，B細胞を介した記憶免疫の有無を検討できる場合がある[14]．

人道的エンドポイントについて

感染実験の過程において，急激な体重減少（1週間以内に25％以上の体重減少や2～3日の間に20％以上の体重減少），通常より4～6度の体温の低下，長時間のうずくまりや麻痺等がみられた場合は，安楽死を考慮する．

解析がうまくいかない際の主な原因と対処法

病原体感染実験で一番多い問題が再現が得られないことである．病原体も生き物であるため，感染実験に使用する病原体の状態が異なってしまうと，遺伝子改変マウスに感染後の応答も異なってきてしまう．感染実験を行う病原体の取り扱いに充分に慣れてから感染実験を行うだけでなく，その病原体感染によって致死となることがすでに報告されているマウスをポジティブコントロールとして同時に感染実験を行うことにより，感染実験自体がうまくいっていることを必ず確認する．

また，実験的に最も単純でバラツキの少ない感染経路は腹腔感染であることから，まず腹腔感染で遺伝子改変マウスの生存率について検討する．しかし，遺伝子を改変した分子によっては特定の細胞内での機能に限局しているため，病原体がその細胞とかかわる前段階で除去されてしまう可能性がある．その場合は，表現型が生存率や病原体数などには反映されないことを考慮して，経静脈感染や経足蹠感染など，さまざまな経路からの病原体感染を試すことを勧める．さらに，ヒトや動物での病原体感染は，皮膚やさまざまな粘膜層から感染するのが一般的であるため，それぞれの病原体の自然感染経路に準じた感染実験も行う．

実際の研究事例

ここではトキソプラズマ原虫をマウスに感染させた際の実際の研究事例をあげる．中程度の病原性をもつトキソプラズマ原虫株（ME49株–ルシフェラーゼ遺伝子を組み込んだもの）を，野生型ならびにGBP欠損マウスまたは組織特異的RabGDIα欠損マウスの2種類の遺伝子改変マウスに感染させた際の研究事例について述べる[15] [16]．

1. GBP欠損マウスを用いた感染実験

①Vero細胞で増殖させたトキソプラズマ原虫（ME49株タキゾイト[※2]：ルシフェラーゼ遺伝子を発現）を回収し，原虫数をカウンターで計測する．

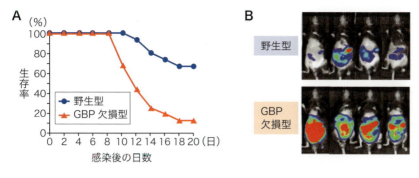
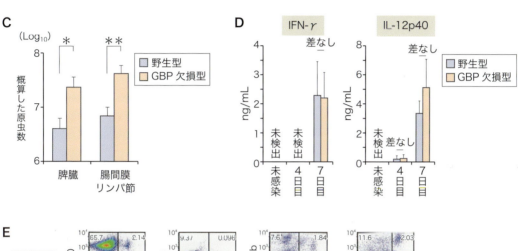
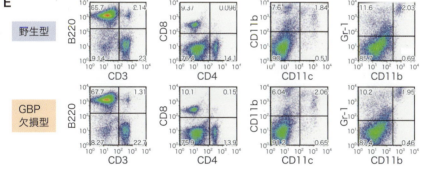

図1　GBP 欠損マウスの解析

A）野生型マウスならびに GBP 遺伝子改変マウスに 100 匹/マウスでトキソプラズマ原虫を感染させた際の生存率．B）トキソプラズマ原虫を感染後，9日目の原虫量について生体イメージング装置を用いて可視化．原虫量が多いほど赤く見え，青→緑→赤の順で多くなる．C）トキソプラズマ原虫を感染後，9日目の脾臓と腸間膜リンパ節の原虫量をルシフェリンの発光量を用いて定量化．＊：有意差 $p < 0.005$，＊＊：$p < 0.03$．D）トキソプラズマ原虫を感染後，4日目，7日目にそれぞれのマウスから血液を継時的に回収し，血清に含まれる炎症性サイトカイン（左：IFN-γ，右：IL-12p40）について ELISA 法を用いて定量化．E）トキソプラズマ原虫を感染後，7日目のマウスから脾臓を単離し，さまざまな免疫細胞の表面マーカーで染色しフローサイトメトリーで解析．A, C, D は文献 15 より引用．

②100 匹/マウスとなるようにトキソプラズマ原虫を PBS で調製し，野生型マウスと GBP 欠損マウスのそれぞれに腹腔内投与を行った．その後，継時観察を行い，生存率について解析した結果，GBP 欠損マウスは野生型マウスに比べて生存率が低下していた（図1A）．

③生存率に差がみられたので，生体イメージング装置（IVIS）を用いて体内でのトキソプラズマ原虫量を観察したところ，野生型マウスに比べ GBP 欠

※2　タキゾイト（急速増殖体）
トキソプラズマ原虫の形態の1つ．他にブラディゾイト（緩慢増殖体），オーシスト（有性生殖分裂体）があり，増殖環境の変化に応じてその形態は変化する．

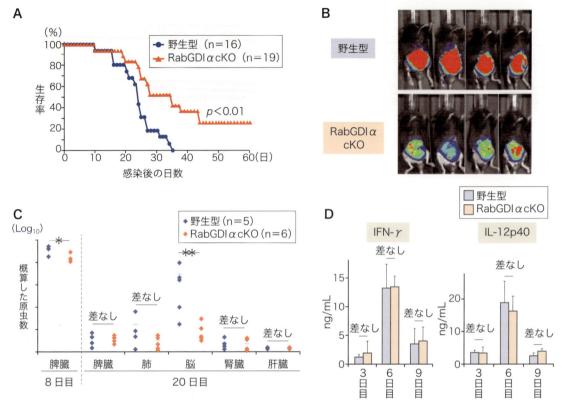

図2 RabGDIαコンディショナルノックアウトマウスの解析
A) 野生型マウスならびにRabGDIαコンディショナルノックアウトマウス（RabGDIα cKO）に5,000匹/マウスで感染させた際の生存率．B) 5,000匹/マウスでトキソプラズマ原虫を感染後，7日目の原虫量について生体イメージング装置を用いて可視化．原虫量が多いほど赤く見え，青→緑→赤の順で多くなる．C) 5,000匹/マウスでトキソプラズマ原虫を感染後，8日目の脾臓と20日目の各臓器の原虫量をルシフェリンの発光量を用いて定量化．＊：$p<0.05$，＊＊：$p<0.01$．D) 5,000匹/マウスでトキソプラズマ原虫を感染後，3日目，6日目，9日目にそれぞれのマウスから血液を継時的に回収し，血清に含まれる炎症性サイトカイン（左：IFN-γ，右：IL-12p40）についてELISA法を用いて定量化．文献16から改変して転載．

損マウスでは原虫が劇的に増殖していた（図1B）．
④野生型マウスとGBP欠損マウスではトキソプラズマ原虫量に差が生じていたことから，感染後に脾臓と腸管膜リンパ節を単離し，各組織に含まれる原虫数を定量化した．原虫数をルシフェリンの発光量から算出した結果，どちらの臓器においてもトキソプラズマ原虫は野生型マウスに比べてGBP欠損マウスの方が多いことが明らかとなった（図1C）．
⑤トキソプラズマ原虫感染後，継時的に眼底採血を行い，血清中に含まれるサイトカイン（IL-12p40とIFN-γ）の量的変化に対するGBP遺伝子欠損の影響について，ELISA法を用いて解析を行った．その結果，どちらのサイトカイン産生も野生型マウスとGBP欠損マウスでは差が認められなかった（図1D）．

⑥感染後7日目の脾臓における免疫細胞の違いについて，フローサイトメトリーを用いて解析を行った．その結果CD4陽性細胞やCD8陽性細胞，B細胞や好中球といった主要な免疫細胞の細胞数や分布などに，野生型マウスとGBP遺伝子欠損マウスで差はみられなかった（図1E）．
これらの結果から，GBPはマウス個体レベルでトキソプラズマ原虫の増殖を制御していることが示唆された．

2. RabGDIα欠損マウスを用いた感染実験

RabGDIα floxマウスにLysM-Creを交配させ，LysM陽性細胞（主にマクロファージ，単球，好中球が該当）特異的にRabGDIα遺伝子が欠損しているコンディショナルマウス（RabGDIα cKO）を用いて

の研究事例について述べる．

① Vero細胞で増殖させたトキソプラズマ原虫（ME49株タキゾイト：ルシフェラーゼ遺伝子を発現しているものを使用）を回収し，原虫数をカウンターで計測する．

② 100匹/マウスとなるようにトキソプラズマ原虫をPBSで調製し，野生型マウスとRabGDIα cKOマウスのそれぞれに腹腔内投与を行ったが，この条件では生存率に差はみられなかった．そこで，5,000匹/マウスとなるよう原虫を腹腔内投与し，野生型マウスが死ぬ条件で生存率について検討した．その結果，RabGDIα cKOマウスは野生型マウスに比べて生存率が延びた（図2A）．

③ RabGDIα cKOマウスの生存率について差が得られる条件がみつかったため，その条件下での病原体量について，IVISを用いて体内でのトキソプラズマ原虫量を観察したところ，野生型マウスに比べRabGDIα cKOマウスでは原虫量が劇的に少なかった（図2B）．

④ 野生型マウスとRabGDIα cKOマウスでは感染後のトキソプラズマ原虫量に差が生じていたことから，感染後8日目および20日目の脾臓・肺・脳・腎臓・肝臓を単離し，それぞれの臓器に含まれる原虫数についてルシフェリンの発光量から算出した．その結果，感染後8日目は野生型マウス由来に比べて，RabGDIα cKOマウス由来の脾臓の方がわずかに原虫数は多いが，感染後20日目には同等の原虫数しか含まれていなかった．他の臓器についても感染後20日目の原虫数は同等であるが，脳においてのみRabGDIα cKOマウスは野生型マウスに比べて原虫数が少なかった（図2C）．

⑤ トキソプラズマ原虫感染後，経時的に眼底採血を行い，血清に含まれるサイトカイン（IL-12p40とIFN-γ）の量的変化に対するRabGDIαの影響について，ELISA法を用いて解析を行った．その結果，野生型マウスとRabGDIα cKOマウスはどちらのサイトカイン産生においても同等であった（図2D）．

これらの結果からRabGDIαはLysM発現細胞においてトキソプラズマ原虫の増殖を促進することが示唆された．

おわりに

遺伝子改変マウスを用いた感染症研究は，宿主（マウス）と病原体の2つの生物を使っての実験であり，バラツキが大きくなりやすく，手技の安定化が再現性のある結果を導く．また，同じ病原体系統であってもそれぞれのラボで長期間培養していると病原体の性質が少しずつ変化している可能性もあり，また病原体の維持方法によっても病原体の状態が異なり，野生型マウスに感染させた際の結果がこれまで報告されている結果と異なる場合もある．われわれの研究室で新しい病原体を導入するときは，これまでの報告と同様の結果が得られる条件を先に検討している．また，病原体感染の解析をする上で注意したいのは，病原体数は野生型マウスと同程度であっても，病原体によって引き起こされた炎症を抑制することができず，遺伝子改変マウスが死にいたっている可能性である．マウスが感染によって死んだからといって，必ずしも病原体数が増加しているとは限らない．病原体数のみを指標としているとこの可能性を見失う．そのような場合も想定し，病原体感染に対する遺伝子改変マウスの応答を解析する際には，flowchartにあげた複数の項目の結果を総合的に判断して，改変した遺伝子の役割を解明してほしい．

文献

1) Hermann G, et al：J Neuroimmunol, 47：83-94, 1993
2) Shirahata T, et al：Microbiol Immunol, 30：1307-1316, 1986
3) Fransen F, et al：Immunity, 43：527-540, 2015
4) Liu T, et al：Infect Immun, 70：6638-6645, 2002
5) Paniker CK & Nair CM：Bull World Health Organ, 47：461-463, 1972
6) Lipatov AS, et al：Acta Virol, 39：279-281, 1995
7) Sanhadji K, et al：AIDS, 14：2813-2822, 2000
8) Zhang L, et al：Blood, 109：2978-2981, 2007
9) Dorner M, et al：Nature, 474：208-211, 2011
10) Lacek K, et al：J Hepatol, 57：17-23, 2012
11) Yamamoto M, et al：J Exp Med, 208：1533-1546, 2011
12) Manicassamy B, et al：Proc Natl Acad Sci U S A, 107：11531-11536, 2010
13) Iwasaki A & Medzhitov R：Cell, 146：861-862, 2011
14) Dzitko K, et al：Exp Parasitol, 112：134-137, 2006
15) Yamamoto M, et al：Immunity, 37：302-313, 2012
16) Ohshima J, et al：Proc Natl Acad Sci U S A, 112：E4581-E4590, 2015

第4章 マウスを詳しく調べよう

疾患・現象別解析

11 肥満と糖尿病の表現型解析

佐々木努, 北村忠弘

解析のポイント

- 肥満の表現型解析では，エネルギーバランス（摂取 vs. 消費）を意識する．
- 肥満の原因解析では，入力としてのエネルギー情報の発信・感知・統合，および出力としてのエネルギー摂取・消費行動のどの過程の異常かを検討する．
- 異常過程に応じて，ホルモン分泌臓器，迷走神経，視床下部，交感神経系，脂肪組織，骨格筋などの解析を行う．
- 糖尿病の表現型解析では，糖吸収・インスリン分泌・インスリン作用のどの過程の異常か検討する．
- インスリン分泌不全の場合は膵臓を中心とした解析，インスリン作用不全の場合はインスリン標的臓器（肝臓，骨格筋，脂肪組織，脳）を中心とした解析を行う．

肥満の表現型解析と原因解析

体重調節の基本概念（図1）

体重は体の大きさや体脂肪率によって規定されるが，肥満研究においては脂肪組織に蓄積される余剰エネルギー（脂質）の原因となるエネルギーの摂取と消費のバランスに着目する．エネルギーバランスの制御中枢は視床下部にあり，その制御過程には入力系としてのエネルギー情報の発信，感知，統合，そして出力系としてのエネルギー摂取・消費行動がある[1]．

末梢の状態を反映するエネルギー情報には，食事の分解成分（栄養素）とエネルギー状態に応じて各種臓器から分泌されるホルモン（レプチン，インスリン，グレリン，GLP-1，CCK，グルカゴンなど）がある．

各種臓器から発信されたエネルギー情報の感知経路には，血流を介して直接視床下部に作用する液性経路と，消化管を支配する迷走神経終末を介して脳幹部の孤束核を中継して視床下部に作用する神経性経路の2つがある．

視床下部の弓状核に存在する体重調節の一次中枢は，これら入力系の情報を統合する．体重減少作用のあるPOMC陽性ニューロンと体重増加作用のあるNPY/AgRP/GABA陽性ニューロンは末梢からの栄養情報を感知・統合し，体重調節の二次中枢（視床下部室傍核，視床下部腹内側核，視床下部外側野，結合腕傍核など）を拮抗的に制御し，出力系としてのエネルギー摂取行動と消費行動を制御する．エネルギー摂取量は摂食量と消化・吸収効率により規定されるが，その制御機序の詳細は未解明な点が多い．他方，エネルギー消費量は基礎代謝（6〜7割）と行動量（2〜3割）と食事性熱産生（1割）で規定される．制御機序としては視床下部からの交感神経出力や視床下部-下垂体-甲状腺系（HPT系）による出力が重要である[2]．

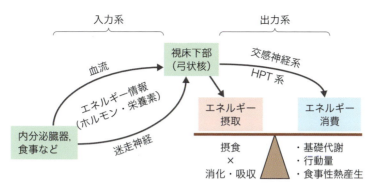

図1 体重調節の基本概念
詳細は本文参照.

肥満の解析に適したマウス系統

　基本的にはどんな系統を用いてもよいが，マウス系統により体の大きさが違うため，比較対象のマウス系統をそろえることは非常に重要であり，必ずリッターメイトコントロール[※1]を用いて比較する．特に複数の遺伝子組換えマウスを交配して用いる場合，比較個体間の遺伝背景が同一になるように注意する．またマウスの摂食行動はエストロゲンの影響を受けるため，雌の摂食行動は性周期ごとの解析が必要となる[3]．

肥満におけるヒトとマウスの違い

　マウスの場合は肩甲骨間に熱産生に特化した褐色脂肪組織があるのに対し，ヒト成人に認められる褐色脂肪活性は，マウスのような古典的褐色脂肪組織ではなく，白色脂肪細胞から誘導された褐色脂肪様の細胞（ベージュ細胞）が担う[4]．
　マウスはヒトと異なり夜行性であり，普通食飼育時のカロリー摂取のパターンは暗期：明期＝3：1であり，ヒトの摂食リズム（通常1日3回，明期のみ）とは異なる[5]．また，ヒトが雑食であるのに対しマウスは飼育食のみを食べており，マウスではエネルギー恒常性維持のための摂食調節の方が，高次機能を介した摂食調節よりも解析しやすい．

解析のフローと各解析の詳細
(flowchart①)

1. 肥満と成長・発達異常の鑑別

　体重が増える原因には，肥満（体脂肪率の上昇）のみならず成長・発達過程の異常による体のサイズの増大もある〔例：成長ホルモン（GH）-IGF1系の異常〕．そこで，体サイズ増大を除外するために，まず体長測定を行う．
　麻酔下のマウスの背中を伸ばし，腹臥位で鼻先から肛門までの長さ（snout-anus length）を測定する．また，麻酔下でCTを撮影する際のスカウト画面でも測定可能だが，マウスのホルダーへの置き方が一定になるように注意する．

2. 肥満度の評価・確認

1）体組成の定量法

　麻酔下で小動物用CT，MRIや二重X線吸収測定法（dual x-ray absorptiometry，DEXAスキャン）での測定を推奨する．小動物用のイメージング装置に応じた画像解析ソフトを用いることで，体脂肪率や内臓脂肪量，皮下脂肪量の定量などが可能である（第3章-5参照）．
　なお，ヒトの体組成計に用いられているバイオインピーダンス法での定量は，マウスでは再現性が乏しく

※1　リッターメイトコントロール
リッターメイトコントロールとは，同腹の兄弟・姉妹の組合わせで群間比較を行うことである．

flowchart ①

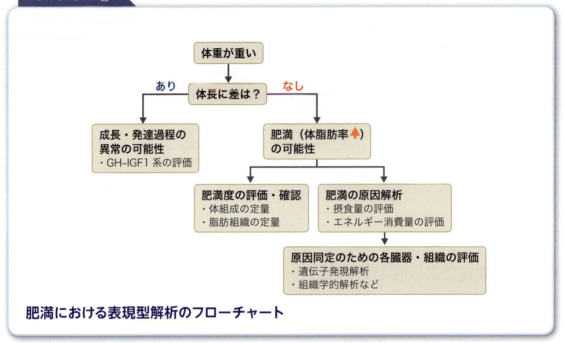

肥満における表現型解析のフローチャート

推奨しない．

2) 脂肪組織の定量法

エネルギー貯蔵の観点では皮下脂肪組織（代表例として鼠径部皮下白色脂肪），インスリン抵抗性の観点では内臓脂肪組織（性腺周囲白色脂肪，後腹膜周囲白色脂肪，大網），エネルギー消費の観点では肩甲骨間褐色脂肪組織が重要であり，それぞれ性質が異なる脂肪組織であることに留意する．

定量法としては主に①組織重量の測定と②組織学的な解析を用いる．組織学的な解析を行う場合，脂肪組織は凍結切片の作製は難しいため，固定・脱脂後にパラフィン包埋した切片での解析を推奨する（第3章–4参照）．白色脂肪組織の場合は，その体積の大半を脂肪滴が占めるため，細胞のサイズ（面積）の画像解析により脂質の蓄積度合いを評価できる．ヘマトキシリン・エオシン（HE）染色後の脂肪組織切片の画像をImageJで解析する．画像をモノクロ化して細胞の輪郭情報のみにして個々の脂肪細胞の断面積を測定し，脂肪細胞のサイズ分布を比較する．

3. 肥満の原因解析

1) 摂食量の評価法

摂食量の評価指標として，①1日摂食量，②積算摂食量，そして③絶食後の再摂食量の3つがある．実験群と対照群の摂食量に差がある場合は，2群間の摂食量を摂食量が少ない方に合わせるpair-feedingを行い，摂食量の差が体重差の原因か検討する．

摂食量の正確な評価を行うには，マウスを必ず個別飼育する．固形普通食飼育時には毎日新しい大きなペレットに交換することで，食べこぼしによる測定値の過大評価をある程度防げる．また，崩れやすい飼料（例：高脂肪食）の摂食量を測定するには，食べこぼしを防止する餌箱[*1]を用いる．その場合マウスを事前に餌箱に馴らす必要がある．特に肥満動物では餌を食べにくいと摂食量が減る傾向にあるため，用いる餌箱に注意する．なお，酸化しやすい高脂肪食は2日目から摂食量が減少するため，毎日新しいエサに交換することが正確な測定の秘訣である．

2) エネルギー消費量の評価法

エネルギー消費量は基礎代謝＋行動量＋食事性熱産生で規定される．これらの項目のうち，エネルギー消費の総量は呼吸代謝モニタリングシステム（通称

[*1] マウスが餌箱の外に餌をもち出せず，頭を餌箱の中に入れてしか，餌が食べられない工夫がしてある餌箱．

CLAMS[※2]）で測定可能であり，行動量は赤外線ビームを用いた自発運動量測定システムで測定可能である．

CLAMSを用いた解析では，3日間の環境馴化の後，酸素消費量，二酸化炭素排出量を測定し，エネルギー消費量と呼吸商を計算する．呼吸商から，エネルギー源として主に利用しているのが炭水化物（測定値が1.0に近づく）か，脂質（測定値が0.7に近づく）か評価できる．また，CLAMSで測定したエネルギー消費量と自発運動量を総合的に解釈することで，エネルギー消費の変化の由来が主に基礎代謝（と熱産生）なのか行動量なのか考察できる．

なお，体重や体組成が異なるマウス間でエネルギー消費量や酸素消費量を比較する場合の補正法だが，現状では複数の意見が存在し統一的見解にいたっていない．しかし，体重での補正値と除脂肪体重での補正値の両方があることが望ましいため，CLAMSを行うマウスでは体組成解析も行うことを推奨する．

4. 肥満の原因同定のための各臓器・組織の評価

1～3までの実験により，肥満の有無とエネルギーバランスの異常過程を同定した後，各種臓器の評価を行う．

視床下部はエネルギーバランス制御の中枢であり，中枢性メラノコルチン系[※3]や栄養情報の感知にかかわる経路の遺伝子発現や，組織学的な神経ネットワーク（神経細胞の数・軸索投射の密度）などを評価する．

脂肪組織や骨格筋では，脂肪酸化系や脂質分解系，ミトコンドリアや熱産生系関連遺伝子などを評価する．また，脂肪組織では白色脂肪細胞の褐色化現象があるか，骨格筋では筋線維タイプの変化（白筋化，赤筋化）の有無を評価する．なお，骨格筋や脂肪組織は，液体窒素で凍結したサンプルを液体窒素存在下ですり鉢とすりこぎ棒で粉末にするときれいに破砕できる．

交感神経系の活性の評価法として，全身性の交感神経活性を評価するには24時間蓄尿中のカテコラミン含量の測定を行う．具体的には，マウスを代謝ケージに入れ1週間環境馴化した後に蓄尿し，カテコラミン含量の測定を行う．各組織別の交感神経活性の評価には，各組織でのカテコラミンの代謝回転を測定する．カテコラミンの生合成の律速段階の酵素であるチロシンヒドロキシラーゼの阻害剤α-メチル-p-チロシンの投与2～4時間後に組織を採取し，カテコラミンを抽出・測定する．投与前マウスの各組織のカテコラミン含量と比較し，カテコラミン含量の低下が早い組織ほど，組織内の交感神経活性が高い．また，各組織を支配する交感神経の電気活動を測定する方法もある．

5. 原因が同定できない場合に考えられること

その他，代謝亢進をきたすものとして，甲状腺機能亢進もあるが，血中のT3，T4，TSHで評価できる．また，消化管からの脂肪吸収阻害が起きるような病態では体脂肪率の減少が起きるが，この場合は糞便中のトリグリセリド含量の定量比較が必要となる．

実際の研究事例

われわれは，視床下部POMCニューロン特異的なSIRT1過剰発現マウスを解析し，視床下部SIRT1の体重調節における役割を検討した[7]．

POMCニューロンでのSIRT1過剰発現マウスでは，普通食飼育下で加齢性の体重増加の抑制が認められた．体長には差がなく，脂肪組織重量の減少，精巣周囲脂肪組織の細胞の小型化を認めた．摂食量には差がなく，エネルギー消費の上昇傾向・行動量の減少傾向から，基礎代謝の亢進が示唆された．POMCニューロンは交

※2　CLAMS
小動物総合モニタリングシステムのことで，Comprehensive Lab Animal Monitoring Systemの略称．機械の組合わせにより，呼吸代謝・摂食行動・飲水行動・行動量・採尿などのモニタリングが可能である．

※3　中枢性メラノコルチン系
POMC (proopiomelanocortin) からプロセシングにより産生されるペプチド性神経伝達物質であるα-MSH (melanocyte-stimulating hormone) と，AgRP (agouti-related peptide)，そして両者が作用するメラノコルチン4型受容体 (MC4R) の総称．α-MSHはMC4Rのアゴニストであり，AgRPはMC4Rのインバースアゴニストである[6]．中枢性メラノコルチン系の遺伝子異常は，単一遺伝子変異によるヒトの肥満のなかでは最も頻度が高い．

感神経活性を制御することが知られていたため,交感神経系の評価を行った.蓄尿中カテコラミン含量には差がなかったが,カテコラミンの代謝回転は脂肪組織でのみ亢進しており,骨格筋では差がなかった.また,交感神経系依存性の脂肪組織の表現型の亢進を認めた.これらの現象には,視床下部でのレプチン感受性の亢進を伴った.なお,甲状腺系の機能亢進は認めなかった.

以上より,POMCニューロンのSIRT1はレプチン感受性の改善により,脂肪組織への交感神経活性を上昇させることでエネルギー消費を増やし,加齢性の体重増加を抑制していると結論付けた.

ンスリン標的臓器でのインスリン感受性,の3つである.インスリン標的臓器でのインスリンの作用は,肝臓での糖新生の抑制,骨格筋でのGLUT4依存性の糖取り込み,脂肪組織での糖取り込みと脂肪酸合成,および視床下部での摂食抑制と迷走神経を介した肝臓の糖新生の抑制や膵臓のホルモン分泌の制御がある.また,糖に反応して消化管から分泌されるインクレチン(GLP-1,GIPなど)は,膵ホルモン分泌を制御する[8].

糖尿病の表現型解析と原因解析

血糖調節の基本概念(図2)

血糖値に影響を与える主な要素は,①消化管からの糖の吸収,②膵臓のβ細胞からのグルコース応答性のインスリン分泌(血糖降下作用あり)とα細胞からのグルカゴン分泌(血糖上昇作用あり)のバランス,③イ

糖尿病の解析に適したマウス系統

近交系のマウスでも糖尿病へのなりやすさに系統差があることが知られている[9]*2.そのため比較対象のマウス系統をそろえることは非常に重要であり,必ずリッターメイトコントロールを用いて比較する.またエストロゲンは糖尿病発症を抑制するため,雄でより強い糖尿病の表現型が認められやすい[10].

糖尿病における ヒトとマウスの違い

ヒトとマウスでは体格が異なるため,ヒトでは最大臓器である骨格筋や脂肪組織が,マウスでは肝臓が,糖

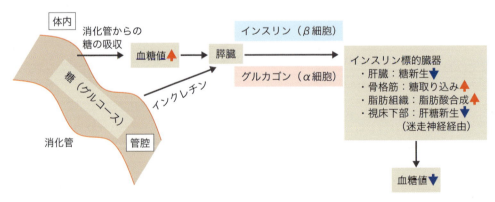

図2 血糖調節の基本概念
詳細は本文参照.

*2 近交系のなかではC57BL/6が2型糖尿病を発症しやすいため,129系で作製した遺伝子組換えマウスをC57BL/6に戻し交配をして解析する場合が多い.

flowchart ②

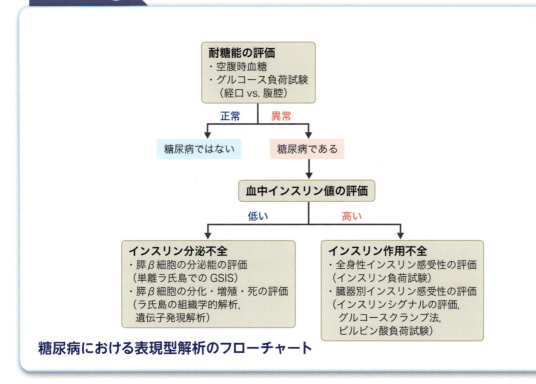

糖尿病における表現型解析のフローチャート

代謝に与える影響が大きいことに留意する必要がある．

解析のフローと各解析の詳細
(flowchart ②)

1. 耐糖能の評価法

まず空腹時血糖を測定するが，潜在的な耐糖能異常を検出するにはグルコース負荷試験（GTT）を行う．

オーバーナイトで絶食させたマウスの尻尾に切り傷をつけ，グルテストセンサーで血糖値（0分値）を測定する．マウスが興奮すると血糖値が上がるので，最初にこの操作を行う．次に，マウスの体重を測定後，グルコース溶液（10g/kg）を腹腔内投与し，15，30，60，120分後の血糖値を測定する〔腹腔内糖負荷試験（IPGTT）〕．必要に応じて，折れ線グラフの下の面積（area under the curve：AUC）を計算・比較する．

なお，インクレチンの関与が示唆される場合は，IPGTTに加え，経口ゾンデでマウスにグルコースを投与する経口糖負荷試験（OGTT）を行い結果を比較する．インクレチン分泌は消化管内の糖により惹起される反応であり，OGTTはインクレチンの影響を受け，IPGTTは影響を受けないためである．

耐糖能に異常がある場合，重度の異常では空腹時の血糖値が有意に上昇する．空腹時血糖の上昇を認めない軽度の耐糖能の異常の場合は，GTTを行うと糖負荷後に有意な血糖値の上昇が検出される．

2. インスリン分泌不全とインスリン作用不全（インスリン抵抗性）の鑑別

耐糖能異常がある場合，血中インスリン値の測定をELISA法などで行う．空腹時および糖負荷時のインスリン値が低い場合は，グルコース応答性のインスリン分泌不全が高血糖の原因（1型糖尿病[※4]が代表例）である．他方，血中インスリン値が高い場合は，分泌されたインスリンの標的臓器での作用不全（インスリン

※4　1型糖尿病と2型糖尿病

糖尿病は血糖値が病的に高い状態である．その原因として主に自己免疫によるインスリン分泌不全が先行する病態がいわゆる1型糖尿病であり，インスリン抵抗性が先行する病態がいわゆる2型糖尿病である．しかし，旧来使われてきた糖尿病の1型・2型の定義・分類は，最近揺れている．

抵抗性）が示唆される（2型糖尿病※4が代表例）．しかし，2型糖尿病の末期では，β細胞の疲弊によりインスリン分泌不全も起こるため，マウスがインスリンの分泌不全と作用不全の両方を呈することもある．

3. 膵β細胞のインスリン分泌能の評価法

β細胞のグルコース応答性のインスリン分泌（GSIS）を評価するには，β細胞が存在する膵臓のランゲルハンス島（ラ氏島）をマウス膵臓から単離する必要がある．マウスでは単離ラ氏島内の細胞の90％以上がβ細胞であり，単離ラ氏島のグルコース応答性のインスリン分泌を評価することで，膵β細胞のインスリン分泌能を評価できる．

膵臓のうちラ氏島は約1％で，膵臓組織からラ氏島を単離するには，膵外分泌細胞を取り除く必要がある．原理としては，膵管からコラゲナーゼを注入し，それに続くピペッティングにより膵外分泌腺を崩し，その中から細胞塊をつくっている膵ラ氏島を実体顕微鏡下で1つずつピペットを用いて拾っていく手法である．

4. 膵β細胞の分化・増殖・死の評価法

血糖調節に重要なβ細胞とα細胞は膵ラ氏島に存在するため，膵ラ氏島の数，膵ラ氏島内のα細胞とβ細胞の比，および特にβ細胞の面積といった項目を組織学的に評価する．膵臓の薄切切片を抗インスリン抗体と抗グルカゴン抗体で二重染色し，一定面積内のラ氏島の数や，ラ氏島内のβ細胞とα細胞の面積およびその比率を定量する．インスリン抵抗性がみられる場合，β細胞の代償性過形成によりラ氏島肥大が起きる．また，マウスのラ氏島は外側にα細胞・内側にβ細胞が存在するというマントル-コア構造をとるが，病的状態ではこの細胞構築パターンが破綻する．細胞増殖のマーカー（Ki67など）や細胞死のマーカーの組織染色の併用により，細胞増殖・細胞死も評価可能である．

なお，α細胞やβ細胞の分化度を評価するには，分化関連遺伝子の発現解析を行うとよい．場合によっては，電子顕微鏡レベルの解析を行い，分泌顆粒の数や，分泌顆粒内のホルモン含量を評価する．

5. インスリン感受性の評価法

1）全身性インスリン感受性の評価

全身性のインスリン感受性の解析には，インスリン負荷試験（ITT）を用いる．

自由摂食マウスの餌を除いた後，マウスの尻尾に切り傷をつけグルテストセンサーで血糖値（0分値）を測定する．マウスが興奮すると血糖値が上がるので，最初にこの操作を行う．次に，マウスの体重を測定後，餌のない新しいケージに移す（糞食を防止するため）．インスリン（0.75U/kg体重）を腹腔内投与し，15，30，45，60分後の血糖値を測定する．測定値を0分値との相対値（％）に換算しグラフ化し，インスリンの血糖降下作用を評価する．これにより，随時血糖値（0分値）の異なるマウス間でのインスリン作用の評価が可能となる．必要に応じて折れ線グラフの下の面積（AUC）を計算・比較する．

2）臓器別インスリン感受性の評価

個々のインスリン標的臓器のインスリン抵抗性の評価法としては，①各組織のインスリンシグナルの評価，②グルコースクランプ法，③ピルビン酸負荷試験（PTT，肝糖新生の評価法）の3つがあげられる．

インスリンシグナルの評価を行う場合，絶食させたマウスにインスリン（ヒトインスリン5U/kg）を腹腔内投与し，15分後に評価対象臓器を採取しタンパク質を抽出する．その後，ウエスタンブロットでインスリンシグナル活性の指標となるAKT-Ser473のリン酸化増大の程度などを評価する．なお，留置カテーテルからのインスリンの経静脈投与を行うと，より詳細な解析が可能となる．

グルコースクランプ法を行うには，専門的技術の習得が不可欠である．原理としては，覚醒下のマウスに過剰量のインスリンを持続投与して血中インスリン値を一定にしながら（クランプしながら），血糖値を一定に保つために必要なグルコースを注入していき糖注入率（GIR）※5を測定する．インスリン過剰な状態では肝糖産生がかなり抑制されるため，GIRが全身のインス

※5　GIR（glucose infusion rate）
インスリン持続投与中，血糖はインスリン標的臓器に取り込まれ続ける．その間，血糖値を一定に保つために，単位時間あたりに外部から注入する糖の量のことである．

リン標的臓器での糖取り込みの指標となる．骨格筋で代謝を受けない2デオキシグルコースを放射性ラベルして投与することで，骨格筋で取り込まれたグルコース量が評価可能となり，これをもとに肝糖産生量を算出できる．なお，肝糖産生量は，糖以外の物質から糖をつくる肝糖新生とグリコーゲン分解の合計からなる．

ピルビン酸負荷試験（PTT）は，肝糖新生を評価する方法である．絶食させたマウスにピルビン酸（2g/kg）を腹腔内投与し，0, 15, 30, 60, 120分後に血糖値を測定する．測定値を0分値との相対値（％）に換算しグラフ化し，肝臓がピルビン酸を基質に糖新生を行う能力（肝糖新生能）を評価する．必要に応じて折れ線グラフの下の面積（AUC）を計算・比較する．

実際の研究事例

インスリンシグナルの下流の転写因子FoxO1の膵臓における役割を解析するために，膵臓特異的FoxO1ノックアウトマウスとβ細胞特異的FoxO1ノックアウトマウスの解析を行った[11]．

普通食飼育下では，いずれのノックアウトマウスも随時および空腹時血糖値，IPGTT，血中インスリン値，ITTおよび体重のいずれも差がなかった．しかし，高脂肪高ショ糖飼育による食事性の負荷をかけることで，膵臓特異的FoxO1ノックアウトマウスのみ体重増加の抑制とGTTの改善が有意に認められた．他方，随時および空腹時血糖値，血中インスリン値，ITTに有意差はなかった．膵臓の組織学的な解析では，膵臓特異的FoxO1ノックアウトマウスでラ氏島の肥大とβ細胞面積の増加を認めた．細胞増殖（Ki67）と細胞死（Caspase-3）陽性細胞の比率には差がなかったが，β細胞の前駆細胞が存在すると考えられている膵管のインスリン陽性細胞の有意な増加を認めた．単離ラ氏島でのグルコース応答性のインスリン分泌（GSIS）はいずれのノックアウトマウスでも有意差がなかった．

しかし，より高度の肥満を呈するdb/db変異マウスとの交配実験を行い，強い肥満の負荷をかけた状態で両ノックアウトマウスの表現型解析を行った結果，膵臓特異的およびβ細胞特異的FoxO1ノックアウトマウスのいずれにおいても耐糖能異常を認めた．膵臓でのラ氏島肥大は，膵臓特異的ノックアウトマウスのみで有意な増加を認めたが，単離ラ氏島でのGSISはいずれのマウスにおいても有意に低下していた．また，いずれのノックアウトマウスにおいても，電子顕微鏡レベルでのインスリン顆粒の減少を認めた．

以上より，FoxO1は膵管からのβ細胞の新生を抑制するが，代謝ストレス存在下でのインスリン分泌の維持には必須であると結論付けた．

おわりに

本項では限られた紙面のなかで，肥満・糖尿病研究に必要な概念と解析のワークフローを概説した．細かいプロトコールについては本項末にまとめてある引用文献などを参考にしていただきたい．

また，肥満解析には小動物用の画像解析装置やCLAMSなど高額機械が必要となるが，われわれの所属施設は内分泌・代謝学の共同利用・共同研究拠点と

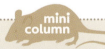

◆ 新しい肥満対策!?

共同利用・共同研究拠点活動にも従事していると，自らの研究仮説・テーマとは直接関係ない研究にも参画し，学ぶ機会に恵まれる．特に興味深かったのが，PLCδ1ノックアウトマウスの解析で行った追加実験である[12]．このマウスは体重減少とエネルギー消費の亢進の表現型を示し，各種実験からPLCδ1が脂肪細胞の分化と熱産生を負に制御することが明らかとなった．

しかし，このマウスは脱毛も起こるマウスであったため，査読者から「毛がないから代謝が亢進しているのではないか」と追加実験を要求された．驚いたことに，ヌードマウスでは約50％，除毛マウスでも約20％エネルギー消費が上昇するというデータが得られた．ヒトは全身毛だらけではないが，「薄着・短髪は意外と肥満対策の一助になるかも」と思われた．

して，共同研究ベースでこれらの解析を提供しているのでご相談ください．

文献

1) Gautron L, et al：Cell, 161：133-145, 2015
2) Sasaki T & Kitamura T：Endocr J, 57：939-946, 2010
3) Tarttelin MF & Gorski RA：Acta Endocrinol (Copenh), 72：551-568, 1973
4) Betz MJ & Enerbäck S：Diabetes, 64：2352-2360, 2015
5) Kohsaka A, et al：Cell Metab, 6：414-421, 2007
6) Krashes MJ, et al：Nat Neurosci, 19：206-219, 2016
7) Sasaki T, et al：Diabetologia, 57：819-831, 2014
8) 「病気がみえる vol.3 糖尿病・代謝・内分泌 第4版」(医療情報科学研究所/編，橋詰直孝，他/監)，メディックメディア，2014
9) Kaku K, et al：Diabetes, 37：707-713, 1988
10) Mauvais-Jarvis F：Biol Sex Differ, 6：14, 2015
11) Kobayashi M, et al：Am J Physiol Endocrinol Metab, 302：E603-E613, 2012
12) Hirata M, et al：Diabetes, 60：1926-1937, 2011

参考図書

▶ Gautron L, et al：Cell, 161：133-145, 2015
▶ Sasaki T & Kitamura T：Endocr J, 57：939-946, 2010
▶ Betz MJ & Enerbäck S：Diabetes, 64：2352-2360, 2015
▶ Mauvais-Jarvis F：Biol Sex Differ, 6：14, 2015
▶ Krashes MJ, et al：Nat Neurosci, 19：206-219, 2016

第4章 マウスを詳しく調べよう

疾患・現象別解析

12 老化の表現型解析

黒尾 誠

解析のポイント

- 老化の表現型解析で最も重要な指標は「寿命」である．
- 寿命の他にも，分子マーカー，組織学的所見，生理機能検査，疾患に対する抵抗性など，加齢に伴って変化する指標が多数知られている．
- まず可能な限り多くの指標を調べて記載し，次にその情報をもとに病態生理についての仮説を立て，最終的にはその仮説を検証することをめざす．
- ヒトの老化や老化関連疾患のメカニズムを理解するために，このマウスがどのように役立つのか，という視点で解析することが重要である．

はじめに

「老化」とは，加齢に伴って起きる「個体の生存能力を低下させるような生理的な変化」と定義される．したがって，個体の病的な変化，すなわち「病気」は，生存能力を低下させるとしても老化とは厳密に区別するべきであるという議論がある．しかし本項では，そのような意味論的な議論は避け，より実戦的・具体的な視点から，マウスにおいて老化をどのように解析したらよいかについて述べる．というのも，ヒトにおいては「老化」と「病気」の間に明確な線を引くことは事実上不可能であるし，さらに本書の読者のように，遺伝子改変マウスを利用して医学に役立つ情報を得たいという研究者にとっては，老化と病気を厳密に区別することが必ずしも有用とは思えないからである．

遺伝子改変マウスや突然変異マウスで老化の表現型を解析する場合，2つの異なる視点が考えられる．第1は「マウスの老化が加速・減速しているのか」という視点で，高齢マウスで認められるような表現型が若年マウスに出現するのか，寿命が延びているのか縮んでいるのかなどを解析することになる．第2は「ヒトの老化モデルとして有用か」という視点で，ヒトの老化に類似した表現型を呈するのか，加齢が最強の危険因子である動脈硬化や認知症などのメジャーな疾患に対する感受性はどうかなどを解析することになる．本項では，この2つの視点が重なるところ，つまり，マウスでもヒトでも共通に認められる老化の表現型を中心に述べ，具体的な実験方法については，可能な限り**第4章 臓器・器官別解析**の各項に譲ることとする．

解析に適したマウス系統

特定の系統が特に老化研究に適しているとはいえないが，系統が異なると疾患感受性なども異なる場合があるので，研究目的に応じて適切な系統を選択する必要がある．どの系統がどの疾患に感受性が高いかは各項に譲る．系統特異的な現象を緩和する目的で，複数の近交系マウスを交配して作製した雑種を使うことが推奨される場合もあるが，これについては**1．寿命**で解説する．

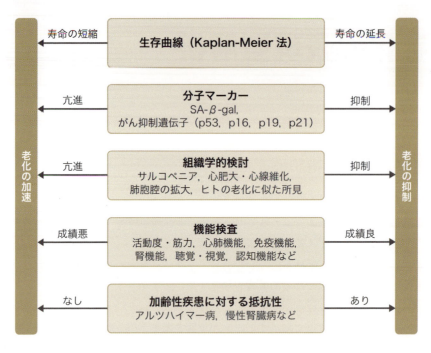

マウスの老化の表現型解析のフローチャート
マウスで老化が加速しているのか抑制されているのか知るには，寿命は重要な指標であるが，それ以外の分子生物学的，組織学的，生理学的指標や負荷に対する反応（加齢性疾患に対する抵抗性）など，なるべく多くの指標を解析して総合的に判断することが重要である．

マウスの老化をどのように解析するか

老化の表現型は非常に多彩である．これまで多くの早老症マウスが報告されているが，1つの系統ですべての老化の表現型をカバーしている例はない．老化の表現型の解析にあたっては，なるべく多くの表現型を解析し，何が存在して何が存在しないのか特徴付けることが第一歩となる（flowchart）．

1. 寿命

前述の老化の定義にもとづけば，何らかの介入（遺伝子改変，特殊飼料，薬物など）が老化に影響を与えるか否かを判断するには，介入によってマウスの生存能力が変化したか否かを知ることが必須である．具体的には，介入群と非介入群（対照群）の生存曲線を作成し，群間で生存期間に差があるか検定することになる（Kaplan-Meier法）．実験によく使われる近交系マウスの寿命は2年半位であり，生存曲線の作成は時間のかかる実験だが，原理的には簡単な実験に思えるかもしれない．しかし実際に文献をあたると，同じ遺伝子改変マウスや同じ介入法を用いても結果が異なる場合が多い．例えば，雄のC57BL/6マウスの平均寿命が記載されている論文を比較すると，最大で22％もの違いがある[1]．このような問題の解消をめざし，米国国立老化研究所（NIA）は，薬物介入がマウスの生存曲線に与える影響を評価するための実験条件を標準化している[2]．それは近交系に特異的な疾患の影響を緩和するため，4系統のマウス（BALB/c，C57BL/6，C3H，DBA/2）の雑種（雌36匹と雄44匹）を用いて，3カ所の施設でそれぞれ同じ実験を独立して行うという方法である．このような厳密な条件統一にもかかわらず，施設間で対照群のマウスの生存期間（中央値）を比較

したところ，雄で137日（17%），雌で51日（6%）もの差が生じた．異なる施設で行っただけでこれだけ違うということは，マウスの寿命に影響を与える未知の環境因子が存在し，それをきちんとコントロールできていないことを意味する．現時点では，20%を超えるような生存期間の大きな変化のみを有意と考えた方が安全かもしれない．

何らかの介入で生存期間が短縮したからといって，ただちに老化が加速したと解釈してはいけないのは当然であるが，逆に寿命が延びたからといって，ただちに老化が抑制されたと解釈するのも危険である．近交系マウスは悪性腫瘍の好発系なので，例えば特定のがんの発症や進行を抑制することでも寿命は延びる可能性があり，これを「老化の抑制」と結論するには問題がある．つまり，寿命の変化だけでなく，その他の表現型も可能な限り解析し，総合的に判断する必要がある．

2. 活動度と筋力

ヒトと同様，マウスも加齢に伴って「活動度」が低下する．活動度を評価する際，最初に行われるのは，オープンフィールドや回し車などの自発的活動を計測するテストである（第3章-7参照）．さらに，活動度に影響を与える交絡因子（筋力，運動能力，持久力など）を評価するため，グリップテスト，反転スクリーン（inverted screen），ロータロッド，トレッドミルなどのテストも組合わせて行う（第4章-2参照）．いずれのテストも加齢に伴って成績が低下することが報告されている[3]．これらのテストは侵襲が少なく，くり返し行えるのが利点であるが，概日リズムや体重の影響，同じテストをくり返すことによるトレーニング効果の影響も大きいので，複数のテストで評価することが重要である．

筋力低下やサルコペニアは，ヒトと同様，マウスでも加齢に伴って起こる．単離したヒラメ筋（遅筋）や長趾伸筋（速筋）を用いて*ex vivo*でさまざまな筋収縮の指標を検討した実験では，高齢マウスにおける最大収縮力の低下が明らかであった．これは筋線維断面積で補正しても認められている．すなわち，加齢とともに筋線維の量やサイズが減少する（サルコペニア）だけでなく，収縮力も低下することが示されている[3]．

3. 心肺機能

1) 心臓

マウスはヒトと異なり，高齢になっても高血圧や動脈硬化は発症しないのが普通である．しかし，心肥大や心線維化はマウスでも加齢とともに進行する[3]．心肥大については，剖検して心重量を測定し，体重または脛骨長で補正するのが簡便な指標となるが，さまざまな要因に影響を受ける体重よりも脛骨長で補正する方が一般的である．心エコーを使った評価も行われており[4]，左室容量係数（left ventricular mass index：LVMI）の増加，左室内径短縮率（fractional shortening：FS）の低下，左室拡張能（E/A ratio）の低下などが加齢に伴う変化として報告されている．MRI，カテーテル検査，ランゲンドルフ灌流心を使っても基本的に同じである．心線維化の評価は，組織切片をMasson-trichromeやSirius redで染色し，画像解析ソフトを用いて定量する方法や，RNAを抽出して心肥大や心線維化の分子マーカーの発現を定量的RT-PCRで定量する方法がある．

2) 肺

加齢に伴う肺胞腔の拡大（平均肺胞間距離の増大）が組織学的検討で報告されている．ただし，このような形態計測用に肺を固定する場合，固定液を一定の静水圧（10〜30cmH$_2$O）で気管から注入し，一定の圧で肺胞を適度に膨らましたままの状態で固定し，比較する必要がある[5]．組織染色や定量的RT-PCRによって検出するエラスチンの減少，コラーゲン：エラスチン比の増加なども加齢に伴う変化として同定されている．機能的には，麻酔下に挿管して呼吸器に接続し，呼吸抵抗や圧容量曲線を計測する実験が行われており，肺容量やコンプライアンスが増加すると報告されている[3]．つまり，ヒトと同様，マウスでも加齢とともに肺気腫様の変化が進行する．このような「老人肺」は，肺胞腔の拡大はあっても肺胞壁の破壊がない点で，肺気腫とは異なる．

4. 腎機能

ヒトでは加齢とともに腎機能（クレアチニン・クリアランスや推算糸球体濾過率）が低下し，間質の線維化が認められ，いわゆる「老化腎」の所見を呈する．しかしマウスでは，腎機能の低下が起きない系統もあ

り，高齢になっても腎線維症はほとんど認められない．しかし，虚血再灌流や敗血症による急性腎障害は，若年マウスより高齢マウスの方が重症化することがわかっている[6]．

5. 免疫機能

1) T細胞

加齢に伴う免疫機能の低下は，高齢者における感染症やがんの増加の一因と考えられており，マウスにおいても加齢による免疫機能の変化，特にT細胞サブセットの変化についてはさまざまな報告がある．ヒトとマウスに共通の所見は，CD4/CD8比の増加，ナイーブT細胞の減少，メモリーT細胞の増加，T細胞増殖能の低下などがある[3]．マウスでは，CD45RAがナイーブT細胞の，CD44やCD62Lがメモリー T細胞のマーカーとして用いられている．このような表面マーカーを利用したT細胞の解析は，FACSを用いれば微量の血液で実施可能なので，マウスを殺さずに継時変化を追えるという利点がある．血液やリンパ節や脾臓由来のT細胞を培養し，刺激（レクチン，抗原，TCR抗体など）に対する反応（増殖やサイトカイン産生など）を調べる in vitro でのアッセイも行われているが，マウスでもヒトでも加齢とともにT細胞の反応性は一般に低下する[3]．

2) 非感染性慢性炎症

特に明らかな感染症が存在しなくても，血中の炎症マーカー（CRPやIL-6など）が加齢とともに上昇し，死亡率と相関することは臨床研究で確認されている[7]．この非感染性慢性炎症と老化の相関関係が因果関係かどうか，すなわち，慢性炎症が老化を加速する原因となるのか，マウスで検討した報告がある．この報告によると，NF-κB欠損マウスは低レベルの慢性炎症をきたすが，肝臓や腸上皮の再性能の低下，線維芽細胞の細胞老化の促進などを伴う早老症を認め，さらにこれらの表現型の一部が抗炎症薬や抗酸化薬で改善することから，慢性炎症が老化を加速する原因となりうることが示された[8]．しかし，マウスにおいて炎症性サイトカインの血中レベルが加齢とともに増加するかというと，データのばらつきが大きく，必ずしも一定の傾向は認められない．

6. 感覚器

1) 聴力

近交系マウス80系統の聴力を聴性脳幹反応（auditory brain stem response：ABR）で測定した膨大なデータがある[9]．ABRは，音刺激に反応する脳幹部の電位を頭皮下に留置した電極で記録するもので，近交系マウスの多くで生後8カ月以内にABR閾値の上昇，つまり聴力の低下が認められた．

2) 視力

白内障の早期発症は，老化の加速を示唆する証拠の1つとして主要な論文に採用されている[10]．これらの論文では，例えば週2回のペースで散瞳後にスリットランプを用いて水晶体を観察し，白内障の発症率を継時的にモニターしている．逆に，食餌制限したマウスやdwarfマウスなど，老化が減速しているマウスでは白内障の発症も遅れることがわかっている[3]．白内障の発症とは独立に，網膜も加齢に伴って変化する．組織学的には，網膜神経節細胞やアマクリン細胞や視細胞の減少，および網膜色素上皮細胞の変性などが認められる．機能的には，光に対する反応を網膜電図（electroretinogram：ERG）や視覚誘発電位（visual evoked potential：VEP）で評価すると，機能低下が検出される[3]．

7. 認知機能

マウスにおいて認知機能を評価する実験法は，主に行動テストであり，方法の詳細は**第3章-7**を参照いただきたい．ただし，行動テストの結果の解釈にあたっては，さまざまな交絡因子も加齢に伴って変化することに注意する必要がある．すなわち，行動テストで認められた違いが，認知機能の低下のせいではなく，加齢に伴う視覚，聴覚，筋力，心肺機能などの低下のせいなのではないか，という批判に答える必要がある．

マウスの認知機能の評価によく用いられる行動テストに，恐怖条件付け（fear conditioning）や瞬目反射条件付け（eyeblink conditioning）などの古典的条件付けテストがある．条件刺激は音や光，無条件刺激は電気ショックや角膜刺激，条件反射は「すくみ」（freezing）や瞬目などを用いる．条件刺激と無条件刺激の間に一定の時間を空ける痕跡条件付け（trace conditioning）は，特に海馬の機能を反映すると考え

られている．T字型迷路テストやモリス水迷路テストも同様である．また，マウスが新奇の物体（新奇の形や位置）の探索に多くの時間を割く性質を利用し，物体認識試験や位置認識試験がよく行われている．これらのテストは，報酬や罰による学習の強化因子を用いないのが特徴である．いずれのテストでも，加齢に伴って成績が低下する[3]．

簡便な方法として興味深いのは，餌運搬（food burrowing）テストである．餌（ペレット）を入れた小皿をケージの中に入れて，一晩の間にマウスが餌を小皿から何個運び出して隠したかを数えるだけの試験だが，高齢マウスやアルツハイマー病モデルマウスで明らかな成績低下が認められている[11]．

8. 分子マーカー

1) SA-β-gal

細胞老化の分子マーカーの定番は，酸性βガラクトシダーゼ（SA-β-gal）である．組織や細胞の染色または細胞溶解液中の酵素活性測定により，目的に応じて定性的・定量的に評価できるうえ，簡便なので広く用いられている．ただし，必ずしも細胞老化に特異的ではない点は注意を要する[12]．

2) がん抑制遺伝子（p53, p16, p19, p21）

若年マウスと高齢マウスで，遺伝子発現プロファイルを比較した報告は数多くある．さまざまな臓器でp53の標的遺伝子群の変化とミトコンドリア関連タンパク質の発現低下が認められる．このことから，加齢に伴う染色体DNAやミトコンドリアDNAの損傷の蓄積がp53を活性化し，ミトコンドリアのエネルギー産生能を低下させることが示唆される[13]．また，高齢マウスのさまざまな臓器でp19^{Arf}とp16^{Ink4a}[※1]の発現レベルが上昇していることも報告されている[14]．これらがん抑制遺伝子の発現亢進は，不可逆的な細胞分裂の停止，つまり細胞老化を誘導することから，DNA損傷によるがん化を回避するための代償機構と考えることができる．老化した細胞は決して死んだわけではなく，炎症性サイトカインやケモカイン，タンパク質分解酵素や成長因子など，さまざまな液性因子を放出する．このような老化細胞は，加齢とともにマウスのさまざまな組織に蓄積するが，p16^{Ink4a}陽性細胞に選択的にアポトーシスを誘導して老化した細胞を除去すると，

寿命の延長や腎臓，心臓，脂肪組織の機能改善が認められる[10]．つまり，細胞老化は個体老化を加速する要因であることがわかる．

3) 実験用マウスのテロメアと老化

染色体DNAの末端は，テロメア[※2]とよばれる特殊な構造をとることで安定化している．テロメアは細胞分裂のたびに短くなり，一定の限度を超えて短縮すると染色体が不安定化し，細胞ががん化する可能性が高まる．しかし，細胞は短くなったテロメアをDNA損傷と認識してがん抑制遺伝子p53を活性化し，細胞周期阻害因子であるp21^{Cip1}の発現を上昇させて細胞老化を誘導する．このテロメアの短縮による細胞老化は「分裂寿命」とよばれ，ヒトの細胞は50回ほど分裂すると分裂寿命に達する[15]．しかし，実験用マウスのテロメアは非常に長いので，テロメアの短縮による細胞老化がマウスの個体老化に貢献しているかは疑問である．実際，テロメラーゼ欠損マウスは老化の表現型を示さない．しかし，テロメラーゼを欠損した状態で6世代維持すると，ようやく，細胞分裂がさかんな消化管や免疫系の細胞でテロメアが短縮し，老化の表現型が認められるようになる[16]．つまり，生理的条件下でマウス個体に蓄積する老化細胞は，テロメアの短縮が原因ではなく，何らかのストレスが原因で誘導された細胞老化（stress-induced premature senescence：SIPS）であることがわかる．

4)「生き残り」のためのプログラム

ヒト早老症候群の原因遺伝子は，DNA損傷の感知と修復に必須の遺伝子が多く，これらの遺伝子のノック

※1　p19^{Arf}とp16^{Ink4a}
この2つのタンパク質をコードするmRNAは1つの遺伝子座（Ink4a/Arf locus）から転写される．同じエキソンを異なるリーディングフレームで読むことで2種類のmRNAをつくっており，きわめてユニークな遺伝子座である．

※2　テロメア
染色体DNAの末端は，TTAGGGのくり返し配列が続いており，テロメアとよばれている．細胞分裂に先立ってDNA複製が行われるが，DNAポリメラーゼの特性で，DNAの末端まで完全には複製できないという問題（end-replication problem）があり，細胞分裂のたびにテロメアは少しずつ短くなる．短くなったテロメアを延長してくれる酵素（テロメラーゼ）も存在するが，生殖細胞や一部の幹細胞にしか発現していない．実験用マウスのテロメアは，ヒトより5〜6倍長い．

アウトマウスも早老症を呈する．このような早老症モデルマウスに共通する病態として，カロリー制限様の代謝変化（糖新生と脂肪酸分解の亢進，解糖系と脂肪酸合成の抑制）や成長ホルモン（GH）に対する抵抗性（IGF-1の低下や成長障害）がある[17]．カロリー制限とGH抵抗性の誘導といえば，マウスの寿命を延ばす方法として確立されており，それと同じ現象が早老症マウスに認められるのは一見矛盾に思える．しかし，これは加速する老化に対する生存応答（survival response）と理解すべきであろう．つまり，老化が加速している状態では，体を「成長と生殖」に適した状態から「修復と維持」に適した節約モードへ切り替える，すなわち「生き残り」のためのプログラム（longevity assurance program）を発動することで生き残りを図っていると推測できる[18]．

実例：Klotho欠損マウス[19]

老化の表現型解析について筆者の経験を紹介する．今から25年ほど前，自分が作製したトランスジェニックマウスの系統の1つに，導入遺伝子のヘテロ接合体同士を交配すると，その産仔の4分の1が小型で早死にしてしまう系統があることに気づいた．遺伝子型を調べると，小型で早死にするマウスはすべてホモ接合体であった．この系統では，導入遺伝子が発現していなかったので，挿入突然変異による表現型であることは明らかであった．この系統を以下のように解析していった．

1. 外見と寿命

ホモ接合体は，離乳時までは野生型やヘテロ接合体の兄弟姉妹と区別がつかないが，その後ほとんど体重が増えず（図A），生後100日以内にすべて死亡してしまう．生存曲線を作成するまでもなく，著しい寿命の短縮を認めた．

2. スクリーニングとしての組織学的検討

8週齢で解剖すると，肉眼的には胸腺，性腺（図B，C），骨格筋，脂肪組織の萎縮が目立った．体重で補正した心重量は増えていた．組織学的には，血管石灰化（図D），骨粗鬆症（図E），肺胞腔の拡大（図F，G），皮膚の萎縮などを認めた．この時点で「ホモ接合体では老化が加速しているのではないか」という視点で表現型を解析するようになった．その後，挿入突然変異によって破壊された遺伝子を同定し，ギリシャ神話の生命の糸を紡ぐ女神の名にちなんでKlotho遺伝子と命名した．

3. 詳細な表現型の解析

共同研究者の協力を得てKlotho欠損マウスの解析をさらに進め，聴力低下，認知障害，骨粗鬆症，心肥大・心線維化などの表現型も明らかとなり，早老症モデルマウスとして受け入れられるようになった．
Klotho遺伝子が欠損すると老化が加速したかのよう

◆ 慢性腎臓病は早老症

Klotho遺伝子は主に腎臓に限局して発現する遺伝子である．その機能は長らく不明であったが，発見から10年を経てようやく，FGF23の受容体をコードしていることがわかった．FGF23とは骨から分泌されるペプチドホルモンで，腎臓に作用し尿中へのリン排泄を増やす「リン利尿ホルモン」である．つまり，Klotho欠損マウスの病態の本質は，リン排泄障害によるリン恒常性の破綻（リン貯留）であることがわかった．実際，FGF23欠損マウスもKlotho欠損マウスと全く同じ早老症を呈し，どちらも低リン食を与えてリン貯留を解消してやれば，老化が減速する．この一連の研究で，リンと老化の意外な関係が明らかとなった[26]．
ヒトでリン貯留が問題となる疾患といえば慢性腎臓病である．腎障害が3カ月以上継続した状態をさし，高血圧・糖尿病の合併症や老化現象の一環として起こる場合が多く，日本人成人の8人に1人が患う「国民病」である．進行して腎不全にいたれば，多くの場合，血液透析になる．透析患者では，Klotho遺伝子の発現が著しく減少しており，血管石灰化，心肥大，サルコペニア，フレイルなど，老化が加速したような症状を呈し，Klotho欠損マウスとよく似ていることから，「慢性腎臓病は早老症」という概念が生まれている[27]．

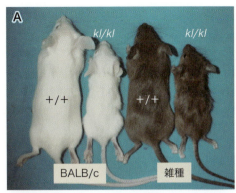
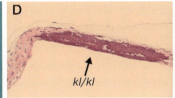
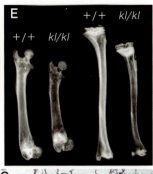
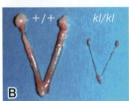

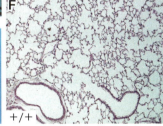
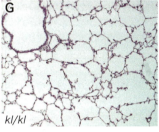

図　老化の表現型解析の第1段階（Klotho欠損マウスの例）

A）野生型（＋/＋）とKlotho欠損（*kl/kl*）マウスの外見（8週齢雄）．茶（アグーチ）のマウスがC3HとC57BL/6の雑種で，白（アルビノ）のマウスがBALB/cに12世代戻し交配して作製したコンジェニックマウス．どちらの遺伝的背景でも，ほぼ同じ表現型を呈することを確認した．B）卵巣．Klotho欠損マウスで著しい萎縮が認められる．C）精巣．Klotho欠損マウスで著しい萎縮が認められる．D）Klotho欠損マウスにおける大動脈石灰化〔→，ヘマトキシリン・エオシン（HE）染色〕．野生型マウスでは，このような石灰化は生涯起きない．E）大腿骨（左の2本）と脛骨（右の2本）のX線写真．Klotho欠損マウスで骨密度が低下していることがわかる．F）野生型マウスの肺（ヘマトキシリン・エオシン染色）．G）Klotho欠損マウスの肺．肺胞腔の拡大が著しい．このように，老化の表現型（高齢マウスにみられる所見だけでなく，ヒトの老化でよくみられる所見や病態も）を多く提示できればできるほど，それだけ老化モデルとしての有用性をアピールできる．当時（1997年）は老化の分子マーカーがあまり知られていなかったので提示していないが，現在なら分子マーカーの解析は必須である．文献19より改変して転載．

な表現型を呈するが，逆にKlotho遺伝子が過剰発現すると老化が抑制されたかのような表現型を呈する[20]．Klotho過剰発現マウスは，野生型マウスより寿命が長く，認知機能が優れている[21]．さらに，アルツハイマー病[22]，急性腎障害[23]，慢性腎臓病[24]，心肥大[25]などの病態を導入しても，野生型マウスより軽症で済むことが報告されている．

老化に伴う表現型解析の外注先

老化の表現型の解析といっても，実際は通常の遺伝子発現解析，組織学的解析，各種生理機能検査なので，マウスの受託試験を行っている会社（オリエンタル酵母工業社，日本チャールスリバー社など）なら，相談のうえ，特定の解析を外注できる可能性はある．

おわりに

これまでの老化研究は，種を超えて保存されている普遍的なメカニズムを追究してきた．その結果，酵母から霊長類まであてはまる原理として，細胞老化の蓄積が個体老化を加速し，ストレス応答能の亢進やカロリー制限が老化を減速することが明らかとなった．マウスを用いた老化研究も，この概念に沿ったものが主流である．しかし，残念ながら現時点では，これまでの老化研究で得られた知見が高齢化社会の医療を実際に大きく改善したとはいいにくい．これからの老化研究は，種を超えた普遍的なメカニズムだけでなく，哺乳類（ヒト）に特異的なメカニズムも追求し，加齢で増えるメジャーな疾患（動脈硬化，慢性腎臓病，がんなど）の診断・治療に役立てる，という医学的な視点も重要と考えられる．

文献

1) Nadon NL, et al : Age (Dordr), 30 : 187-199, 2008
2) Miller RA, et al : Aging Cell, 6 : 565-575, 2007
3) Richardson A, et al : J Gerontol A Biol Sci Med Sci, 71 : 427-430, 2016
4) Dai DF, et al : Circulation, 119 : 2789-2797, 2009
5) Suga T, et al : Am J Respir Cell Mol Biol, 22 : 26-33, 2000
6) Zhou XL, et al : Kidney Int, 74 : 710-720, 2008
7) Singh T & Newman AB : Ageing Res Rev, 10 : 319-329, 2011
8) Jurk D, et al : Nat Commun, 2 : 4172, 2014
9) Zheng QY, et al : Hear Res, 130 : 94-107, 1999
10) Baker DJ, et al : Nature, 530 : 184-189, 2016
11) Geiszler PC, et al : Neuroscience, 329 : 98-111, 2016
12) Itahana K, et al : Methods Mol Biol, 371 : 21-31, 2007
13) Zahn JM & Kim SK : Curr Opin Biotechnol, 18 : 355-359, 2007
14) Sharpless NE, et al : J Clin Invest, 113 : 160-168, 2004
15) Verdun RE & Karlseder J : Nature, 447 : 924-931, 2007
16) Lee HW, et al : Nature, 392 : 569-574, 1998
17) Niedernhofer LJ, et al : Nature, 444 : 1038-1043, 2006
18) Schumacher B, et al : PLoS Genet, 4 : e1000161, 2008
19) Kuro-o M, et al : Nature, 390 : 45-51, 1997
20) Kurosu H, et al : Science, 309 : 1829-1833, 2005
21) Dubal DB, et al : Cell Rep, 7 : 1065-1076, 2014
22) Dubal DB, et al : J Neurosci, 35 : 2358-2371, 2015
23) Hu MC, et al : Kidney Int, 78 : 1240-1251, 2010
24) Hu MC, et al : J Am Soc Nephrol, 22 : 124-136, 2011
25) Xie J, et al : Nat Commun, 3 : 1238, 2012
26) Hu MC, et al : Annu Rev Physiol, 75 : 503-533, 2013
27) Stenvinkel P & Larsson TE : Am J Kidney Dis, 62 : 339-351, 2013

13 着床前後の胚発生の表現型解析

山根万里子，丹羽仁史

解析のポイント

- ヘテロマウス同士の交配でノックアウト胚が得られない場合，着床前/後胚の胚盤胞を回収し，遺伝子型解析と形態学的解析，体外培養などを行う．
- ES 細胞と TS 細胞を樹立し，遺伝子型や胚体組織/胚体外組織発生の解析を行う．
- ES 細胞と TS 細胞の注入による胚体組織/胚体外組織の補完，発生の解析を行う．

はじめに

哺乳動物であるマウスは，受精から胚発生の過程が母親の胎内で起こる．卵管内で受精して発生をはじめた受精卵は4日後に子宮に着床するが，その間に着床を可能とする段階まで発生する．着床は胚の大きさからすれば広大な子宮のどこかで起こるイベントであり，子宮内膜の脱落膜反応が進行するまでは，これを識別することは困難である．ノックアウトマウスの解析において，不幸にしてこのような過程で異常をきたすと，その解析はきわめて困難なものとなる．本項では，その解析をどのようにして系統的に行うべきかについて，その発生学的背景と方法論を概説する（flowchart）．

このような着床前後の胚発生の表現型解析においては，胚から幹細胞株を樹立し，その表現型を解析することが有用な手段となる．胚性幹細胞（ES細胞）株の樹立においては，マウスの遺伝背景が，その樹立効率に影響を与えることが知られているが，今日では，無血清培養法を用いることにより，樹立自体はいかなる遺伝背景からも可能となった．ただ，樹立されたES細胞には，依然としてシグナル応答性などの点において，遺伝背景の影響が存在することは考慮する必要がある[1]．

着床前発生過程は，ヒトにおいてもその期間が長くなるだけで基本的には差はない．しかし，最近の1細胞遺伝子発現解析からは，いくつかの遺伝子については，発現量に大きな差が認められている[2]．また，着床後の発生様式には大きな違いがあり[3][4]，それを反映しているのか，ヒトにおいては今日まで栄養外胚葉幹細胞（TS細胞）の樹立は報告されていない．

着床前から着床直後のマウス胚発生

1. 受精卵から胚盤胞への発生

受精卵は3回の卵割を経て，受精後2日目には8細胞期胚となる．この後，16細胞期への発生過程で，コンパクション（胚収縮）※1とよばれる形態変化を起こし，割球同士が密着し，32細胞期にかけて最初の細胞系譜の分化が起こる．このとき，胚の表層に位置する細胞は，栄養外胚葉へと分化し，胚盤胞の外側の上皮を形成する（図1）．一方，胚の内部に位置する細胞は，

※1 コンパクション（胚収縮）
マウスでは8〜16細胞期に胚全体が一度収縮し，これによって細胞同士が密着し，胚の外側と内側が生じる．またコンパクションが行われないと胚盤胞の形成に異常をきたす．

flowchart

着床前後の胚の解析におけるフローチャート
詳細は本文参照.

2. 胚盤胞の成熟

受精後3.5日目の初期胚盤胞では，内部細胞塊の細胞群では不均一な遺伝子発現が観察される．このような不均一な発現は，多能性をもつエピブラスト[※2]と原始内胚葉への分化を特殊化（specification）し，ほぼ胚盤胞の内部細胞塊となる．

これにしたがって細胞の移動が起こる．この結果，受精後4.5日目の後期胚盤胞では，胚盤胞腔に面した内部細胞塊表層に運命決定（commitment）された原始内胚葉が形成され，その内側のエピブラストと細胞運命の分離（segregation）が起きる．

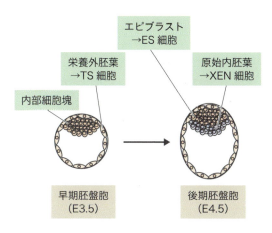

図1 着床前後のマウス胚および樹立可能な細胞
胎生3.5日の早期胚盤胞期には,マウス胚は将来的に胎仔となる内部細胞塊と胎盤となる栄養外胚葉に分化する.その後,胎生4.5日の後期胚盤胞期では内部細胞塊からエピブラストおよび原子内胚葉が形成される.この胚盤胞期の中期から後期の時期にあたる胎生4〜5日ごろで,初期胚は着床する.栄養外胚葉からはTS細胞を樹立することができ,後期胚盤胞期に存在するエピブラストからはES細胞,原始内胚葉からはXEN細胞を樹立することが可能である.

3. 胚盤胞の着床

受精後4〜5日目の後期胚盤胞は透明帯から抜け出して,子宮内膜に着床する.着床後,栄養外胚葉は主に胎盤を形成し,原始内胚葉は卵黄嚢を形成する.これらの組織は,胚体外組織と総称される.これに対し,エピブラストだけが唯一排他的に胚組織へと分化し,個体形成に寄与する.

胚盤胞と幹細胞

1. ES細胞(胚性幹細胞)

内部細胞塊を培養して得られる,エピブラストに由来する多能性幹細胞が,胚性幹細胞(embryonic stem cell:ES細胞)である.ES細胞の樹立は,古典的なLIF含有培地を用いる方法では遺伝的背景の制約を受け,129系統以外からの樹立は困難であった.しかし,2008年に開発された無血清培養法(2i培養※3)5)を用いることにより,今日ではそのような制約は解消されている.ES細胞は,8細胞期胚以降の胚に注入すると,エピブラストと同様に排他的に胚組織へと寄与し,胚体外組織には分化しない.2i培養されたような高品質のES細胞を,2細胞期胚の融合で得られる4倍体胚に注入すると,100% ES細胞に由来する胎仔が得られ,これは正常な個体を形成できる(図2)6).

2. TS細胞(栄養外胚葉幹細胞)

胚盤胞をFGF4存在下で培養して得られる,栄養外胚葉に由来する幹細胞が,栄養外胚葉幹細胞(trophoblast stem cell:TS細胞)である7).TS細胞の樹立についても,近年無血清培養法が報告され,その樹立効率は改善されてきている8).TS細胞は,胚盤胞腔に注入すると排他的に胎盤系譜に寄与し,胚組織および原始内胚葉由来の胚体外組織には寄与しない.三層の組織をもつ成熟胎盤においては,カラム上にすべての細胞層に寄与する.

3. XEN細胞(原始内胚葉幹細胞)

胚盤胞をFGF4存在下で培養して得られる,原始内胚葉に由来する幹細胞が,原始内胚葉幹細胞(extraembryonic endoderm cell:XEN細胞)である9).XEN細胞の樹立条件は,古典的なTS細胞の樹立条件と同一であり,胚盤胞を培養すると両者が混在することになるので,コロニーの単離により分離する必要がある.XEN細胞は,胚盤胞腔に注入すると排他的に原始内胚葉系譜に寄与し,胚組織ならびに胎盤組織には寄与しない.

※2 エピブラスト
内部細胞塊から発生の進んだ着床後の後期胚盤胞期に存在する,将来三胚葉に分化する細胞.すなわち,個体形成能をもつ.後期胚盤胞期のエピブラストからはES細胞を樹立することができる.

※3 2i培養
N2B27培地にGSK3阻害剤およびMEK阻害剤(2つのinhibitor:2i)を添加した培地(2i培地)を用いたES細胞の培養方法.この培地を利用することでこれまで樹立をすることが困難であった種のマウスや,ラットからもES細胞を樹立することが可能となった.

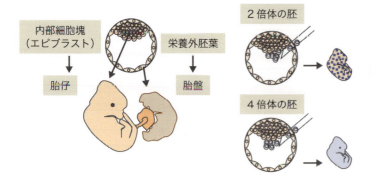

図2　インジェクションによるドナー細胞からの胎仔作製

マウス胚盤胞期の内部細胞塊（エピブラスト）からは胎仔が，栄養外胚葉からは胎盤が形成される．2倍体の胚盤胞にES細胞を注入すると，ホストの細胞とドナーの細胞が混ざったキメラ個体が生じるが，4倍体の胚盤胞に注入した場合は，ドナー細胞のみで胎仔が形成される．

変異マウス胚が着床前後に致死となる原因

1. 胚体組織特異的異常

　エピブラストの形成や維持に異常が起こると，胚組織の発生に異常をきたし，発生が停止する．例えば，転写因子Oct3/4のノックアウト胚は，エピブラストの多能性を維持できず，内部細胞塊が栄養外胚葉へと分化することにより着床直後に発生が停止する[10]．

2. 胚体外組織特異的異常

　栄養外胚葉の分化や増殖に異常が起こると，胎盤系譜の発生に異常をきたし発生が停止する．例えば，転写因子Cdx2のノックアウト胚は，栄養外胚葉の上皮機能を維持できず胚盤胞が収縮することにより着床できずに発生が停止する[11]．

　また，原始内胚葉の分化や増殖に異常が起こると，胚体外系譜の発生に異常をきたし発生が停止する．例えば，転写因子Gata6は，後期胚盤胞で原始内胚葉に特異的に発現しているが，そのノックアウト胚は着床後まもなく（受精後5.5日）致死となる[12]．このとき，原始内胚葉に由来する臓側内胚葉に異常が認められるとともに，エピブラスト由来の細胞系譜にも異常が認められる．これは，臓側内胚葉の機能が，エピブラストの正常な発生に必要であるがゆえの，副次的な異常と解釈されている．

3. 非特異的異常

　着床前発生過程は，受精卵の遺伝子機能に依存する最初の細胞生物学的機能を発揮する過程であるので，破壊された遺伝子の機能が基本的な細胞機能に依存するときには，ここで異常をきたし致死となる．例えば，体細胞分裂に必要な因子Emi1のノックアウト胚は着床前発生過程に異常をきたして正常な形態の胚盤胞を形成できず，着床直後に致死となる[13]．このとき，受精卵に存在する母親由来の遺伝子産物が存在するために，受精卵における当該遺伝子機能の欠損がしばらくの間は機能的に代償される可能性を考慮する必要がある．

着床前後に致死となったマウス胚の解析

1. 着床前/後胚の遺伝子型解析

　ヘテロマウス同士を交配して得られる，回収の容易な7.0日以降の胚の遺伝子型解析で，ノックアウト胚が得られないときには，着床前後で致死となっている可能性があるので，さらに胚発生過程を遡って解析することになる．このとき，着床直後の胚よりは，子宮から胚盤胞を回収する方が容易であるので，まず胚盤胞の遺伝子型解析を推奨する．ここでノックアウト胚が存在するものの，すでに形態的に異常をきたしているならば，着床前発生過程を解析する．一方，ここでノックアウト胚が正常な胚盤胞を形成しているならば，着床直後の胚を回収して解析することになる．着床直後の胚の回収はきわめて困難であるが，恒常的GFP発現トランスジェニックマウス（CAG-GFPなど）とあらかじめ交配しておけば，その蛍光を指標とできる[14]．

2. 体外培養による発生過程の解析

　着床前発生過程を解析するには，受精卵を回収し，これを体外培養することが最も簡便である．KSOMな

どの培養液を用いれば，遺伝背景によらず高い効率で胚盤胞まで発生させることが可能である．また，胚盤胞のoutgrowth cultureは，エピブラストの増殖をみるための簡便な検証法として，しばしば用いられている．厳密には，内部細胞塊を免疫手術で単離して培養することにより，その細胞運命を辿ることも可能である．例えば，Oct3/4ノックアウト胚の内部細胞塊はoutgrowth cultureで増殖できず，栄養外胚葉に分化してしまう[10]．着床後の発生過程についてもなお，体外培養法が開発されているが，これを用いたノックアウト胚の解析はこれまで報告されていない[15]．

3. 免疫染色による細胞系譜の解析

胚の解析は，まずその形態観察からはじまる．しかし，細胞分化運命決定の異常をきたしたときには，細胞形態だけでは分化状態を判定できなくなる．前述のように着床前発生過程では，まず栄養外胚葉と内部細胞塊の分離，次に内部細胞塊におけるエピブラストと原始内胚葉の分離が起きる．これらの細胞系譜は，それぞれの代表的なマーカー，例えばエピブラストはOct3/4, Nanog, 栄養外胚葉はCdx2, Gata3, 原始内胚葉はGata6, Sox17を免疫染色で検出することにより識別できる．また，これら細胞系譜を初期胚で識別できる表面抗原も報告されている[16]．

幹細胞の樹立を用いた致死マウス胚の解析

1. ES細胞の樹立による胚体組織発生の解析

ノックアウト胚の発生が着床前ないしは着床後まもなく異常をきたすときに，まず試してみる価値があるのは，ES細胞の樹立である．今日では，前述の2i培養を用いることにより，遺伝背景にほとんど影響されずに，きわめて効率よく（50％以上），胚盤胞からES細胞が樹立できる．例えば，Prdm14ノックアウト胚においては，古典的なLIF＋血清含有培地ではES細胞を樹立できず，2i培養でのみ可能であったと報告されている[17]．

ヘテロマウス同士を交配して回収したそれぞれの胚盤胞から独立に樹立したES細胞株の遺伝子型を解析し，これがメンデル則にしたがうかどうかを，最初に確認することとなる．ここでホモ変異ES細胞が得られなければ，破壊された遺伝子機能が，エピブラストの生存，増殖ないしは多能性維持に必要である可能性が高い．ホモ変異ES細胞が得られたときには，同じ遺伝背景で得られた野生型，ヘテロ変異ES細胞と比較しつつ，その形態や増殖能を検討する．また，これらES細胞を浮遊培養して胚様体（embryoid body）を形成させることにより，着床後6.0日までのエピブラストと原始内胚葉の発生過程を，大まかに模倣することが可能であり，有用な解析手段となる．

ノックアウト胚の培養でホモ変異ES細胞が得られない場合であっても，ES細胞の培養においてはノックアウトES細胞を樹立できることがある．例えば，転写因子Klf5のノックアウト胚からはES細胞株を樹立できないが，ノックアウトマウス作製に用いたヘテロ変異ES細胞で，もう一方のアレルをノックアウトすることによりホモ変異ES細胞が得られている[18]．得られたKlf5ホモ変異ES細胞は，胚盤胞への移植でキメラ寄与能が認められたことから，多能性は保持していることが明らかとなった．一方で，その増殖は野生型やヘテロ変異ES細胞と比べるときわめて遅く，Klf5はエピブラストの増殖に関与していると考えられた．

ES細胞は，胚盤胞期以前の胚からも樹立が可能である．転写因子Tead4のノックアウト胚は正常な胚盤胞を形成できず，それ以前に発生を停止する．しかし，この胚を培養することによりTead4ホモ変異ES細胞が樹立できたことから，Tead4のノックアウト胚においては多能性細胞集団には異常がなく，栄養外胚葉分化の異常が示唆された[19]．

2. TS細胞の樹立による胚体外組織発生の解析

ノックアウト胚の発生が着床前ないしは着床後まもなく異常をきたし，ホモ変異ES細胞が樹立できるとき，次に試みるべきことは，TS細胞の樹立である．胚盤胞のoutgrowth cultureにおいて，簡便には栄養外胚葉の分化状態や増殖能を検討できるので，これで栄養外胚葉の異常が見出されたときには，特に重要となる．例えば胚盤胞期で発生を停止するCdx2ノックア

ウト胚からは，ES細胞は樹立できたがTS細胞は樹立できなかった．このことは，Cdx2の機能が栄養外胚葉でのみ重要で，特にその幹細胞集団の増殖や維持に関与することを示す[11]．

3. 樹立したES細胞を用いた胚体外組織発生の解析

TS細胞の樹立はこれまで例数が少なく，遺伝背景の影響も充分には検討されていない．これを代替する方法として，樹立したES細胞を培養条件下でTS細胞に分化転換する実験系がある．ES細胞は培養条件の変更だけではTS細胞には転換できないが，Cdx2などのTS細胞特異的転写因子を人為的に活性化することで，容易にTS細胞に分化転換される[20]．例えばTead4のノックアウト胚においては，栄養外胚葉分化の異常が示唆されたが，一方でTead4変異ES細胞はCdx2の人為的活性化によりTS細胞へと分化転換可能であった．このことは，Tead4は栄養外胚葉の運命決定において，Cdx2の上流因子として機能するが，Cdx2による分化運命決定とその維持には必要ないことを示している[21]．

幹細胞注入による補完を用いた致死マウス胚の解析

1. ES細胞の注入による胚体組織の補完

4倍体胚への注入により100％ES細胞からなる胎仔・個体が得られることから，ES細胞は胚体発生を完全に補完する能力を有する．このことは，着床前後で発生を停止するノックアウト胚に野生型ES細胞を注入することにより，その発生が継続できるならば，胚の異常はエピブラストの異常であり，胚体外組織の異常ではないと判断できる．例えば，転写因子Sox2は胚盤胞においては内部細胞塊ならびにエピブラストに限局して発現しており，そのノックアウト胚は着床後まもなく致死となる．この表現型がエピブラストの異常にのみ起因するのかを調べるために，ノックアウト胚に野生型ES細胞を注入してその発生を調べたところ，未処理胚より発生は進むものの，8.5日前後でやはり発生を停止した．これは，Sox2の機能が胚体外組織でも必要なことを示唆するデータであり，その後Sox2が栄養外胚葉の幹細胞でも発現し機能していることが明らかとなった[22]．

2. TS細胞の注入による胚体外組織の補完

前述の理論をTS細胞に当てはめるならば，TS細胞の注入で正常発生が維持されるようなノックアウト胚は，栄養外胚葉系譜の発生にのみ異常をもつといえる．例えばシグナル伝達関連分子Socs3のノックアウト胚は，胎生11.5～13.5日で，胎盤の異常により致死となる．胚盤胞期のSocs3ノックアウト胚に野生型TS細胞を注入すると，胚性致死（胎生致死）の表現型は補完され，Socs3ノックアウトマウスが誕生した．このことは，胚発生過程におけるSocs3欠損による異常は，栄養外胚葉系譜に限局することを示す[23]．

3. 4倍体胚を用いた胚体外組織の補完

2細胞期胚における割球融合で得られる4倍体胚は，胚体外組織は正常に発生するが，胚発生に異常をきたし，胎生致死となる．この性質を用いて，ノックアウト胚の異常が，胚体外組織の異常を含むのかどうかを判定できる．ノックアウト胚から得られたホモ変異ES細胞を4倍体胚に注入して正常発生するキメラ胚が得られるならば，当該変異遺伝子の機能は，胚発生には必要ないといえる．例えばSocs3ノックアウト胚は，4倍体胚と融合させて発生させたとき，胎生致死の表現型が補完されたことから，その異常は胚体外組織に限局することがわかった[23]．

おわりに

着床前後に致死となるノックアウト胚の異常を突き止めることは容易ではない．これは，この時期の胚の回収が困難であること，そして胚に含まれる細胞数が少なく，生化学的解析になじまないことなどによる．このような困難を克服する系として，幹細胞培養系を用いることには大きなメリットがある．これら幹細胞は，部分的にではあるがこの時期の発生をシャーレ内で模倣できる．さらには，その増殖能により生化学的

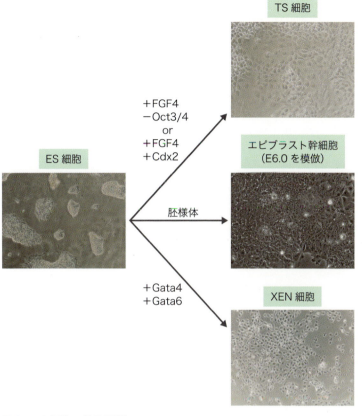

図3 ES細胞の分化誘導
マウスES細胞はLIFのシグナルによって未分化な状態を維持している．この状態からOct3/4のノックダウンまたはCdx2の過剰発現によって，FGF4の存在下で4日以内にTS細胞を誘導することが可能である．エピブラスト幹細胞は胚葉体を形成して誘導する．XEN細胞はGata4またはGata6の過剰発現で誘導することが可能である．

解析の適用が可能となる．本項ではES細胞とTS細胞について，いくつかの実施例を紹介した．XEN細胞を用いた解析例は，残念ながらわれわれの知る範囲ではみつけることはできなかったが，理論的には，ES細胞やTS細胞と同様の実験が可能である．また，ES細胞はGata4やGata6の人為的活性化により，容易にXEN細胞へと分化転換できる[24]（図3）．これら実験系が，今後の表現型解析に効果的に適用されることを祈念したい．

文献・URL

1) Ohtsuka S & Niwa H：Development, 142：431-437, 2015

◆ ES細胞の培養は意外と簡単

　ES細胞の培養は，一般的には手間がかかるといわれている．しかし筆者（山根）が丹羽研究室で習ったES細胞の培養は，手間のかからない，他の培養細胞を培養しているのと同じような方法であった．継代は3～4日おき，通常ならその間培地の交換はしなくてよく，一般的なイメージのES細胞の培養からはかけ離れていた．こんなに簡単ならもっと早くからやっておけばよかったと思ったほどである（プロトコールは丹羽研HP[25]を参照）．自分が思っているよりハードルが低いものは結構ある．難しそうだからできないかもしれないと悩むよりは，まずやってみるほうがよい．意外と簡単かもしれないから．

2) Blakeley P, et al：Development, 142：3151-3165, 2015
3) Shahbazi MN, et al：Nat Cell Biol, 18：700-708, 2016
4) Deglincerti A, et al：Nature, 533：251-254, 2016
5) Ying QL, et al：Nature, 453：519-523, 2008
6) Nagy A, et al：Development, 110：815-821, 1990
7) Tanaka S, et al：Science, 282：2072-2075, 1998
8) Kubaczka C, et al：Stem Cell Reports, 2：232-242, 2014
9) Kunath T, et al：Development, 132：1649-1661, 2005
10) Nichols J, et al：Cell, 95：379-391, 1998
11) Strumpf D, et al：Development, 132：2093-2102, 2005
12) Koutsourakis M, et al：Development, 126：723-732, 1999
13) Lee H, et al：Mol Cell Biol, 26：5373-5381, 2006
14) Hadjantonakis AK, et al：Mech Dev, 76：79-90, 1998
15) Bedzhov I, et al：Nat Protoc, 9：2732-2739, 2014
16) Rugg-Gunn PJ, et al：Dev Cell, 22：887-901, 2012
17) Yamaji M, et al：Cell Stem Cell, 12：368-382, 2013
18) Ema M, et al：Cell Stem Cell, 3：555-567, 2008
19) Nishioka N, et al：Mech Dev, 125：270-283, 2008
20) Niwa H, et al：Cell, 123：917-929, 2005
21) Nishioka N, et al：Dev Cell, 16：398-410, 2009
22) Avilion AA, et al：Genes Dev, 17：126-140, 2003
23) Takahashi Y, et al：J Biol Chem, 281：11444-11445, 2006
24) Fujikura J, et al：Genes Dev, 16：784-789, 2002
25) 熊本大学発生医学研究所（http://www.imeg.kumamoto-u.ac.jp/bunya_top/stem_cell_biology/）

第4章　マウスを詳しく調べよう

疾患・現象別解析

14　エピゲノム異常が疑われる際の解析方法

樺山由佳，佐々木裕之

解析のポイント

- 遺伝子発現，発生・分化，細胞記憶などに異常がある場合は，エピゲノム異常を疑ってみる．
- DNAメチル化解析ではバイサルファイト処理の効率を確認する．
- ヒストン修飾解析には特異性が高く実績のある抗体を用いる．
- 細胞核やクロマチンの調製にあたっては条件を細胞ごとに検討する．

はじめに

　エピジェネティクスへの関心は近年ますます高まっている．エピジェネティクスは「DNA配列の変化を伴わず，遺伝子機能の変化を分裂後の細胞に伝えるしくみ」と定義され，細胞の分化やリプログラミング，ゲノムインプリンティング，X染色体不活性化，流産や先天異常，がんなどのさまざまな生命現象・疾病と関係している．近年では特に生活習慣病などの慢性疾患における役割が注目されている．エピジェネティクスの実体としてDNAのメチル化，ヒストンタンパク質の翻訳後修飾，クロマチン高次構造などがあげられ，これらの情報を集めたものがエピゲノムである．本項ではさまざまな研究分野の方に役立つよう，種々のエピゲノム解析方法を紹介する．

エピゲノム解析に適したマウス系統

　エピゲノム解析は，基本的に特定の修飾や構造をもつクロマチン領域をゲノム配列上にマッピングする技術である．したがって，全ゲノム配列が精度よく決定されているC57BL/6を用いるのが望ましい．ただし，扱う細胞によってはC57BL/6以外の系統を用いることもある．例えば卵子を扱う場合，1個体から回収できる数が多いBDF1（C57BL/6♀とDBA/2♂とのF1）やICRが用いられる．また初期胚を in vitro で扱う場合はBDF1同士の掛け合わせのF1などが用いられる．これは，近交系だと2細胞期で発生が止まる（2-cell block）ことを回避するためである．また，インプリンティングやX染色体不活性化などの研究で，父母由来のアレルをSNP（一塩基多型）で区別する必要がある場合には，遺伝的にほどよく離れ，比較的交配が容易なJF1とC57BL/6とのF1が用いられる．

ヒトとマウスのエピゲノムの違い

　ヒトとマウスのエピジェネティクスのしくみは基本的に同一である．しかし，エピゲノムを詳細にみると種間でさまざまな違いがある．例えば，遺伝子プロモーター領域としばしば一致するCpGアイランドは，マウスよりヒトにおいてより広範囲に存在し，CpG密度も

flowchart

エピゲノム異常の疑い
- 遺伝子発現の異常
- 発生・分化異常
- 細胞記憶の異常　など

凡例：→ YES　→ NO

DNAメチル化
- 1塩基ごとの分布を調べたい？
  - NO → 定量的に調べたい？
    - NO → 免疫染色
    - YES → MassARRAY, LC-MS/MS
  - YES → ゲノム全体を調べたい？
    - NO → バイサルファイトPCR, RRBS
    - YES → WGBS（MethylC-seq, PBAT）

ヒストン修飾
- DNA配列レベルの分布を調べたい？
  - NO → 免疫染色, ウエスタンブロット
  - YES → ChIP-qPCR, ChIP-seq

クロマチン高次構造
- オープンクロマチン領域を対象としたい？
  - NO → TADを調べたい？
    - YES → 3C, 4C, 5C, Hi-C
  - YES → DNase-seq, ATAC-seq

エピゲノム解析のフローチャート

解析のフローと各解析の詳細

表現型からエピゲノム異常が疑われる場合，どの修飾・構造をどの方法で解析するか判断しなければならない（flowchart）．その場合，解像度（光学顕微鏡レベルから一塩基レベルまで）やカバー率（特定のゲノム領域かゲノム全体か？）などを考慮する必要がある．また，高速シークエンサー[※2]を用いる網羅的解析は高額な費用がかかり，特に全ゲノムのDNAメチル化解

高い傾向があり，これがいったんメチル化されるとヒトでよりロバストな転写抑制が起きる．また，受精後の着床前胚では精子・卵子由来のゲノムの大規模な脱メチル化が起きるが，この脱メチル化はヒトでは2細胞期胚，マウスでは胚盤胞においてほぼ完了する[1)~3)]．ENCODEプロジェクトによってヒトとマウスのさまざまな細胞や組織で，DNAメチル化，ヒストン修飾，転写因子結合，オープンクロマチン領域などが全ゲノムで解析されたが，その結果から，転写制御は種間でかなり異なることが明らかになっている[4)~6)]．例えば，オープンクロマチン領域を比較したところ，ヒトとマウスが分岐してから約7,500万年の間に制御配列が劇的に変化し，マウスゲノムに存在する転写因子結合領域のうち約半数はヒトに存在せず，4分の1は異なる位置に移動していた[4)]．レトロトランスポゾン[※1]配列が種特異的な遺伝子発現やエピゲノムを制御する場合もある[6)]．

※1　レトロトランスポゾン
マウスゲノムの約40％を占めるRNA型転移因子．自身のRNA産物を逆転写酵素を用いてcDNAにし，ゲノム中のさまざまな場所に転移する活性をもつ．近傍遺伝子の発現変化や疾病を引き起こすことが知られている．

※2　高速シークエンサー
一度のランでMb～Gb単位で塩基配列を同時並列的に決定できるDNAシークエンサー．例えばイルミナ社の機器は，目的とするDNA断片の相補鎖を合成しながら1塩基ごとの蛍光強度を検出し塩基配列を決定する．

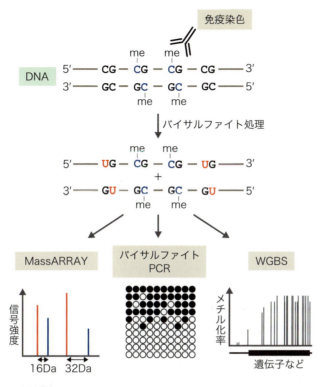

図1　DNAメチル化解析法
MassARRAY：青色はメチル化断片，赤色は非メチル化断片をさす．両者の質量差（16Da）を質量分析装置で検出することでメチル化部位の同定・定量が可能である．断片にメチル化部位が2カ所含まれれば質量差は32Daとなる．
バイサルファイトPCR：塩基配列情報からメチル化状態を知り，メチル化CpGを●，非メチル化CpGを○で表す．横一列が各分子のメチル化状態を意味する．**WGBS**：ゲノム中のすべてのCについて，個々のメチル化率を算出できる．

析はヒストン修飾やオープンクロマチンの解析の5〜10倍程度，クロマチン相互作用部位の解析はDNAメチル化解析の5倍以上のコストがかかる．

1. DNAメチル化

哺乳類のDNAメチル化は主にCpG配列のシトシン（C）に生じるが，非CpGメチル化もある．DNAメチル化の有無や相対的なレベルを大まかに調べるときは5-メチルシトシン（5mC）を認識する抗体を用いたドットブロット法や免疫染色法を利用する．細胞に存在する全5mCの存在量を定量するときはLC-MS法を用いるとよい．

1）MassARRAY法

特定のCpG部位の5mCを定量するときはMass-ARRAY法[7]が用いられる（図1）．バイサルファイト処理[8]※3によってメチル化状態を塩基配列の違いに置き換えた後，PCR増幅する際にT7プロモーター配列を含むプライマーを用い，*in vitro*転写産物をRNaseで塩基特異的（U特異的など）に切断し，得られたRNA断片の分子量の差を質量分析装置で解析する．これにより，非メチル化Cと5mCの存在比を正確に知ることができる．

2）バイサルファイトPCR法

数百塩基対程度のゲノム領域の一塩基ごとのメチル化状態を調べるときは，バイサルファイト処理したDNAを特異的なプライマーでPCRにより増幅し，クローニングして配列決定する（図1）．論文でよくみかける○●の図はメチル化状態を視覚化したものであり，

※3　バイサルファイト処理
一本鎖DNAを低pH条件下でバイサルファイト（重亜硫酸塩）処理すると，非メチル化シトシンはスルホン化，脱アミノ化される．その後アルカリ処理により脱スルホン化されウラシル（U）に変換される．一方5mCは変換されず5mCのままである．

QUMA[9] というプログラムで塩基配列から簡単につくれる．

3) WGBS法

このバイサルファイト法を全ゲノムに展開したのがWGBS（whole-genome bisulfite sequencing）である（図1）．最初に確立されたMethylC-seq法[10]では，DNAを断片化した後，メチル化されたアダプター配列の付加，バイサルファイト処理，アダプター配列に対するプライマーによる全断片PCR増幅を行い，高速シークエンサーで網羅的に配列決定する．データに充分な厚みがあれば（全ゲノムを30回カバーする程度），ゲノム中のほぼすべてのCについてメチル化/非メチル化の割合を算出できる．PCR反応によるバイアスを抑え正確なメチル化率を算出するため，PCRサイクルは4～8回くらいが望ましい．この方法は数μgのDNAを必要とするが，サンプル量に制限がある場合はPBAT（post-bisulfite adaptor tagging）法[11]やRRBS（reduced representation bisulfite sequencing）法[12]が有効である．PBAT法では少量のDNA（約10ng）から全ゲノムメチル化解析ができる．バイサルファイト処理後，アダプター配列が付加されたランダムプライマーを用いて第一鎖伸長反応，第二鎖伸長反応を行い，両端にアダプター配列が付加されたDNA断片を配列決定する．RRBS法ではメチル化非感受性制限酵素（MspIなど）を用いて解析対象をCpG高密度領域に絞るため，前述の2つの方法に比べて必要とするリード数は少なく低コストである．また，脱メチル化の中間体として生じる5-ヒドロキシメチルシトシン（5hmC）は，通常のバイサルファイト処理では5mCと区別できないため，酸化反応とWGBSを組合わせたoxBS-seq（oxidative bisulfite sequencing）法[13]，TAB-seq（Tet-assisted bisulfite sequencing）法[14]などにて検出する．

4) 解析がうまくいかない際の主な原因と対処法

バイサルファイト処理を用いた解析では，非メチル化Cのウラシル（U）への変換が充分でないと誤ったメチル化情報が出力されるため，5mCのないDNA（ラムダファージなど）を外部コントロールとしてサンプルDNAに添加し，そのCの変換効率が100％近いことを確認する．バイサルファイト処理したDNAは非特異的な領域が増幅されやすいが，タッチダウンPCRなどで改善する場合がある．また，含まれるC/Uの数が分子ごとに異なるため，PCRで偏った増幅が生じやすい．よって，定量性を確保するためにはPCR増幅を最少サイクルに抑えることが必須である．

2. ヒストン修飾

ヌクレオソームを構成するコアヒストン（H3, H4, H2A, H2B）のN末端領域のアミノ酸は，さまざまな翻訳後修飾を受ける．そのなかでも特にアセチル化，メチル化，リン酸化，ユビキチン化に関して重要性や機能が明らかになってきた[15]．それぞれのヒストンにはバリアントも多く存在するが，ここでは異なる修飾を特異的に認識する抗体を用いた解析について紹介する．

1) 免疫染色とウエスタンブロット

細胞ごとの各ヒストン修飾の状態や核内での局在を顕微鏡的に調べる際は，抗体を用いた免疫染色法が適している（図2）．複数の蛍光色素を用いる多重染色により，異なるヒストン修飾の局在を同時に検出できる[15]．また，ウエスタンブロットにより修飾を受けたヒストンタンパク質の存在量をサンプル間で比較することができる．

2) ChIP-qPCRとChIP-seq

特定のDNA領域におけるヒストン修飾を調べる場合ChIP（chromatin immunoprecipitation）法を用いる．ChIP法では，超音波破砕やMNase処理などによりクロマチン断片を調製し，特異的抗体を用いて免疫沈降した後，回収されたDNA配列を解析する（図2）．細胞を溶解する前にホルマリンなどでDNAとタンパク質を架橋する方法はcrosslinked-ChIPやX-ChIPとよばれ，架橋しない方法はnative-ChIPやN-ChIPとよばれる．ヒストンとDNAの結合は比較的強いため架橋は必ずしも必要ではなく，一般的にN-ChIPの方が免疫沈降効率はよいとされている．

ChIP法とqPCRを組合わせたChIP-qPCR法では，特定のDNA領域におけるヒストン修飾の濃縮度を調べられる．またChIP法と高速シークエンサーを組合わせたChIP-seq（ChIP followed by high-throughput DNA sequencing）法を用いれば，10^7細胞からゲノムDNA全体におけるヒストン修飾の分布を解析でき，プロモーター領域や転写単位，リピート配列に存在するヒストン修飾やRNAポリメラーゼIIの

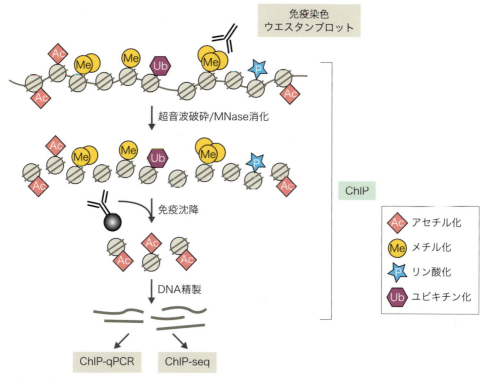

図2 ヒストン修飾解析法
詳細は本文参照．文献16をもとに作成．

結合領域などがわかる[17) 18)]．また転写因子などの結合配列を網羅的に同定することも可能である[19) 20)]．

3) 解析がうまくいかない際の主な原因と対処法

ヒストン修飾の解析ではほぼ例外なく特異的抗体を用いるため，適切な抗体を選択することが非常に重要である．抗体の特異性（標的以外の修飾との交差，標的付近の修飾への影響など）が厳密に評価されていることが望ましく，公開されているデータベースAntibody Validation Database[21)]を参照されたい．H3のいくつかの修飾に関しては，木村らによって作製されたIHECの標準エピゲノムデータの取得に用いられる抗体を用いるとよい[22)]．細胞によってクロマチンの状態が異なるため，クロマチン断片の調製方法は細胞ごとに条件検討する．ChIPのコントロールとしてinput（IPしないサンプル）をつくると偽陽性のリードを判別できる．サンプルに余裕があるときはウエスタンブロットなどにより標的ヒストンタンパク質の免疫沈降効率を確認する．

3. クロマチン高次構造

真核生物のクロマチンには，転写が不活性で凝縮した構造のヘテロクロマチンと，転写が活性で比較的オープンな構造を取るユークロマチンがある．後者のうち遺伝子の転写を制御するプロモーターやエンハンサーなどはヌクレオソームの密度が低く，特に転写制御因子やその複合体が結合している部位の周辺は，ヌクレオソームフリーの領域を形成する．このようなDNA領域にはヌクレアーゼなどのさまざまなプローブが接近しやすく，30年ほど前からDNaseI高感受性部位として知られていた（図3）．

1) DNase-seqとATAC-seq

このような領域を網羅的に同定する方法として，DNase-seq（deoxyribonuclease I digestion coupled with high-throughput sequencing）法[23)]がある．この方法では，細胞から調製した核を適切な濃度のDNaseIで処理した後，残ったDNA断片の末端にビオチン化アダプター配列を付加し，制限酵素MmeIで処理して短いDNA断片（20bp程度）＋アダプターを得る．その断片をストレプトアビジンでコートした

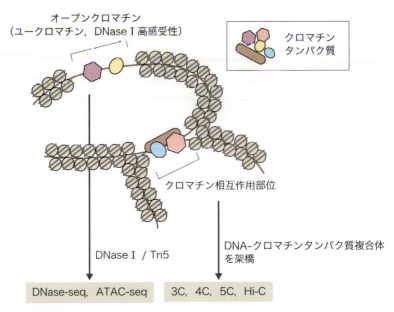

図3　クロマチン高次構造解析法
詳細は本文参照．文献16をもとに作成．

Dynaビーズでキャプチャーし，2つめのアダプター配列を付加，PCR増福した後，配列決定する．DNase-seqは10^7細胞から可能である．

DNase-seq法と似たアプローチで500～50,000細胞から解析可能な方法としてATAC-seq（assay for transposase-accessible chromatin using sequencing）法がある[24]．この方法では，原核生物のトランスポザーゼであるTn5がオープンクロマチン（ヌクレオソームフリー）領域に飛び込み特定のDNA配列を挿入する特性を活かし，DNase-seq法より少ない手順でライブラリーを作製できる．細胞から核を調製した後，Tn5を用いてオープンクロマチン領域に配列決定に必要なアダプター配列を挿入し，PCRで増幅後，配列決定する．

2）近接したクロマチン領域の解析法

クロマチンは核内でループ構造を取ることで，遺伝子から数10～100 kb以上も離れた場所に存在するエンハンサーなどによる制御を可能にしている．このようなループ形成により互いに近接したクロマチン領域を解析する方法として3C（chromosome conformation capture）法[25]がある（図3）．3C法ではDNAとクロマチンタンパク質をホルムアルデヒドなどで架橋し，制限酵素でクロマチンを断片化した後，DNA断片同士のライゲーションを行う．クロマチンタンパク質を介して空間的に近接するゲノム領域は1つの複合体として存在するはずであり，ライゲーションが高頻度に起きる．DNAを精製した後，目的の領域に特異的なプライマーを用いたqPCRなどにより相互作用の頻度を検出する．このような1領域対1領域の相互作用を解析する3C法を発展させ，4C（circular 3Cまたは3C-on-chip）法[26,27]，5C（3C carbon copy）法[28]，そして全ゲノム対全ゲノムの相互作用を解析するHi-C法[29]が開発され染色体全体の相互作用地図がつくれるようになった．このような研究から，相互作用の基本構造単位としてTAD（topologically associating domain）が提唱され[30,31]，これが遺伝子発現制御に重要と考えられている．

3）解析がうまくいかない際の主な原因と対処法

クロマチン状態は細胞ごとに異なるため，細胞核やクロマチンを調製する際の界面活性剤の濃度を予備の細胞を用いてあらかじめ検討する．DNase-seqやATAC-seqがうまくいかないときは，酵素量，反応時間，細胞数などを調整する．初期胚におけるATAC-seqではミトコンドリアDNA由来の配列が大量に出てくるという報告があり[32]，それらの配列を除いてからシークエンスするとよい．近接したクロマチン領域を

解析する際，クロマチンを架橋する条件が適切でないとその後の制限酵素処理で断片化効率が悪くなることがある．架橋剤の濃度を検討し，制限酵素処理後，電気泳動やバイオアナライザー（Agilent社）などで断片化されたことを確認する．

研究事例

1. DNAメチル化解析

LC-MS法により発生過程のマウス初期胚における全5mCや全5hmCが絶対定量された[33]．またわれわれはPBAT法を用いた卵核胞卵子1,000個（12ngのゲノムDNA）の解析に成功している[34]．最近PBAT法やRRBS法をもとに1細胞DNAメチル化解析法が開発され[35]〜[37]，今まで「集団の平均値」として扱われていたメチル化情報を細胞ごとに調べられるようになった．

2. ヒストン修飾解析

最近報告されたULI-NChIP（ultra-low-input micrococcal nuclease-based native ChIP）法では1,000細胞から解析が可能であり，1個体から回収した始原生殖細胞におけるヒストン修飾のプロファイリングに成功している[38]．

3. クロマチン高次構造

DNase-seq法を少量の細胞から可能にすることでマウス受精卵が桑実胚に発生する間に獲得するオープンクロマチン領域が同定された[39]．また，ATAC-seq法を1細胞に適用することで細胞集団における不均一なクロマチン状態が明らかになった[40][41]．

エピゲノムと環境因子と表現型

遺伝子発現，発生・分化，細胞記憶などに異常がある場合にはエピゲノム異常が推定されるので（flowchart），以上に述べたエピゲノム解析技術を大いに活用していただきたい．しかしエピゲノム異常にもとづく表現型は多岐にわたるため（生殖系，がん，代謝・内分泌系など），それぞれの表現型の解析については他項を参照してほしい．

ゲノムに生じる不可逆的な変化と異なり，エピゲノムの変化は可逆的であるため，環境因子（個体の栄養状態，細胞の微小環境など）によって変化しうる．例えば，同一のゲノム情報をもつ一卵性双生児のDNAメチル化やヒストン修飾はゲノムワイドに異なっており，それに伴って遺伝子発現も異なる[42]．この違いは歳を経るほど顕著であり，長期間にわたる環境因子への曝露によるエピゲノムの書き換えが示唆される．また，胎児期や乳児期の環境因子が成人期の健康や慢性疾患リスクに影響をおよぼすというDOHaD（developmental origin of health and disease）仮説が提唱されている．第二次世界大戦中のオランダ飢饉を経験した母親から産まれた子が成人後に肥満や耐糖能異常などを示したことはよく知られており[43]，出生時の低体重が冠動脈心疾患の発症リスクを高めることなども報告されている[44]．また，妊娠期に低栄養にさらされた母ラットから産まれた仔は，成長後，糖尿病を含む生活習慣病を発症しやすい[45]．膵臓の発生やβ細胞の分

◆ 経験者を味方につけて実践的に取り組もう！

自分には一生縁のないことだと思っていた筆者（樺山）も，配列データを処理するため何もわからないところからPerlを用いた解析に挑戦することになった．解析のためにMacを購入し，ターミナルと向き合う日々を過ごした．Perlはプログラミング言語であり，毎日Perlに触れ合い何度も作業をくり返すうちに悩む時間は少しずつ減り，できることは少しずつ増えていった．それも基礎的なことを適宜省き，実践に取り組みながら学ぶよう仕向け親身に教えてくれたラボの先輩たちのおかげである．初心者向けの解説書はたくさんあるが，もしそれだけを頼りに1人で取り組んでいたら途中で諦めたかもしれない．これから解析をはじめる方には，解説書を参考にしつつ経験者を味方につけて実践的なことにも並行して取り組むことをお勧めしたい．

化に重要な*Pdx1*遺伝子がDNAメチル化の増加やヒストン修飾の変化により抑制されていたことから[45]，母体環境が細胞の長期記憶を変えたと考えられる．今後はこの分野の進展が楽しみである．

おわりに

近年の高速DNAシークエンサーの発達，大規模データ解析技術の進歩により，エピゲノムを解析する実験が比較的頻繁に行われるようになった．しかし，必要な細胞数やコスト，得られる情報などがそれぞれの実験において異なる．また，当然ながら大規模シークエンス解析法が万能というわけではない．各方法の原理と特徴を理解し，実験目的に合った適切な方法を選んでいただきたい．

文献・URL

1) Smith ZD, et al：Nature, 484：339-344, 2012
2) Guo H, et al：Nature, 511：606-610, 2014
3) Smith ZD, et al：Nature, 511：611-615, 2014
4) Stergachis AB, et al：Nature, 515：365-370, 2014
5) Cheng Y, et al：Nature, 515：371-375, 2014
6) Yue F, et al：Nature, 515：355-364, 2014
7) Ehrich M, et al：Proc Natl Acad Sci U S A, 102：15785-15790, 2005
8) Hayatsu H, et al：J Am Chem Soc, 92：724-726, 1970
9) Kumaki Y, et al：Nucleic Acids Res, 36：W170-W175, 2008
10) Urich MA, et al：Nat Protoc, 10：475-483, 2015
11) Miura F, et al：Nucleic Acids Res, 40：e136, 2012
12) Gu H, et al：Nat Protoc, 6：468-481, 2011
13) Booth MJ, et al：Science, 336：934-937, 2012
14) Yu M, et al：Cell, 149：1368-1380, 2012
15) Kimura H：J Hum Genet, 58：439-445, 2013
16) 「エピジェネティクスキーワード事典」（牛島俊和，眞貝洋一/編），羊土社，2013
17) Mikkelsen TS, et al：Nature, 448：553-560, 2007
18) Barski A, et al：Cell, 129：823-837, 2007
19) Robertson G, et al：Nat Methods, 4：651-657, 2007
20) Johnson DS, et al：Science, 316：1497-1502, 2007
21) Antibody Validation Database（http://compbio.med.harvard.edu/antibodies/）
22) 大学発バイオ町工場株式会社モノクローナル抗体研究所（http://www.monoclo.com）の製品ラインナップ
23) Song L & Crawford GE：Cold Spring Harb Protoc, 2010：pdb.prot5384, 2010
24) Buenrostro JD, et al：Nat Methods, 10：1213-1218, 2013
25) Dekker J, et al：Science, 295：1306-1311, 2002
26) Zhao Z, et al：Nat Genet, 38：1341-1347, 2006
27) Simonis M, et al：Nat Genet, 38：1348-1354, 2006
28) Dostie J, et al：Genome Res, 16：1299-1309, 2006
29) Lieberman-Aiden E, et al：Science, 326：289-293, 2009
30) Dixon JR, et al：Nature, 485：376-380, 2012
31) Nora EP, et al：Nature, 485：381-385, 2012
32) Wu J, et al：Nature, 534：652-657, 2016
33) Amouroux R, et al：Nat Cell Biol, 18：225-233, 2016
34) Shirane K, et al：PLoS Genet, 9：e1003439, 2013
35) Smallwood SA, et al：Nat Methods, 11：817-820, 2014
36) Farlik M, et al：Cell Rep, 10：1386-1397, 2015
37) Guo H, et al：Nat Protoc, 10：645-659, 2015
38) Brind'Amour J, et al：Nat Commun, 6：6033, 2015
39) Lu F, et al：Cell, 165：1375-1388, 2016
40) Buenrostro JD, et al：Nature, 523：486-490, 2015
41) Cusanovich DA, et al：Science, 348：910-914, 2015
42) Fraga MF, et al：Proc Natl Acad Sci U S A, 102：10604-10609, 2005
43) Roseboom TJ, et al：Mol Cell Endocrinol, 185：93-98, 2001
44) Barker DJ, et al：N Engl J Med, 353：1802-1809, 2005
45) Park JH, et al：J Clin Invest, 118：2316-2324, 2008

参考図書

▶「ゲノム医学・生命科学研究 総集編」（榊 佳之，他/編），実験医学増刊，31，2013

第4章 マウスを詳しく調べよう

疾患・現象別解析

15 睡眠と覚醒の表現型解析

林 悠，鹿糠実香

解析のポイント

- 睡眠の解析に用いるマウスの脳波（覚醒時，ノンレム睡眠時，レム睡眠時）と筋電図について理解する．
- 脳波と筋電図を測定するための電極を作製し，マウス頭部へ手術により装着する．
- 脳波と筋電図から睡眠の異常を見出し（flowchart），各種疾患の可能性を絞り込む．
- 入眠直後にデルタ波がみられない場合，マウスそのものではなく脳波測定用の回路，あるいは電極の装着手術にミスがないか確認する．

はじめに

われわれは人生のおよそ3分の1を寝て過ごす．近年の光遺伝学・化学遺伝学技術の普及などにより，睡眠を生み出す脳内の神経基盤は，急速に明らかになりつつある[1]．一方，眠気とはそもそも何なのか，その分子実体はまだよくわかっていない．はっきりとした睡眠異常を示す遺伝子欠損マウスはまだ数えるほどしかなく[2]，もし読者がゲノム編集で得たマウスに睡眠の表現型がみられれば，それだけで大発見であるといえる．

また，睡眠の生理的意義もいまだ大きな謎である．睡眠不足が健康に悪影響をおよぼすこと，そして何よりも，睡魔に襲われたときの耐えがたい苦痛を，読者の皆様も身をもって経験されていることと思う．睡眠欲はしばしば食欲や性欲と並び，人間の三大欲求としてあげられる．しかしながら，食欲や性欲との大きな違いは，なぜそのような欲求が進化の過程で育まれたのか，その理由がほとんど何もわかっていない点にある．以上を踏まえて，読者のマウスが何らかの異常を示した場合に，それが睡眠の異常による二次的な症状である可能性を常に念頭におく必要がある．

なお，マウスにおける睡眠測定に有用な脳波・筋電図の計測は，生体内電気生理実験のなかでは初歩的なものであり，神経科学を専門としない研究室でも比較的気軽に立ち上げることが可能である[3]．

睡眠の解析に用いる脳波と筋電図

マウスの睡眠を測定するにあたっては，脳波（electroencephalogram：EEG）および筋電図（electromyogram：EMG）の測定が非常に有用である．特に脳波は，ノンレム睡眠中はデルタ波，レム睡眠中はシータ波というわかりやすい特徴を伴うため，初心者でも比較的簡単に識別が可能である（図1）．では，脳の表面から観測される脳波とよばれる電気信号の実体は何なのか？

マウスの場合，脳波測定には，小さなステンレスのネジを頭蓋骨に埋め込み，ネジそのものを電極として用いる．ネジは，どんなに小さいといえども個々の神経細胞と比べるとはるかに大きく，したがって，ネジは近接する多数の神経細胞からの電気信号の総和を拾うこととなる．そうなると，ネジ電極で検出される電

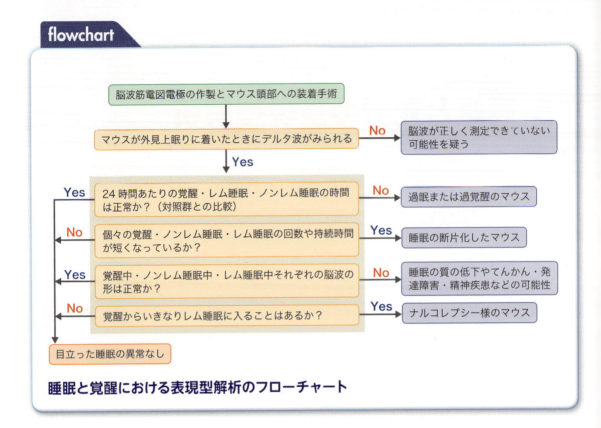

睡眠と覚醒における表現型解析のフローチャート

気信号は，個々の神経細胞の活動量というよりは，多数の神経細胞の活動の同調性を反映する（どんなに個々の神経細胞の活動が活発でも，ばらばらに活動していれば互いに信号を打ち消し合ってしまう）．例えば，ノンレム睡眠中は覚醒時やレム睡眠中と比べて，個々の神経細胞の活動量は下がるが，多数の神経細胞が一斉に同調して0.5〜4Hz程度の周波数で脱分極と過分極をくり返すため，デルタ波という非常に振幅の大きい脳波として観測される．

筋電図は，首のところにある左右の僧帽筋の電位差を検出する（図1）．マウスの場合，体が小さいため，この方法で心電図も拾われることが多い．マウスが覚醒からノンレム睡眠へと移ると，筋電図の活動が大きく低下し，さらにレム睡眠に入ると，筋弛緩が起こり一層筋電図の活動が低下する．

マウスの脳の電気信号がパソコンの画面に届くまで（図2）

マウスの大脳皮質や海馬の神経活動により生じる電気信号は非常に微弱であり，いわゆる脳波として検出するまでにはいくつかのプロセシングを経る必要がある．まず，電気信号を検出するネジ電極は，大脳皮質の上に埋めるものに加え，もう1つを小脳の上に埋める．そして，これらの2つの電極の電位差を測定する．こうすると，小脳は大脳皮質と異なり脳波を生じるような神経活動に乏しいため，大脳皮質由来の電気信号を特異的に検出できる．おまけに，仮に周囲で大きな静電気などが生じても，大脳皮質と小脳の電極に等しく影響をおよぼすため，相殺されて検出されない．

同様に，筋電図に関しても，左右の僧帽筋それぞれに1本のワイヤ電極を埋め込み，2者の電位差を測定する．すると，僧帽筋が収縮する際には，左右が完全に同期することはほとんどないため，筋肉の活動に由来する電気信号は検出されるが，周囲で生じた静電気などのノイズは，両ワイヤ電極に等しく影響をおよぼすため，相殺されて検出されない．

2つのネジ電極（またはワイヤ電極）それぞれをワイヤでアンプまでつないでいき，アンプに両者の電位差を増幅させる．さらに，増幅した電気信号は，アンプからワイヤを伸ばし，パソコンに装着したフィルター

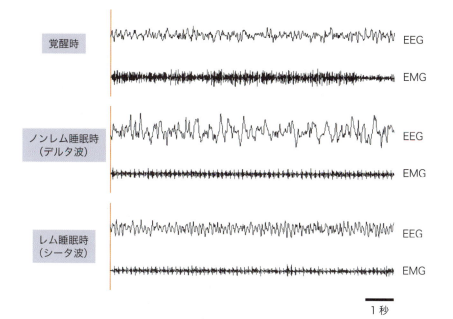

図1　マウスの覚醒時および睡眠中の脳波（EEG）と筋電図（EMG）

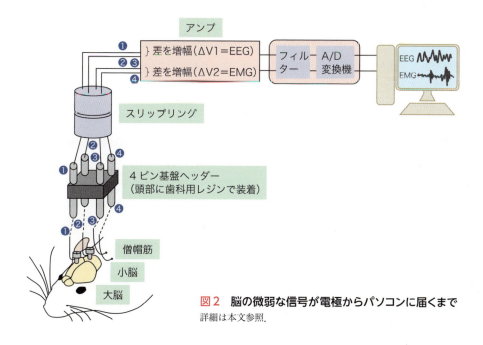

図2　脳の微弱な信号が電極からパソコンに届くまで
詳細は本文参照.

機能付きのアナログ/デジタル（A/D）変換器へと送り込む．A/D変換機は，文字通り，神経活動というアナログの情報を，パソコンで処理するためのデジタル情報に変換するために必須である．一方，フィルターも非常に重要な役割を果たす．アナログ情報のデジタル情報への変換は，情報のロスを伴うだけでなく，「エイリアシング」とよばれる効果によるデータのひずみも生じてしまう．そこで，A/D変換機に脳からの電気信号を送り込む前に，一定のフィルターにかけることでこのエイリアシングを防ぐ（そのための設定方法は，

後述).

　最終的にデジタル化された信号を，専用のソフトウェアでパソコンの画面上に表示し，また，後での解析のためにハードディスクへ保存する．

　なお，電極からアンプへとつなぐケーブルは，通常，マウスのケージ上で，一度スリップリングを経由させる．スリップリングは，ケーブルの自由な回転を可能とする．したがって，マウスがケージの中を自由に動き回っても，ケーブルがよじれたりマウスの動きが拘束されたりすることがない．

解析に適したマウス系統

　われわれの経験では，これまで，睡眠測定のできなかったマウス系統や特殊な措置を必要としたマウス系統はない．ただ，脳波測定のためのネジ電極や筋電図測定のためのワイヤ電極の装着は一定の侵襲性を伴うため，免疫能力が正常と異なるマウス系統を用いる場合は注意が必要である．また，雌の場合，睡眠パターンが性周期の影響を受けるため，解析には雄を勧める．

睡眠と覚醒における ヒトとマウスの違い

1. 睡眠の評価方法の違い

　マウスでの睡眠研究は，ヒトでの睡眠研究に比べ，まだまだ歴史が浅い．マウスでは，脳波と筋電図のたった2つの信号をもとに，「覚醒」「ノンレム睡眠」「レム睡眠」の3つの状態に分けるのが一般的であるのに対し，ヒトでは多数の電極を装着し，より多くのパラメーターをもとに，ノンレム睡眠をさらに3つのステージに分類する．したがって，マウスの睡眠表現型の評価方法はヒトと比べると大雑把であるといえなくもない．

2. 睡眠の性質の違い

　また，睡眠の性質そのものもヒトとマウスとでは大きく異なる点がある．ヒトは，夜に一度にまとまった睡眠をとる．このような睡眠は単相性睡眠とよばれる．

一方，マウスの睡眠は一日にわたって何回にも分割されており，多相性睡眠とよばれる．マウスに限らず，多くの動物の睡眠は多相性である．またヒトでは，眠りについてから最初のレム睡眠に入るまでのノンレム睡眠の時間は，「レム潜時」とよばれる．レム潜時はさまざまな精神疾患による影響を受ける．例えば，うつ病の患者では，高確率でレム潜時が健常者と比べて短くなるという特徴がみられる[4]．ところが，多相性の睡眠のマウスの場合，睡眠が断片的であり，また活動量の高い暗期も短い睡眠がみられ，ヒトの「一晩の最初のレム睡眠」に該当するレム睡眠を決めることができない．そのため，「レム潜時」を定義することは非常に困難である．

サーカディアンリズムと睡眠覚醒 の違い

　地球は24時間の周期で日夜をくり返すため，これに合わせてほぼすべての生理現象は，およそ24時間の周期で変動し，この現象は「サーカディアンリズム」とよばれる（第5章-2参照）．睡眠もサーカディアンリズムの制御下にあるため，われわれは朝がくれば自然と目が覚め，逆に夜がくると眠くなる．ただ，サーカディアンリズムの異常の有無と睡眠の異常の有無は，同じではないことに注意が必要である．例えば，睡眠の合計時間が短いノックアウトマウスでも，暗期に起きて明期に眠るというリズムそのものが正常であった場合，サーカディアンリズムの試験では異常が検出されない可能性が高い．また，サーカディアンリズムは体内時計に加え，光などの外的要因の影響を大きく受ける．体内時計に異常があるマウスでも，通常の明暗条件で飼育している分には照明の光によってサーカディアンリズムが補正を受け，全く異常が検出されない可能性がある[5]．したがって，体内時計に異常があるかを調べるには，明暗条件に加え恒暗条件で自発運動量などを測る必要がある．一方，睡眠の異常の有無には，通常の明暗条件での睡眠測定で充分な場合がほとんどである．

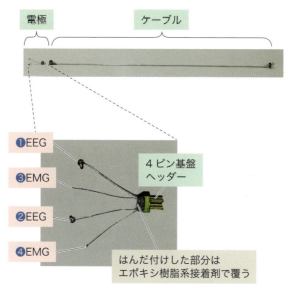

図3 脳波と筋電図を測定するための電極とケーブル

睡眠の解析のフローと各解析の詳細[3)]

1. 脳波と筋電図を記録するための電極の作製(図3)

脳波の記録には，大脳皮質と小脳それぞれから電気信号を測るネジ電極を，また，筋電図の記録には，首の左右の僧帽筋それぞれから電気信号を測るワイヤ電極を用意する必要がある．まず，これら合計4つの電極をひとまとまりとしてマウス頭部に装着するための準備方法を説明する．

1) 材料（われわれが使用しているもの）

- ステンレスワイヤ（絶縁導体に被覆されたもの）（AS 633，Cooner Wire社）
- ステンレス製ネジ φ1.0mm×2.0mm（マイクロネジ φ1.0×2.0 ステンレス生地0番1種（＋）ナベ小，山崎社）
- 4ピン基盤ヘッダー（4極，2列，ストレート）〔ミニチュアストレートピンヘッダ，A3B-4PA-2DSA (71)，ヒロセ電機社〕
- エポキシ樹脂系接着剤（ボンドクイックメンダー，コニシ社）

2) プロトコール

① 2cm程度の長さのステンレスワイヤの両端の被覆材を，はさみでそれぞれ1mm程度剥離したものを4本用意する．このうち，2本のワイヤの片側先端にステンレス製ネジをはんだ付けする．ネジ付きのワイヤ2本はネジ電極，ワイヤのみの2本がワイヤ電極となる[*1, 2]．

② 4ピン基盤ヘッダーのピン（短いピン側；ジャンパーピン側）を半分程度の長さにはさみで切断し，①で準備したステンレスワイヤをはんだ付けする[*3]．このとき4ピン基板ヘッダーの樹脂部の側面1面のみに色付きマーカーで目印を付け，この目印を基準にピンの位置に任意の番号（1～4）を付与し，ネジ電極，ワイヤ電極をはんだ付けする位置を決めておく．

③ はんだ付けを終えたピン全体を，脳波・筋電図計測中の電気的ノイズを軽減させるために，エポキシ樹脂系接着剤で完全に覆う（爪楊枝を用いて塗布）[*4]．

---

*1 ステンレス素材へはんだ付けする場合は接合を容易にするため，はんだ付け部分にフラックスを塗布しておく必要がある．
*2 ネジは，手術時にドライバーを用いてネジ頭部を回してネジ軸を頭蓋骨へとねじ込むため，これらの部分がはんだで覆われないように注意し，ワイヤはネジ首下部分の辺りにはんだ付けする．
*3 はんだ付けは，4ピン基盤ヘッダーを万力などで固定するなどの工夫により，作業が容易となる．
*4 本工程は，長いピン側の4つのピンの間に爪楊枝の柄の部分を差し込み，爪楊枝部分をもち手とするなどの工夫により，作業が容易になる．

2. 脳波筋電図電極をスリップリングへとつなぐケーブルの作製（図3）

1) 材料（われわれが使用しているもの）
- フラットケーブル〔マイクロフラットエーススダレタイプ UT20528ST20×30AWG（7/0.102）LF，日立金属社〕
- FFCコネクタ（基板用ストレート・ディップタイプ雄コネクタ FFC-10BMEP1B，本多通信工業社）
- コネクタ端子（圧着端子）メス（ソケット用圧着コンタクト DF11-30SC，ヒロセ電機社）
- コネクタハウジング（基板用コネクタハウジング オス4極2列2mm）（圧着ソケット DF11-4DS-2C，ヒロセ電機社）
- エポキシ樹脂系接着剤（ボンドクイックメンダー，コニシ社）

2) プロトコール

① フラットケーブルを35cm程度に切り，結束したケーブルの束より4本の束を割き取り，ケーブルの両端の被覆材を1mm程度，はさみで剥離する．4本のケーブルには任意の番号（1〜4）を付与しておく．

② FFCコネクタを4ピン（2列）のサイズに切断し，樹脂部の側面1面のみに色付きマーカーなどで目印を付ける．この目印を基準に，**1. 脳波と筋電図を記録するための電極の作製**でつくった電極のピンに付与した番号と同じ位置に対応する番号（1〜4）を付与し，短いピン側に，対応する番号のフラットケーブルの片側先端をはんだ付けする．

③ はんだ付けしていない側のフラットケーブルの先端にコネクタ端子（圧着端子）メスをはんだ付けし，爪を折り込む．

④ コネクタハウジングの側面に3つの数字と1つのアルファベットが刻印されている．アルファベットが刻印されている面に色付きマーカーなどで目印を付けておく．コネクタハウジングに刻印されている番号（アルファベットは3番に該当）の位置に，③で準備したコネクタ端子メスをしっかりと差し込み，エポキシ樹脂系接着剤で覆う（爪楊枝を用いて塗布）．

3. 脳波筋電図電極をマウスに取り付ける手術

1) 機器
- 脳定位固定装置
- 解剖用の顕微鏡
- イソフルラン麻酔機
- ピンセット複数（毛抜き・軟膏塗りなど）
- クレンメ複数（切り口を広げておく）
- 歯科用ドリル
- 精密ドライバー（＋0）

2) 材料（われわれが使用しているもの）
- 歯科用レジン（多目的常温重合レジン ユニファストⅡ 粉，多目的常温重合レジン ユニファストⅡ 液体，ジーシー社）
- オートクレーブした綿棒（消毒・結合組織および血液の除去）
- 針付縫合糸
- カイロ
- 生理食塩水（大塚生食注）（大塚製薬工場）
- イソフルラン
- 70％エタノール（頭部の乾燥・機器の消毒）
- 軟膏（インテバン）（耳の保護）（インテバン軟膏1％，大日本住友製薬社）
- 軟膏（ネオメドロールEE）（目の保護・手術後の消毒）（ネオメドロールEE軟膏，ファイザー社）
- ドリル先端（エラスチールバー HP ラウンド1，Bur No.2，ISO♯ 010，松風社）

3) プロトコール

① マウスを前麻酔ボックスに入れイソフルランで麻酔導入をする．待っている間に，カイロを温めはじめる．

② マウスにガスマスクを装着し，イソフルランで麻酔を維持する．

③ 脳定位固定装置のイヤーバーに軟膏（インテバン）をつけ，イヤーバーでしっかり頭部を固定する．

④ カイロをマウスの下に敷き，目の保護のため軟膏（ネオメドロールEE）を塗る．

⑤ 頭部の毛を70％エタノールを含ませた綿棒で消毒し，ピンセットで抜く．ピンセットで頭部の皮をつまみ，はさみで切開する．頭蓋骨の結合組織をはさみやピンセットと70％エタノールを含ませた綿棒で除く（以後マメに生理食塩水で湿らせる）．

⑥頭蓋骨のブレグマ縫合の位置から右へ1.5mm，後ろへ3.0mmの位置と，ラムダ縫合から後ろへ1.0mmの位置にマーカーで印をつける．

⑦印をつけた位置に，ドリルで穴を開ける．ドリルは垂直に力をゆっくり加え，水平方向にぶれないよう注意する．

⑧脳波用の2つのネジ電極をそれぞれの穴に乗せ，ドライバーで2回転半ほど回してねじ込む．

⑨筋電図用の2本のワイヤー電極は，それぞれ，首のところを縦方向に走る左右2本の大きな筋肉（僧帽筋）に差し込む．僧帽筋の表面に尖ったピンセットで傷をつけると差し込みやすい．

⑩頭蓋骨の上のネジ電極を完全に歯科用レジンで埋める．歯科用レジンは，事前に瞬間接着剤を混ぜ込むことで強度が増す．さらに，4ピン基盤ヘッダーもピンの部分に歯科用レジンが付着しないように注意しながら，歯科用レジンでマウス頭部に垂直方向に立つように固定する．

⑪切開した首の皮膚を縫合する．

4. 脳波筋電図の記録

1) 使用機器（われわれが使用しているもの）

・フィルター付きA/D変換機（Analog-to-digital converter, AD16-16U (PCIEV), コンテック社）
・アンプ（Signal amplifier, Biotex社）
・スリップリング（Slipring, Biotex社）
・脳波解析用ソフトウェア（Vital Recorder, キッセイコムテック社）

2) プロトコール

①スリップリング，アンプ，フィルター付きA/D変換機，パソコンをすべてつなぐ．Vital Recorderを起動し，フィルター付きA/D変換器のサンプリング条件を設定する．A/D変換のサンプリングレートは512Hzを選択する．フィルターの設定は下限0.5Hz，上限256Hzのバンドパスフィルターを選択する（マウスの脳波の場合は0.5Hz未満の周波数はノイズであることが多く，ここで省く．また，前述のエイリアシングを防ぐには，サンプリングレートの周波数の半分以上の周波数のシグナルはA/D変換器に入る前に除く）．

②マウスを保定し，マウス頭部に取り付けた脳波筋電図電極にケーブルを差し込む．さらに，ケーブルをスリップリングに差し込む．この状態にマウスを馴れさせるため，5日間はマウスをつないでおく．筋電図のワイヤ電極が筋肉としっかり接着するためにも，この5日間は重要である．脳波は手術直後から計測することが可能であり，したがって，脳波だけなら手術や計測が成功しているかをある程度確認できる．覚醒中の脳波はただのノイズと区別しにくいが，しばらく待ってマウスがノンレム睡眠に入ると特徴的なデルタ波がみられるはずであり，この時点で脳波がきちんと取れているかがある程度わかる．

③マウスをケーブルに装着してから，約5日後に，実際の記録を開始する．48時間連続して記録を取ると，明期と暗期それぞれ2回ずつデータを得られるのでよい．

5. 脳波と筋電図の解析

Vital Recorderで記録したデータファイルをSleep Sign（キッセイコムテック社）で開く．エポックは4秒または10秒に設定する．各エポックについて，筋電図が高く明らかに起きて動き回っているものは，"wake"，デルタ波が強く，かつ筋電図の弱いものは"NREM"，筋電図がさらに弱まり脳波ではシータ波の

◆レム睡眠のシータ波が美しい

筆者自身（林のこと），もともと睡眠の専門知識は全くなかったが，夢やレム睡眠の意義に魅せられて，脳波測定用の米国Pinnacle社のセットアップ一式を購入し，みようみまねでマウスの脳波を測定してみた．パソコンのモニターを観察していると，マウスが眠りはじめるとデルタ波が現れたので脳波測定がうまくいったとほっとした．しばらくすると，絵に描いたような均一で美しい脳波がみられた．マウスがレム睡眠に陥った結果，シータ波が現れたのである．「このマウスも夢をみているのだろうか」などと考えながらモニターに見入ったことを今でもよく覚えている．

強いものを"REM",残ったものは"wake"として判定する*5.

解析がうまくいかない際の主な原因と対処法

はじめに脳波が正しく記録できているかを確認する.最も簡単な方法は,マウスが眠りについたときに,デルタ波が出現するかどうかである(筋電図は,ワイヤー電極が筋肉と密着するまでに数日かかるのですぐには検出できないことが多い).もしマウスが眠りについたにもかかわらず,デルタ波がみられないとすると,主に次の3つの原因が考えられる.

1. 電極からパソコンまでのどこかでケーブルの接触が悪い

この場合,ケーブルをマウスの頭部から外して,指で軽くたたいてみる.たたいた瞬間にパソコンの画面上に棘状のシグナルが現れなかったら接触が悪い可能性を疑う.

2. 脳波筋電図電極とケーブルのつなぎ方,またはケーブルとアンプのつなぎ方が間違っている

脳波は大脳皮質のネジ電極と小脳のネジ電極の間の電位差をアンプで増幅することではじめて検出される.ケーブルなどのつなぎ方を誤って,ネジ電極と筋電図用のワイヤ電極の電位差を増幅していないか確認する.

3. フィルター設定が適切でない

エイリアシングを防ぐためにフィルターは必須であるが,フィルターの設定が誤っていると正しく脳波は測定できない.例えば,デルタ波は0.5〜4Hzの周波数の波であり,もしフィルターの設定が5Hz未満を切り捨てるような設定になっていると,どんなに頑張ってもデルタ波は検出できない.脳波の測定には少なくとも0.5Hz〜30Hzの周波数帯が,筋電図の測定には0.5Hz〜100Hzの周波数帯が増幅できていることが望ましい.アンプ自体にもフィルター機能が備わっていることが多い.アンプが特定の周波数のみを拾ってくる仕様のもの,あるいはそのような設定になっていないか再度確認する.

4. 手術が適切に行われていない

ネジ電極は頭蓋骨にドリルで開けた穴と大きさが合うことが望ましい.もし合わないと,しっかり脳の表面上に固定できず,脳波が正しく検出できないことがある.脳波のネジ電極をドライバーで頭蓋骨に挿入する際に,最終的にドライバーを放してもネジ電極が自立できることが望ましい.なお,ネジ電極は脳の硬膜に当たっている状態が望ましいが,入れすぎて脳の中まで刺さってしまう,あるいは,硬膜より上でとまっている,などの状態でも意外と脳波は問題なく測定できる.

おわりに

はじめに述べたように,睡眠の分子機構はほとんどわかっていない.一方で,近年のショウジョウバエや線虫やゼブラフィッシュなどのハイスループットな遺伝子スクリーニングが可能なモデル動物を用いた睡眠研究や,ヒトでの大規模な順遺伝学解析から,多くの候補遺伝子が同定されるものと期待される.こうした候補遺伝子の最終的な機能証明には,マウスのゲノム編集が必須な役割を担うと期待される.

文献

1) Luppi PH, et al : Curr Opin Neurobiol, 23 : 786-792, 2013
2) Sehgal A & Mignot E : Cell, 146 : 194-207, 2011
3) Oishi Y, et al : J Vis Exp, PMID : 26863349, 2016
4) Palagini L, et al : Sleep Med Rev, 17 : 377-390, 2013
5) van der Horst GT, et al : Nature, 398 : 627-630, 1999

---

*5 睡眠のスコアリングが解析者の先入観に影響されないように,解析者は遺伝子型を知らないことを前提とする.

第5章 表現型へ影響を与える要因を知ろう

1 飼育環境と実験再現性

長尾恭光,國田 智

> 表現型に影響すると考えられる飼育環境には狭義の環境因子（物理化学的因子や住居因子），栄養因子，生物因子などがある．それらの因子を制御することで安定した表現型が得られる．また，飼育環境変化はマウスに過度のストレスを与えるため最小限にする配慮をすること，さらにエピジェネティック・インヘリテンスを考慮すると親，祖父母世代の飼育環境も制御することが必要である．再現性を得るためには飼育環境の情報とその共有が重要である．

はじめに

環境と遺伝が形質を決める．このことに疑問をはさむ余地はないが，その関係についてはわからないことが多い．遺伝子改変マウスを用いた表現型解析において飼育環境がどのような影響を与えるか実際はわからない．しかし可能性のある因子を制御することは実験結果の正確性の観点から意味のあることと考える．

「マウス飼育環境が実験を台無しにする」（A mouse's house may ruin experiments. Sara Reardon, 12 February 2016）—という記事がNatureのサイトに掲載された[1]．その記事のなかでは生産業者ごとにマウスの腸内細菌[2]が異なること（**第5章-3**も参照）や餌に含まれる内分泌かく乱化学物質[3]が実験結果の再現性をなくしていることを指摘している．一般に動物実験では動物反応の再現性，すなわち，個体や場所，時間による違いがほとんどなく，反復実験において同じ成績が得られることが重視される．そのためには，動物の遺伝的構成や環境が明らかにされていることが必要であり，動物自身および環境に対して何らかの制御が加えられる．

狭義の環境因子（表）

気候および物理化学的因子（温度，湿度，風速，気圧，換気，照明，騒音，臭気，その他）と住居因子（ケージの形状・大きさおよび素材，床敷きを含むエンリッチメント※1，その他）があげられる．

気候および物理化学的因子については一応の目標値が設けられているが，さらに新たな因子として電磁波がラットのがん発生率に影響すること[5]や，低周波音がマウスの不可逆的な歩行障害などを引き起こすこと[6]などが指摘されている．これらの条件は機械設備によって制御されるものが多く，設定通りの環境が維持されているかどうかを日常的にモニターすることが重要で，定期的な設備の点検整備は必須となる．以上は飼育室全体を対象としたものであり，ケージのなかの環境を制御するには住居因子を制御する必要がある．すなわち，動物が直接的に受けるストレスはケージ内

※1 エンリッチメント
動物福祉という理念のもとに，飼育動物の幸福を実現するための具体的な試みのこと．特に飼育環境を充実化させることを環境エンリッチメントという．また単にその際与える玩具や機材などをさす場合もある．さまざまな方策があり飼育するおのおのの施設で実験結果に与える影響などを検討し，その状況に調和した方策を選ぶべきである[4]．

表 飼育環境の要素と具体例

	要素	具体的な例
狭義の環境因子（気候および物理化学的因子，住居因子）	温度，湿度，風速，気圧，換気，照明，騒音，臭気，ケージ，床敷きの他，電磁波，低周波音など	・同じ遺伝子改変マウスの系統を使って自閉症などの行動研究をしても，マウスの概日リズムを乱すような飼育をしてしまうと，違った結果になる．
栄養因子	飼料（栄養要求など）と飲水	・マウスの餌には，女性ホルモン様物質や内分泌かく乱化学物質が含まれているものがあり，特にがん研究などに影響がある． ・肥満の研究に使われる高脂肪，高糖分の餌は腐りやすく逆に痩せてしまうことがある． ・餌によってマウスの腸内微生物も変わる．マウスの腸内細菌の構成が違うと，行動学テストにおいて不安レベルが異なってくる．
生物因子	異種動物（実験者含む），同居動物や微生物など	・動物間コミュニケーションを阻害してしまうと表現型解析に影響する． ・腸内細菌の種類が施設ごとに異なり，それが実験の再現性に影響する．

の環境であり，表現型の解析にとって住居因子は，がん発生率，薬理効果，体重，行動などすべての表現型に影響する可能性がある[7]．しかしマウスにとって最高の環境を整えればよいというわけではなく，経済性，利便性そして最重要な再現性を考慮して制御する必要がある．

栄養因子（表）

栄養要求が満たされていることは飼料の必要条件であるが飼料中に女性ホルモン様物質であるイソフラボンなどの内分泌かく乱化学物質が含まれることがあり，内分泌かく乱化学物質はがんに関する研究結果に影響することが知られている[3]．また，高脂肪，高糖分の飼料は変質しやすく，マウスが食べずに痩せてしまうことがある．さらに未滅菌の餌によってマウスの腸内微生物が変わる可能性もあり，マウスの腸内細菌の構成が違うと行動学テストにおいて不安レベルが異なってくる．このように同じ遺伝子変異を導入したマウス系統でも，違った表現型を示す可能性がある．

飲水のpHやミネラル含有は水道水や地下水の性質を反映する．この差が施設間の表現型の差になるかもしれない．この差をなくすために逆浸透水を使用する場合は水の細菌汚染に注意が必要である．飼料と飲水を合わせた厳密な管理を行うことは，施設間でマウスの表現型が異ならないようにするため，すなわち再現性のためにも重要である．

生物因子（表）

異種動物としてのヒト（飼育者や実験者），同居動物（フェロモン，社会性など），あるいは微生物があげられる．したがってヒトと動物との接触時間や動物の取り扱い方（一定の適正方法の採用と徹底）にも充分な配慮が払われなければならない．ヒトとの接触は男性より女性の方がマウスに与えるストレスが少ないとの報告[8]がある．また，同居動物の構成（ペアリング，哺育仔数の調整），同居時期（雄の同居，離乳）などは生物因子制御のために適切に管理されねばならない．特に動物間コミュニケーションにはフェロモン[9]〜[11]や超音波などが使われていることにも注意が必要である．これらのコミュニケーションを阻害することは動物に多大なストレスを与えることになり，繁殖行動，攻撃性や内分泌などの表現型解析に影響すると考えられる．

微生物については無菌動物，ノトバイオート，SPF動物に分類され，微生物統御がなされていないコンベンショナル動物とは区分される（第5章-3参照）．無菌動物に特定の微生物を定着させた動物がノトバイオートであり，無菌動物およびノトバイオートは，外部とは微生物学的に隔離された飼育装置内で飼育される．SPF動物は，特に指定された病原微生物や寄生虫が存在しない清浄な動物であるが，指定以外の微生物・寄生虫は必ずしもフリーではない．実験用マウス・ラットはSPF動物の使用が実験の再現性を確保するために一般となったが，SPFでも施設ごとにマウス腸内

細菌の種類は違い，同じマウス系統でも異なる表現型を示す可能性がある（**第5章-3参照**）．

実験成績に影響をおよぼす環境変化

環境変化の著しいケースとして施設間の移動がある．近距離の場合から海外まで，輸送による動物への影響を最小限に抑える努力が必要である．系統，匹数，輸送距離および時間などに応じて適切な輸送方法を決めることが重要となる．また輸送中の環境管理および到着時における動物の健康状態には注意を払い，動物福祉の立場や実験への影響の観点からも輸送時の動物の扱いは慎重に行わなければならない．動物が不顕性感染している場合には発症する恐れもある．動物の受け入れに際し，到着後はできるだけ早く給餌，給水を行い隔離された所定の検疫場所に収容する．検疫は動物を受け入れる際に必須である（検疫証明書がある場合省略することもある）．また移動前後の環境変化の度合いが著しい場合，馴化には長期間を要する．

発育環境と近隣環境

RussellとBurchの演出型（ドラマタイプ）説では，実験に使う動物の成体がつくられるまでの過程として，3つの型（遺伝子型，表現型，演出型）と2つの環境（発育環境，近隣環境）が考えられている（**図1**）．

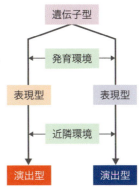

図1　演出型説
詳細は本文参照．

動物の形態とか生理的性状などの形質について検討するときは表現型という用語が，また遺伝子の検討には遺伝子型（生物の遺伝子組成）という用語がそれぞれ使われる．この表現型は遺伝子型に発育環境の影響が加わって現れるものであり，この表現型に近隣環境の影響が加わって演出型が決定する（ただし実験動物学でも演出型という用語は使わず，すべて表現型とよぶ場合も多い）．ここでいう発育環境は，受精から出生までの母胎環境のみならず，胚操作および培養環境や哺育中の環境（雄親や兄弟の有無）を含む．そして近隣環境とはその動物の育成環境ならびに実験環境をいう．順遺伝学における実験動物，特にマウスは遺伝型と表現型の関係が一定に保持されていなければならない．すなわち，遺伝子組成が均一な近交系マウスの表現型は均一であることが大前提となる．演出型を比較する動物実験とは表現型の可塑性（生物個体がその表現型を環境条件に応じて変化させる能力）を調べる実

飼育環境と遺伝的背景には気をつけよう

最初の動物実験は高脂肪食および高炭水化物食で飼育繁殖した純系ラット（近交系の意味）の経世代的影響についての研究だった．担当実験は各食実験群からそれぞれ受精卵を取り出し，通常食の仮親に移植して表現型を調べることだった．しかし飼育環境が整っていないため感染症など多くの問題があり，さらに純系とされ10代以上継代の進んでいたラットは実際はクローズドコロニーであることがわかった（**第1章-2参照**）．受精卵移植実験の前にSPF近交系動物の再実験を強く要望したが聞き入れられず，そのため受精卵移植の結果からは高脂肪食群と高炭水化物食群が遺伝的に異なることを示唆することしかできなかった．今は各種委員会が設置されてこのような例は少ないと思われるが，さまざまな要因が表現型解析には影響する一例である．

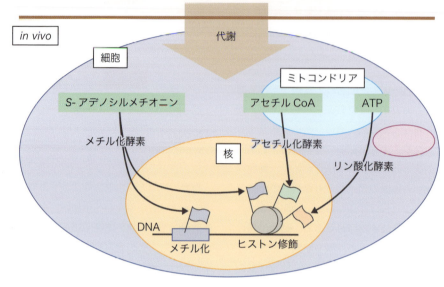

図2　環境とエピジェネティクス
文献13をもとに作成．

験ともいえる．逆遺伝学においても，ES細胞（多くは交雑系や129系由来）を用いノックアウトマウスを作製した場合，標準系統（多くはC57BL/6）に戻し交配し，遺伝子型と表現型が一定に保持されたコンジェニックマウスを使用する．この工程は多大の時間と労力を必要とする半面，遺伝子型と表現型の関係を一定に保つことには貢献していた（ただし1遺伝子変異であることを前提にC57BL/6に戻し交配するためか，多くのノックアウトマウスでは表現型の変化が得られないことがあった）．

あくまでもC57BL/6の仔はC57BL/6であり卵細胞質を含む発育環境は同一である．ところがゲノム編集技術はこれまでの遺伝子改変マウス作製法を一新し，直接しかも同時に複数の遺伝子を改変することを可能にした[12]．また限られた系統でしか作製できなかったノックアウト（ノックインを含む）も多数の系統で作製できるようになった．そのため遺伝子型および表現型の異なる仮親に移植して保育させた個体をバッククロスすることなく直接表現型解析に使用する機会が増えると予想されるが，その場合の発育環境が同一でない可能性に注意しなければならない．なぜならば，表現型に差が生じても，それが発育環境によって生じた差であるかもしれないからだ．

胎仔と母胎内環境

これまでは「遺伝子と環境要因が単独ないし，重なることによって生活習慣病が発症する」とされてきた．遺伝子に変異があれば子どもに伝わる一方，親の環境の影響は本人一代限りと思われていたのである．胎仔（初期胚を含む）にとってマウス個体と飼育環境の関係は，胎仔と母胎内環境と同じである．またゲノムは飼育環境からさまざまな影響を受けた表現型の体内環境からジェネティックな変異やエピジェネティックな印（メチル化，ヒストン修飾など）をつけられる（図2）（**第4章–14**も参照）．

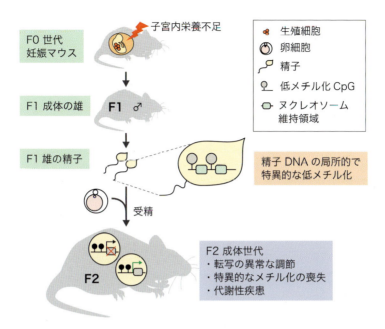

図3　胎仔期の栄養不足とエピジェネティクス
詳細は本文参照．文献24より引用．

最近，胎児期から乳幼児期の環境が成人の慢性疾患（生活習慣病，多因子形質）に影響するDOHaD（developmental origins of health and disease）という概念が注目されている[11]．実験動物学でいう発育環境が表現型に与える影響である．体外受精児が肥満傾向にあることや家畜におけるLOS（large offspring syndrome）などはこれまでも大きな問題[15]であったが，マウスでは遺伝子改変マウスを生産維持することに主眼が置かれ，あまり問題視されていなかった．近年マウスにおいても，体外で操作，培養した胚において染色体の異常やエピジェネティック異常が報告されている[16) 17)]．牛血清の入った培養液で長期間培養した胚から生まれた個体の表現型は，体重や血液成分だけでなく行動にも影響が現れるとの報告がある[18]．

胚を体外で操作した後，移植して生まれた個体は通常の交配をして生まれてくる個体とは違う表現型を示すかもしれないことを忘れてはならない．

う報告がある[19]．胎仔期を含む生殖細胞の受けたエピジェネティックな影響は次世代やそれ以降の世代（継世代）におよぶのである．Huypensらは高脂肪食を与え肥満と耐糖能異常を誘発したC57BL/6マウスと通常食また低脂肪食を与えたC57BL/6マウスの精子および卵を用いてさまざまな組合わせで体外受精を行い，別の雌マウスに移植した後，生まれたマウスが成体になったところで高脂肪食を与えて肥満状態と耐糖能を比較した．その結果，脂肪食誘発性の肥満と耐糖能には配偶子のエピジェネティックな因子が強く影響することを報告している[20]．DNA配列の変化によって伝えられるのではなく，エピジェネティック・インヘリテンス[※2]を通じて得られた後生的な特性が次世代に継承されたと考えられる．

加えてマウスにおいて雄の食事や胎仔期の栄養状態[22)～24)]（図3），あるいはヒトにおいて男性の後天的

生殖細胞と体内環境

両親または祖父母の表現型が子や孫に影響するとい

※2　エピジェネティック・インヘリテンス
DNA塩基配列の変更を伴わない制御機構で遺伝性の表現型を示すものをいう．哺乳類ではX染色体不活性化やインプリンティングなどが知られる．また世代間で表現型が引き継がれる場合，トランスジェネレーショナルエピジェネティックインヘリテンスという．制御機構はDNAメチル化，ヒストン修飾や非翻訳性RNAによるものなどがあるが不明な点も多い[21]．

な肥満状態の変化が次世代やそれ以降の世代に影響するという報告[25]が相次いでおり，雄すなわち精子からのエピジェネティックな影響も無視できなくなっている．環境の変化が個体の表現型に影響を与えるのと同様に，個体の表現型（演出型）の変化が生殖細胞にエピジェネティックな影響を与えるのである．疾患モデルの場合，同一系統でも病状により生殖細胞が受けている影響は異なり，次世代の表現型解析には注意が必要かもしれない．

おわりに

このようにマウスは遺伝的背景だけでなく，飼育環境において厳重に制御される必要がある．そして実験結果を再現性のあるものとするためには，飼育管理および取り扱いは科学的であると同時に倫理的でなければならない．一方，時間的にも経済的にも制約の多い研究者がどれだけの労力をかけて飼育環境を整えられるかという問題もある．実際，充分といえる飼育施設をもつ恵まれた環境にある研究者は一握りしかいない．しかし一定の環境下で動物が正常に発育，成熟，行動，繁殖が可能となり世代を重ねられることは必須である．どこが譲れずどこが妥協できるか充分考慮したうえで飼育環境を設定し，飼育環境の情報を正確に記録し再現できるように努める必要がある．将来的にはゲノム情報のように，飼育環境とエピゲノム情報について各マウス系統を使用する際には研究者間で共有することが望ましい．

文献

1) Reardon S：Nature, 530：264, 2016
2) Ericsson AC, et al：PLoS One, 10：e0116704, 2015
3) Jensen MN & Ritskes-Hoitinga M：Lab Anim, 41：1-18, 2007
4) 松沢哲郎：どうぶつと動物園，51：74-77, 1999
5) Soffritti M, et al：Int J Radiat Biol, 92：202-214, 2016
6) Tamura H, et al：PLoS One, 7：e39807, 2012
7) Hutchinson E, et al：ILAR J, 46：148-161, 2005
8) Sorge RE, et al：Nat Methods, 11：629-632, 2014
9) Hattori T, et al：Curr Biol, 26：1229-1234, 2016
10) Haga S, et al：Nature, 466：118-122, 2010
11) Ferrero DM, et al：Nature, 502：368-371, 2013
12) Wang H, et al：Cell, 153：910-918, 2013
13) 「あなたと私はどうして違う？体質と遺伝子のサイエンス」（中尾光善/著），羊土社，2015
14) El-Heis S, et al：Obstet Gynaecol Reprod Med, 25：236-238, 2015
15) Chen Z, et al：Epigenetics, 8：591-601, 2013
16) Tateno H & Kamiguchi Y：Biol Reprod, 77：336-342, 2007
17) de Waal E, et al：Proc Natl Acad Sci U S A, 109：4163-4168, 2012
18) Fernández-Gonzalez R, et al：Proc Natl Acad Sci U S A, 101：5880-5885, 2004
19) Heard E & Martienssen RA：Cell, 157：95-109, 2014
20) Huypens P, et al：Nat Genet, 48：497-499, 2016
21) Lim JP & Brunet A：Trends Genet, 29：176-186, 2013
22) Wei Y, et al：Proc Natl Acad Sci U S A, 111：1873-1878, 2014
23) Morita S, et al：PLoS One, 9：e85477, 2014
24) Radford EJ, et al：Science, 345：1255903, 2014
25) Donkin I, et al：Cell Metab, 23：369-378, 2016

参考図書

▶ 「研究機関で飼育されるげっ歯類とウサギの変動要因，リファインメントおよび環境エンリッチメント」（日本実験動物環境研究会/編），アドスリー，2009

第5章 表現型へ影響を与える要因を知ろう

2 日内変動・生物リズム
体内時計と表現型

柴田重信，田原 優

地球上で生きる多くの生物は，地球の自転に合わせた1日のリズム性をもっている．哺乳類では，睡眠-覚醒，体温，ホルモン分泌，神経活動，情動，摂食行動，エネルギー代謝，免疫応答など，多くの生理現象に日内変動が認められ，それらのほとんどは生体内に組込まれた体内時計（概日時計）によって制御されている．よって，マウス表現型を解析するにあたり，体内時計の存在，生理現象の日内変動を頭の片隅に入れておくことは重要だろう．また，光や食餌などの環境因子や遺伝子変異，さらに肥満などの疾患は，体内時計を狂わせる可能性があるので注意が必要である．

はじめに

さまざまな生理現象には，昼夜差，または24時間のリズム性が多々みうけられる．例としてヒトでみられる生理現象の日内変動をまとめたものを図1に示した．ヒトとは異なり，夜行性のマウスは，昼間は寝て夜の暗い時間帯に活発に活動する．それに伴い，体温は暗期に高く明期に低い日内変動を示す．一方で，研究室で実験を行うのはわれわれ人間であり，われわれは昼行性である．よって昼間の明るい時間，つまりマウスが本来寝ているべき時間に実験をすることが多い．明期に行った実験で差がみられなかったのに，たまたま徹夜で実験を頑張ったら結果が出た，なんてことがあるかもしれない．夜中まで残業を頑張ったからご褒美として神様が実験結果をよい方に変えてくれた，なん

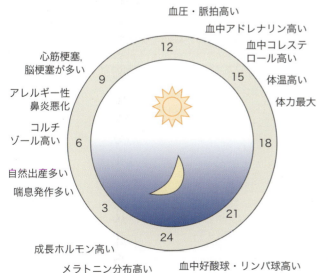

図1 ヒトにおける生理現象の日内変動
ヒトの生活をみていても，多くのものに日内変動が認められる．図は，ヒトでみられる生理現象を1日のなかで最大（最頻）となる時刻に合わせてプロットしたものである．

て非科学的なことを考えてはいけない．それはみていた生理現象に日内リズムがあっただけの可能性がある．

本項では，生体内で日内変動を示す因子について紹介するとともに，概日時計（体内時計）について少し紹介していきたい．

生物リズムとは

生体内にはさまざまなリズム現象がみられるが，そのなかでも約1日の周期で変動するものを概日リズムとよぶ．そして概日リズムを制御している生体内のシステムのことを，概日時計とよぶ．哺乳類の概日時計は，1997年に時計遺伝子[※1]が発見されたことで研究が進み，現在では細胞内で分子時計が24時間を刻むしくみがある程度理解されつつある[1) 2)]．また時計遺伝子のノックアウトやミュータントマウスが作製されたことで，概日時計がさまざまな生理機能を制御していること，また概日時計が狂うとさまざまな疾患発症につながることなどがわかってきた．つまり，概日時計はただ単に昼夜差をもたらすシステムではなく，生体内の恒常性維持に重要な役割を担っているのである．

マウスでみられる日内変動

マウス表現型解析の際に，関連がありそうな日内変動を示す指標を順にあげていく（図2）．

1. 輪回し，摂食・飲水行動

まず前述の通り，マウスは夜間に活動する．一般的に，マウスは暗期のはじめに活動・摂食行動が最大になり，その後一端活動量が減り，暗期の終わりごろにまた活動・摂食行動が増える．明期にも少し活動し，摂食することもある．一方，マウスの睡眠はヒトと異なり，多相性を示す．つまり明期も暗期も寝たり起きたりをくり返すが，それでも明期は暗期に比べて睡眠時間が多くなる．マウスの活動パターンは，輪回しや赤外線温度センサーを設置することで測定できる[3)]．輪

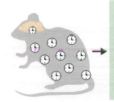

図2　マウスで日内変動を示す生理現象
体内時計は図に示す通り，体中のすべての臓器に存在している．脳内にある中枢時計は，これら臓器の体内時計を統合的に制御している．各臓器では，それぞれの受けもっている働きに日内リズムをもたらしている．

生体内で日内変動を示す生理現象
・睡眠－覚醒，摂食，体温
・ホルモン分泌
・神経活性
・脳機能（情動，記憶）
・エネルギー代謝
・免疫機能

回し運動は報酬効果[※2]をもたらすが，活動リズムに定量性がある．それに対し，赤外線センサーは自発活動量を測定できるが，活動リズムとしての定量性は低い．また，摂食や飲水行動を測定する機器も市販されている．これらの測定よりアクトグラム[※3]を作成することで，活動リズムを可視化できる．

2. 脳機能（情動，記憶）

脳機能を調べるうえで，行動薬理学的手法は必須の実験手法となる（**第3章–7**参照）．しかし，種々の情動性や記憶の固定・想起も日内変動を示す．オープンフィールド試験でみられる総移動距離は，やはり暗期の活動期に長く，明期は短い．また，強制水泳試験における不動時間は明期に長く，暗期に短い．学習・記憶を測る試験として，恐怖文脈条件付け試験，または

※1　時計遺伝子
哺乳類の体内時計は，1細胞レベルで行われる時計遺伝子の転写・翻訳による24時間のリズム制御が基本となる．この分子時計は多くの遺伝子が複雑に相互作用して構成しているが，そのなかでもClock, Bmal1, Per1/2, Cry1/2などが哺乳類ではコアな時計遺伝子とよばれている．

※2　報酬効果
マウスにとって輪を回すことは，快楽につながりドーパミンの放出などをもたらす．よって，行動測定として輪回しを用いること自体が，報酬作用，さらには抗うつ作用につながる可能性がある．

※3　アクトグラム
24時間の睡眠－覚醒状態を表した図をアクトグラムという．後述の図4に，エリアセンサーと輪回しで測定したアクトグラムの例を示した．一般的にマウスのアクトグラムは，横軸に連続2日間，48時間分のデータを並べる．この場合，右側24時間は，一段下の左側24時間のプロットと同じものを複製して表示する．これをダブル・プロットとよぶ．

恐怖音条件付け試験がある．どちらの試験においても，条件付けを明期のはじめに行う方が，暗期のはじめに行うよりも，よく覚えると報告がある[4]．また，条件付けが成立した後の試験でも，明期のはじめの方がよく思い出す．一方，新規物体認識試験では，暗期のはじめに覚えさせた方が，明期のはじめよりも覚えがよい[5]．よって，脳機能を調べる行動試験も，試験を行うタイミングを変えることで結果が変わってくるかもしれない．

3. 内分泌系〜血中ホルモン

血中ホルモンの多くは，日内変動を示す．コルチゾール（マウスではコルチコステロン）は，活動開始時期に最も高くなる日内変動を示すことで有名である[3]．視床下部−下垂体−副腎系（HPA軸）は体内時計の制御が強く，コルチコステロンだけではなく副腎皮質刺激ホルモン放出ホルモン（CRH）や副腎皮質刺激ホルモン（ACTH）も日内リズムを示す．睡眠誘発作用をもつメラトニンは，ヒトでは就寝前に上昇し，睡眠中に最大となる明瞭なリズムを示すが，C57BLマウスではメラトニン合成酵素に変異があることでメラトニンを産生できない．なお，ヒトではメラトニンとともに，成長ホルモンも就寝後に高くなる．摂食・エネルギー代謝にかかわるホルモン（レプチン，グレリン，インスリン，グルカゴン，アディポネクチンなど）の多くも日内変動する[1]ので，これらのホルモンを測定するときは，いつ測定したかが重要である．

4. 神経系〜視交叉上核の活動

体内時計の中枢は，視床下部の視神経が交わる辺りにある視交叉上核（SCN）[※4]とよばれる神経核にある．SCNの神経活動は，明期に高く，暗期に低い．SCN内では，神経伝達物質のGABA，VIP，GRP，ANPなどが体内時計の構成因子として機能している[6]．SCNはあらゆる臓器に存在する概日時計を制御するが，その情報伝達には交感神経と内分泌系を利用する．交感神経系は活動期に高く，非活動期に低い．血中のアドレナリン，ノルアドレナリン濃度も日内リズムを示す．ドーパミン，セロトニンも日内リズムがある．

5. 消化器系〜腸管運動と因子の発現量

スクラーゼなどの消化酵素の量にも日内変動が認められる．また，消化管の運動にも日内変動があり，糞便量は暗期の終わりに最大となり，明期に低い変動を示す．これは腸管の運動によるもので，結腸のアセチルコリン刺激に対する収縮応答も暗期に高くなる．腸管上皮細胞は数日で入れ替わるが，この細胞分裂にも日内リズムがみられる．栄養素の吸収にも日内変動が存在する可能性が高い[2]．腸管上のグルコーストランスポーター（Glut2, Glut5, Sglt1），ペプチドトランスポーター（Pept1）などは発現に日内変動を示す．また，腸上皮細胞間のタイトジャンクションの発現にも日内変動が存在し，マウスでは明期はじめよりも暗期はじめの方が腸管からの吸収透過率は高くなる．また，薬物トランスポーターのABCファミリーにも体内時計制御が報告されている．よって，経口により摂取した薬物や栄養素などは吸収速度に昼夜差が生まれる可能性がある．この体内動態の違いから，適切な投与・摂取タイミングを考えることができ，時間薬理学[※5]や時間栄養学とよばれる研究分野も生まれている[2)7)]．マウスへの薬理効果や栄養効果を評価するときには，いつ投与するかが重要なファクターである．

6. 代謝系〜エネルギー・異物・薬物代謝

消化管における脂質の吸収に大事な胆汁酸にも日内リズムがある．このリズムは肝臓で胆汁酸合成にかかわる $Cyp7a1$ を体内時計が制御することで生まれる[2]．CYPファミリーは脂質吸収とともに異物・薬物代謝に重要であり，これらもしばしば日内リズムを示す．また，抗酸化系の遺伝子も日内リズムを示す．エネルギー代謝に関する体内時計研究は数多く行われている．特

※4　**視交叉上核（SCN）**
体内時計の中枢として機能する小さな神経核．マウスを用いた実験で，視交叉上核を電極で局所的に破壊すると，生体内でみられる睡眠−覚醒，体温，ホルモン分泌などのリズム性が消失する．

※5　**時間薬理学**
薬物の吸収・分布・代謝・排泄，さらに薬物の標的タンパク質に体内時計の制御があるかもしれない．それらの日内変動から，投薬のタイミングを考慮することで，薬効を高め副作用を減らせる可能性がある．これを時間薬理学や時間治療学とよぶ．

に肝臓におけるリズム制御では，糖質・脂質の分解，生成にそれぞれ日内リズムがみられ，それらはPPAR，REV-ERBなどの核内受容体の日内変動が制御していることがわかっている．また，エネルギー代謝は体内時計の制御だけでなく，摂食パターンにも大きく影響を受けるので注意が必要である．

7. 免疫系～アレルギーの症状

喘息はヒトでは深夜から朝方に症状が悪化しやすい[8]．花粉症も同様に朝方に症状が悪化する．マウスにおいても，アレルギー症状に日内変動が認められ，特にマスト細胞の脱顆粒反応に時刻依存性がみられることがわかっている．また，LPS投与による炎症，アナフィラキシーショックを起こす実験系でも，LPSを明期の終わりに投与した方が暗期の終わりよりも死亡率が大きくなる．血中のマクロファージ量やT細胞の分化なども日内変動がある．これらの免疫系のリズムは，コルチコステロンの日内変動によって生じていることが多い．

8. 遺伝子発現，タンパク質の量と修飾

技術の発展に伴い，オミクス解析を簡便に行えるようになってきた．トランスクリプトミクス，プロテオミクス，メタボロミクスなどの解析結果も，サンプルの採取時刻によって結果が異なる可能性がある．肝臓などのマイクロアレイ解析では，約10％の遺伝子のmRNAに日内変動が認められる．最近の研究では，臓器間でリズム性をもつ遺伝子が大きく異なることがわかっている[9]．また，ChIP-seqによる解析では，転写後，翻訳後修飾などの影響で，リズム性はさらに複雑に制御されていることが最近報告されている[10]．ヒストン修飾にも日内変動がみられる．また，血液サンプルによるメタボローム解析も行われており，リズム性を示す低分子化合物があることがわかっている．これらの結果は，BioGPS[11]やCircadioOmics[12]など，いくつかのデータベースで検索できるので，みたい遺伝子にリズム性があるかなど，あらかじめ検索してみるのも大事かもしれない．

9. 胎仔の体内時計

胎仔の体内時計は，しっかりと機能していないと考

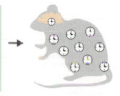

体内時計に影響を与える因子
・光
・餌，温度，運動，ストレス，薬物
・遺伝子変異
・疾患

図3　体内時計に影響を与える因子
体内時計はさまざまな外的，または内的要因により変化する．そのなかでも光は強力な体内時計調節因子である．また，体内時計の変調は疾患発症のリスクとなりうる．反対に，多くの疾患は体内時計の変調を生じさせうる．

えられている．ヒトでも生後3カ月後くらいにやっと明暗環境にあった活動リズムを示すようになる．また，iPS細胞などの幹細胞でも時計遺伝子はリズム性を示さず，分化することでリズム性が生まれてくる[13]．

生物リズムに影響を与える因子

ここまで生体内でリズム性（日内変動）を示すものを紹介し，マウス研究における注意点を述べた．これらは体内時計による直接の制御を受けていたり，摂食リズムなどから二次的に支配されている．つまり体内時計が乱れると，これらの生体リズムも変化する可能性がある．ここでは，体内時計の性質を理解することで，体内時計が変調しないような実験環境や実験条件などに注意を払えるような研究体制をつくることをめざす（図3）．

1. 光

まず，体内時計は，SCNに視神経が投射していることから，光に対して最も応答する．よって，暗期に研究室に入る際に電気をつけてはいけない．この場合，反応が弱い赤色（長波長）のライトを用いて作業するのが望ましい．また，暗期の光曝露は次の日の行動開始時刻を変えることもある．逆に，明暗環境を逆転した飼育室，または飼育箱にマウスを入れることで，暗期の実験を簡便に行うこともできる．マウスは新しい光環境に10～14日程で適応するので，その間は実験できない．また，明暗環境を定期的に変化させると慢性時差ボケマウスになり，免疫機能低下，生活習慣病

発症リスク増などが報告されているので注意が必要となる[1)3)]．最近LED照明が広く普及してきた．動物飼育室もLED照明で本質的に問題ないが，LED照明では，光同調を強く起こす青色光の成分が多い．したがって，白熱球や蛍光灯からLEDに変えた場合は，体内時計の変化に注意する必要がある．

2. 光以外の因子

光以外には，餌，温度，運動，ストレス，薬物などがさまざまな環境同調因子となり，体内時計に影響をおよぼす[1)3)]．特に，餌を与えるタイミングには気をつけるべきであり，絶食状態からの再給餌に体内時計は影響を受けやすい．例えば，食餌量を制限する実験で2日に1度餌を与えるプロトコールがあるが，明期の非活動期のみに再給餌させていると，体内時計の時刻は変化してしまう．生体内においても，コルチコステロン，アドレナリン，体温，インスリンなどが，臓器間の体内時計の時刻調節に使われている．つまり，これらの投与でも，体内時計の位相が変化してしまう．逆にいえば，同調因子になりやすいものは，毎日一定時刻ではなくランダムな時刻に与えると，体内時計の位相は影響を受けにくい．

◆ 活動リズム測定の失敗談

活動リズムを測定するのに輪回しを使う方法と，赤外線温度センサーを使う方法があるが，ここでは2つの失敗談を紹介する．

一般的に，輪回し行動リズムは明期にほとんど輪を回さないので明暗の区別がはっきりする一方で，赤外線センサーは明期の活動も拾いやすく全体的に行動リズムがキタナくなる（図4）．しかし，ある研究所で設置された赤外線センサーで録った行動リズムは，驚いたことに輪回し以上にキレイだった．調べてみると，測定ボックス内の温度が明期は高く，暗期は低いことがわかった．つまり，明期は温度が高いため，動物から発する赤外線熱が相対的に低くなって感度が落ち，逆に暗期は感度が上がっていたことが原因だった．そこで，蛍光灯の主な発熱部分であるトランスを外に出したところ，赤外線センサーらしいキタナいリズムが録れたのだった．

もう1つの話は，体内時計の周期についてである．恒常暗条件でマウスを飼育すると，明暗の情報がなくなり，マウスは自身の体内時計で生活リズムを刻む．これをフリーランとよび，マウスの生活リズムから体内時計の周期を測ることができる．ずいぶん昔の話だが，実験室で輪回しと赤外線センサーそれぞれで体内時計の周期を調べた結果，どうも輪回しで測る周期の方が短くなることがわかった．その後の研究から，輪回しによる運動が脳へフィードバックをかけ，セロトニンの働きを変化させ，そのことで周期が短くなったということがわかった．よって，測定行為そのものが体内時計に影響をおよぼす可能性があることを，身をもって体験したのだった．

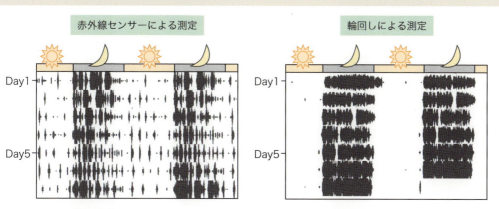

図4　アクトグラムの例
マウスの睡眠-覚醒リズムを，赤外線センサー，または輪回しを用いて測定．ダブル・プロットで表示しており，黒い部分がマウスの活動を示す．

ヒトの場合は家族同士などで生活リズムなどが類似することがあり，社会的同調とよばれている．しかしながら2つのマウスのケージを並べたときに，行動リズムなどが影響し合う可能性についてはほとんどないといえる．つまり，マウスの鳴き声や臭いはほとんど同調因子にならないことを意味している．

3. 遺伝子変異

時計遺伝子の変異は，行動リズムの消失，寿命の短縮，各種疾患発症リスクの増加など多彩な表現型を示す．体内時計の分子メカニズムは複雑であり，多くの役者が関与することで24時間というリズム性の維持を実現している．よって，新規の遺伝子変異マウスの体内時計が変調している可能性は多いにあるだろう．細胞レベルでは，ハイスループット解析により体内時計の分子メカニズムに影響を与えるRNAiや低分子化合物の解析がすでに行われている[14]．よって，これらの文献情報も体内時計とのかかわりを考えるうえで役立つ可能性がある．

4. 疾患

体内時計の乱れは疾患発症のリスクを上げるが，疾患自体も体内時計の変調をきたすことがある[1,2]．肥満はその代表例であり，まず時計遺伝子 *Clock* の変異マウスは，野生型マウスに比べ，高脂肪食負荷による肥満が亢進する．また，野生型マウスに高脂肪食を与えることで，肝臓や脂肪細胞における時計遺伝子発現の昼夜差は小さくなる．よって，疾患を発症するようなモデルを用いる場合は，体内時計が乱れている可能性も頭に入れておくべきである．

文献・URL

1) Bass J & Takahashi JS：Science, 330：1349-1354, 2010
2) Tahara Y & Shibata S：Nat Rev Gastroenterol Hepatol, 13：217-226, 2016
3)「時間生物学事典」（石田直理雄，本間研一/編），朝倉書店，2008
4) Chaudhury D & Colwell CS：Behav Brain Res, 133：95-108, 2002
5) Loh DH, et al：Elife, 4：2015
6) Colwell CS：Nat Rev Neurosci, 12：553-569, 2011
7) Ohdo S, et al：Adv Drug Deliv Rev, 62：885-897, 2010
8) Nakao A, et al：Allergy, 70：467-473, 2015
9) Zhang R, et al：Proc Natl Acad Sci U S A, 111：16219-16224, 2014
10) Koike N, et al：Science, 338：349-354, 2012
11) BioGPS Circadian Screen Search (http://biogps.org/?layout=950#goto=welcome)
12) CircadiOmics (http://circadiomics.igb.uci.edu)
13) Yagita K, et al：Proc Natl Acad Sci U S A, 107：3846-3851, 2010
14) Zhang EE, et al：Cell, 139：199-210, 2009

参考図書

▶「時間生物学事典」（石田直理雄，本間研一/編），朝倉書店，2008
▶「生体リズムの研究」（本間研一，他/著），北海道大学出版会，1989
▶「時間生物学」（海老原史樹文，吉村 崇/編），化学同人，2012

第5章 表現型へ影響を与える要因を知ろう

3 常在細菌の多様性とその影響

大野博司

　動物の腸内には膨大な数の腸内細菌が定着しており，宿主動物の生理・病理にさまざまな影響を与えている．実験動物には，無菌マウス，ノトバイオート，SPF，コンベンショナルなど，異なる常在細菌環境があり，それを理解したうえで用途に合わせて使い分ける必要がある．また，同じ系統かつ同じSPF環境といっても，マウスのもつ腸内細菌は飼育施設ごとに異なり，その違いがマウスの表現型の違いに反映されることもまれではない．したがって，マウスの表現型を解析する際に，腸内細菌の違いによるか否かを常に念頭に置いておく必要がある．

はじめに

　動物体と外部環境の境界をなす皮膚や粘膜面には膨大な数の細菌群が常在細菌として定着している．腸内にも腸内細菌が常在しており，その密度は大腸では特に高く，ヒトやマウスの糞便1g当たり10億〜100億個という，地球上のあらゆる環境中でも飛び抜けて高密度の細菌が存在するとされる．その総数は，ヒト大腸では100兆個以上，500〜1,000菌種にもおよぶとされ，研究者によっても意見は異なるがその50〜90％近くが難培養菌と推定されている．また近年の研究から，腸内細菌は宿主の生理・病理にさまざまな影響を与えることが明らかになってきた．したがって，マウスを用いた実験を行う際にも，腸内細菌の状態を考慮に入れておかないと，思わぬ結果に悩んだり，得られた結果を誤って判断する可能性もあるため，注意が必要である．ここでは，まず実験用マウスの腸内細菌の状態について概説し，次いで腸内細菌の変動に影響する因子，最後に腸内細菌がマウス表現型に与える影響について概説する．

常在細菌環境による実験用マウスの分類

　マウスも含めて実験に用いる動物はその飼育環境の微生物学的清浄度から，清浄度の高い順に，無菌，ノトバイオート，SPF，コンベンショナルに分類される．以下，それぞれについて解説する．

1. 無菌マウス

　マウスやラットなどの小動物は，帝王切開により無菌的に得られた新生仔を，無菌アイソレーター（図1）内で飼育することで，常在細菌も含めて検出可能な微生物が全く存在しない環境で飼育することができる[1]．初代の動物はアイソレーター内で人工飼育する必要があるが，一度無菌動物の飼育に成功すればアイソレーター内で繁殖維持したり，維持している無菌マウスを，帝王切開で無菌的に取り出した遺伝子改変マウスの里親とすることもできる．無菌マウスは一部の実験動物生産・供給事業者から購入可能である．

2. ノトバイオートマウス

　ノトバイオート（gnotobiote）とは，既知の1ないし数種類の微生物のみを定着させた動物のことをさし[1]，ギリシャ語の既知を意味するgnotosと生命を意味する

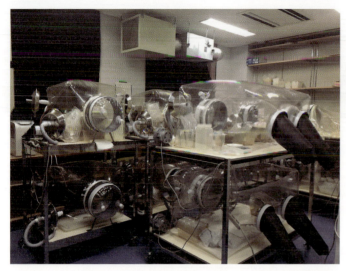

図1　無菌アイソレーター
無菌動物を飼育するための装置であり，ビニールアイソレーターともいう．HEPAフィルターを介して外気を取り込んで換気することで内部を無菌的に保っている．黒いグローブ（右のアイソレーターのものがみえている）を使ってアイソレーター内の操作を行うことができる．

biosを組合わせた造語である．宿主と当該微生物の相互作用を他の微生物の影響を考慮せずに研究できるため，当該微生物の機能や影響を直接評価できるという利点がある．その反面，生体内の微生物は本来他の微生物の存在下で宿主にさまざまに作用し影響していることから，ノトバイオートで得られた知見は必ずしも生体内での当該微生物の影響を正しく反映していない可能性もある．

3. SPFマウス

SPF（specific pathogen-free）とは，読んで字のごとく特定の（マウスに対する）病原微生物が存在しないマウスのことである．具体的には，定期的に微生物モニタリングすることで，動物施設の環境中に特定の微生物が存在しないことを確認している．したがって，ノトバイオートとは異なり，どのような菌が常在菌として定着しているかは不明である．SPFの定義（すなわち，検出されてはいけない病原微生物の種類）は実験動物の各生産供給事業者や実験動物施設を有する各研究機関により異なるが，実験動物中央研究所ICLASモニタリングセンターが定義している微生物カテゴリー（表）を参考に，国立大学法人動物実験施設協議会が「実験動物の授受に関するガイドライン」[3]のなかで，譲渡動物が保有すべきでない病原微生物を清浄度の高い順にエクセレント（Ex），コモン（Com），ミニマム（Min）の各ステータスに分類し，検査対象微生物等として表[4]にまとめている．また日本実験動物協会も

表　微生物カテゴリー

A. 人獣共通感染症
B. 伝染力が強く動物を致死させる恐れがある微生物
C. 致死させることはないが発病あるいは不顕性感染を起こす微生物
D. 日和見病原体
E. 通常は病原性はないが，飼育環境の指標になる微生物

文献2より引用．

「微生物モニタリング日動協メニューの改訂[5]」で同じく表にまとめている．各施設はこれらをもとに独自の検査対象微生物を策定している．

現在，国内の実験動物事業者において生産供給されるマウスは，前述の無菌マウスを除き，SPFマウスである．また，国内の多くの研究機関においても，実験動物施設のマウス飼育維持はSPF環境で行われていることが多い．

4. コンベンショナルマウス

ここでのコンベンショナル（conventional）は「通常の」といった意味合いであり，通常の環境，すなわち，何も人工的な手を加えていない，普通の自然な環境である（ちなみに，われわれ人間も腸内環境的にはコンベンショナルとなる）．したがって，環境中に存在する病原微生物をもっている可能性もある．通常，野生型のマウスでは特に問題なく飼育できるが，遺伝子改変などにより免疫系に異常をきたしたマウスでは種々の病態が現れたり，ときに死にいたる場合もある．大

学などの研究機関のマウス飼育施設は，以前はコンベンショナル飼育環境であることが普通であったが，1990年代に遺伝子改変マウスが普及し，さまざまな免疫不全マウスや病態モデルマウスが世界各地で作出されるに伴い，より清浄度が高いSPF環境へとシフトして現在にいたっている．

腸内細菌に影響を与える因子

1. 飼育環境（動物施設，飼育室，ケージなど）による違い

前項で書いたように，現在では実験に供されるマウスのほとんどはSPFと考えられる．では，それらのマウスの腸内細菌叢は似通っているのだろうか．前述したように，SPFとは特定のマウス病原微生物が存在しない状態であり，裏を返せば，それ以外にどんな腸内細菌が存在するかは，マウスが飼育されている環境からどのような菌がマウス腸内に定着するかに依存して変わってくる．例えば，生産供給する事業者間でも異なるし，同一の事業者であっても，複数の生産場を有する場合には，生産場ごとに腸内細菌叢は異なると考えるべきである（minicolumn参照）．

また，各研究施設の実験動物施設も独自の腸内細菌組成を保有しており，事業者などから搬入されたマウスの腸内細菌叢は，1週間〜10日でその施設の腸内細菌叢へと変化する．さらに細かいことをいえば，同一施設内でも，飼育室ごとに腸内細菌叢は異なるし，同一飼育室，同一ラック内であっても，ケージ間で違いが出てくる場合がある（図2）．基本的には母親の腸内細菌叢を引き継ぐので，同腹マウスの腸内細菌叢は相同性が高いと考えられる．遺伝子改変マウスの解析を行う際に，改変マウス同士の掛け合わせと野生型同士の掛け合わせで得られたマウスを比較することも多いが，両者の腸内細菌のケージ間の違いが影響する可能性もあり[6]，注意が必要である．

前述のようなことを踏まえ，われわれの研究室では，腸内細菌叢の組成やその変化を群間で比較したり，あるいはその影響を考慮に入れる必要があるような実験系の場合には，必要に応じて実験開始時の腸内細菌叢

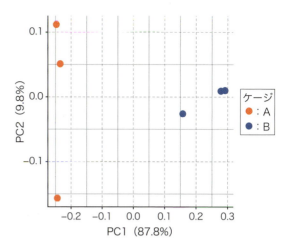

図2　マウス腸内細菌叢のケージ間の違い

9週齢のRag1欠損マウス（C57BL/6）6匹の16S rRNA遺伝子V4領域のユニバーサルプライマーPCR産物をMiSeq（イルミナ社）で配列決定し，Weighted Unifrac distanceの主座標分析（PCoA）により，菌叢の多様性の比較を行った（メタ16S解析※1）．図中の点は各マウスの糞便中の細菌の16S rRNAv1-v2領域の配列の全データを示しており，データ構成が似ていれば点は近くに，異なっていれば遠くにプロットされる．この図ではケージA，Bのマウス同士の点は近くに，ケージA-B間では点は離れてプロットされていることから，ケージ間に明らかな菌叢組成の違いがあることがわかる．

の群間（ケージ間）でのばらつきを最小限に抑えるために，実験開始前の馴化飼育中にケージ間で床敷きを一部入れ替えることで，腸内細菌を相互交換させるような処置を行っている．

※1　メタ16S解析

生物の進化系統の解析にはリボソームRNA（rRNA）遺伝子の配列の異同が用いられる．細菌の場合には16S rRNAが用いられている．16S rRNA遺伝子には菌によって配列に多様性のみられる9つの可変領域（v1〜v9）が，菌間で配列の相同性の高い定常領域に挟まれて存在するため，可変領域の遺伝子配列を比較解析することで菌種の異同が明らかになる．メタ16S解析は，ある環境中の16S rRNA遺伝子の配列を網羅的に比較解析することで，その環境中にどのような細菌がどのくらいの数存在するかを明らかにする手法である．具体的には，ある環境（例えば本項の図2では糞便）中からDNAを抽出し，16S rRNAの可変領域（本項の図2ではv1-v2）を挟む定常領域に相補的なユニバーサルプライマーで増幅したPCR産物を次世代シークエンサーで配列解析することで，環境中の細菌の16S rRNA遺伝子v1-v2領域の配列の全体像のデータが得られる．これを解析することで，どのような配列が何リード得られたか（すなわちどのような細菌がどのくらいの数存在するか）がわかる．得られたデータを主作法分析などの多変量解析で比較することで，サンプル間のデータの異同が計算できる．

2. 日内変動による影響

　腸内細菌叢は日内変動することも示されている[7]．12時間ずつの明暗サイクルで自由摂食・摂水条件で飼育されたマウスにおいて，糞便中の全腸内細菌のうち統計的に有意な日内変動を示すのは遺伝子配列解析で検出された菌のうち15％以上である．それらの菌はClostridiales, Lactobacillales, Bacteroidalesといった腸内細菌のなかでも多数を占める目（order）の菌であることから，割合としては菌叢全体の約60％の菌が変動を示す．また，日内変動の位相は菌によって異なる．したがって，マウス間（例えば野生型と遺伝子欠損間での比較）で，あるいは同一個体で日を追って経時的に腸内細菌組成を比較する際には，採便時間を一定にするべきである．なお，日内変動・生物リズムと表現型の関係については**第5章-2**を参照されたい．

3. マウスの遺伝的差異による違い

　同じ飼育室内でも，腸内細菌叢はマウスの遺伝的差異により異なることが知られている．例えば，最もよく実験に用いられるマウスの系統であるC57BL/6とBALB/cでは，後者の腸内細菌叢の方が多様性に富んでおり，これはそれぞれが産生するIgAの違いに依拠することが報告されている[8]．

　また，例えば，1型糖尿病を自然発症するNODマウスでは腸内細菌叢の組成に性差があり，この違いは男性ホルモンの影響であることが報告されている[9][10]（後述）．

腸内細菌によるマウス表現型への影響

1. 腸炎モデル

　腸内細菌がマウスの表現型に影響を与える例としては，コンベンショナルやSPFなどの有菌環境でみられるIL-2欠損マウスにおける大腸炎が，無菌環境ではみられなくなるとの報告がある[11]．これは，免疫細胞に作用するサイトカインであるIL-2が欠損したことによる免疫異常により，有菌環境では，本来非病原性である腸内常在細菌叢に対して異常な免疫応答が起こった結果であると考えられる．また，SPFのIL-2欠損マウスから単離したEscherichia coli, Bacteroides vulgatusを単独で，あるいは一緒に無菌化したIL-2欠損マウスに投与すると，E. coli単独では腸炎が起きるがB. vulgatus単独では腸炎は発症せず，さらに両者の共存下でも腸炎は起きないとの報告がある[12]．この結果は，腸内常在菌のなかに腸炎発症因子となる菌と腸炎発症の抑制因子となる菌が混在していることを示している．このような腸内細菌叢による腸炎の表現型の違いは，IL-10欠損マウス[13]，TLR5欠損マウス[14]，DSS腸炎モデル[15][16]，T細胞移入腸炎モデル[17]などでもみられる．

　この他，2型糖尿病のモデルであるレプチン欠損マウスにおける肥満にも腸内細菌の関与が報告されている[18]．このように，さまざまな疾患の指標や表現型の変動に腸内細菌叢が関与しており，実験の際に留意が

◆ 飼育施設による腸内細菌叢の違い

　個体レベルでの遺伝子の機能解析に遺伝子改変マウスが広く用いられるようになるにつれ，同一の遺伝子改変マウスであるにもかかわらず，研究者や研究施設により表現型が異なること，その理由が腸内細菌叢にあることが明らかとなってきた．

　このように，飼育施設による腸内細菌叢の違いは，ときに実験結果に大きな影響をおよぼすが，マウスを購入する際にもこの点に留意する必要がある．例えば，複数の飼育場を有する事業者からマウスを購入する場合に特に重要となってくる．これはわれわれが最近経験したことであるが，同じ事業者から購入したC57BL/6マウスを用いて抗生物質がモデルマウスの病態におよぼす影響を検討していた際，あるとき購入したマウス群における抗生物質の影響が，それまでの実験群と全く逆の結果を示すことを経験した．困惑しながらもさまざまな可能性を潰していった結果，マウス供給業者が複数の飼育場を有しており，発注された系統と週齢に合ったマウスを飼育している飼育場からランダムに納入していることが明らかとなった．実際，飼育場によって納入時の腸内細菌叢に明らかな違いがあることが確認された．したがって，腸内細菌による影響が予想されるような実験系の場合，結果の再現性を確認する実験を行うに際しては，飼育場まで指定したうえで発注するのが望ましい．

必要である．

2. 自己免疫疾患モデル

　自己免疫疾患も常在細菌が疾患の発症や進行に関係するといわれている．実際，NODマウスにおいて，妊娠中の母マウスに主としてグラム陰性細菌に対する抗生物質であるネオマイシンを投与すると1型糖尿病の発症が抑制され，グラム陽性細菌に対する抗生物質であるバンコマイシンでは発症が促進されることが示されている[19]．両抗生物質投与群の仔マウスとも，非投与コントロール群の仔マウスと異なる腸内細菌叢を示すとともに免疫応答性が異なり，この免疫応答性と疾患感受性はその次の世代へと垂直伝搬されることから，腸内細菌の違いが疾患感受性の違いを規定していると考えられる．

　また，1型糖尿病や関節リウマチ，多発性硬化症などの自己免疫疾患の発症は男性に比べて女性で有意に高いことが知られており，NODマウスを用いた研究からこの性差に腸内細菌の関与が示唆されている[9)10)]．NODマウスにおいてもSPF環境では雄と比較して雌で有意に糖尿病の発症率が高いが，無菌環境ではこの性差は消失する．成熟したマウスでは腸内細菌叢の組成にも性差が観察され，この菌叢の違いは雄の去勢により消失することから，男性ホルモンが菌叢の違いに重要と考えられる（去勢された雄では糖尿病の発症率も上昇することが知られている[20]）．さらに，成熟した雄のSPFマウスの盲腸の腸内細菌を未成熟の雌の無菌マウスに定着させることにより血清テストステロンが上昇するとともに，糖尿病の発症率も低下することが示されている．

3. 糞便中IgAの違い

　IgAは，腸管，唾液腺，乳腺など主として粘膜組織で産生される免疫グロブリン（抗体）[※2]であり，体内で産生される全免疫グロブリンの70〜80％を占めるが，そのほとんどが粘膜組織から体外，すなわち腸管内や唾液，母乳中に分泌され，粘膜面での生体防御に働く．

　前述のように，BALB/cとC57BL/6では腸内細菌叢の多様性に違いがみられるが，これは前者では後者に比べて広く多様な細菌に反応できるIgAを多く産生することに起因している．また，このIgAの性質の違いは，両系統のマウスを無菌マウス化しても残っていることから，細菌の違いに反応して生じているものではなく，両系統の遺伝的差異によって規定されることが示されている[8]．

　また，腸内細菌の違いにより糞便中のIgA濃度が異なることも示されている[21]．IgA濃度の高いマウスと低いマウスでは腸内細菌組成が異なり，低いマウスの腸内細菌はIgA分解能が高いこと，低いマウスの腸内細菌叢の方がドミナントであり，低いマウスと高いマウスを同衾させると低い表現型が高いマウスに移ることも示されている．

おわりに

　以上述べてきたように，腸内細菌叢はマウスの表現型にさまざまに影響し，またマウスの遺伝子型も腸内細菌叢に影響を与えることがわかってきた．本項では触れなかったが，腸内細菌はアトピー性皮膚炎などとの関連も報告されており，逆に皮膚の常在菌もアトピー性皮膚炎などの皮膚疾患のみならず，食物アレルギーなどとの関連も示唆されていることから，実験計画を立てたり，また結果の考察をするうえで，腸内細菌やより広く常在細菌の存在を頭の片隅に置いておく必要がある．

※2　免疫グロブリン（抗体）
免疫グロブリンはB細胞（Bリンパ球）が産生分泌する糖タンパク質で，抗体ともよばれる．細菌やウイルス，毒素などの抗原分子に特異的に結合し，中和（無効化）したり貪食細胞への取り込みを媒介したりして異物の除去に働く．多様性に富み異物と結合する可変領域と多様性に乏しい定常領域からなり，定常領域の違いにより，クラス（アイソタイプ）に分類される（ヒトやマウスではIgM，IgG，IgA，IgE，IgDの5つのアイソタイプが存在する．

文献・URL

1）平山和宏：実験医学増刊，32：714-718，2014
2）実験動物中央研究所ICLASモニタリングセンターホームページ「微生物検査微生物カテゴリー」(http://www.iclasmonic.jp/microbiology/category/category_a.html)
3）実験動物の授受に関するガイドライン (http://www.kokudoukyou.org/index.php?page=kankoku juju)，国立大学法人動物実験施設協議会

4) 実験用マウス及びラットの授受における検査対象微生物等について（http://www.kokudoukyou.org/pdf/kankoku/juju/juju_hyou1_121221.pdf），国立大学法人動物実験施設協議会
5) 微生物モニタリング日動協メニューの改訂（http://www.nichidokyo.or.jp/pdf/production/monitaring_3.pdf），日本実験動物協会
6) Ubeta C, et al：J Exp Med, 209：1445-1456, 2012
7) Thaiss CA, et al：Cell, 159：514-529, 2014
8) Fransen F, et al：Immunity, 43：527-540, 2015
9) Markle JG, et al：Science, 339：1084-1088, 2013
10) Yurkovetskiy L, et al：Immunity, 39：400-412, 2013
11) Sadlack B, et al：Cell, 75：253-261, 1993
12) Waidmann M, et al：Gastroenterology, 125：162-177, 2003
13) Shouval DS, et al：Adv Immunol, 122：177-210, 2014
14) Singh V, et al：Gut Microbes, 6：279-283, 2015
15) Maslowski KM, et al：Nature, 461：1282-1286, 2009
16) Hernández-Chirlaque C, et al：J Crohns Colitis, in press (2016)
17) Powrie F & Uhlig H：Novartis Found Symp, 263：164-174, 2004
18) Suárez-Zamorano N, et al：Nat Med, 21：1497-1501, 2015
19) Hu Y, et al：J Autoimmun, 72：47-56, 2016
20) Makino S, et al：Jikken Dobutsu, 30：137-140, 1981
21) Moon C, et al：Nature, 521：90-93, 2015

column ④

マウスを用いた日本発の宇宙実験

工藤 崇，高橋 智

　国際宇宙ステーション（ISS）に設置された日本実験棟「きぼう」で「生命科学」「宇宙医学」「物質・物理科学」などの実験が実施されてきた．日本発の生命科学分野の対象生物は，植物，微生物，魚，マウスおよび細胞であり，その解析内容に則った実験や実験装置の開発が，研究者，装置開発者，およびコーディネーターの密接なやりとりによって実施されている．今回，マウス宇宙実験に対する日本の取り組みを紹介する．

日本発のマウス宇宙実験の実施へ

　宇宙環境は，微小重力，宇宙放射線，閉鎖空間など地上とは全く異なるさまざまな環境ストレスに曝露される．この環境下における有人宇宙活動のための基盤的な研究開発に加え，きぼうでしかできない科学研究への貢献が期待されている．マウス宇宙実験を行うことによって，骨量減少や筋萎縮の新たな発生機序や，さまざまな宇宙環境応答メカニズムを解き明かせば，ヒト疾患への応用が期待される．ラット，マウスなどの齧歯類の宇宙実験は，すでにアメリカ，ロシア，イタリアなどで実施されている．しかしながら，宇宙空間における動物の飼育環境整備が単純に難しく，科学的に意味をもつデータを得るためには，ただ飼うだけでなく飼育環境の統一や検体数の確保など解決しなければならない問題が多数存在する．また，これまでの宇宙実験において，日本の研究者は実験装置の主体的利用ができなかったため，実験する機会がサンプルシェアなど限られた参加でしかなかった．そこで，日本の宇宙航空研究開発機構（JAXA）を中心とした研究チー

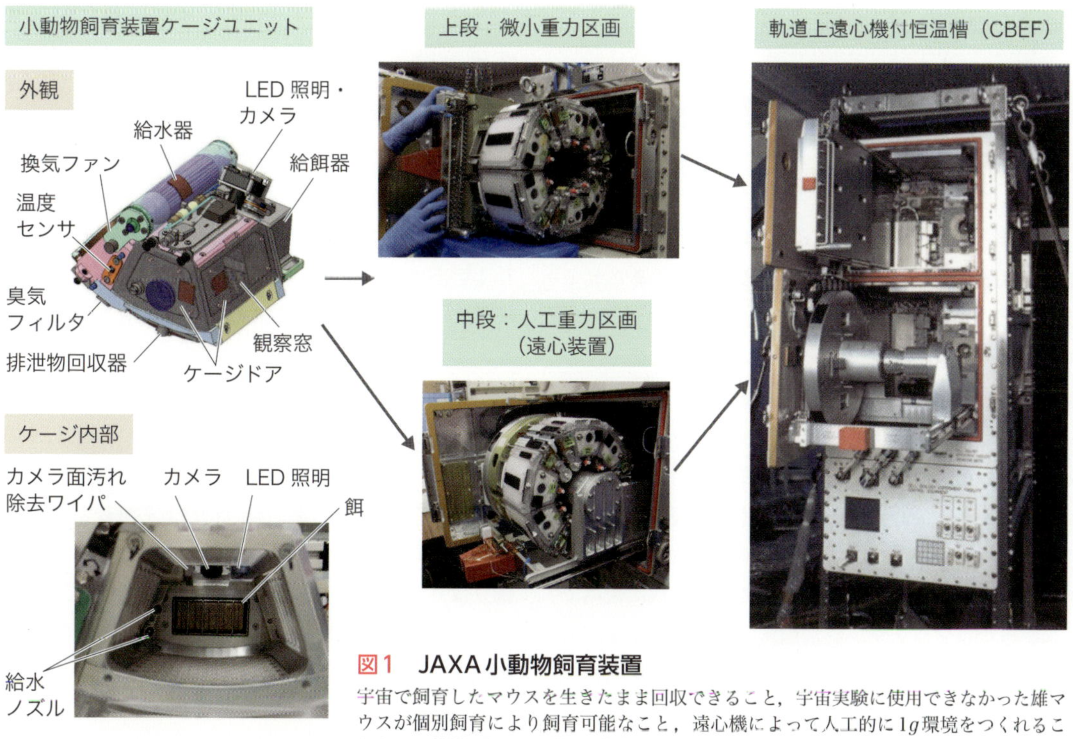

図1　JAXA小動物飼育装置
宇宙で飼育したマウスを生きたまま回収できること，宇宙実験に使用できなかった雄マウスが個別飼育により飼育可能なこと，遠心機によって人工的に $1g$ 環境をつくれることなどの特徴がある．詳細は本文も参照．ⓒJAXA

column ④

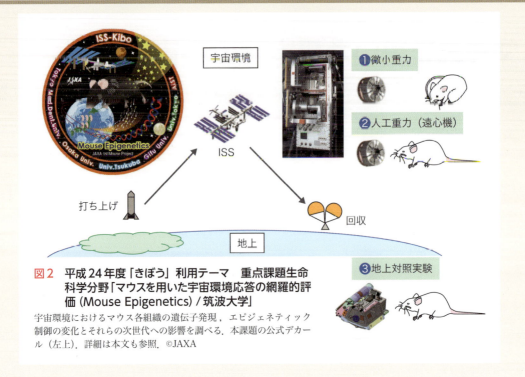

図2 平成24年度「きぼう」利用テーマ　重点課題生命科学分野「マウスを用いた宇宙環境応答の網羅的評価（Mouse Epigenetics）/ 筑波大学」
宇宙環境におけるマウス各組織の遺伝子発現，エピジェネティック制御の変化とそれらの次世代への影響を調べる．本課題の公式デカール（左上）．詳細は本文も参照．©JAXA

ムによって，過去の問題点を修正した飼育装置の開発とそれを使用したマウス実験が計画されている．

JAXAマウス軌道上飼育装置の開発

　JAXAと三菱重工によってマウス軌道上飼育装置が開発された（図1）[1]．この装置にはさまざまな最先端のテクノロジーが集約され，宇宙で飼育したマウスの生存状態での回収が可能である．

　最も特徴的な2つの利点の1つは，微小重力環境下であるきぼう内で，人工的に1g環境をつくることである．人工的に1g環境をつくる装置として，JAXAはすでに軌道上遠心機付恒温槽（CBEF）を開発し，きぼう内で運用している．このCBEFにマウス飼育装置を適応させることにより，微小重力と1g環境の比較を可能にした．つまり，重力以外の環境が同じであることから，重力に対する影響を純粋に比較することが可能になる．もう1つの利点としては，攻撃性の高さから群飼育が困難であり，これまで宇宙実験に使用できなかった雄マウスが，個別飼育の実現により使用可能となったことである．これにより，雄の生殖機能の解析や，精子回収による次世代の作出が期待される．さらに，個々の飼育ケージ内に設置されたカメラで行

動観察が可能になり，マウスの健康状態を地上からモニターすることができる．

JAXAマウス軌道上飼育装置を利用した宇宙実験

　現在，JAXAマウス軌道上飼育装置を利用したマウス宇宙実験（2016年度実施予定）が，きぼう利用テーマ重点課題として計画，準備されている（図2）．これは筑波大学を中心にさまざまな大学，研究機関が協力して宇宙環境で飼育されたマウスの各臓器を網羅的に解析するプロジェクトである．宇宙環境での微小重力と人工重力1g，それらと同様なタイムスケジュールで飼育された地上対照実験マウスの3群を比較することにより，微小重力の影響や宇宙放射線の影響を別々に評価する．

　2024年までのISS運用延長に日本も継続参加することが決定している．宇宙環境での安定なマウス飼育の確立は，今後のマウス宇宙実験の発展に不可欠なものであり，その先のヒトにおける宇宙環境影響の解明に発展するものと思う．

文献

1) Shimbo M, et al : Exp Anim, 65 : 175-187, 2016

第6章　マウスを育てよう

1　繁殖と維持，系統管理

目加田和之

遺伝子操作技術の誕生と普及により，多くの遺伝子改変マウスが作製され研究に用いられている．しかし，遺伝子改変マウスを自ら飼育し，実験に必要な個体を確保することは必ずしも簡単ではない．本項では，遺伝子改変マウスの飼育に必要な繁殖や維持に関する基礎知識と方法について解説する．また，遺伝子改変マウスを用いた再現性の高い実験における「遺伝背景品質」の重要性とSNPを用いた遺伝品質の管理法についても紹介する．

はじめに

遺伝子改変マウスを用いて表現型解析を行うための第一歩は，マウスを飼育し，実験に必要な動物個体を用意することである．安定かつ効率的なマウスの繁殖を行うためには，マウスの生活環とそれらにかかわる生物学的基礎特性を理解したうえでマウスを扱うことが重要である．また，解析に用いるマウスは精密かつ再現性のよい実験の実施に適した遺伝品質となるように管理することも必要である．マウスにはさまざまな系統が育成されているが，その遺伝的構成は系統によって異なり，それぞれ特有の遺伝形質をもつ（第1章-2参照）．この系統差は実験によっては解析結果に大きな影響を与えることもあるため，解析に用いるマウスの遺伝背景がどうなっているかを正確に把握するとともに，場合によっては，遺伝背景の置換や均一化が求められる．

本項では，表現型解析に用いる遺伝子改変マウスを繁殖させ，維持するために必要な雌雄の区別や性成熟の判断法，交配から妊娠，出産，離乳にいたるまでのマウスの基本的な生物学的特徴，変異マウスの区別に欠かせない個体の識別法について解説する．そして，マウスの系統や亜系統に存在する遺伝的な差について概説するとともに，遺伝背景をコントロールするための交配方法やSNPを用いた遺伝背景検査法についても紹介する．

マウスの繁殖

1. 雌雄の区別

マウスを繁殖させるためには，まずは雌雄を区別し，交配する雄と雌を選択する必要がある．雌雄の区別は外部生殖器の形態の違いにより行う．離乳期以降のマウスや成熟マウスでは陰嚢部の膨らみや膣口の存在により識別する（図1）．新生仔や離乳前のマウスの場合は，生殖器が未発達であり，識別が難しいため，陰部

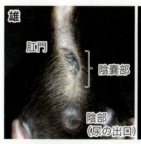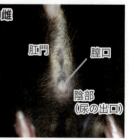

図1　離乳期以降の雌雄判別（成熟マウス）（C57BL/6系統）
詳細は本文参照．

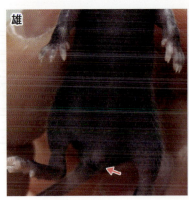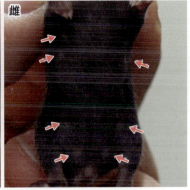

図2 若齢期の雌雄判別（10日齢マウス）（C57BL/6系統）
雄）→：陰嚢部，雌）→：乳頭．

（尿の出口）と肛門との間の距離により区別するとよい．C57BL/6マウスといった色付きのマウス系統の場合は，陰嚢部に色素の沈着（黒色）が認められる．また，生後1～2週間の雌では，腹側に乳頭（原基）があり，雄との区別が容易である（図2）．雌雄の判別ミスは，予期せぬ妊娠といったその後の交配や実験に大きな影響を与えるため慎重に行うこと．離乳前や離乳時，交配時（実験前）といったいくつかのタイミングで確認するとよい．

2. 性成熟の判断

マウスが性成熟に達する期間は，雌で生後5週齢以降，雄で8週齢程度である．雌の場合，3～4週齢で膣が開口し，4～5日間隔の性周期がはじまる（最初は不安定だが徐々に安定する）．発情は生殖器が赤く膨張することにより識別できる．雄の場合，4～5週齢で精巣内の精子が認められるが，交尾行動が観察されるのは，8週齢以降である．

3. 交配の方法

マウスの交配では，雌マウス1匹と雄マウス1匹を常時同居させて，妊娠させる．一度，妊娠と出産が起こると，その後連続して妊娠しやすくなり（追いかけ妊娠※1とよばれる），安定した産仔の確保が可能である．飼育スペースが限られる場合，雄マウス1匹に対して雌マウス複数匹（2～3匹）を同居させて交配させる方法もあるが，筆者の経験では，1：1の交配の方が効率はよい．交配できる雄マウスの数に限りがある場合などは，1週間ごとのローテーションで雌マウス

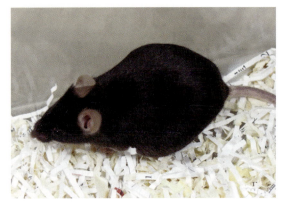

図3 妊娠後期の雌マウス（C57BL/6系統）
出産直前の雌マウスは腹部の膨らみが顕著になる．

を入れかえて交配させてやるのもよい．成熟マウスを交配させた場合，交配後2カ月をめどに妊娠・出産が認められないペアは繁殖の見込みがないかもしくは薄いので，新しいペアに交換することをお勧めする．また，胚や胎仔を用いる実験など，受精や交尾の時期を特定する必要がある場合は，プラグ（膣栓）の形成により交尾の成否を判断する．一般的に，雄マウスと雌マウスを同居させ，翌朝に雌マウスの膣内に形成され

※1 追いかけ妊娠
マウスは雌雄を同居させたままにしておくと，約3週間弱ごとに仔を産む．雌マウスが分娩直後に発情と交尾を行うことによるもので，追いかけ妊娠とよばれる現象である．受精卵は受精後3日間程度着床することなく，その後，着床・発生をはじめる．次の産仔を得たくない場合は，妊娠が確認できたらすぐに雌雄を分離する必要がある．

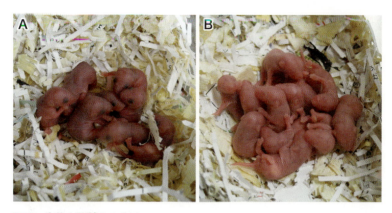

図4　生後1日齢のマウス
詳細は本文参照．**A**) C57BL/6系統（有色マウス），**B**) BALB/c系統（アルビノマウス）．

たプラグの有無を目視ないし，見にくい場合は小型のピンセットを使用して確認する（膣口を広げてやる）．

4. 出産

　一般的なマウスの妊娠期間は19～20日である．妊娠した雌マウスは10日程度で腹部に膨らみが認められる．妊娠後期になると腹部の膨らみが急激に大きくなり，体重の増加や営巣行動が観察される（図3）．分娩直前直後は雌マウス（母獣）にストレスを与えないようケージ交換は控えること（流産や仔マウスの食殺につながる）．ケージ交換がどうしても必要な場合は，汚れた部分のみの交換とし，不要な接触は控える．

　出生直後のマウスは体重が1～2g，無毛で赤裸，眼瞼と耳は閉じた状態である（図4）．生後3～4日で耳が開き（未発達），発毛がみられる．生後12～13日になると，眼瞼が開き四肢歩行が可能となるため，動きが活発となる．生後15日ぐらいになると歯が生えそろい固形飼料の摂取が可能となり，生後3週間で離乳にいたる．

　母獣が一回に産む仔の匹数を産仔数とよび，マウスの場合，6～13匹程度である．産仔数は系統や妊娠した週齢などにもよるが，一般的に初産よりも2産目以降の方が得られる仔の匹数や成長は安定する．また，老齢になると産仔数の低下や離乳率が低くなることがある．老齢期（12カ月齢以降）に入ったマウスはリタイアさせ，若いペアを交配させた方がよい．

マウスの維持

1. 個体の識別

　表現型解析を行う際は，対象マウスの個体を識別する必要がある．遺伝子改変マウスの多くはPCRによる変異遺伝子の遺伝子型判定（ジェノタイピング）が必要である（第2章-3参照）．遺伝子型判定のためのDNAサンプルは，主にマウスの尾部先端部の組織片から抽出することが多い．この尾部組織片の採取の際に，マウスの体の一部に印をつけることにより個体を識別する．その後，遺伝子型判定の結果と照らし合わせながら個体を管理し，維持や解析を進めることとなる．個体の識別を誤るとその後の作業に多大な影響を与えるため，尾部組織片の採取と個体の識別には細心の注意を払う必要がある．

　個体の識別方法には耳に認識タグをつける方法，色素（ピクリン酸アルコール溶液など）を用いた着色法（アルビノ系統など淡色で色素がつきやすいマウスに限る）やトゥクリップを用いた指切断法，イヤーパンチを用いた方法などがある．図5にイヤーパンチを用いた耳マークの例を示す．この方法は簡便であり，外部からも比較的に識別しやすい．また，個体識別とともに遺伝子型判定用の尾部組織片の採取を行う際は，採取した組織片を入れるチューブの取り違えや組織片の入れ忘れがないように色や形状の異なるチューブ立てを複数併用したり，チューブを並べる順番に順序をつけてやるとよい（図6）．

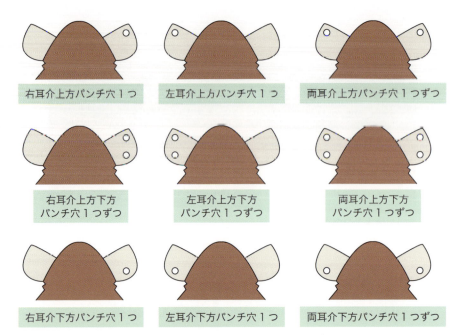

図5 イヤーパンチによる個体識別の例

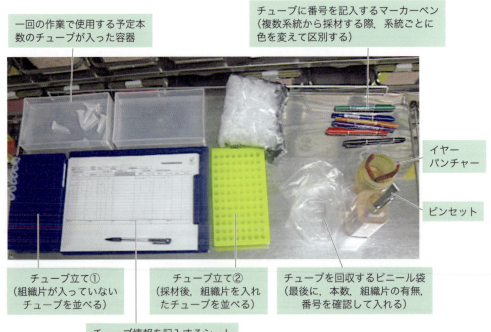

図6 遺伝子型判定のための尾部組織片の採材準備の例

2. 変異マウスのコロニーを維持する

　遺伝子改変マウスの表現型解析においては，ヘテロ接合体同士の交配によりホモ接合体を作出し，得られる同腹のヘテロ接合体と野生型をコントロールとして比較することが多い．そのため，系統を維持するための繁殖コロニーにおいては，変異遺伝子をもったマウ

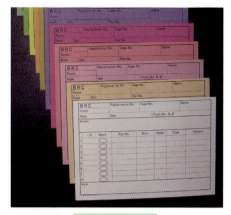

| 交配用ケージカード | カードの色分け |

図7　ケージカードの記載の例
系統名，個体番号といった個体レベルの情報や，交配相手や交配開始日といった交配ペアの情報，生年月日や性別，離乳日といった産仔の情報を記載する．複数系統を扱うときは，使用するカードの色を分けると系統間の取り違えの防止にも役立つ．

ス（ヘテロ接合体）と野生型のマウスもしくは背景となった近交系マウスとを交配することで常にヘテロ接合体のマウスが得られるようにするとよい．いったん，遺伝子型がホモ接合体に固定すると，毎世代の遺伝子型判定が不要となり作業が楽になるが，同腹でのコントロール個体を確保することが難しくなり，解析までに時間がかかるとともに（野生型との余分な交配が必要となる），ホモ化による繁殖能力への（想定外の）影響や遺伝子型判定結果の見間違いが生じた際，取り返しがつかなくなる恐れもありお勧めしない．さらに，繁殖能力や飼育スペースにもよるが，複数世代が同時に維持されるように維持コロニーの管理を行うと，何か問題が生じた際のレスキューもしやすい．また，個体番号や生年月日，遺伝子型といった個体情報や交配相手や交配日といった交配ペア情報も必ずケージカードに記載し，ケージに付随させる（図7）．誰がいつどこで見てもケージ内の状況が理解できることが大切である（自分の記憶はあてにならない）．

マウスの遺伝背景と系統管理

1. 遺伝背景を知ることの重要性

近交系は兄妹交配（同腹の雌雄同士の交配）を20世代以上継続することにより確立された系統で，各遺伝子座がホモ型に固定されることで各個体の遺伝的組成が均一となっている[1]．現在では，多くの近交系が育成され利用することができるが，それぞれさまざまな育成過程を経ているため，多彩な遺伝背景を保持していることが知られている[2]．そのため，近交系といっても，その遺伝的構成は系統によって異なり，それぞれの特有の形質をもっている（例えば，C57BL/6はヘリコバクター属菌に対して抵抗性があるが，BALB/cやC3H系統は感受性の高い系統である[3]）．変異遺伝子をもったマウスの表現型解析においても，これらの遺伝背景の違いにより，変異遺伝子座以外の遺伝的要因が表現型に影響をおよぼすことが知られている[4]．そのため，自分の研究に適した系統を選択することが必要である（第1章-2参照）．

2. 亜系統差

もととなる近交系から分岐して20世代以上経過したものを亜系統とよぶ[5]．C57BL/6系統は，現在，遺伝子改変マウスの遺伝背景として最も広く利用されている標準近交系であるが，C57BL/6J（B6J）（米国Jackson研究所で維持されてきた亜系統）とC57BL/6N（B6N）（米国NIHで維持されてきた亜系統）を由来とする多くの亜系統が存在している．これらの系統の間には行動特性や薬剤耐性といった表現型

表　報告されているC57BL/6亜系統間で違いがみられる主な表現型

表現型またはその検出試験	文献
オープンフィールド	6)
恐怖反応	7)～9)
プレパルス抑制	10)
認知能力	11)
尾懸垂試験	12)
耐糖能	13)～15)
アルコール依存	16)
アルコール・スペクトラム障害	17)
薬剤耐性：ミダゾラム，ケタミン，トリブロモエタノール，1,2-ジメチルヒドラジン，コカイン	18)～20)
αシヌクレイン合成	21)
網膜変性症	22)

の違いが報告されており，亜系統レベルでの遺伝背景系統の選択が問題となっている（表）．もともと，B6Jがさまざまな研究で標準系統として使われてきたが，国際ノックアウトマウスプロジェクトで開発されたB6N由来のES細胞の普及により，B6Nがその後の遺伝子改変マウスの標準系統となっている[23]．精密な遺伝子の機能解析を行うためには，自分が使用するC57BL/6背景の遺伝子改変マウスが，どの亜系統で作出されたものであるかを把握することが大切である．

3. コンジェニック化

あるマウスを近交系に交配し，次世代仔を作出し，さらにその仔を同じ近交系へ交配し，次世代仔を作出するという作業をくり返す交配方法を戻し交配とよぶ（図8）．ある変異遺伝子を指標に仔マウスの選別を行い，近交系を相手に交配をくり返すことにより，指標とした遺伝子以外はほぼ同じ遺伝子組成をもったマウスを得ることができる．こうして作出されたマウスはコンジェニック系とよばれ，通常，12世代以上のくり返しの戻し交配により作出される（より少ない世代で済むスピードコンジェニック法[※2]もある）．遺伝子改変マウスを用いて研究を行ううえで，個体間の遺伝的バラツキをなくし，どの個体も均一の遺伝的特性をもつマウスを使用することは再現性の高い実験を行うためにきわめて重要である．標的遺伝子組換えのために用いられたES細胞の由来となったマウス系統とキメ

ラマウス作出後に交配されたマウス系統が異なるといったケースでは（例：129系統のES細胞を用いて変異体を作出，その後，C57BL/6マウスと交配された，など），混合性の遺伝的背景，あるいは近交系でない遺伝的背景となっていることがある．この場合，変異マウスの表現型に影響をおよぼす遺伝的差異が生じている可能性があり，再現性の高い実験を行ううえで不向きである．このようなマウスは戻し交配により遺伝背景の均一化を図ることが必要である．

4. 遺伝背景検査

SNP（一塩基多型）はゲノム中に存在する最も豊富な遺伝マーカーであり，系統間，亜系統間を区別するのに有用である（SNPのジェノタイピングをするためには，PCR-RFP法やアレル特異的プライマー伸長法，TaqManプローブを用いた検出法などがあるが，それぞれの方法についてはここでは触れないため，他の良

※2　スピードコンジェニック法

各世代の個体の各染色体における遺伝子座の置換の程度をDNAマーカー（SNPやマイクロサテライト多型）を指標に調べ，バックグラウンド系統由来の染色体断片への置換の程度がより高い個体を選別することでコンジェニック化の速度を速くする方法（詳細は文献25を参照）．通常の戻し交配では，コンジェニック化には，最低でも3年程度の期間を要するが，スピードコンジェニック法を使用すると通常の半分程度の戻し交配の回数でコンジェニック化個体を得ることができる．

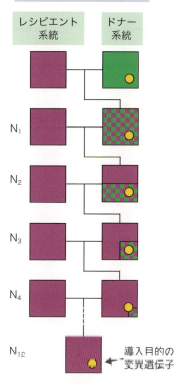

戻し交配によるレシピエント系統の遺伝子の割合

世代	従来法	スピードコンジェニック法*
N_1	50.00	50.00
N_2	75.00	80.84
N_3	87.50	94.03
N_4	93.75	99.03
N_5	96.88	～100
N_6	98.44	
N_7	99.22	
N_8	99.61	
N_9	99.81	
N_{10}	99.90	
N_{11}	99.95	
N_{12}	99.98	

従来法では，各世代アレルの半分 $[1-(1/2)^n]$ がレシピエント系統に置換される．＊各世代20匹の変異遺伝子をもつマウスから最もレシピエント系統のアレルに置換している個体を選別した場合の割合（文献24より引用）．

図8　戻し交配とコンジェニック化
コンジェニック系統は，ある変異遺伝子をもつマウス（ドナー系統）を遺伝背景としたい近交系マウス（レシピエント系統）へ戻し交配することにより作出される．N：戻し交配における世代数を示す略号．

書を参照していただきたい）（**第2章-3**も参照）．マウスにおいては，米国Jackson研究所のC57BL/6J系統の塩基配列をリファレンスとして，他の系統の塩基配列データをマッピングすることによりSNP情報が整備されている[26)～30)]．これらの情報を用いて各系統ないし亜系統にユニークなSNPの同定が行われており，効果的に遺伝背景をモニタリングすることができるSNPマーカーのセットも整備されている．なかでも，米国Jackson研究所由来の系統（103系統）の遺伝背景を検査するために整備されたセット[31) 32)]や，変異マウスの連鎖解析のために整備された理化学研究所バイオリソースセンター（理研BRC）日本マウスクリニックのセット（C57BL/6Jに対し，DBA/2J，C3H/HeJおよびMSM/Ms系統のSNP多型を検出）[33) 34)]などが有用である．また，日本で市販されているC57BL/6亜系統の区別が可能なSNPマーカーのセットも整備されている[35) 36)]．研究に使用する遺伝子改変マウスの遺伝背景を明らかにしたいとき，コンジェニック化が必要な際はこれらの情報を活用するとよい．

おわりに

マウスの飼育に際しては，日常の飼育管理のなかでいかにマウスの状態を判断し，適切な作業を行えるかがポイントとなる．また，マウスの遺伝背景にも注目して，遺伝的により高品質なマウスを育成し維持することは，精度の高い表現型解析につながる．遺伝子改変マウスの維持をはじめる読者のために，本項が少しでも参考になれば幸いである．

文献・URL

1) 「Mouse Genetics」(Silver LM/ed), Oxford University Press, 1995
2) Beck JA, et al：Nat Genet, 24：23-25, 2000
3) 「実験動物感染症と感染症動物モデルの現状」(日本実験動物学会実験動物感染症対策委員会/編), アドスリー, 2016
4) Nadeau JH：Nat Rev Genet, 2：165-174, 2001
5) Volume1 History, Wild Mice, and Genetics, 「The Mouse in Biomedical Research History, 2nd edition」(Fox JG, et al/eds), Elsevier, 2007
6) Bothe GW, et al：Comp Med, 55：326-334, 2005
7) Radulovic J, et al：Behav Brain Res, 95：179-189, 1998
8) Stiedl O, et al：Behav Brain Res, 104：1-12, 1999
9) Siegmund A, et al：Behav Brain Res, 157：291-298, 2005
10) Grottick AJ, et al：Brain Res Mol Brain Res, 139：153-162, 2005
11) Clapcote SJ & Roder JC：Behav Brain Res, 152：35-48, 2004
12) Mayorga AJ & Lucki I：Psychopharmacology (Berl), 155：110-112, 2001
13) Freeman HC, et al：Diabetes, 55：2153-2156, 2006
14) Huang TT, et al：Hum Mol Genet, 15：1187-1194, 2006
15) Toye AA, et al：Diabetologia, 48：675-686, 2005
16) Khisti RT, et al：Alcohol, 40：119-126, 2006
17) Green ML, et al：Dev Dyn, 236：613-631, 2007
18) Garland EM, et al：Am J Physiol Heart Circ Physiol, 293：H684-H690, 2007
19) Diwan BA & Blackman KE：Cancer Lett, 9：111-115, 1980
20) Kumar V, et al：Science, 342：1508-1512, 2013
21) Spooht CG & Schoopfor R：BMC Neurosci, 2：11, 2001
22) Mattapallil MJ, et al：Invest Ophthalmol Vis Sci, 53：2921-2927, 2012
23) Collins FS, et al：Cell, 128：9-13, 2007
24) Markel P, et al：Nat Genet, 17：280-284, 1997
25) Wakeland E, et al：Immunol Today, 18：472-477, 1997
26) Tsang S, et al：Mamm Genome, 16：476-480, 2005
27) Wade CM, et al：Nature, 420：574-578, 2002
28) Wiltshire T, et al：Proc Natl Acad Sci U S A, 100：3380-3385, 2003
29) Zhang J, et al：Genome Res, 15：241-249, 2005
30) Yalcin B, et al：Nature, 477：326-329, 2011
31) Petkov PM, et al：Genomics, 83：902-911, 2004
32) Petkov PM, et al：Genome Res, 14：1806-1811, 2004
33) Wakana S, et al：Exp Anim, 58：443-450, 2009
34) 理化学研究所バイオリソースセンター マウス表現型解析開発チーム遺伝子マッピング (http://ja.brc.riken.jp/lab/jmc/mapping.html)
35) Mekada K, et al：Exp Anim, 58：141-149, 2009
36) Mekada K, et al：Exp Anim, 64：91-100, 2015

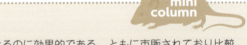

◆ 環境エンリッチメントで飼育マスターになる

マウスを交配により繁殖させて，多くの個体数を確保したい場合，いかに動物にストレスを与えずに妊娠-出産-哺育をしてもらうかが大切である．実験動物の分野では，動物の生態や習性に考慮して，科学性の損なわない範囲で動物が安らげる環境を作出することが求められている（環境エンリッチメントとよばれる）．筆者は実験マウスの飼育管理が専門であるが，この分野に入るきっかけとなったのは学生時代に野生で捕獲したネズミの飼育繁殖である．野生動物ということで，性格も敏感で動きも激しい．なかば趣味の世界ではあったが，当初はいかにストレスを与えずに動物に接して，飼育下で繁殖させられるかの試行錯誤であった．正直，当時はあまり意識していなかったのだが，知らないうちに環境エンリッチメントを実施していたのである．

図9は筆者が好んでよく使うマウスの飼育ケージの写真であり，紙製の巣箱と巣材（真綿）が入っている．母マウスがこれらを利用することで，周囲の環境からのストレスから逃れることができるため，出産や哺育成績の低いマウスやストレスを受けやすいマウスを繁殖させるのに効果的である．ともに市販されており比較的安価に入手が可能であるので，なんとか増やしたい，繁殖を向上させたいというマウス系統がいる場合は試してみてはいかがでしょうか？

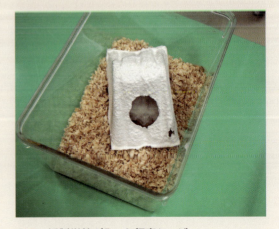

図9　紙製巣箱が入った飼育ケージ

第6章 マウスを育てよう

2 胚および配偶子の凍結・冷蔵保存とその応用

中潟直己

現在では，きわめて簡易なマウス胚（受精卵）および配偶子（未受精卵，精子）の凍結保存法が開発され，世界中に広く普及している．胚の凍結保存は主に近交系やホモマウス，精子の凍結保存はそれ以外の系統の保存に用いられている．また，凍結前核期受精卵はDNAインジェクションに，凍結8細胞～胚盤胞期胚はESキメラ胚作製時のホスト胚として，凍結未受精卵は他系統の精子との組合わせによるF1作製に，凍結精子は体外受精－胚移植による大量の産仔作製に利用されている．さらには，短期間ではあるが，胚や精子の冷蔵保存も可能となっている．本項ではこれらの方法の概要について解説する．

はじめに

これまでに35,000系統以上の遺伝子改変マウスが作製され，これら系統を維持管理するためにマウスリソースバンクが世界中で設立されている[1]（**第7章-1，2参照**）．マウス胚・配偶子の凍結保存技術は，主にこれら遺伝子改変マウス系統の保存手段として一般に用いられてきた．多数の遺伝子改変マウスを生体のままで維持するには，膨大なスペースとコストおよび労力が必要であるが，凍結した胚や精子でこれらマウスの系統を維持すれば，①動物を飼育管理する必要がない．②飼育スペースの大幅な削減が可能である．③個体に比べ，維持経費が，凍結胚で1/10，凍結精子の場合は1/30以下に抑えることが可能である．④突然変異が起こらない．⑤病原微生物に感染する恐れがないなどの利点がある．また，短期間の胚・精子の冷蔵保存法の開発により，遺伝子改変マウスの簡易な輸送が確立されたことから，系統を維持管理するための技術はますます，遺伝子改変マウスを扱う研究者・技術者にとって，必須のアイテムになりつつある．加えて最近では，ゲノム編集技術の台頭により，さらに膨大な数の遺伝子改変マウスの作出がなされており，それらマウスの保存・輸送のみならず，効率かつ迅速な作製および表現型解析システムの構築が急務となっている．そこで，本項では，今後マウスを扱う研究者の必須知識となることが予測される胚および配偶子の凍結・冷蔵保存とその応用について述べる．

胚（受精卵）および未受精卵の凍結保存

現在，胚および未受精卵の凍結保存には，一般に簡易ガラス化[※1]法（**minicolumn参照**）が用いられている[2]〜[4]．当研究室で用いている簡易ガラス化法を簡単に図1に示す．基本的には，1M DMSO溶液中で平衡した胚を凍結用チューブに移し，高濃度の保存液

※1 ガラス化
高濃度の溶液の温度を急激に下げると，その溶液の凝固点を一瞬のうちに通過してしまうため，溶液が結晶化を起こさず，無構造のまま固化してしまう現象．

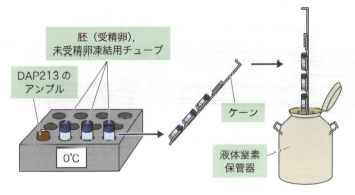

図1 胚（受精卵），未受精卵の凍結保存
詳細は本文参照．文献24より引用．

(DAP213[※2])を加えた後，凍結用チューブをケーンに装着し，直接液体窒素に浸漬するものである．一方，融解もきわめて簡単であり，液体窒素から凍結用チューブを取り出し，フタを開けてスクロース溶液を加えるだけである．この方法では，前核期受精卵から胚盤胞期までの各ステージの胚の凍結保存が可能であり，どのステージにおいても融解後の生存率は平均80％以上である．また，卵丘細胞を除去した未受精卵の凍結保存も可能である．

精子の凍結保存

精子の凍結保存においても，これまでにさまざまな改良がなされ，現在ではほとんどの系統で良好な受精率が得られる方法が開発されている[5)～12)]（図2）．ラフィノースとスキムミルクをベースとした保存液に精巣上体尾部精子を懸濁し，作製した精子懸濁液をストローに充填した後，精子凍結用フロートに入れ，液体窒素保管器のガス中に10分間静置してから液体窒素中に浸漬する方法である．1匹の雄から約10本のストローの作製が可能であり，融解した1本の凍結精子ストローで，体外受精により200個以上の受精卵が作製

※2 DAP213
リン酸緩衝液に終濃度が，2M DMSO，1Mアセトアミド，3Mプロピレングリコールになるように溶解したマウス胚・卵子のガラス化保存溶液．

できる．精子は，採取が容易であること，また，1匹の雄から約1,000万を採取可能であること，さらに凍結費用もきわめて安価であることから，遺伝子改変マウスの系統維持法として精子の凍結保存が急速に普及している．

胚の冷蔵輸送と一時的保存

現在，遺伝子改変マウスの輸送は，生体あるいは凍結胚での輸送が一般的である．しかしながら，生体での輸送は輸送費が高額になるだけでなく，マウスが逸走，死亡するケースがある．また，輸送中，マウスに苦痛を与えるという欠点もある．一方，凍結胚の場合は，受け取り側で融解・移植を行わなければならないが，胚の凍結法にはさまざまな方法があり，受け取り側は，送られてくる凍結胚それぞれに応じた融解法を事前にマスターしておかなければならないという問題がある．これらの輸送に対して，胚の冷蔵輸送は低コストでの輸送が可能であり，受け取り側は，胚の到着後ただちにレシピエントに移植すれば産仔の作出が可能である．胚は3日間程度，冷蔵保存できることから，国内での輸送は充分可能である[13) 14)]．なお，体外受精で大量の2細胞期胚が作製されたにもかかわらず，精管結紮雄との交配により，充分なレシピエント数が得られなかった場合，通常は移植できなかった胚をいったん凍結しておかなければならないが，それら胚を冷蔵庫で保存しておけば，翌日作製されたレシピエント

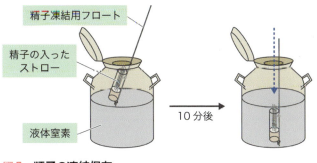

図2　精子の凍結保存
詳細は本文参照．文献24より引用．

に移植することが可能である．

精巣上体尾部の冷蔵輸送

近年，精巣上体尾部の冷蔵保存・輸送法の改良・開発が進み[15) 16)]，3日間程度の冷蔵保存が可能となったことから，遺伝子改変マウスの精子の輸送手段として，精巣上体尾部の冷蔵輸送が一般化しつつある．さらに，冷蔵輸送された精巣上体尾部から採取した精子は，凍結保存が可能であり，融解後，体外受精して得られた胚の移植により産仔が作出されている．精巣上体尾部の採取は初心者でも比較的簡単に行うことができることから，現在，当センターに送られてくる遺伝子改変マウス系統の約2/3が，精巣上体尾部の冷蔵輸送によるものとなっている．また，貴重な雄の場合は，麻酔下で陰嚢から片方の精巣上体尾部を採取後，その雄を繁殖に用いることも可能であることから，国内はもちろんのこと海外においても急速に普及している．

凍結・冷蔵胚および配偶子の遺伝子改変マウス作製への応用

1. 凍結前核期受精卵・8細胞〜胚盤胞期胚

凍結前核期受精卵はDNAインジェクションに[17)]，また，8細胞〜胚盤胞期胚はESキメラ胚作製時のホスト胚として用いることが可能である[18)]．これら受精卵や胚をあらかじめ凍結しておけば，DNAインジェクションやESキメラ胚の作製時に，融解してただちに利用可能であるため，すでに多くの研究室でルーチンワークに利用されている．

2. 凍結未受精卵

ルーチンワークにおける体外受精スケジュールは，「月：PMSG（妊馬血清性腺刺激ホルモン）の投与，水：hCG（ヒト絨毛性性腺刺激ホルモン）の投与，木：体外受精，金：2細胞期胚の凍結保存あるいは移植」，または，「土：PMSGの投与，月：hCGの投与，火：体外受精，水：2細胞期胚の凍結保存あるいは移植」が一般的となっている．したがって，ウィークデー（月〜金）に祝日がある場合は，その週には体外受精ができないか，実施が困難となる（図3）．しかしながら，事前に未受精卵を凍結保存しておけば，いつでも凍結未受精卵を融解して，新鮮・冷蔵あるいは凍結精子間での体外受精が可能である．また，各種遺伝子改変マウス間でのF1作製が必要な場合，それぞれの系統の未受精卵および精子を凍結保存しておくことで，目的に合わせた胚や産仔を手軽に作出できることから[19) 20)]，今後，凍結未受精卵の利用が増えるものと思われる．さらに，レーザーで透明帯に穴を開けた卵子（透明帯穿孔卵）の凍結保存も可能であり，低運動能凍結精子の体外受精にきわめて有効である[21)]（第7章-2参照）．

3. 繁殖障害ホモマウスの作出

ホモになると，さまざまな繁殖障害が起こる遺伝子改変マウスの系統がしばしば存在する．その原因は，勃起不全により産仔数が低下する，自然分娩しにくい，妊娠・分娩・食殺をくり返す，分娩しても哺乳保育を

2016年3月

日	月	火	水	木	金	土
		1	2	3	4	5
6	7 PMSG	8	9 hCG	10 体外受精	11 胚凍結・移植	12 PMSG
13	14 hCG	15 体外受精	16 胚凍結・移植	17	18	19
20	21	22	23	24	25	26
27	28	29	30	31		

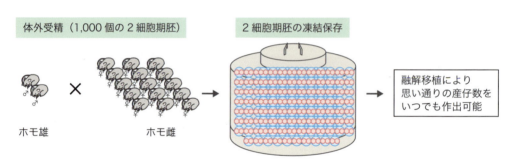

図3　マウスにおける体外受精のスケジュール

図4　繁殖障害ホモマウスの作出
詳細は本文参照.

しない，あるいは8～10週齢ぐらいになると死亡するなど，さまざまである．ただし，ほとんどの場合，生殖細胞は正常である．雌は4週齢前後から，過剰排卵誘起が可能であり，雄に関しても8週齢以上であれば，精巣上体尾部から精子の採取が可能である．したがって，これらホモマウスの配偶子を用いて体外受精を行い，大量のホモ胚を作製，凍結保存しておけば，それら胚を融解・移植することにより，計画に合わせた思い通りの産仔数をいつでも作出可能である（図4）.

4. 体外受精・胚移植による遺伝子改変マウスの大量作出

最近，われわれは，1匹の幼若雌マウスから100個の卵子を排卵させることのできる超過剰排卵誘起法※3を開発した[22]．また，前述したように，現在では1本の凍結精子ストローを用いて200個以上の受精卵の作出が可能である．図5に体外受精・胚移植による遺伝子改変マウスの大量作出法を示すが，1本の凍結ヘテロ精子と超過剰排卵誘起処理した2～3匹の幼若ヘテロ雌から採取した卵子を用いて体外受精を行い，得られた胚を移植すれば，100匹以上の産仔が作出できる（100匹の産仔が得られた場合，理論上，ホモ変異型：25匹，ヘテロ変異型：50匹，野生型：25匹となる）．これら産仔は胚移植後20日目にほとんどすべて同時に

※3　超過剰排卵誘起法

超過剰排卵誘起剤〔抗インヒビン抗体と妊馬血清性腺刺激ホルモンをミックスしたもの．CARD HyperOva（九動社）〕を投与することにより，多数の卵胞を発育させる方法で，幼若C57BL/6雌マウスにおいては，1匹から100個以上の卵子を得ることができる．

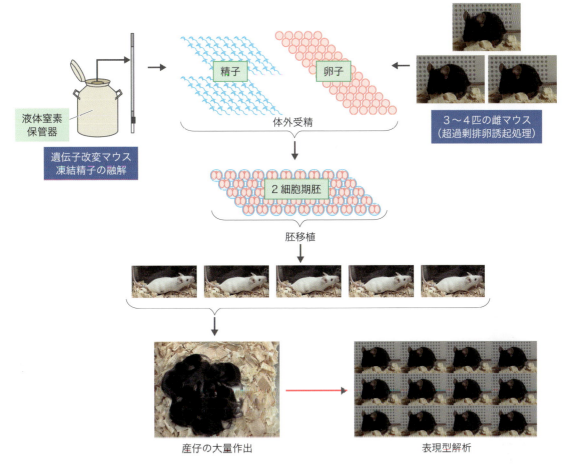

図5 体外受精・胚移植による遺伝子改変マウスの大量作出
詳細は本文参照．

産まれることから，日齢が全く同じである．したがって，これら仔マウスを1度に用いることで，効率かつ迅速な表現型解析が可能となる．

おわりに

現在，ゲノム編集技術と相まって，誰でもが簡単に遺伝子改変マウスを作製できる時代になったことから，遺伝子改変マウス系統数が加速的に増大している．当センターでもマウスリソースバンクとしての保存系統数が年々増えており[23]，現在では約3,000系統を保有している．それに伴って，それら系統の凍結保存は，作出にたくさんの雌を必要とする胚から，1～2匹の雄より膨大な数を採取できる精子に移行している．現に，世界各国のマウスバンクでは，凍結精子で保存している系統が急激に増加している．また，国際ノックアウトマウスプロジェクトで作製された系統のほとんどは凍結精子で保存されており，それら凍結精子の国際間での授受がさかんに行われている．今やインターネットで自分の希望する遺伝子改変マウスを一瞬にして検索することが可能であり，オーダーすれば世界中の施設から2～3週間以内にそれら系統の凍結胚・精子が入手できるようになった．しかしながら，入手した側が，これら凍結細胞から産仔を迅速に作出できなくては，世界の研究スピードから取り残されてしまうのは必至である．したがって，今後，マウスを取り扱う研究者や技術者にとって，胚・配偶子の凍結保存を含む生殖工学技術，特に凍結精子を用いた体外受精お

よび得られた胚のレシピエントへの移植技術は，必須のアイテムになろう．

また，将来，いかにバイオテクノロジーが進歩しようとも，大災害で甚大な被害を被ることで作製された遺伝子改変マウスの胚や精子の遺伝資源が消失すれば，いかなる手段を講じてもその系統を再び甦らせることはできない．想定外の大災害は，ときとして起こるのは周知の事実であり，1機関のみで万全の対策を講じることは不可能である．それゆえ，公的マウスバンクなどの専門の施設に，バックアップとしてこれら一部の凍結胚・精子を保存しておくことも必須であると思われる（**第7章-1，2を参照**）．

なお，本項で述べたすべての生殖工学技術は，すでにグローバルスタンダードとなっており，オンラインマニュアルから閲覧[24)25)]可能である．また，当センターでは，生殖工学技術研修会[26)]を国内外で定期的に実施し，基本的な生殖工学技術の普及を図っている．

最後に，これらの技術が遺伝子改変マウスの表現型解析のスピード化，合理化につながり，より多くの実りある成果が得られることを期待して，本項を終えたい．

文献・URL

1) Donahue LR, et al：Mamm Genome, 23：559-571, 2012
2) Nakagata N：J Reprod Fertil, 87：479-483, 1989
3) Nakagata N：Exp Anim, 44：1-8, 1995
4) Nakao K, et al：Exp Anim, 46：231-234, 1997
5) Nakagata N & Takeshima T：Theriogenology, 37：1283-1291, 1992
6) Nakagata N & Takeshima T：Jikken Dobutsu, 42：317-320, 1993
7) Nakagata N：Mamm Genome, 11：572-576, 2000
8) Takeo T, et al：Biol Reprod, 78：546-551, 2008
9) Takeo T & Nakagata N：Lab Anim, 44：132-137, 2010
10) Nakagata N：Methods Mol Biol, 693：57-73, 2011
11) Takeo T & Nakagata N：Biol Reprod, 85：1066-1072, 2011
12) Nakagata N, et al：J Reprod Dev, 60：168-171, 2014
13) Takeo T, et al：Cryobiology, 58：196-202, 2009
14) Takeo T, et al：J Am Assoc Lab Anim Sci, 49：415-419, 2010
15) Takeo T, et al：Cryobiology, 65：163-168, 2012
16) Takeo T, et al：Cryobiology, 68：12-17, 2014
17) Nakagata N：Lab Anim Sci, 46：236-238, 1996
18) Nakao K, et al：Exp Anim, 47：167-171, 1998
19) Nakagata N：J Reprod Fertil, 99：77-80, 1993
20) Nakagata N, et al：Cryobiology, 67：188-192, 2013
21) Kaneko T, et al：Reprod Med Biol, 5：249-253, 2006
22) Takeo T & Nakagata N：PLoS One, 10：e0128330, 2015
23) Nakagata N & Yamamura K：Exp Anim, 58：343-350, 2009
24) マウス生殖工学技術マニュアル（http://card.medic.kumamoto-u.ac.jp/card/japanese/manual/index.html）
25) CARD Division of Reproductive Engineering（http://card.medic.kumamoto-u.ac.jp/card/english/sigen/index.html）
26) 熊本大学 生殖工学 技術研修会（http://www.mouse-ivf-training.com）

◆ 簡易ガラス化法の誕生

1985年，ガラス化法による胚の凍結保存の成功例がはじめて報じられ，胚の凍結保存を行っていた研究者は，これまでの緩慢凍結法からガラス化法の開発に着手した．ガラス化法は低濃度の保存液から順次高濃度の保存液に胚を4回ほど移し替えた後，液体窒素中へ浸漬する．融解するときも，徐々に低濃度の保存液，そして培養液へ移す方法であった．筆者も毎日徹夜で挑戦したが，なかなか論文通りの良好な結果が得られなかった．そこで，凍結は低濃度から高濃度へ，融解は高濃度から低濃度へゆっくりと移し替える操作手順，すなわち，緩慢に行う操作を，逆に凍結も融解も急速にしたらどうかという考えを思いついた．早速，高濃度の保存液に2細胞期胚を移し，一気に液体窒素へ浸漬．融解も胚を液体窒素から取り出し瞬時に行った．融解後，実体顕微鏡をのぞき込んだ筆者の目に映ったものは，シャーレのなかでキラキラ光る生きた2細胞期胚であった．簡易ガラス化法の誕生である．失敗を恐れず，思いついたら何でも実際にやってみる．研究者の鉄則である．

第6章　マウスを育てよう

3 顕微授精・核移植クローン技術
配偶子・体細胞からの産仔作出

小倉淳郎, 的場章悟

　顕微授精技術および核移植クローンは，配偶子やドナー細胞を顕微操作することにより人為的に胚を作出する技術である．よって，自然状態では受精できない配偶子あるいは体細胞を用いて次世代のマウスを生み出すことができる．これらの技術で作出した胚が正常な個体まで発生するゲノムの条件は，①二倍体，②全能性，そして③ゲノム刷込み記憶である．逆にいえば，正常な産仔を得ることにより，もとの胚におけるこれらの条件の正常性を証明できる．このように，顕微授精および核移植クローンは，系統維持や発生学研究などさまざまな目的に用いることができる．

はじめに〜技術開発の歴史

　生物的な命のはじまりは受精である．よって，この受精を人為的に操作することにより新しい個体をつくり出そうとする試みは古くから行われてきた．哺乳類においては，18世紀のイヌを用いた人工授精実験まで遡る．20世紀半ばには，受精現象を体外で観察するために体外受精技術が開発され，子宮の中にしばらくおいてから回収した精子（ウサギ）あるいは精巣上体精子（ハムスター）で，精子の卵子内への侵入や前核形成が確認されている．さらに受精現象を人為的に制御しようとする技術が顕微授精である．最初に，1976年に上原と柳町が，注入されたハムスター精子が卵子を活性化させ，前核を形成することを観察した[1]．その後，1988年にウサギで最初の顕微授精由来産仔が報告され[2]，さらに1994年にマウスで円形精子細胞から産仔の作出が報告された[3]．なお，マウスの円形精子細胞は卵子活性化能をもたないため，あらかじめストロンチウムなどで活性化した卵子を顕微授精に用いる．

　マウスの顕微授精技術の開発における大きなブレイクスルーは，ピエゾマイクロマニピュレーター※1の開発・応用である（図1）．マウスの未受精卵は一般に注入操作に弱く，通常の手動による注入ではほぼ100％の卵子が壊れてしまう．このため，最初に成功したマウスの顕微授精（前述）は，円形精子細胞と電気融合法を組合わせている[3]．1995年，木村と柳町はこの困難を解決するために，ピエゾ素子の動きにより短時間に強力な力をガラスピペットの先端に加える装置を用い，驚異的な顕微授精の成功率を達成した[4]．本技術の再現性はきわめて高く，現在もマウス顕微授精の標準技術として広く用いられている．なお，同じ柳町らのグループは，さらにフリーズドライ精子を用いた顕微授精による産仔作出[5]，そして顕微授精によるトランスジェニックマウスの作出[6]を報告している．

※1　ピエゾマイクロマニピュレーター
ピエゾ素子（力を電圧に，あるいは電圧を力に変換する素子）を組込んだインパクトユニットとピペットホルダーを接着させることにより，注入ピペット先端への高速で繊細な加圧を可能にする装置．現在，主にプライムテック社とエッペンドルフ社から入手可能である．

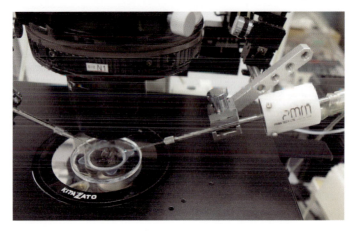

図1　ピエゾマイクロマニピュレーターの操作ステージ部
右側の白い円筒（PMMと書かれた部分）がピエゾインパクトユニット．このなかに設置されたピエゾ素子がガラスピペット先端に瞬間的に圧力を加えて，マウス卵子への注入操作を可能にする．

　このピエゾマイクロマニピュレーターを用いたマウス卵子への注入技術は，そのままマウス体細胞核移植クローン技術へ応用され，1998年に若山，柳町らによって卵丘細胞を用いた初の体細胞クローンマウスが誕生した[7]．注入法以外に電気融合法でもクローンマウスは生まれるが[8]，操作の効率はピエゾマイクロマニピュレーターを用いた核移植が圧倒的に有利である．

顕微授精と核移植クローンの共通点と相違点

1. 共通点

　顕微授精と核移植クローンは，いずれも個体まで発生する胚を顕微操作により作出するという点では同じである．これらの胚が個体に発生するための主な条件は，①正常な二倍体染色体セットをもっていること，②ゲノムが全能性を有すること，そして③両親由来のゲノム刷込み[※2]記憶が維持されていることである．また，いずれの技術も，第二減数分裂中期（metaphase II）卵子（あるいは卵細胞質）を用いるという点も同じである．ちなみに，原則的に卵子細胞質は，導入されたドナーのゲノム刷込み状態を変化させないので[9]，③の条件は，もとの精子（父方刷込み），卵子（母方刷込み）あるいは体細胞（父方および母方刷込み）が正常な刷込み状態を有していればよいことになる．

2. 相違点

　一方，両者の相違点は，ゲノムの由来が顕微授精は半数体（n）の配偶子，核移植クローンは二倍体（2n）の体細胞ということである．また，顕微授精ではゲノムがほぼ完全な全能性を獲得するのに対し，核移植クローンではさまざまなゲノム再プログラム化[※3]不全が生じる．実際には核移植でもゲノム上のほとんどの領域が再プログラム化されていると予想されるが，発生に重要な遺伝子の発現が抑制されることが多いため，クローンの成功率が低下してしまう（後述の**核移植クローン技術の実際**参照）．

※2　ゲノム刷込み
アレルの父方・母方の由来に依存して遺伝子発現が制御される現象．哺乳類では，数十〜数百程度の遺伝子がこの制御を受けており，その多くは胎仔や胎盤で発現する．このため，哺乳類の正常な発生には両親のゲノムセットが必須となる（単為発生胚は致死となる）．

※3　ゲノム再プログラム化
分化細胞のゲノムが全能性（受精卵の状態）あるいは多能性（ES細胞やiPS細胞の状態）を獲得することをいう．実験的には，前者は核移植クローン，後者は多能性因子の導入により誘導できる．

表1 各マウス系統における顕微授精の特徴

系統	特徴
C57BL/6	卵子が注入に弱い．卵子内に大型の顆粒が多く，やや内部が見えにくい．体外での胚発生は良好であるが，胚盤胞まで培養すると，胚移植後の産仔への発生率が顕著に低下する．
BALB/c	精子の奇形率が高いが，奇形精子からも産仔が得られる．
DBA/2	卵子が注入に強く，透明で注入操作がしやすい．しかし，顕微授精後の胚の発生が低下する傾向があり，胚移植後に妊娠を成立させるためには，発生が停止する前の2細胞期胚を（レシピエント卵管あたり）多めに移植する必要がある．
129/Sv	卵子の人為的な活性化刺激に対する反応が悪いため，円形精子細胞を用いた顕微授精の効率が低下する．
C3H/He	卵子内に大型の顆粒が多く，やや内部が見にくい．注入後の生存率，顕微授精後の胚の発生とも，大きな問題はない．
NOD/Scid	通常のeCG-hCGによる過排卵処理によく反応するが，異常卵子の率が高い（〜50％）．卵子が注入に非常に弱く，生存率が低い．
ICR	卵子が注入に弱い．胚発生は良好である．
B6D2F1	最も標準的な顕微授精に用いるF1交雑系（C57BL/6とDBA/2のF1）．卵子が透明で注入操作がしやすく，注入後の生存率および発生は良好である．最初の顕微授精の練習に最も適している．

文献10をもとに作成．

顕微授精技術の実際

1. 顕微授精の効率について

　マウスの顕微授精は，用いる雄性生殖細胞（精子および精細胞）のステージおよび卵子・精子の遺伝的背景で大きく異なることが知られている[10]．精子および精細胞のステージに関しては，産仔への発生効率は，精子（精巣上体あるいは精巣由来）≒伸長精子細胞＞円形精子細胞≫一次精母細胞といえる．一方，系統差については，卵子の注入に対する強さと卵子・胚の発生能が，最終的な顕微授精の効率に複雑にかかわってくる（表1）．例えば，C57BL/6卵子は注入操作には弱いが，胚の発生は比較的良好である．他方，DBA/2卵子は注入操作には強いものの，胚の発生が悪いという特徴がある．また，F1交雑系の卵子は注入操作にも強く，胚の発生も良好である．このため，マウス顕微授精実験は，B6D2F1（C57BL/6とDBA/2のF1）が頻繁に用いられる．

　精子および精細胞は凍結保存後も顕微授精に用いることができる[11]．特に精子および伸長精子細胞は，精巣あるいは個体丸ごとの凍結も可能であり，15年間フリーザーに保存したマウス個体から回収した精子からも正常な産仔が高い効率で生まれている[12]．

2. 系統維持への応用

　マウスは，哺乳動物のなかで最も顕微授精の効率が高い動物種である．これは，ピエゾマイクロマニピュレーターが使えるという技術的な理由のみならず，マウスの卵子が精子注入あるいは人為的な刺激で容易に活性化するという生物学的な理由が大きい．この高い効率を利用して，老齢あるいは遺伝的背景により不妊になった雌マウスからの子孫作出が行われている．

　これまでわれわれは，理化学研究所バイオリソースセンター（理研BRC）に維持されるマウスあるいは共同研究者の遺伝子改変ファウンダーマウスからの系統復活を行ってきた．対象が老齢雌（卵子の品質が悪い）であった一部の近交系を除き，すべての系統において系統復活に成功している．もし，マウスの系統が途絶する可能性がある場合は，われわれの研究室を含め，日常的にマウス顕微授精を行っている研究室に早めに相談することをお勧めする．なお，現在は過排卵誘起法の改良により，老齢雌でもレスキューできる可能性が高まっている[13]．

3. さまざまな研究への応用

　マウスの顕微授精は，円形精子細胞を用いた産仔の作出率は低めであるものの，主要な技術開発はほぼ終了し，いかに研究へ応用するかの段階にあるといえる．初期の画期的な応用として，トランスジェニックマウスの作出がある[6]．BACなどの大きなコンストラクト

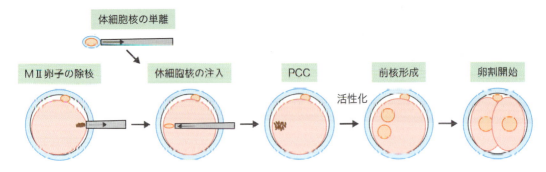

図2　マウス核移植クローン技術の流れ
まずピエゾマイクロマニピュレーターを用いて第二減数分裂中期（metaphase Ⅱ：MⅡ）期卵子の核を取り除く．次に，同じくピエゾマイクロマニピュレーターによって体細胞核を単離し，除核済み卵子に注入する．体細胞核は卵子内の細胞周期因子の影響で早期染色体凝集（premature chromosome condensation：PCC）を起こす．その後，ストロンチウムなどで人為的に活性化することで，クローン胚として発生を開始する．

の導入には，通常の前核注入法よりも有利であるといわれている．他の応用として多いのが，ノックアウトマウスを用いた研究である．受精障害を呈するノックアウトマウス，例えば精子-卵子融合因子のノックアウトマウス[14)15)]などに用いられており，これらは顕微授精で産仔を得ることにより，対象の遺伝子の機能を絞り込むことができる（第4章-8参照）．また，未分化生殖細胞の体外操作の研究にも数多く応用され，精原幹細胞株である生殖系列幹細胞（germline stem cell）由来[16)]，培養精巣組織由来[17)]，あるいは腎皮膜下再構成精巣由来[18)]の精子・精子細胞の正常性が確認されている．さらにiPS細胞から体外分化させた生殖細胞から精子が作出され，顕微授精により産仔が得られている[19)]．マウスならではの応用例として，未成熟雄マウス（17～20日齢）の精子細胞を用いて，超スピードコンジェニック系統の確立も実施されている[20)]．これにより，1世代が約40日（妊娠期間20日を含む）まで短縮できる．

核移植クローン技術の実際

1. マウス核移植クローン技術の効率

核移植クローン技術では，卵子が本来精子ゲノムに対して行う再プログラム化メカニズムを利用することで，体細胞核を受精卵状態にまで再プログラム化する

ことができる．実際には再プログラム化不全が高頻度で生じるため，多くのクローン胚が発生途上で停止してしまうが，一部のクローン胚は正常に発生し産仔にいたる．核移植はもとの体細胞と全く同じゲノム配列情報をもつクローン個体をつくることができる唯一の技術である．

マウスでの具体的な手技の流れとしては，まずレシピエントとして使用する卵子からピエゾマイクロマニピュレーターを使って物理的に核を取り除く（図2）．その後，ドナーとして使う体細胞の核を同じくピエゾマイクロマニピュレーターを用いて単離し，あらかじめ除核したレシピエント卵子内に注入する．なお，体細胞核を単離せずとも，体細胞をそのまま電気融合やセンダイウイルスによって除核卵子に融合させることでも核移植は可能である．核移植した卵子を人為的に活性化することで，受精卵と同じように発生を開始する．レシピエント卵子としては，注入操作に強くかつ発生効率のよいF1交雑系（B6D2F1など）が主に使用される．核ドナーとして使用する体細胞は，若山らによる開発初期から現在でも卵丘細胞（排卵時に卵子を取り囲んでいる支持細胞）がスタンダードとして使用されているが[7)]，ゲノムが正常な二倍体の染色体セットをもっている限り，セルトリ細胞，リンパ球，神経細胞など，性別にかかわらず基本的にほとんどの種類の体細胞が使用可能である（表2）[21)]．

核移植クローンによる産仔の作出効率は，体細胞ドナーの遺伝的背景や実験手技レベルなどさまざまな条

表2 マウス核移植クローンにおけるドナー細胞の特徴

卵丘細胞	卵子とともに採取され，はとんどの細胞がG0/G1期にある（すぐに使える）ために，最も広く用いられているドナー細胞である．細胞がやわらかく注入も容易で，産仔率も中くらいである．最初のマウスクローンの練習に適している．
未成熟セルトリ細胞	生後0～7日程度の精巣から採取する．卵丘細胞よりも小さく産仔率もやや高いので，卵丘細胞でなかなか産仔が得られない場合は試してみるとよい．しかし，日齢が限られていること，精巣の酵素処理が必要なことが欠点である．
線維芽細胞	尾端や耳など，新鮮組織をそのまま定着培養し，そこからコンフルエント状態で底面に現れる細胞を用いる．一方，酵素処理をしてsingle cellで培養すると，産仔が生まれにくくなる．
神経幹細胞	注入しやすく，また産仔も生まれやすい．
脳神経細胞	成体の大脳皮質，海馬，小脳（プルキンエ細胞）から産仔が生まれている．雄の海馬CA1細胞からの出生率が高い．
造血幹細胞	クローン胚において多くの胚性遺伝子の発生が抑制されるために，胚発生が悪く，産仔も生まれにくい．
顆粒球	末梢血では，その大きさ（>8μm）でリンパ球とほぼ区別ができる．注入は容易であるが，産仔への発生率は低い．
T細胞，B細胞	小型の細胞のため注入は容易であるが，産仔への発生率は低い．生まれた産仔は，全身の細胞にドナー細胞の遺伝子再編成状態を受け継ぐ．
NKT細胞	リンパ球系では例外的にクローン胚の発生が良好であり，産仔も生まれやすい．生まれた産仔は，全身の細胞にNKT細胞に特徴的な遺伝子再編成状態を受け継ぐ．
ES細胞	通常の培養条件ではG1期細胞が少ない（S期が多い）ために，多くのクローン胚が1細胞期で発生停止する．これを避けるために，ノコダゾール処理などによって卵子とM期で同期化する方法が用いられている（極体放出が必要）．しかしその場合は細胞が大きくて注入が困難なため，膜融合（電気あるいはウイルス）法を用いることが多い．
始原生殖細胞	大型の細胞であるが，やわらかいために注入が容易である．産仔を得るためには，ゲノム刷込みが維持される10.5日以前の胎仔由来細胞を用いる必要がある．

件によって左右されるが，一般的に胚移植数に対しての出生率は1～3％程度である．ヒストン脱アセチル化阻害剤（トリコスタチンAなど）を使用すれば，再プログラム化効率を上げることができ，産仔率は5～10％程度まで上昇する[22]．後述するが，ドナー核に存在して再プログラム化を阻害するヒストン修飾（H3K9me3）が同定されており，これを脱メチル化酵素によって取り除くことでも産仔率は10％近くまで上昇する[23]．このような再プログラム化促進技術に加えて，核移植クローン胚で異常発現するXist遺伝子をノックアウト・ノックダウンすることと組合わせることで，産仔率を20％程度まで上げることができる[24)25)]．

2. マウス核移植クローン技術の応用

マウスで核移植クローン技術を実際に応用する場面としては，遺伝的に生殖細胞がないなどの原因で不妊の系統や，高齢化などの原因で生殖細胞がなくなり途絶えそうな系統で，どうしても子孫を継代したいという場合が考えられる．特にドナーとなる個体数が限られている場合，核移植によく使われる卵丘細胞を使用するには，貴重な個体を殺処分する，もしくは麻酔下で手術によって採取するといった危険性の高い手法を使うことになる．そういったリスクを回避するために，末梢血由来のリンパ球や尿の中に存在する細胞をドナー細胞として使うことで，低・非侵襲的にクローン個体をつくることができる[26)27)]．クローン産仔作出効率はこれまでの技術改善により比較的高くなってきているが，遺伝的背景が純系の場合など，胚の発生効率が低く直接クローン個体を作出するのが難しい場合もある．そのような場面では，クローン産仔まで発生しなくとも*in vitro*で胚盤胞まで成長さえすれば，通常のES細胞樹立法にしたがうことで比較的高い効率で核移植クローンES（ntES）細胞が樹立できる[28]．いったん樹立されたntES細胞は受精卵由来のES細胞と品質に差はないため，胚盤胞に注入してキメラマウスをつくることで子孫を増やすことができる．

3. マウス核移植クローンの改善点

理想的にはすべてのクローン胚が受精卵と同様に発生することが期待されるが，実際には多くのクローン胚で再プログラム化不全が生じるため，発生途上で遺伝子発現の異常が起こり発生を停止する．再プログラム化不全はさまざまな原因によって起こると考えられるが，その1つとして，ドナー体細胞核に存在するヒ

ストンH3の9番目リジンのトリメチル化（H3K9me3）が再プログラム化を阻害することがわかっている．H3K9me3の除去活性をもつヒストン脱メチル化酵素（Kdm4ファミリー）のmRNAをクローン胚に注入することで，比較的簡単にこの修飾を除去することができる．胚盤胞までの発生率は，通常のクローン胚では20〜30％程度であるのに対し，H3K9me3を除去したクローン胚では90％近くに達する．このため，ntES細胞は受精卵由来のES細胞とほとんど変わらない確率で樹立することができる[23]．ただし，このようにして作製した胚も着床後には8割以上が発生を停止するため，着床後の発生異常の原因を同定することが次なる課題として残っている．また，クローン胚の胎盤は必ず巨大化（過形成）し，その原因としてゲノム刷り込み遺伝子の一部の制御異常が示唆されているが，まだはっきりとした理由はわかっていない．129系統をドナーとして使うと，胚発生の効率が高いだけでなく，胎盤の過形成という表現型もほぼなくなることから，129系統のゲノムには未同定の可塑化因子（再プログラム化されやすい表現型をもたらす因子）が存在すると考えられる[29]．これらの複数の問題を解決することで再プログラム化をさらに最適化し，クローン作出効率およびその品質を改善できると考えられる．

おわりに

顕微授精技術および核移植クローン技術は，いずれもピエゾマイクロマニピュレーターを駆使して顕微鏡下で胚や細胞を操作する技術である．手技そのものの難易度は両者で大きな差はないが，産仔の作出効率にはかなりの差がある．すなわち，顕微授精技術はすでに応用を進める段階に入っているが，核移植クローン技術はまだ開発の道半ばである．しかし核移植クローンも顕微授精に匹敵する効率が得られれば，その多彩な応用のポテンシャルが発揮される．本項で解説した技術改善は，核移植クローンの実用化への重要な道程である．今後，さらなるブレイクスルーを待ちたい．

文献

1) Uehara T & Yanagimachi R：Biol Reprod, 15：467-470, 1976
2) Hosoi Y, et al：Proc 11th ICAR, abs.331, 1988
3) Ogura A, et al：Proc Natl Acad Sci U S A, 91：7460-7462, 1994
4) Kimura Y & Yanagimachi R：Biol Reprod, 52：709-720, 1995
5) Wakayama T & Yanagimachi R：Nat Biotechnol, 16：639-641, 1998
6) Perry AC, et al：Science, 284：1180-1183, 1999
7) Wakayama T, et al：Nature, 394：369-374, 1998
8) Ogura A, et al：Mol Reprod Dev, 57：55-59, 2000
9) Inoue K, et al：Science, 295：297, 2002
10) Ogonuki N, et al：PLoS One, 5：e11062, 2010
11) Ogura A, et al：J Assist Reprod Genet, 13：431-434, 1996
12) Ogonuki N, et al：Proc Natl Acad Sci U S A, 103：13098-13103, 2006
13) Hasegawa A, et al：Biol Reprod, 94：21, 2016
14) Miyado K, et al：Science, 287：321-324, 2000
15) Inoue N, et al：Nature, 434：234-238, 2005

---

mini column

◆ **マウスの核移植クローンにぜひ挑戦を**

体細胞クローン技術は，分化した体細胞ゲノムを受精卵の状態まで再プログラム化してしまうというSFのような技術である．本項の「用語解説」では，2種類のゲノム再プログラム化を取り上げている．そのうちiPS細胞の樹立，すなわち多能性の誘導には，転写因子を導入する．これがいわゆるドミノ倒し的に次の転写因子を誘導し，最終的にES細胞に近い状態になる．この過程には最低数日かかるし，その間に細胞も増殖するので，こちらの再プログラム化メカニズムの解析は少しずつ進んでいる．一方，核移植による再プログラム化，すなわち全能性獲得は数時間で急速に進行し，しかもその過程で細胞は1個のままのため解析は非常に困難である．これがいまだに初期化のメカニズムが不明である原因である．精子・卵子も，もともとは配偶子として分化した細胞なので，（前準備はあったとしても）受精の際には核移植と同様に卵子内で再プログラム化を完了し，全能性を獲得する．つまり，核移植クローンによるゲノム再プログラム化を明らかにすれば，生命のはじまりのしくみもわかるかもしれない．これが，核移植クローン研究の究極の目的であるといえる．

16) Kanatsu-Shinohara M, et al：Biol Reprod, 69：612-616, 2003
17) Sato T, et al：Nature, 471：504-507, 2011
18) Matoba S & Ogura A：Biol Reprod, 84：631-638, 2011
19) Hayashi K, et al：Cell, 146：519-532, 2011
20) Ogonuki N, et al：PLoS One, 4：e4943, 2009
21) Ogura A, et al：Philos Trans R Soc Lond B Biol Sci, 368：20110329, 2013
22) Kishigami S, et al：Biochem Biophys Res Commun, 340：183-189, 2006
23) Matoba S, et al：Cell, 159：884-895, 2014
24) Inoue K, et al：Science, 330：496-499, 2010
25) Matoba S, et al：Proc Natl Acad Sci U S A, 108：20621-20626, 2011
26) Kamimura S, et al：Biol Reprod, 89：24, 2013
27) Mizutani E, et al：Sci Rep, 6：23808, 2016
28) Wakayama T, et al：Science, 292：740-743, 2001
29) Inoue K & Ogura A：J Reprod Dev, 61：489-493, 2015

参考図書

▶ 「マウス胚の操作マニュアル 第三版」(Nagy A, 他/著, 山内一也, 他/訳), 第13-14章, 近代出版, 2005

第7章 解析に役立つリソース

1 系統共有のためのリソース機関
理研BRCを例に

吉木 淳，綾部信哉，池 郁生，仲柴俊昭，中田初美，平岩典子

研究開発に用いる生物材料のことをバイオリソースとよぶ．論文発表したバイオリソースは，研究コミュニティで共有されることが重要である．バイオリソースの共有のための専門機関がリソース機関である．わが国ではナショナルバイオリソースプロジェクト（NBRP）により実験動植物などのバイオリソースの整備が進んでいる．NBRPにおけるマウスリソース機関は理化学研究所バイオリソースセンター（BRC）が担当している．BRCでは国内で開発された遺伝子機能や疾患研究に有用な遺伝子改変系統などを収集，保存，提供し，利用者によるハイインパクトな論文成果の誕生に役立っている．さらに，品質管理として微生物汚染および遺伝的汚染を是正して高品質なマウスを研究コミュニティに提供し，実験再現性の向上に貢献している．ゲノム編集技術が急速に普及するなかで，リソース機関の品質管理は重要性を増している．本項ではゲノム編集したマウスの遺伝品質検査などを含めたマウスリソース機関の利用にあたって知っておきたい基礎知識も紹介する．

はじめに

研究開発に用いる生物材料のことを生物遺伝資源あるいはバイオリソースとよぶ．バイオリソースは研究過程で生み出され，論文のなかにおいて，「材料と方法」の項目にその入手先など材料を特定するために必要な情報とともに記載される．これによって同じ材料を入手して再現実験や検証実験を行うことが可能となる．再現性に裏打ちされた揺るぎない実験結果の蓄積のうえに，生命科学や医療技術の発展がある．したがって，バイオリソースは研究コミュニティで共有されることが重要である．論文発表した研究材料は，他者の求めに応じて提供[※1]する必要がある．研究者個人でこれを行うこともできるが，これには多大な労力と費用を要するため，バイオリソースの収集，保存，品質管理と提供を専門とするリソース機関に寄託[※2]することが望ましい．

※1 提供
リソース機関から利用者へリソースを移転すること．利用者は利用依頼フォームに利用者情報を記入して申し込む．系統によってはリソース機関へ寄託した研究者本人または研究機関の知財担当部署に利用承諾を得る必要がある．また，蛍光タンパク質などのライセンスを含む系統については関係書類を別途締結する必要がある．リソース機関と利用機関との間で生物遺伝資源移転同意書（MTA）[※3]締結が完了すると，マウスの送付が可能になる．リソース機関は，通常，利用料金を徴収して提供活動に必要な費用を徴収している．欧米のリソース機関は前払いが原則である．

※2 寄託
リソース機関への寄託とは，マウスの諸権利は移転せずに，開発者・機関に残したまま，リソース機関に預け，増殖，保存，品質管理，提供を行うリソース事業での利用を認める手続きのこと．生物遺伝資源移転同意書（MTA）[※3]のなかで利用条件について定め，リソースの提供を受けた利用者に対して，寄託者への謝辞の表明や論文引用などの利用条件を付加することができる．

※3 生物遺伝資源移転同意書（material transfer agreement：MTA）
国内外を問わず，バイオリソースを含む研究試料の授受を行う場合には，MTAを取り交わす必要がある．MTAは研究試料に不具合などが含まれていた場合に，寄託者または提供者を保護し，さらに試料を受け取る利用者が順守すべき利用条件を明確化するための書類である．提供機関と受領機関の知的財産担当部署の責任者が捺印またはサインする．

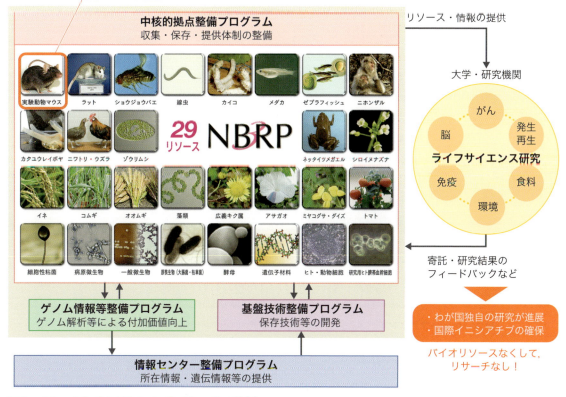

図1　ナショナルバイオリソースプロジェクトの体制
文献1より改変して転載.

マウスリソース

　わが国ではナショナルバイオリソースプロジェクト（NBRP）により実験動植物や微生物などの29種類のバイオリソースの整備が進んでいる（図1）．NBRPでは各生物種の収集，保存，提供を行う中核機関を整備している．実験動物マウスは広く生命科学研究で用いられている代表的なバイオリソースであり，マウスは29種類のうちの1つである．マウスの中核機関は理化学研究所バイオリソースセンター（BRC）が担当している．

　ゲノム編集により作製して表現型解析を完了した遺伝子改変マウスは，BRCなどのリソース機関に寄託することにより，他の研究者に利活用される機会が増える．これによりマウスを作製した研究者の評価のみならずマウスの付加価値も向上するなど多くの利点がある（表1）．

理研BRCのマウス

　BRCには，主に国内で開発された遺伝子機能の解析系統や疾患研究のためのモデルマウスが7,800種類以上保存されている．話題の系統については毎月「今月のマウス」という特集記事をホームページで紹介している．2002年以降，2016年3月末の集計で，国内外5,300名，1,100機関に利用され，利用者は毎年平均400名，60機関ずつ増加している．利用者の論文は，インターネット検索で確認できただけでも640編にのぼる．これらの平均インパクトファクターは7.1，77％の論文がインパクトファクター3以上と質の高い論文成果が得られている．これはBRCに寄託されたマウスの質の高さを反映していると考えている．一例として利用者による論文成果の多い系統トップ5を表2に示す．

表1 寄託のメリット

1. 共同研究の機会拡大や論文引用の増加
2. マウス飼育の経費，スペースなどの維持管理からの解放
3. リソース提供作業の負担軽減
4. 厳格な品質管理と確実な保存
5. 感染事故や交配ミスによる系統の遺伝的汚染，災害に備えた危険分散
6. 所属機関異動時の研究の継続・再開を円滑化
7. 異動・退職に伴う研究の中止による散逸，死蔵化の防止

文献2をもとに作成．

表2 理研BRCのマウスにおける利用者論文数の多い系統トップ5とその総被引用数

RBRC No.	系統の名称（簡単な説明：寄託者）	利用者論文数	総被引用数
00806	GFP-LC3#53（オートファジーの可視化レポーター：東京大学の水島昇先生）	94	9,082
00267	B6-CAG-EGFP（全身でEGFPを発現するレポーター：大阪大学の岡部勝先生）	85	1,580
01390	B6-Nrf2 KO（酸化ストレス応答分子Nrf2欠損マウス：東北大学の山本雅之先生）	40	831
00858	Irf3 KO（インターフェロンシグナル伝達系Irf3欠損マウス：東京大学の谷口維紹先生）	25	648
00209	MSM/Ms（日本産野生マウス由来近交系：国立遺伝学研究所の城石俊彦先生）	20	325

ウェブ検索により収集した系統ごとの利用者の成果論文リストをエルゼビア社SciValにアップロードして解析（2016年5月時点）．系統ごとに利用者の成果論文を引用した論文数を集計．

表3 世界の主なマウスリソース機関

機関略号	機関名	所在地
RBRC	RIKEN BioResource Center	日本
CARD	Center for Animal Resources and Development	日本
JAX	The Jackson Laboratory	米国
KOMP	The Knockout Mouse Project	米国
MMRRC	Mutant Mouse Regional Resource Centers	米国
EMMA	European Mouse Mutant Archive	欧州（ドイツ）
HAR	Medical Research Council (MRC) Harwell	英国
CMMR	Canadian Mouse Mutant Repository	カナダ
RMRC-NLAC	Rodent Model Resource Center – National Laboratory Animal Center	台湾
NRCMM	National Resource Center for Mutant Mice	中国

世界のマウスリソース機関

　世界の主なマウスリソース機関を表3に示す．海外の研究者が開発した遺伝子改変系統も，これらのリソース機関から入手できる．なお，IMSR（International Mouse Strain Resource）[3]は，世界のマウスリソース機関に保存されているマウス系統のOne Stop Shop Databaseであり，この検索サイトを利用すれば世界中のリソース機関が保存しているマウス系統を一覧することができる（minicolumnの「国際ノックアウトマウスプロジェクト」参照）．

マウスリソースの提供形態

マウスリソースは生体で繁殖維持されているものは注文の多い一部の系統であり，そのほとんどが液体窒素タンクに凍結保存されている．凍結保存は，胚，精子，変異ES細胞などの形態で行われている．利用者の注文に応じて，凍結胚，凍結胚から作製した個体，凍結精子，凍結精子から作製した個体，変異ES細胞から作製したキメラなどの形態で提供している．ゲノムDNAや組織・臓器として提供することも可能である．提供形態や数量に応じて利用料金が異なる．梱包材の費用や輸送費も別途必要となる．

代表的な近交系マウスの入手

C57BL/6，BALB/c，DBA/2，C3H，A，NODなど代表的な近交系は，大量生産されており民間ブリーダーから購入できる．近交系は遺伝的な均一性により表現型解析における結果の再現性に優れている（**第1章-2**参照）．C57BL/6N系統は標準的な系統として汎用されている．例えば，全遺伝子をノックアウトし表現型解析を行う国際マウス表現型解析コンソーシアムにおいてノックアウトマウスの遺伝背景となる標準系統として使われている．また，BALB/c系統は免疫研究で多用されている．このように系統ごとに特徴的な表現型を有しており，こうした特徴を活かし，ゲノム編集

◆ 国際ノックアウトマウスプロジェクト

2002年にヒトのゲノムに続きマウスのゲノム解読結果が公表され，ES細胞を用いたノックアウトマウスの作製がさかんとなった．1遺伝子のノックアウトマウスを作製するのに人件費を除いても数年の歳月と1,000万円近くの費用を要する．2005年のNIHの調査では，論文発表されたノックアウトマウスのリソース機関への寄託は12％に過ぎない（**図2**）[7]．ノックアウトマウスの研究コミュニティでの共有は進まず，同じ遺伝子をくり返しノックアウトするのに，動物と時間と研究費が浪費されている実態が明らかとなった．そこで，欧米では国家主導型の網羅的なノックアウトマウスプロジェクトが開始された．

2006～2011年にかけて，米国NIHはKOMP（Knockout Mouse Project），欧州はEUCOMM（European Conditional Mouse Mutagenesis Program），カナダはNorCOMM（NorthAmerica Conditional Mouse Mutagenesis Program）を開始し，国際ノックアウトマウスコンソーシアム（International Knockout Mouse Consortium：IKMC）に発展した．これらの活動は2011年から国際マウス表現型解析コンソーシアム（International Mouse Phenotyping Consortium：IMPC）に引き継がれ，理研BRCもその正式メンバーに参画して，IKMCで作製したノックアウトES細胞からマウスを作製して表現型解析を進めている．IKMCで作製されたノックアウトベクター，ノックアウトES細胞およびノックアウトマウスはIMPCのウェブサイトから注文できるようになっている．

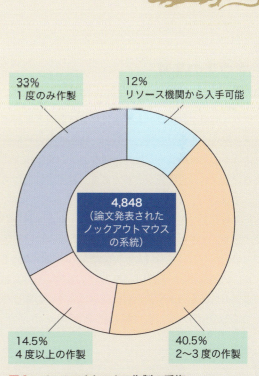

図2　ノックアウトマウス作製の重複
2005年のNIHの調査結果．12％しかリソース機関に寄託されていない．半数以上のノックアウトマウスは何度も重複して作製され，動物，時間と研究費の浪費となっている．公的資金で作製したマウスは共有する必要がある．文献7より引用．

表4　理研BRCにおけるマウスの微生物検査項目

クラス／カテゴリー		検査頻度	対象項目
A	人獣共通感染症およびマウス病原性の強い重要な病原体	導入時／2カ月ごと	ティザー菌，リンパ球性脈絡髄膜炎ウイルス，ハンタウイルス，エクトロメリアウイルス，マウス肝炎ウイルス，センダイウイルス，肺マイコプラズマ，ネズミチフス菌
B	マウス病原性を有する重要な微生物および寄生虫	2カ月ごと	フィロバクテリウム・ローデンティウム（CARバチルス），腸粘膜肥厚症菌，ネズミコリネ菌，白癬菌，肺パスツレラ，ヘリコバクター（ヘパティカス，ビリス），外部寄生虫，消化管内原虫・蟯虫
C	日和見感染微生物	2カ月ごと	黄色ブドウ球菌，緑膿菌，カリニ菌
D	発がんウイルスなどの比較的病原性の弱いウイルス	リクエストに応じて	マウス肺炎ウイルス，マウス脳髄膜炎ウイルス，マウスサイトメガロウイルス，マウス微小ウイルス，マウスアデノウイルス，マウスパルボウイルス，3型レオウイルス，乳酸脱水素酵素上昇ウイルス，マウスロタウイルス

文献4をもとに作成．

による遺伝子改変を加えて目的のモデルを作製する．

その他，繁殖成績がよいことから広く利用されているICR系統がある．ICRは個体ごとに遺伝子型が異なるが，クローズドコロニーとよばれる集団全体としては遺伝子組成が維持されている系統である（第1章-2参照）．

マウスの品質

マウスの微生物品質および遺伝品質は表現型解析の結果を左右する重要な要因である．実験結果の再現性を得るためには，厳格な微生物検査および遺伝検査によるマウスの品質管理が必要である．表現型解析にあたっては，ゲノム編集による改変遺伝子のみならず，遺伝背景として用いた系統についても十分な検討が必要である．2種類以上の系統を交雑した場合は，個体ごとの遺伝背景の違いにより実験結果の再現性は低下する．C57BL/6JとC57BL/6Nという亜系統間の交雑でさえも数種類の表現型の解析結果に大きな影響を与えることが知られている（第1章-2参照）．

微生物検査

BRCでは，2カ月に一度，飼育ラックの囮マウス[※4]を用いた微生物検査を実施している．検査結果はホームページに公開している．寄託されたマウスは寄託時の微生物汚染状況にしたがい分別飼育し，その後，すべて清浄化操作を施して，利用者には，いわゆるSPF（specific pathogen free）マウスとして提供している（表4）．SPFの対象病原微生物は施設ごとに異なるため，マウスの入手にあたっては，数カ月間の微生物検査結果を確認することを推奨する．

寄託されたマウスの遺伝検査

いずれもPCRによる検査で，寄託者から提供された情報にもとづいて，プライマーを設計している．遺伝子改変の種類により以下の6種類の遺伝検査から必要な検査を選択している．

①**トランスジーン特異的検査**：トランスジーン特異的なPCRプライマーにより，プロモーターとその制御下で発現する遺伝子を検出するPCR検査．
②**標的遺伝子特異的遺伝子型検査**：標的遺伝子特異的なPCRプライマーにより検査．

> **※4　囮マウス**
> 微生物汚染の検出のために特別に用意するマウス．病原微生物の汚染がないBALB/cA-nu/+（ヘテロ型ヌードマウス）を購入して，各ラックに1ケージ5匹の囮マウスを用意する．同じラックに飼育しているマウスのケージ交換のたびに，汚れ床敷の少量を採取して，囮マウスのケージに加え，定期的に囮マウスを検査することにより，同じラックに飼育しているマウスの微生物汚染をモニターする．

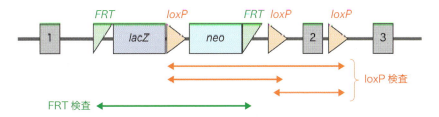

図3　loxP/FRT検査
遺伝子組換え酵素の組織特異的な発現により，部位特異的な遺伝子組換えを誘導できるコンディショナル系統のコンストラクト図．loxP検査およびFRT検査では，loxPおよびFRT上にプライマーを設計し，3種類（⟷）および1種類（⟷）のPCR産物が，それぞれ予想通りのサイズで得られることを確認する．文献6より引用．

③ **KO survey**：ゲノム編集を含むすべての遺伝子改変および突然変異系統を対象とした，他の遺伝子組換えマウスとのコンタミがないことを確認するための代表的なマーカー遺伝子10種類（neo，Pgk-neo, Tk-neo, IRES, lacZ, GFP, Cre, Flp, Puro, Hyg）の検査[5]．

④ **loxP/FRT検査**：コンディショナル系統を対象として，各loxP（またはFRT）間の領域を増幅するPCRにより得られる断片の長さの検査．コンディショナル系統として必要な構造を確認する（図3）．

⑤ **BAC-loxP検査**：BAC[※5]トランスジェニックマウスを対象として，BACベクター由来のloxPの有無を検査している．

⑥ **遺伝背景検査**：近交系，野生由来系統を特徴付ける既知のマイクロサテライトマーカーまたはSNP（single nucleotide polymorphism）マーカーを用いたPCR検査．

ゲノム編集マウスの受入れと品質管理

BRCでは，ゲノム編集マウスの品質管理に必要な13項目のチェックリスト（表5）を用意して寄託者からの正確な情報を収集している．初代ゲノム編集マウスはモザイク個体が含まれているため実験再現性に問題がある．2世代目以降の遺伝子確定個体を受入れる方針としている．リクエストの多い系統は生体維持を行うが，原則，最も経済的な精子凍結により系統保存する．遺伝検査のためには編集部位および隣接ゲノム領域のシークエンス情報が必須である．オフターゲット変異は，通常は問題にならず，あったとしても，3回以上の戻し交配により除去できる．注文者への提供前までに必要な遺伝検査を実施している．

利用者へのお願い

マウスをはじめとするバイオリソースは，それが生物である以上，変異や汚染の生じる可能性を排除できない．また，実験系やマウス作製に利用されている技術や蛍光タンパク質などの知的財産権が急速に高度化・複雑化しているため，リソースに含まれているこれらの正確な情報の把握が困難になっている．バイオリソースの利用にあっては，入手後，本格的に利用する前に，その品質および特性について確認検査をすべきである．

※5　**BAC**
大腸菌人工染色体（bacterial artificial chromosome）．大腸菌を宿主とする人工染色体ベクターで，100kb～200kbのDNA断片を安定してクローン化するのに使用されている．

寄託者へのお願い

リソース機関は研究者の自主的かつ寛容な研究試料

表5　理研BRCにおいてゲノム編集マウスの遺伝品質検査に必要な情報

❶文献	❾作出系統（購入ブリーダー）：
❷標的遺伝子名	・C57BL/6N, C57BL/6J
❸編集モード：単純欠失, 条件付欠失, 置換, 挿入, その他	・その他の近交系（　　　）, F1（　　　）(Crl, Jcl, SLC, 自家繁殖, その他)
❹編集方法：野生型Cas9, Nickase, その他（　　　）　DNA, RNA, タンパク質	❿交配履歴・世代数：交配した系統名（　　　）・戻し交配世代数N（　　　）
注入方法：前核, 細胞質, 前核＋細胞質	※ファウンダーF0は受け入れ不可
❺sgRNAおよびベクター名：配列とベクターの由来	⓫導入リソースの形状：個体, 凍結胚, 精子（凍結 or 精巣上体）
❻シークエンス情報：野生型と変異型	⓬他の遺伝子組換えマウスとの交配履歴
❼検出方法：　・PCR（プライマー配列, 条件, 産物サイズ）　・シークエンシング	有・無　系統名（　　　）
❽オフターゲットの検出とその方法：実施・非実施　方法（PCR, シークエンシング）	⓭機関承認：動物実験, 遺伝子組換え実験

の寄託とその付随情報により成り立っている．ゲノム編集マウスを含め，遺伝子改変マウスをリソース機関に寄託する場合は，実験再現性の確保のため，遺伝検査に必要なプライマー情報，関連論文，マウスの作製方法，遺伝子組換えマウス作製のために使用したベクターやトランスジーンの塩基配列，交配履歴など，知りうる限りの正確な情報の提供が求められる．リソース機関では，寄託者からの情報にもとづいて，適切な品質管理を実施することになる（minicolumnの「寄託マウスの品質」参照）．

系統の命名

リソース機関では，国際命名規約「Rules for Nomenclature of Mouse and Rat Strains」にしたがって，寄託マウス系統ごとに命名し，機関固有番号を付けている．すでに論文で発表済みの独自の系統名がある場合も，国際命名規約にしたがって世界共通の系統名を併記することにより，国際マウス系統データベースIMSRからの検索が容易になる．

今後の課題と展望

ゲノム編集技術の普及により遺伝子改変マウスの作製が簡便化されて，作製と利用の急増が見込まれている．マウス遺伝学の基礎知識のない研究者にも，遺伝子改変マウスの作製と表現型解析が普及することは喜ばしい反面，研究コミュニティに適切な品質管理のない遺伝子改変マウスが広がる懸念もある．さらに，ゲノム編集による遺伝子改変には，ES細胞を必要としないことから，ES細胞のない系統を用いた遺伝子改変も増加することが予想される．遺伝子改変マウスの量と

◆寄託マウスの品質

BRCでは寄託マウスの微生物検査と遺伝検査を実施している．2015年度の微生物検査では，寄託マウスの50％が消化管内原虫・蟯虫に感染していた．さらに，6％程度がマウス肝炎ウイルスに感染していた．ここ数年間は同様の結果であり，国内の大学・研究機関の施設における微生物汚染の実態を反映している．BRCではこれら微生物汚染はすべて帝王切開または胚移植による清浄化操作により除去している．

2015年度の遺伝検査では，寄託マウスの24％に遺伝子情報の間違いがあった．そのうち14％については，遺伝子情報の記載ミスであり，情報の是正が必要であった．残る10％については，交配による余分な遺伝子の除去または正しいマウスの再送が必要であった．

研究現場でのこうした状況は米国でも同様であり，研究者間でのマウスの授受により微生物汚染，遺伝的汚染が拡散する危険性とリソース機関へ寄託することの重要性が指摘されている[7]．

種類の急増に対して，マウスリソース機関の品質管理の役割はますます重要になると考えている．

　腸内細菌叢が免疫系を介して健康や疾患へ影響することが明らかになりつつある．今後，遺伝子改変マウスの表現型解析を行ううえで，品質管理の課題となるのは腸内細菌叢の統御である（**第5章-3**参照）．腸内細菌叢は飼育環境に大きく依存する．例えば，施設導入時の仮親や里親から直接影響を受ける．与える餌の違いや飼育担当者にも影響される．実験計画の立案にもこの点の考慮が必要となる．

文献・URL

1) ナショナルバイオリソースプロジェクト NBRPについて（http://www.nbrp.jp/about/about.jsp）
2) MTAによる寄託者の知的財産確保と利用の促進　寄託のメリット（http://mus.brc.riken.jp/ja/deposit/mtakitaku_merit），理化学研究所バイオリソースセンター実験動物開発室
3) International Mouse Strain Resource (IMSR)（http://www.findmice.org/）
4) マウス系統の品質管理（http://mus.brc.riken.jp/ja/quality_control），理化学研究所バイオリソースセンター実験動物開発室
5) Nakata H, et al：Exp Anim, 58：437-442, 2009
6) 吉木 淳，他：実験動物技術，49：35-40, 2014
7) Lloyd K, et al：Nature, 522：151-153, 2015

第7章 解析に役立つリソース

2 熊本大学CARD マウスバンクシステム

中潟直己

熊本大学のCARDマウスバンクシステムには，以下の2つのシステムがある．すなわち，一方は，マウスの寄託を受け，保存された系統について情報を公開，第三者へ広く供給する「公開マウスバンクシステム」である．他方は，情報を公開しない，保存したマウスを第三者へ分与しない条件で，有償にてマウス胚/精子の凍結保存サービスを行う「有償バンクシステム」である．前者では，マウスのCARDへの輸送や凍結保存経費など，寄託に関する一切の経費は無償であるが，供給に関しては有償（実費）である．また，後者はすべて有償となっている．

はじめに

遺伝子改変マウスの作製，保存，供給を行う拠点として，動物資源開発研究センター（CARD）（現：熊本大学生命資源研究・支援センター）が1998年に熊本大学に設置され，2000年に新しい建物の竣工に伴って本格的な研究支援業務を開始した．資源開発分野では，作製された遺伝子改変マウスの寄託を受け，それら系統の胚（受精卵）・精子の凍結保存および供給を行う支援システム（公開マウスバンクシステム）を構築し，精力的な活動を行っている．本システムは，第三者へ広く供給することを主目的としていることから，CARDへ寄託される系統は寄託者自身に所有権があるものに制限されている．しかし，なかには，自分自身に所有権があるものでも，第三者への供給を希望しない系統が存在する．また，他の研究者から分与を受けた，あるいは購入したなど，研究者自身に所有権がない系統も存在する．これらの系統に対する保存への要望が高くなったことから，これらの系統に対しても胚（受精卵）・精子の凍結保存支援サービス（有償バンクシステム）を2006年に開始した．そこで，本項では，熊本大学に設置されている2つのCARDマウスバンクシステムについて紹介する．

公開マウスバンクシステム

1. 概要（図1）

寄託は，寄託者自身がその系統を作製したものに限る（すなわち，所有権をもっているもの）．まず，所定の手続き（マウス胚/精子凍結保存依頼書，第三者への供給に関する承諾書，組換えDNA実験計画書作成のための情報，ジェノタイピング用のプライマーとPCR条件についての情報および寄託マウスに関する情報の提出）を行った後，寄託者がマウス個体，精巣上体尾部，凍結胚・精子のいずれかの形でCARDに送付する．個体・精巣上体尾部の場合には，配偶子（精子や卵子）を採取，精子および体外受精により作製した2細胞期胚を凍結保存する．次に，一部の凍結胚を融解し，移植による産仔への発生，得られた産仔について，導入遺伝子のチェックおよび病原微生物検査を行う（凍結精子については，受精および胚盤胞期までの発生能のチェックを行う）．続いて，品質に問題がなければ，それら系統に関するデータベースを作製し，CARD R-BASE[1]（図2）にて，その情報を公開する（一部は，IMSRへ転送している．IMSRについては**第7章-1**参照）．なお，ウェブ公開・供給に関しては，「共同研究に限る，研究目的により制限する，樹立者の承諾を得

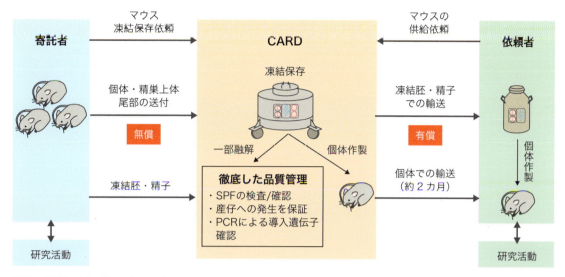

図1 公開マウスバンクシステム
詳細は本文参照.

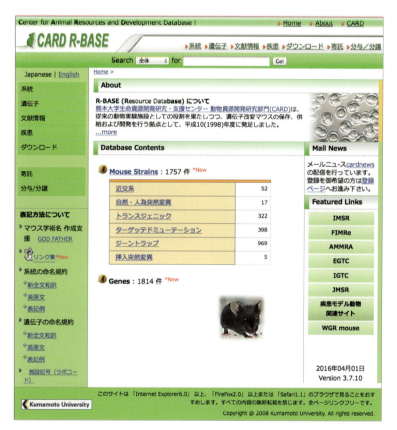

図2 CARD R-BASE
CARDに寄託されているマウス系統に関するデータベース.系統,遺伝子,疾患や応用分野などに関するさまざまな情報が掲載されている.IMSRを介してJackson研究所など,世界のリソース機関,バンクシステムと連携している.文献1より引用.

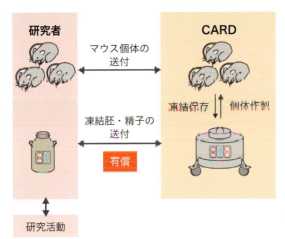

図3　有償マウスバンクシステム
詳細は本文参照．

る，一定期間は分与不可とする」などの条件をつけて寄託することも可能である．

　一方，供給に関しては，供給依頼者からCARDへ「保存凍結胚供給申請書」，「マウス保存凍結胚供給に係る同意書」（CARDと供給依頼者）および「承諾書」（寄託者と供給依頼者）を提出いただいた後，凍結胚・精子を直接，あるいはこれら細胞から産仔を作製して，CARDから供給依頼者へ送付する（有償）．

2. 実績

　2016年4月現在までの寄託総数は2,070系統，毎年100～200系統が寄託されており，そのほとんどが遺伝子改変マウスである．一方，供給件数に関しては総数767件であり，毎年50～80件の供給を行っている．供給形態は，個体，凍結胚，凍結精子のいずれかであるが，最近では凍結胚や精子での供給依頼が多くなっている．

有償マウスバンクシステム

1. 概要（図3）

　前述したように，有償マウスバンクシステムは，第三者への供給を希望しない，あるいは供給できない系統を対象としたもので，有償にてマウス胚／精子の凍結保存サービスを行うものである．すなわち，一般に知られている「スイス銀行」と同じように，外部への情報公開は行わず，徹底した秘匿性が大きな特徴となっ

ている（プライベートバンキングサービス）．書類上の手続きは，基本的には「遺伝子改変マウスの作製等（凍結保存を含む．）申請書（有償）」の提出のみであり，情報公開を一切行わない，第三者への供給を行わない以外は，利用者からCARDへの系統の輸送，凍結保存，品質管理および供給（利用者本人のみ）に関して，基本的には「公開マウスバンクシステム」と同様である（図1）．また，CARDで実施している本有償マウスバンクシステムは，公開マウスバンクシステムと同様，徹底した品質管理を行っているのが最大の特長であり，保存・管理に関して細心の注意を払っている．

2. 実績

　有償マウスバンクシステムにおける胚あるいは精子の凍結保存件数は年々増え続けており，すでに1,000系統以上に達している．また，これら凍結胚あるいは精子からの産仔作出件数も増加の一途をたどり，これまでに900件（作出匹数17,000匹以上）を超えている．特に体外受精・胚移植による病原微生物汚染マウスのクリーニング（図4）の依頼がきわめて多く，マウス肝炎ウイルスなどの病原微生物汚染事故[※1]が起こった施設からの大量の依頼にも対応している．なお，体外受精・胚移植による病原微生物汚染マウスのクリーニングはきわめて精度が高く，このシステムで得

※1　病原微生物汚染事故
感染性病原微生物による汚染事故であり，マウス肝炎ウイルスのような病原性が強い微生物の汚染事故においては，伝播がきわめて早く，甚大な被害をもたらす．

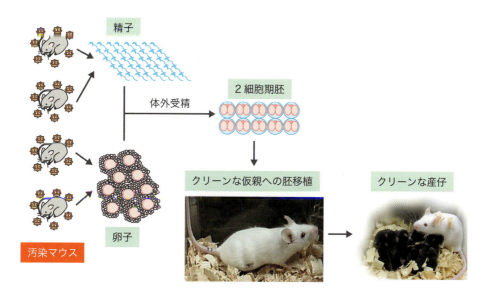

図4 体外受精・胚移植による病原微生物汚染マウスのクリーニング

られた産仔はすべて病原微生物学的にクリーンであることが証明されている．

生殖工学技術を駆使した効率的マウスバンクシステム

マウスバンクシステムを効率的に運営するためには，生殖工学技術が必須である．**図5**にCARDで行っている生殖工学技術を駆使した効率的マウスバンクシステムを示す．以下に示す各工程でさまざまな生殖工学技術が応用されている．

① 寄託者からのマウスの輸送：精巣上体尾部（冷蔵）あるいは凍結精子の輸送
② 胚の作製：新鮮・冷蔵・凍結精子を用いた体外受精
③ 凍結保存：胚および配偶子（精子および未受精卵）
④ 産仔作出：胚移植*

なお，最近では，超過剰排卵誘起法（**第6章-2**参照）により，1匹の雌から100個以上の卵子を得ることが可能となったことから，きわめて効率的なマウスバンクシステムが確立されつつある．

凍結胚・精子の品質管理

凍結した胚・精子の品質管理は，マウスバンク運営の心臓部といっても過言ではなく，融解後の産仔作製にきわめて重要であるのみならず，系統の取り違えを防ぐ意味でも大切な操作である．したがって，本センターでは，公開および有償バンクシステムともに，徹底した品質管理を行っている．

胚に関しては，凍結保存を終了した2細胞期胚1チューブ（40個あるいは60個）を融解し，偽妊娠雌マウス[※3]（仮親）の卵管に移植して，産仔への発生を確認する．その後，生まれた産仔の病原微生物検査を

※2 透明帯穿孔卵
レーザーにより卵子を取り巻く透明帯に穴を開けた卵子．良好な運動性を有さない精子の場合，この透明帯穿孔卵と体外受精を行うことで，比較的高い受精率が得られる．

※3 偽妊娠雌マウス
精管を結紮（パイプカット）した雄と交配させ，妊娠したのと同じような状態にした雌マウス（仮親）で，通常，この雌の卵管あるいは子宮に胚を移植する．

---

*凍結胚の場合は融解後ただちに，配偶子の場合は体外受精して得られた胚を仮親に移植する．また，融解した凍結精子の運動性が不良の場合は，透明帯穿孔卵[※2]との体外受精あるいは顕微授精（ICSI）を実施している．

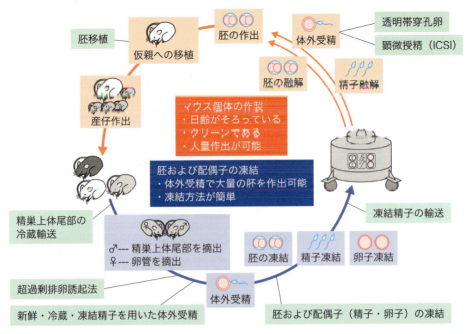

図5　生殖工学技術を駆使した効率的マウスバンクシステム
詳細は本文参照.

行い，感染の有無を判定する．さらに，これらの産仔について，寄託者より送付されたプライマーを用いてPCRを行い，導入遺伝子の確認を行う（有償バンクシステムの場合は，導入遺伝子の確認作業は実施しない）．

凍結精子については，まず，凍結直後に1本のストローを融解，運動性をチェックする．続いて，後日，もう1本を融解し，2匹の雌から採取した卵子と体外受精を行い，精子の受精能を確認，さらに得られた2細胞期胚を体外培養し，胚盤胞期への発生能をチェックする．

前述したように，凍結した胚・精子の品質管理は労力を伴うが，保存した遺伝資源のクオリティーをチェックするためにきわめて重要な作業である．なお，品質管理を終えた系統に関しては，依頼者に凍結保存完了通知を送付している．

データ管理

前述したように，寄託された系統に関するデータは，CARD R-BASEにより管理されている．一方，依頼者からのマウスの送付，体外受精，凍結保存，供給などの一連のデータ管理もきわめて重要であり，これに関しては，当センターで独自に開発したソフトウェア（CARD IVF SUPPORT SYSTEM）にデータを入力し，それらデータの一元管理を行っている．本システムは，これらに従事するスタッフ全員が閲覧・利用することが可能である．例えば，胚移植後の出産予定日－離乳予定日の自動計算，さらには，一定条件によるさまざまな検索など，過去のデータと現在の作業状況を容易に把握・関係者全員が情報を共有することで，きわめて効率的なデータ管理がなされている．

情報の共有・管理

バンクシステムを円滑に管理・運営するためには，一連のさまざまな情報をスタッフ全員が共有・確認しておかなければならない．前述したように，寄託から供給までには，実にさまざまな工程があり（マウスのCARDへの輸送→体外受精→胚・精子の凍結→品質管理→保存→胚・精子の融解→産仔作製→供給），その

工程の1つにでも不具合が生じると，バンクシステムはストップしてしまう．そこで，それらトラブルやヒヤリハットを未然に防ぐために，バンク作業に関する相談，連絡，報告は，すべて関係スタッフのメーリングリストにメール配信，情報を共有している．また，週1回のミーティングでそれら情報の再確認を行うとともに，複雑な依頼に関しては，全員で検討，最善策を講じている．

凍結胚・精子の保管・管理およびバックアップ体制

凍結胚・精子は，当センターに設置された大型液体窒素保存容器集中管理システムにより，厳重に保管・管理されている．液体窒素の保管器への補充は監視制御盤により自動的になされ，また，液体窒素保管器内の温度上昇や液体窒素供給などに異常が起こった場合の警報発令や警備会社への自動通報システムなどが整備されている．人災害に備えて，全系統の凍結胚・精子の一部は，業者に依頼して他の場所で保管しており，万全なバックアップ体制を構築している．

おわりに

近年，実験動物の福祉，すなわち，使用数の減少（Reduction），苦痛の軽減（Refinement）および代替手段の活用（Replacement）の理念いわゆる3Rが提唱された（概論②参照）．欧米においては，すでにこれらを実践するための具体的な方法が議論され，次々と実行に移されている．現在使用していない系統を将来のために維持しておくことは大切ではあるが，交配により繁殖をくり返せば子孫をつくり終えた老齢個体を順次処分しなければならず，結果的に多数のマウスが犠牲になる．また，最近，輸送は実験動物にかなりのストレスや苦痛を与えることから，「遺伝子改変マウスを輸送する際においても，動物の健康および福祉に関する問題を防ぐために，可能なかぎり，凍結胚あるいは凍結配偶子として輸送すべきである」と提唱されている．したがって，今後マウスバンクの重要性はさらに高まると同時に，ゲノム編集技術の急速な発展と相まって作出される膨大な遺伝子改変マウスの系統維持には，なくてはならない存在になっている（第7章-1参照）．

現在，CARDでは3,000系統以上の凍結胚・精子を保有しているが，マウスバンクの価値は，保有系統数の多さで決まるものではない．マウスバンクの使命は，「付加価値の高い系統をより多く収集し，それら系統を最大限に利用していただくこと」である．しかしながら，系統の取り違えが起こったり，凍結胚・精子から個体の復元ができなかったりすれば，一瞬にしてバンクとしての信用を失う．それゆえ，マウスバンクの運営にあたっては，品質，データおよび情報の管理，凍結胚・精子の保管，バックアップ体制など，すべてに

---

mini column

◆ 誰かがこれをやらねばならぬ

マウスバンクは，いわば研究を支える後方支援活動である．したがって，マスコミなどで脚光を浴びるような華々しさはなく地味な分野であるが，われわれにとっては，きわめてやり甲斐のあるかつ責任のある仕事である．CARDから供給されたマウスを用いて研究業績がどんどん出れば，われわれにとっては，それが無上の喜びである．毎日，たくさんの研究者からさまざまな依頼を受ける．なかには無理難題の依頼もあるが，できる限り研究者の依頼に応じている．特に，投稿論文がリバイスになり，至急，データの追加が必要になったときなど，依頼に応じて当施設に保管してある凍結胚や精子から即座にマウスを作出，それらマウスを用いてデータを追加したことで，論文がアクセプトになったという話を聞くと，本当に嬉しい限りである．筆者は，吹奏楽団が奏でる「宇宙戦艦ヤマト」が大好きである．その大迫力のメロディーは，いつも筆者のモチベーションを高めてくれる．「宇宙戦艦ヤマト 地球を救う 使命を帯びて 戦う男 燃えるロマン **誰かが これを やらねばならぬ** 期待の人が 俺たちならば」．そう思いながら，今後もマウスバンクの運営に携わっていきたい．

おいて細心の注意を払う必要がある．さらに，それだけでなく，バンクをより効率化するためのさまざまな技術を常に開発することによって（第6章–2参照），網羅的な世界最高レベルのシステムを構築していくことがきわめて重要である．

また，日頃からの防災対策もしっかりやっておくべきである．天災は忘れたころにやってくる．2016年4月14日と16日，熊本は連続して震度7の大地震に襲われた（熊本地震）．しかし，5年前の東日本大震災を教訓に，CARDでは防災対策および機器点検の強化を図ってきたおかげで，凍結胚/精子は安全に守られた．現在，すべての液体窒素タンクはCARDのスタッフにより厳重に管理されており，熊本地震後においてもすべての液体窒素保管器に何ら異常はみられず，保管器内に保存している凍結胚/精子の生存性や発生能についても，地震前と比較してまったく変わっていないことを確認している．

CARDはわが国ではじめて設立された遺伝子改変マウスの拠点であり，マウスバンクとしての本格的な支援業務を開始してから，すでに15年以上が経過した．当初の利用者はわずかであったが，最近の公開マウスバンクシステムおよび有償マウスバンクシステムの利用件数は，年々増加しており，「マウスリソースの世界のハブ拠点」として，CARDは着実にその成果を上げている[2,3]．

「バンク」とは，ものを保管しておくだけの単なる倉庫ではない．物を入れ出しする"バンク"でなければ死んだも同然である．マウスバンクも，入れ（保存）出し（供給）することによって，はじめてその機能を発揮する．本項で紹介した2つのバンクシステムは[4]，CARDのHPで詳しく紹介している．多くの皆さまに閲覧，ご利用いただければ幸いである．

文献・URL

1) CARD R-BASE（http://cardb.cc.kumamoto-u.ac.jp/transgenic/）
2) Nakagata N & Yamamura K：Exp Anim, 58：343-350, 2009
3) Donahue LR, et al：Mamm Genome, 23：559-571, 2012
4) 熊本大学CARDマウスバンクシステム（http://card.medic.kumamoto-u.ac.jp/card/japanese/mousebank/index.html）

エピローグ

　本書はマウスにまつわる最新の情報をあつめ，マウスを使ってはじめて研究に携わる研究者・学生に表現型解析を中心に基礎からわかりやすく概説したものである．ご承知のように，マウスはライフサイエンスを中心とした研究分野で最も使用されている哺乳動物の1つである．それは，小型で扱いやすい動物であることのみならず，その遺伝，繁殖，生理など多くのことが研究で明らかになり，さらにさまざまな実験をするためのマウスの各種系統の供給，遺伝子情報，表現型情報が整備，公開されているためである．本書にはその利用法・手がかりになる情報が満載されており，大いに利用していただきたい．CRISPR/Cas9システムを用いたゲノム編集技術が浸透し，遺伝子改変などマウスに対する実験に誰でも取り組みやすくなった現代だからこそ，マウスを知り，マウスを創り，マウスを見て，マウスを詳しく調べる．さらにマウスを育てて，マウスに関するあらゆる情報と研究手法を身に付けていただき，ライフサイエンス研究の先端を走っていただきたい．

　マウスの表現型解析の実験は，参考図書を見れば簡単にできそうに思える．しかし，昨今の研究報告には，研究方法が適切に説明されていなかったり，結果に不適切な記載が含まれていたり，科学研究の信頼性や正当性が問われることがたびたびある．それを解決するための1つとして，英国の科学機関NC3Rsでは，動物を使用する研究発表についてのARRIVEガイドラインが提唱され，動物愛護の精神にもとづき動物飼育方法から実験手技にいたる情報を公開すること，きちんと再現性を保証する実験デザインを行うことが求められており，不要な研究（動物実験）を最小限にすることをめざしている．すでに多くの科学論文雑誌でもこのガイドラインに沿って実験することが求められ，動物実験の再現性・信頼性を求めるには欠かすことができないようになってきている（概論②参照）．

　マウスは，ゲノム編集技術により遺伝子をさまざまに構築したものが開発され，その表現型研究は再生医療，テーラーメード創薬など，幅広い人類の健康の問題を解決していく1つの手段として欠かすことができないようになってきている．それらの成果を人類共通の資産とするため，本書を通じて研究者やその卵の方々が自分の成果のみならず広く科学知識を通じてマウスの表現型研究に取り組んでいって欲しいと祈願している．

　最後に本書作成にあたり，編者を含め広く執筆者らを励ましていただいた編集部の尾形佳靖さん，吉田雅博さんはじめ羊土社の皆様に心より感謝申し上げます．

2016年10月

編者一同

索引 INDEX

数字

1塩基置換 … 24
1型糖尿病 … 247
2i培養 … 261
2型糖尿病 … 248
3D画像解析 … 132
[³H]-チミジン取り込み法 … 212
3R … 17, 337
4倍体胚 … 264
8方向放射状迷路テスト … 151, 154
129系統 … 33

欧文

A

α-シヌクレイン … 196
AAV … 99
ABS … 95
Access and Benefit-Sharing … 95
AdV … 99
AGM領域 … 201
Als2 … 66
AMeX法 … 124
*Apc*遺伝子 … 229
Apelin … 182
APJ … 182
ARRIVEガイドライン … 22

AS-PCR … 88
ATAC-seq … 272
ATM … 69

B・C

BAC … 329
BALB/c … 33, 219
*Brca1*遺伝子 … 229
BrdU取り込み法 … 212
C57BL … 30
C57BL/6 … 32, 33, 34
CARD … 332
CARD HyperOva … 314
CARD R-BASE … 332
Cas9 … 74
Cas9ニッカーゼ … 80
CASA … 224
CBC … 116
CD … 185
CFSE標識 … 212
chimera … 72
ChIP (chromatin immunoprecipitation) … 270
CLAMS … 245
Cre-loxPシステム … 209
CreマウスとfloxマウスE … 84
CRISPR associated 9 … 74
CRISPR/Cas9 … 72, 74, 86, 226, 97
CT値 … 133

D

DAP213 … 312
dCas9 … 80
dead Cas9 … 80

DMD遺伝子 … 176
DNase-seq … 272
DNA修復 … 72
DNA法 … 76
DNAメチル化 … 269
DOHaD … 270, 287
DsRed2 … 223
DSS腸炎モデル … 184
Dysbiosis … 190

E～H

EAE … 213
eccentric contraction … 174
EEG … 275
EGFP … 223
Elabela … 182
EMG … 275
EML4-ALK融合遺伝子 … 233
ES細胞 … 259
ES細胞法 … 77
FGF23 … 256
FIRM … 62
freezing … 195
*Gata1*遺伝子 … 205
GBP欠損マウス … 238
GIR … 248
glucose infusion rate … 248
gRNA多重発現アデノウイルスベクター … 99
GSIS … 248
GTT … 247
GVHD … 58
GWAS … 190
HE … 204, 218

heteroduplex mobility analysis ……… 86	**M**	p19^Arf ……… 255
HMA 解析 ……… 86	MACS ……… 212	p21^Cip1 ……… 255
Hounsfield unit ……… 133	Mammalian Phenotype Ontology ……… 38	p53 ……… 229, 255
HU ……… 133	material transfer agreement ……… 324	pair-feeding ……… 244
humanized mice ……… 56	*mdx* マウス ……… 174	PAS 染色 ……… 218
	ME49 株 ……… 238	patient-derived xenograft ……… 61
I	MGI ……… 43, 102	PBAT 法 ……… 270
IBD ……… 185	micro-CT ……… 161	PCT 出願 ……… 97
ICR マウス ……… 64	Min マウス ……… 229	PDX (patient-derived xenograft) ……… 61
IDLV ……… 99	MMB 麻酔 ……… 18	Periodic acid-Schiff 染色 ……… 218
IgA ……… 188, 299	Modified-SHIRPA 法 ……… 13, 105, 193	Peto のパラドクス ……… 47
IKMC ……… 54	Monarch Initiative ……… 43	post-bisulfite adaptor tagging 法 ……… 270
IL-1ra ……… 66	Mouse Phenome Database ……… 34, 35	*Prkdc* ……… 57
Il2rg ……… 56	MP (Mammalian Phenotype Ontology) ……… 38	*PRKDC* ……… 69
Immunological Genome Project ……… 210	MPD ……… 35	pX330 ……… 75
IMPC ……… 37, 54, 86	MPR 法 ……… 138	pX459 ……… 77
IMPC_RDF ……… 43	MSM/Ms 系統 ……… 24	
IMPC の統計解析 SOP ……… 39	MTA ……… 324	**R・S**
IMPReSS ……… 37, 103	multi planar reconstruction 法 ……… 138	RabGDIα 欠損マウス ……… 240
indel (挿入/欠損) ……… 76		RDF ……… 44
integrase defective ……… 99	**N~P**	reduced representation bisulfite sequencing 法 ……… 270
isometric contraction ……… 174	NC3Rs ARRIVE ガイドライン ……… 21	Reduction ……… 17
ITT ……… 248	NOD-SCID マウス ……… 57	Refinement ……… 17
IVIS ……… 237	NOG マウス ……… 56	Regnase-1 ……… 215
	NP-CGG ……… 213	Replacement ……… 17
J~L	OCT コンパウンド ……… 125	RIKEN Modified-SHIRPA ……… 110
JAXA ……… 301	One Stop Shop Database ……… 326	RRBS 法 ……… 270
JF1/Ms 系統 ……… 24	OXA 腸炎モデル ……… 186	SA-β-gal ……… 255
Klotho 遺伝子 ……… 256	p16^Ink4a ……… 255	SCID マウス ……… 57
LIF ……… 263		SCID ラット ……… 69
longevity assurance program ……… 256		SCN ……… 291
LV ベクター ……… 221		sgRNA ……… 74

SHIRPA法	193
SHR	183
single guide RNA	74
Sirp α	57
SNP	24
SOD1	196
SOP	37, 103
SPF	295

T

TAD	272
TALEN	72, 74
TDP-43	196
Th1	208
Th2	208
Th細胞の分化	212
TNBS誘導性腸炎モデル	186
TNP-Ficoll	213
Toddler/Apela	182
Tripp Mackey法	162
TS細胞	259
T細胞	254
T字型迷路テスト	151, 155

U〜Z

UC	185
ULI-NChIP	273
UTJ	222
Villanueva-Goldner法	163
volume rendering法	138
von Kossa染色	162
VR法	138
WGBS	270
XEN細胞	261

X線解析	161
X線吸収係数	133
Y字型迷路テスト	195
ZFN	74

和文

あ行

悪性リンパ腫	228
アクトグラム	290
亜系統	30, 33
亜系統差	307
亜種間雑種	26
アデノウイルスベクター	99
アデノ随伴ウイルスベクター	99
アミロイドβ	195
アルカリホスファターゼ染色	164
アルシアンブルー	164
アルツハイマー病	191
アレル	28
アレルギー	292
アレル特異的PCR	88
アンジオテンシンII	177
暗黙知	101
安楽死	20, 238
「生き残り」のためのプログラム	255
維持	305
移植片対宿主反応	58
イソフルラン	19
一塩基置換	88
一次造血	201
遺伝子改変	181

遺伝子改変マウス	74, 295, 297
遺伝子型	83
遺伝子組換え実験計画書	11
遺伝子ターゲティング	85
遺伝的多型	32
遺伝的背景	31, 33, 151, 182
遺伝背景	307, 327
遺伝背景検査	308
遺伝品質	328
イメージング解析	138
インスリン感受性	246
インスリン負荷試験	248
インスリン分泌	246
インテグラーゼ不活性型レンチウイルスベクター	99
ウイルスベクター	99
ウェッジ法	203
宇宙実験	301
運動器	169
栄養因子	284
栄養外胚葉	259
エピゲノム	267
エピジェネティック・インヘリテンス	287
エピジェネティック異常	287
エピブラスト	261
エラスティカ・マッソン染色	127
円形精子細胞	319
演出型	285
炎症性腸疾患	185
エンリッチメント	283
追いかけ妊娠	304
オープンフィールドテスト	152, 151

囮マウス ... 328	がん研究 ... 228	筋管 ... 175
オフターゲット効果 ... 80	観察 ... 105	筋機能評価 ... 174
オフターゲット変異 ... 86	関節リウマチ ... 160	近交系 ... 29, 63, 200, 327
オリゴマー ... 198	感染防御 ... 235	筋再生 ... 170
オントロジー ... 38, 102	ガントリー型 ... 134	筋ジストロフィー ... 169, 170
	顔面静脈採血 ... 116	筋線維タイプ ... 169
か行	がんモデルマウス ... 52, 53	筋電図 ... 275
	がん抑制遺伝子 ... 52	筋肥大 ... 170
外挿 ... 63, 232	管理 ... 305	近隣環境 ... 285
概日時計 ... 289	記憶免疫系 ... 238	空間作業記憶 ... 195
外粘液層 ... 188	機関実験 ... 94	苦痛度 ... 17
潰瘍性大腸炎 ... 185	基準範囲 ... 122	苦痛の軽減 ... 17
カウンターバランス ... 152	基礎代謝量 ... 47	熊本地震 ... 338
化学固定 ... 124	寄託 ... 324, 332	熊本大学 ... 332
核移植クローン ... 318, 320	寄託のメリット ... 326	クライオスタット ... 126
核移植クローンES ... 321	偽妊娠雌マウス ... 335	クラススイッチ ... 212
核酸供与体 ... 92	キメラ個体 ... 71, 72	グルカゴン分泌 ... 246
拡散防止措置 ... 93	キメラ胚 ... 222	グルコース応答性のインスリン分泌 ... 248
学習・記憶 ... 150	キメラマウス ... 79	グルコースクランプ法 ... 248
獲得免疫 ... 49, 211	逆遺伝学 ... 26	グルコース負荷試験 ... 247
可視的表現型解析法 ... 105	弓状核 ... 242	クローズドコロニー ... 29
化生 ... 233	急速増殖体 ... 239	クローン病 ... 185
家族性大腸腺腫症 ... 229	吸入麻酔 ... 19	クロマチン ... 271
褐色脂肪組織 ... 243	凝固促進剤 ... 114	馴化 ... 297
活性型Kras ... 232	協調運動障害 ... 196	馴化環境 ... 109
活性酸素種 ... 47	共通語彙 ... 102	蛍光抗体法 ... 129
カテコラミンの代謝回転 ... 245	強毒株 ... 238	形式知 ... 101
過排卵誘起法 ... 319	恐怖条件づけテスト ... 151, 156, 195	形態 ... 105
紙製巣箱 ... 310	供与核酸 ... 92	形態学的検査 ... 13
ガラス化 ... 311	切出し ... 232	系統 ... 29
カルタヘナ法 ... 91	筋萎縮 ... 170	系統維持 ... 319
簡易ガラス化法 ... 311	筋萎縮性側索硬化症 ... 191	血圧 ... 177, 178
眼窩静脈叢 ... 114	筋衛星細胞 ... 169, 175	血圧制御 ... 182
環境因子 ... 283	筋芽細胞 ... 175	
環境エンリッチメント ... 310		

血圧測定法	178	
血液検査	13, 114	
血液塗抹標本	119	
血管	177, 180	
血管石灰化	256	
血管造影	135	
血管の収縮と弛緩	180	
血算検査	116	
血中サイトカイン量	237	
血中ホルモン	291	
血島	201	
ゲノム再プログラム化	318	
ゲノム刷込み	318	
ゲノム編集	74, 86	
ゲノム編集生物	95	
ゲノムワイド関連解析	27, 190	
原始内胚葉	261	
顕微授精	225, 318, 319	
公開マウスバンクシステム	332	
光学的測定法	117	
高架式十字迷路テスト	152, 151	
後期胚盤胞	261	
抗凝固剤	114, 117	
抗菌ペプチド	187	
高精細型	134	
高速シークエンサー	268	
高速度カメラ	225	
酵素抗体法	129	
交配	304	
交配試験	218	
呼吸商	245	
呼吸代謝モニタリングシステム	244	
国際プロジェクト	53	

国際マウス表現型解析コンソーシアム	37
孤束核	242
個体の識別	305
骨塩量定量化のためのファントム	161
骨解析	135
骨格筋	169
骨格標本	161
骨芽細胞	159
骨形態計測解析	161
骨細胞	159
骨髄	201
骨粗鬆症	160
固定	124
古典的な実験用系統	23
独楽ネズミ	25
コラーゲン誘導関節炎モデル	65
コンジェニック化	308
コンジェニックマウス	210
コンソミック系統	27
コンパクション	259, 260
コンベンショナル	295

さ行

サーカディアンリズム	278
採血	114
再現性	20, 324
細胞増殖の評価	212
作業記憶	154
サフラニンO	164
左右非対称性形成	146
サルコペニア	253
酸化ストレス	47

参照記憶	154
次亜塩素酸水	152
飼育環境	297
ジェノタイピング	83
時間薬理学	291
子宮-卵管接合部	222
刺激下	109
視交叉上核	291
自己免疫疾患モデル	299
視床下部	242, 291
次世代シークエンサー	189
自然発症高血圧モデルラット	183
自然発症による疾患モデル	65
自然免疫	49, 210
疾患モデル	12, 32
疾患モデルマウス	63
実験再現性	329
実験的自己免疫性脳脊髄炎	213, 214
実験動物飼養保管基準	16
実験発症モデル	64
実験用マウス系統の起源	23
脂肪解析	135
社会的行動テスト	151, 153, 195
社会的相互作用テスト	151, 153
修飾遺伝子	32
雌雄の区別	303
宿主	92
受精	223, 259
受精卵法	75
酒石酸耐性酸性ホスファターゼ染色	164
出産	305
受動的回避テスト	194

寿命 … 47, 251	生化学検査 … 120	胎仔・肝臓 … 201
腫瘍性病変 … 229	生活習慣病 … 292	大臣確認実験 … 93
順遺伝学 … 26	精子 … 220	胎生致死 … 141, 202, 264
循環器 … 177	精子運動解析システム … 224	体組成 … 243
消化器系 … 291	精子の運動性 … 224	代替法の利用 … 17
常在細菌 … 295	精子の凍結保存 … 312	体内環境 … 287
情動 … 290	生殖工学技術研修会 … 316	体内時計 … 278
使用動物数の削減 … 17	性成熟 … 218, 304	胎盤 … 220
心エコー解析 … 179	精巣 … 218	胎盤の機能不全 … 148
進化 … 49	精巣上体尾部の冷蔵輸送 … 313	対立遺伝子 … 28
新奇環境 … 109	生存曲線 … 193	タキゾイト … 239
新奇物体認識テスト … 195	生物遺伝資源移転同意書 … 324	ナショナルバイオリソースプロジェクト … 325
ジンクフィンガーヌクレアーゼ … 72	生物因子 … 284	多断面再構成法 … 138
神経管の閉鎖不全 … 147	生物多様性条約 … 95	脱水 … 127
神経変性疾患 … 191	脊髄小脳失調症 … 196	多発性硬化症 … 213
人工ヌクレアーゼ … 72	摂食 … 290	食べこぼし … 244
心線維化 … 253	摂食リズム … 243	単純micro-CT … 132
腎線維症 … 254	セボフルラン … 19	単相性睡眠 … 278
心臓 … 177, 179	前がん病変 … 231	遅筋線維 … 172
心臓血管系の異常 … 147	全血球数算定 … 116	膣栓 … 218
心臓採血 … 116	先体反応 … 224	着床 … 259
伸長精子細胞 … 319	前頭側頭葉変性症 … 197	着床前致死 … 144
伸張性収縮 … 174	造影micro-CT … 132	着床直後における致死 … 146
人道的エンドポイント … 17, 238	造血器 … 200	注射麻酔 … 18
浸透度 … 144	造血の異常 … 147	中枢性メラノコルチン系 … 245
心肥大 … 253	相同遺伝子組換え … 72	中性緩衝ホルマリン溶液 … 124
髄外造血 … 230, 231	相同組換え … 74	腸炎モデル … 298
睡眠 … 275	属地主義 … 97	聴覚性驚愕反応 … 151, 153
睡眠-覚醒 … 289	速筋線維 … 172	超過剰排卵誘起法 … 314
すくみ反応 … 195		腸管上皮細胞 … 188
ストレス造血時 … 201	## た行	腸管上皮バリア … 187
スピードコンジェニック法 … 308	体外受精 … 224, 314	超スピードコンジェニック … 320
スメア法 … 203	胎仔 … 292	腸内細菌 … 295
	胎仔肝細胞移植 … 214	

腸内細菌叢 184	内部細胞塊 260	半陰陽 143
提供 324	名古屋議定書 95	繁殖 216, 303
提供形態 327	軟骨細胞 159	ハンスフィールドユニット 133
データベース 36	軟組織造影 137	ハンチントン病 196
デキストラン硫酸ナトリウム腸炎モデル 184	二次造血 201	ハンドリング 107, 109
テトラプロイドアグリゲーション 143	日内変動 298	反復採血 116
テロメア 255	日本マウスクリニック 112	ヒートマップ 122
電気抵抗法 116	粘液層 184	ピエゾマイクロマニピュレーター 317, 318, 320
遺伝子改変による疾患モデル 66	脳波 275	非感染性慢性炎症 254
凍結胚・精子 335	ノックアウトマウス 72, 84	尾懸垂テスト 156, 151
凍結包埋 126	ノトバイオート 295	微小重力 301
凍結保存 311	ノンレム睡眠 275	尾静脈採血 116
凍結未受精卵 313		ヒストン修飾 270, 321
等尺性収縮 174	**は行**	ヒストン脱アセチル化阻害剤 321
透徹 127	パーキンソン病 191	ヒストン脱メチル化酵素 322
動物愛護管理法 16	バーンズ迷路テスト 151, 155	微生物学的清浄度 295
動物実験計画書 11	胚移植 314	微生物品質 328
透明帯結合 225	バイオリソース 324	脾臓 201
透明帯穿孔卵 335	バイサルファイト処理 269	非相同末端結合 74
トキソプラズマ原虫 238	胚収縮 259, 260	ヒト化マウス 56
鍍銀染色 162	ハイスループット解析 294	ヒト化マウス国際ワークショップ 61
時計遺伝子 290, 294	胚性致死 141, 202	ヒト疾患モデル動物 51
特許 97	胚発生 259	表現型解析 13
塗抹標本 203	胚盤胞 221, 259	表現型解析パイプライン 37
ドラマタイプ 285	胚様体 263	病原体感染 235
トランスジェニックマウス 70, 83	排卵誘起 222	病原微生物汚染事故 334
トランスフェクション 77	白内障 254	標準作業手順書 37, 103
トリニトロベンゼンスルホン酸誘導性腸炎モデル 186	破骨細胞 159	病態マーカー 181
トルイジンブルー 164	発育環境 285	ピルビン酸負荷試験 248
	発がん 228	不育 216
な行	白血病 202	風乾 126
内粘液層 188	発生後期 143	封入 127
	ハプテン誘導性腸炎モデル 186	
	パラフィン包埋 126	

封入体 …… 106, 107	プリオーム（ブリオン）法 …… 180	戻し交配 …… 300
フォワードジェネティクス …… 46		モリス水迷路テスト …… 155, 151
付加価値 …… 325	**ま行**	
腹大静脈採血 …… 116		**や・ら・わ行**
フットプリントテスト …… 193	マイクロインジェクション …… 71	
物理固定 …… 125	マウスES細胞 …… 71	薬剤投与 …… 181
不妊 …… 143, 216	マウスMHCハプロタイプ …… 65	夜行性 …… 289
プラグ …… 218	マウス軌道上飼育装置 …… 302	野生型 …… 296
プリオン …… 67	マウスゲノム …… 53	野生マウス …… 33
フレイル …… 256	マウスバンクシステム …… 332	薬効評価 …… 53
プレパルス抑制テスト …… 151, 153	マウス表現型オントロジー …… 102	有償マウスバンクシステム …… 334
フローサイトメトリー …… 204	マウスリソースバンク …… 311	ユビキチン化 …… 197
プロトフィブリル …… 198	マグヌス法 …… 180	溶血 …… 120
分別 …… 127	麻酔法 …… 18	ラット …… 68
文脈依存性恐怖条件付け …… 195	ミクロトーム …… 126	卵黄囊 …… 201
ベクター …… 92	ミトコンドリア …… 47	卵子 …… 220
ヘマトキシリン・エオシン染色 …… 126, 204, 218	無菌アイソレーター …… 295	卵巣 …… 218
報酬効果 …… 290	無菌マウス …… 295	リ・フラウメニ症候群 …… 229
包埋 …… 126	明暗選択テスト …… 151, 152	リソースセンター …… 12
ポーソルト強制水泳テスト …… 151, 154	メイギムザ染色 …… 204	リッターメイトコントロール …… 243
ホームケージモニタリング …… 151, 157	メタ16S解析 …… 297	リバースジェネティクス …… 46
補償金請求権 …… 98	メタゲノム解析 …… 189	量的形質遺伝子座 …… 27
母胎内環境 …… 286	メタデータ …… 103	冷蔵輸送 …… 312
ホットプレートテスト …… 151	メタボローム解析 …… 189, 292	レトロトランスポゾン …… 268
保定 …… 107	免疫グロブリン（抗体） …… 299	レニン・アンジオテンシン系 …… 182
骨のモデリングとリモデリング …… 159	免疫染色 …… 129	レム睡眠 …… 275
ホモ接合性致死 …… 144	免疫担当細胞数 …… 237	レム潜時 …… 278
ポリグルタミン病 …… 196	免疫チェックポイント阻害薬 …… 62	レンチウイルスベクター …… 99, 221
	免疫不全マウス …… 56	老化腎 …… 253
	網羅的行動テストバッテリー …… 150	ロータロッドテスト …… 153, 151
	モザイク個体 …… 329	輪回し …… 293
	モザイクマウス …… 77, 88	

執筆者一覧

◆編　集

伊川正人	大阪大学微生物病研究所附属遺伝情報実験センター遺伝子機能解析分野
高橋　智	筑波大学生命科学動物資源センター/筑波大学医学医療系解剖学・発生学研究室
若菜茂晴	理化学研究所バイオリソースセンターマウス表現型解析開発チーム

◆執筆者 [五十音順]

浅原弘嗣	東京医科歯科大学大学院医歯学総合研究科システム発生・再生医学分野
綾部信哉	理化学研究所バイオリソースセンター実験動物開発室
飯田雅人	特許業務法人志賀国際特許事務所
伊川正人	大阪大学微生物病研究所附属遺伝情報実験センター遺伝子機能解析分野
池　郁生	理化学研究所バイオリソースセンター実験動物開発室
石田純治	筑波大学生命領域学際研究センター/生命環境系
伊藤尚基	東京大学医科学研究所附属病院アレルギー免疫科/国立精神・神経医療研究センター神経研究所遺伝子疾患治療研究部
伊藤　守	公益財団法人実験動物中央研究所
今井俊夫	国立がん研究センター動物実験部門
植畑拓也	京都大学ウイルス研究所生体応答学研究部門
依馬正次	滋賀医科大学動物生命科学研究センター幹細胞・ヒト疾患モデル研究分野
大字亜沙美	大阪大学微生物病研究所附属遺伝情報実験センター遺伝子機能解析分野
大野博司	理化学研究所統合生命医科学研究センター粘膜システム研究グループ
岡　英治	理化学研究所バイオリソースセンターマウス表現型解析開発チーム
奥村　龍	大阪大学大学院医学系研究科免疫制御学
小倉淳郎	理化学研究所バイオリソースセンター遺伝工学基盤技術室
尾崎真央	理化学研究所バイオリソースセンターマウス表現型解析開発チーム
角田　茂	東京大学大学院農学生命科学研究科実験動物学研究室
加藤光保	筑波大学医学医療系実験病理学研究室
金井雅裕	大阪大学大学院医学系研究科神経難病認知症探索治療学/国立精神・神経医療研究センター神経研究所疾病研究第四部
鹿糠実香	筑波大学国際統合睡眠医科学研究機構
樺山由佳	九州大学生体防御医学研究所エピゲノム制御学分野
北村忠弘	群馬大学生体調節研究所代謝シグナル研究展開センター
工藤　崇	筑波大学生命科学動物資源センター/筑波大学医学医療系解剖学・発生学研究室
國田　智	自治医科大学実験医学センター
黒尾　誠	自治医科大学分子病態治療研究センター抗加齢医学研究部
小出　剛	情報・システム研究機構国立遺伝学研究所系統生物研究センター
小澤恵代	理化学研究所バイオリソースセンターマウス表現型解析開発チーム
権　哲源	筑波大学大学院生命環境科学研究科
斎藤　泉	東京大学医科学研究所遺伝子解析施設
笹井美和	大阪大学微生物病研究所感染病態分野
佐々木努	群馬大学生体調節研究所代謝シグナル研究展開センター
佐々木裕之	九州大学生体防御医学研究所エピゲノム制御学分野
佐藤裕公	大阪大学微生物病研究所附属遺伝情報実験センター遺伝子機能解析分野
篠原正浩	東京医科歯科大学大学院医歯学総合研究科システム発生・再生医学分野/科学技術振興機構さきがけ
柴田重信	早稲田大学大学院先進理工学研究科電気・情報生命専攻
清水律子	東北大学大学院医学系研究科分子血液学分野
昌子浩孝	藤田保健衛生大学総合医科学研究所システム医科学研究部門
城石俊彦	情報・システム研究機構国立遺伝学研究所系統生物研究センター
高橋　智	筑波大学生命科学動物資源センター/筑波大学医学医療系解剖学・発生学研究室
竹内　理	京都大学ウイルス研究所生体応答学研究部門
竹田　潔	大阪大学大学院医学系研究科免疫制御学
武田伸一	国立精神・神経医療研究センター神経研究所遺伝子疾患治療研究部

田中三佳	藤田保健衛生大学総合医科学研究所システム医科学研究部門	深水昭吉	筑波大学生命領域学際研究センター/生命環境系
谷端　淳	国立精神・神経医療研究センター神経研究所遺伝子疾患治療研究部	藤原祥高	大阪大学微生物病研究所附属遺伝情報実験センター遺伝子機能解析分野
田原　優	早稲田大学大学院先進理工学研究科電気・情報生命専攻/早稲田大学高等研究所	前川　文	東京大学医学科学研究所遺伝子解析施設
田村　勝	理化学研究所バイオリソースセンターマウス表現型解析開発チーム	真下知士	大阪大学大学院医学系研究科共同研附属ゲノム編集センター/大阪大学大学院医学系研究科附属動物実験施設
築山智之	滋賀医科大学動物生命科学研究センター幹細胞・ヒト疾患モデル研究分野	桝屋啓志	理化学研究所バイオリソースセンターマウス表現型知識化研究開発ユニット
永井義隆	大阪大学大学院医学系研究科神経難病認知症探索治療学/国立精神・神経医療研究センター神経研究所疾病研究第四部	的場章悟	理化学研究所バイオリソースセンター遺伝工学基盤技術室
長尾恭光	自治医科大学実験医学センター	三浦竜一	東京大学ライフサイエンス研究倫理支援室
中潟直己	熊本大学生命資源研究・支援センター動物資源開発研究施設（CARD）	水上早瀬	筑波大学大学院生命環境科学研究科
中釜　斉	国立がん研究センター	水野聖哉	筑波大学生命科学動物資源センター/筑波大学医学医療系実験動物学研究室
仲柴俊昭	理化学研究所バイオリソースセンター実験動物開発室	美野輪治	理化学研究所バイオリソースセンター疾患モデル評価研究開発チーム
中田初美	理化学研究所バイオリソースセンター実験動物開発室	宮川　剛	藤田保健衛生大学総合医科学研究所システム医科学研究部門
中西友子	東京大学医科学研究所遺伝子解析施設	宮崎龍彦	岐阜大学医学部附属病院病理部
長野清一	大阪大学大学院医学系研究科神経内科学/国立精神・神経医療研究センター神経研究所疾病研究第五部	目加田和之	岡山理科大学理学部動物学科
		八尾良司	がん研究会がん研究所細胞生物部
丹羽仁史	熊本大学発生医学研究所幹細胞部門	八神健一	筑波大学生命科学動物資源センター/筑波大学大学院人間総合科学研究科実験動物学研究室
野田大地	大阪大学微生物病研究所附属遺伝情報実験センター遺伝子機能解析分野	山根万里子	熊本大学発生医学研究所幹細胞部門
服部聡子	藤田保健衛生大学総合医科学研究所システム医科学研究部門	山本雅裕	大阪大学微生物病研究所感染病態分野
林　悠	筑波大学国際統合睡眠医科学研究機構	吉木　淳	理化学研究所バイオリソースセンター実験動物開発室
平岩典子	理化学研究所バイオリソースセンター実験動物開発室	吉見一人	情報・システム研究機構国立遺伝学研究所系統生物研究センター
平野育生	東北大学大学院医学系研究科分子血液学分野	若菜茂晴	理化学研究所バイオリソースセンターマウス表現型解析開発チーム

◆ 編集プロフィール ◆

伊川正人 (いかわ まさひと)

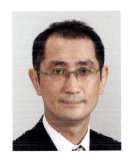

1992年大阪大学薬学部卒業,1997年大阪大学大学院博士課程修了,博士（薬学）．日本学術振興会特別研究員を経て,1998年大阪大学遺伝情報実験施設助手,2000年米国ソーク研究所に留学,2002年大阪大学復職,2004年大阪大学微生物病研究所助教授,准教授を経て,2012年より大阪大学微生物病研究所教授．大学院生時代に世界初の GFP 発現トランスジェニックマウス『グリーンマウス』を作製．その後,ES 細胞と相同組換えによるノックアウト,留学先ではレンチウイルスベクター,最近は CRISPR/Cas9 を用いたゲノム編集など,常に新しい遺伝子操作技術を取り入れたアプローチから遺伝子改変マウスを作製し,哺乳類の生殖,主に受精メカニズムの解明をめざしている．

高橋 智 (たかはし さとる)

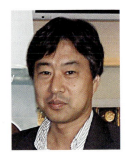

1987年東北大学医学部卒業,1991年東北大学大学院博士課程修了（医学博士）（京極方久教授）,スイスジュネーブ大学医学部ポスドク（出井章三教授）を経て,1996年筑波大学基礎医学系講師（山本雅之教授）,2000年より筑波大学基礎医学系教授．2001年より生命科学動物資源センター資源開発分野教授を兼任．2009～2014年までセンター長．Large Maf 転写因子群の臓器形成および疾患発症における分子機構解析を行うとともに,生命科学動物資源センターで遺伝子改変マウスの作製供給を行っている．ゲノム編集技術を使って,マウスの遺伝子改変がどこまでできるかを極めたいと思っている．

若菜茂晴 (わかな しげはる)

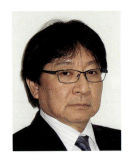

1986年名古屋大学大学院農学研究科修士課程後期修了（農学博士）．1986年実験動物中央研究所育種研究室研究員．1991年国立遺伝学研究所細胞遺伝部受託研究員（森脇和郎教授）．1994年実験動物中央研究所遺伝子解析室室長代理．2000年理化学研究所ゲノム科学総合研究センター（理研 GSC）動物ゲノム機能情報研究グループマウス変異開発研究チーム,チームリーダー．2008年理化学研究所バイオリソースセンター（理研 BRC）マウス表現型解析開発チーム,チームリーダー,現在にいたる．理研 GSC からマウス ENU ミュータジェネシスに取り組み,マウスの網羅的表現型解析システムを構築．理研 BRC に異動し日本マウスクリニックを立ち上げ,国内外の遺伝子改変マウスの網羅的表現型解析に従事．2010年から理研 BRC が国際マウス表現型解析コンソーシアム（International Mouse Phenotyping Consortium：IMPC）に加わり,マウス表現型解析の国際連携にかかわっている．

実験医学別冊

マウス表現型解析スタンダード
系統の選択、飼育環境、臓器・疾患別解析のフローチャートと実験例

2016年12月15日　第1刷発行

編　集	伊川正人, 高橋　智, 若菜茂晴
発行人	一戸裕子
発行所	株式会社　羊　土　社 〒101-0052 東京都千代田区神田小川町2-5-1 TEL　　03（5282）1211 FAX　　03（5282）1212 E-mail　eigyo@yodosha.co.jp URL　　www.yodosha.co.jp/
装　幀	日下充典
印刷所	株式会社加藤文明社

© YODOSHA CO., LTD. 2016
Printed in Japan

ISBN978-4-7581-0198-1

本書に掲載する著作物の複製権、上映権、譲渡権、公衆送信権（送信可能化権を含む）は（株）羊土社が保有します．
本書を無断で複製する行為（コピー、スキャン、デジタルデータ化など）は、著作権法上での限られた例外（「私的使用のための複製」など）を除き禁じられています．研究活動、診療を含み業務上使用する目的で上記の行為を行うことは大学、病院、企業などにおける内部的な利用であっても、私的使用には該当せず、違法です．また私的使用のためであっても、代行業者等の第三者に依頼して上記の行為を行うことは違法となります．

JCOPY ＜（社）出版者著作権管理機構　委託出版物＞
本書の無断複写は著作権法上での例外を除き禁じられています．複写される場合は，そのつど事前に，（社）出版者著作権管理機構（TEL 03-3513-6969，FAX 03-3513-6979，e-mail：info@jcopy.or.jp）の許諾を得てください．

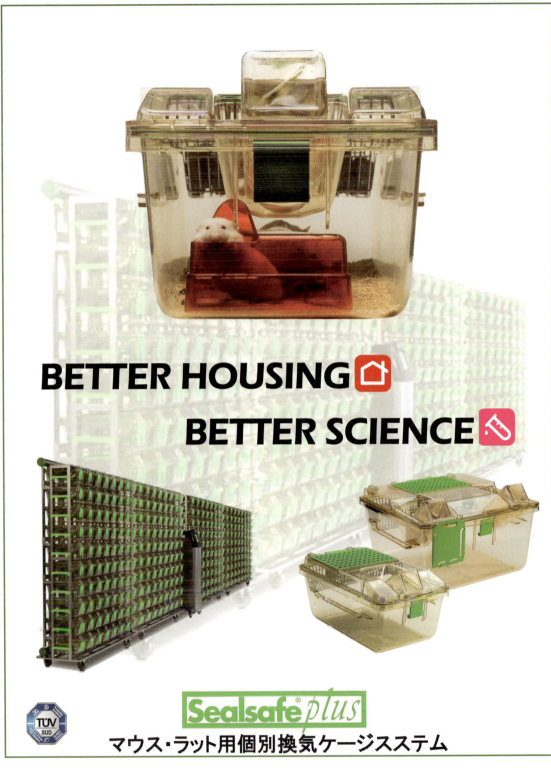

CARD HyperOva® マウス過剰排卵誘起剤

I. 使用動物数の削減（3Rsへの寄与）

採卵に用いるメスの数を1/3～1/4に削減することが可能となります。

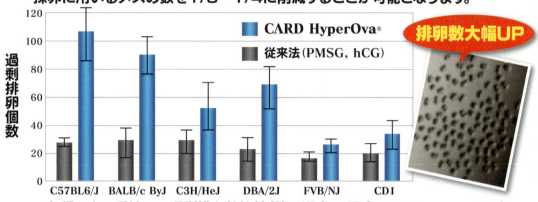

各種マウス系統での過剰排卵数比較（使用週令：4週令、N=10、mean±SD）

排卵数大幅UP

II. 遺伝子改変マウスの作製、保存の効率化

少ないメスマウスから従来より多くの卵子を排卵させることで、体外受精や胚移植が簡便となります。

III. 貴重な遺伝子改変マウスへの応用

CARD HyperOva®を用いることで、貴重な数少ない遺伝子改変メスマウスから大量の胚を作製することが可能です。

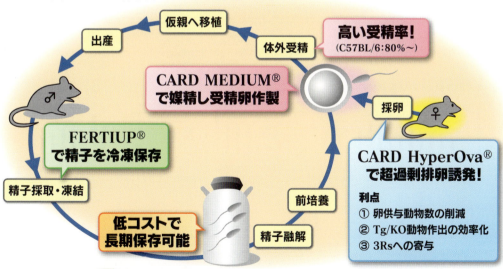

高い受精率！（C57BL/6:80%～）

CARD HyperOva®で超過剰排卵誘発！

利点
① 卵供与動物数の削減
② Tg/KO動物作出の効率化
③ 3Rsへの寄与

九動 株式会社　企画推進室・技術開発部

〒841-0075　佐賀県鳥栖市立石町惣楽883-1
TEL:0942(82)6519　FAX:0942(85)3175
E-Mail:fertiup@kyudo.co.jp　Website:http://www.kyudo.co.jp/

マルチプレックスイムノアッセイ
Bio-Plexシステム

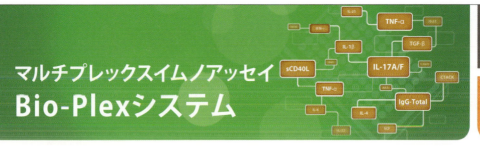

免疫モニタリング、バイオマーカー探索に最適

■ 微量サンプル
- 最少12.5µlから多項目の生体分子を同時測定

■ 低ランニングコスト
- 多項目同時測定により、ELISA法と比べ大幅なコスト削減

■ 450種類を超える測定項目がキット化

アッセイキット ラインアップ

- サイトカイン / ケモカイン / 成長因子
- Inflammation
- MMP / TIMP
- Cancer Biomarker
- Diabetes / Hormone / Metabolic
- 急性期応答
- 腎毒性
- イムノグロブリン アイソタイピング
- 細胞内シグナル（リン酸化タンパク質）
- アポトーシス

Bio-Plex Pro マウスサイトカインパネル　測定項目一覧・測定例

● マウスサイトカインパネル 測定項目一覧

Basic FGF	IFN-γ	IL-17A	IL-21	IL 31	KC	MIP-1β	VEGF
CD40L	IL-10	IL-17F	IL-22	IL-33	LIF	MIP-2	
Eotaxin	IL-12 (p40)	IL-18	IL-23p19	IL-4	MCP-1 (MCAF)	MIP-3a	
G-CSF	IL-12 (p70)	IL-1α	IL-25	IL-5	M-CSF	PDGF-BB	
GM-CSF	IL-13	IL-1β	IL-27p28	IL-6	MIG	Rantes	
ICAM-1	IL-15	IL-2	IL-3	IL-9	MIP-1α	TNF-α	

● マウスサイトカインパネル 測定例

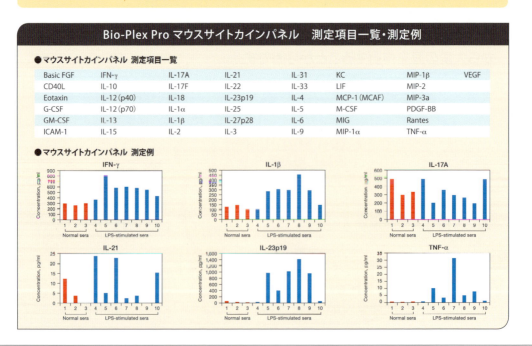

バイオ・ラッド ラボラトリーズ 株式会社
ライフサイエンス
TEL: 03-6361-7000

www.bio-rad.com

Z10968L 1610a

次の実験のために新しい飼料を頼みたい。

実験動物用の特殊飼料専門メーカー
「**リサーチダイエット社**」の飼料をスピーディにお届けします

- 飼料のラインアップは **20,000 種**以上
- **専門のサイエンティスト**が配合設計をサポート
- **少量**から作製できます
- 薬剤や食品素材の**混餌**も承ります
- 飼料配合例：
  - ・高スクロース　・アミノ酸調整　・液体飼料
  - ・高脂肪　・高フルクトース　・脂肪酸調整　・ケトジェニックダイエット
  - ・高コレステロール　・高タンパク　・ミネラル欠乏・添加　・in vivo イメージング用自家蛍光低減飼料
  - ・NASH モデル作製用　・低タンパク　・ビタミン欠乏・添加　・AIN 配合飼料　など

最近マウスの繁殖率が気になる。

実験動物の紙製品専門メーカー「**SSP 社**」がお届けする
ローデント用巣箱、営巣材　環境エンリッチメント製品

- 暗く落ち着ける環境をつくり、ストレスを低減させる　巣箱「**シェファードシャック**」
- 経済的で、げっ歯類特有の営巣本能に働きかける　巣材「**エンヴェロドライ**」
- 紙製床敷、コーンコブ床敷、ボード状巣材、紙製休息板など専門メーカーならではの**幅広い製品ラインアップ**

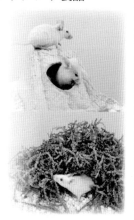

ご試用サンプルございます。ご連絡は rp@eps.co.jp まで。

EPS益新株式会社

〒162-0821　東京都新宿区津久戸町1-8
TEL：03-3513-6532 / FAX：03-3513-6535
Email：rp@eps.co.jp
URL：www.epsekishin.co.jp/lsg

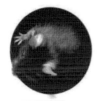

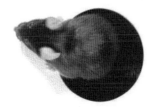
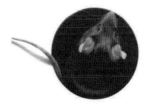
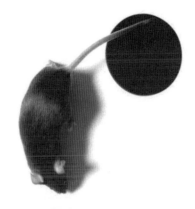
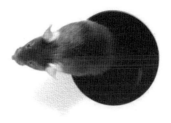
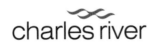
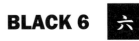

BLACK 6 六

www.crj.co.jp　　045-474-9340　　web_order@crl.com

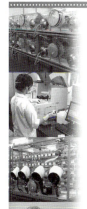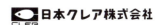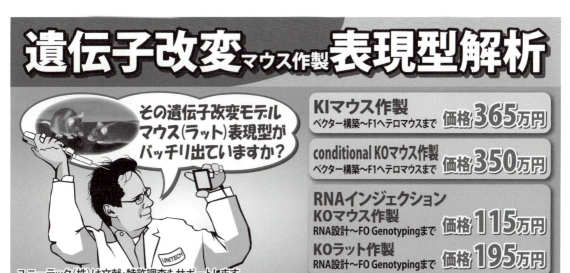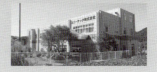

バイオ研究関連機器全般

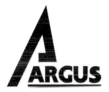
株式会社 アーガス・サイエンス

〒563-0024 大阪府池田市鉢塚2-5-26
TEL.(072) 762-8151　FAX.(072) 762-5007
E-mail: argus@bz03.plala.or.jp

営業品目
- 分子生物学用機器
- 細胞工学用機器
- 遺伝子工学用機器
- 血液学用機器
- 試薬全般
- 生化学用機器
- 分析用機器
- ディスポーザブル各種製品

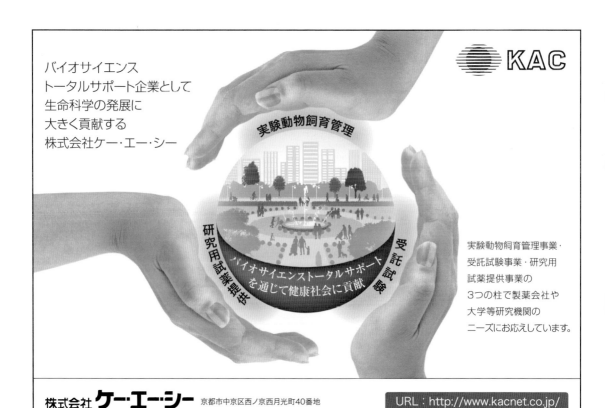

バイオサイエンス
トータルサポート企業として
生命科学の発展に
大きく貢献する
株式会社ケー・エー・シー

KAC

実験動物飼育管理事業・
受託試験事業・研究用
試薬提供事業の
3つの柱で製薬会社や
大学等研究機関の
ニーズにお応えしています。

株式会社 ケー・エー・シー　京都市中京区西ノ京西月光町40番地　URL：http://www.kacnet.co.jp/

羊土社のオススメ書籍

実験法Q&Aシリーズ
マウス・ラットなるほどQ&A
実は知らない基礎知識＋取り扱いのコツがつかめる！

中釜　斉, 北田一博,
城石俊彦／編

マウスとラットってどう違うの？実験目的に合わせた系統の選び方は？ 繁殖・交配のコツは？ などなど，初心者からベテランまで，今さら聞けないマウス・ラットの『？』に動物実験のプロがお答えします．

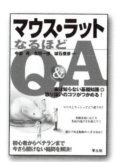

- 定価（本体4,400円＋税）　■ B5判
- 255頁　■ ISBN 978-4-7581-0715-0

完全版
マウス・ラット疾患モデル活用ハンドブック
表現型, 遺伝子情報, 使用条件など

秋山　徹, 奥山隆平,
河府和義／編

医薬生物学研究で必須のマウス・ラットを, がん・脳神経・免疫などの研究分野ごとに厳選して収録．遺伝子情報や使用条件といった実践的データをコンパクトに解説したガイドブック．満載の図表で表現型がよくわかる！

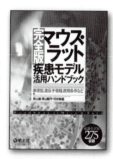

- 定価（本体8,500円＋税）　■ B6判
- 605頁　■ ISBN 978-4-7581-2017-3

実験医学別冊
ES・iPS細胞実験スタンダード
再生・創薬・疾患研究のプロトコールと臨床応用の必須知識

中辻憲夫／監,
末盛博文／編

世界に発信し続ける有名ラボが執筆陣に名を連ねた本書は, 今まさに現場で使われている具体的なノウハウを集約. 判別法やコツに加え, 臨床応用へ向けての必須知識も網羅し, 再生・創薬など『使う』時代の新定番です.

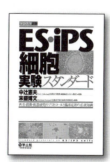

- 定価（本体7,400円＋税）　■ B5判
- 358頁　■ ISBN 978-4-7581-0189-9

実験医学別冊
次世代シークエンス解析スタンダード
NGSのポテンシャルを活かしきる
WET&DRY

二階堂愛／編

エピゲノム研究はもとより, 医療現場から非モデル生物, 生物資源まで各分野の「NGSの現場」が詰まった1冊. コツや条件検討方法などWET実験のポイントが, データ解析の具体的なコマンド例が, わかる！

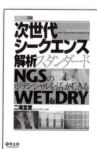

- 定価（本体5,500円＋税）　■ B5判
- 404頁　■ ISBN 978-4-7581-0191-2

発行　羊土社 YODOSHA
〒101-0052　東京都千代田区神田小川町2-5-1　TEL 03(5282)1211　FAX 03(5282)1212
E-mail：eigyo@yodosha.co.jp
URL：www.yodosha.co.jp/

ご注文は最寄りの書店, または小社営業部まで

実験医学をご存知ですか!?

実験医学ってどんな雑誌？

ライフサイエンス研究者が知りたい情報をたっぷりと掲載！

「なるほど！こんな研究が進んでいるのか！」「こんな便利な実験法があったんだ」「こうすれば研究がうまく行くんだ」「みんなもこんなことで悩んでいるんだ！」などあなたの研究生活に役立つ有用な情報、面白い記事を毎月掲載しています！ぜひ一度、書店や図書館でお手にとってご覧になってみてください。

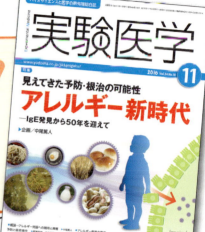

マウスを用いた疾患研究も掲載してるよ

今すぐ研究に役立つ情報が満載！

 特集では ➡ 幹細胞、がんなど、今一番Hotな研究分野の最新レビューを掲載

 連載では ➡ 最新トピックスから実験法、読み物まで毎月多数の記事を掲載

こんな連載があります

News & Hot Paper DIGEST 〈トピックス〉
世界中の最新トピックスや注目のニュースをわかりやすく、どこよりも早く紹介いたします。

クローズアップ実験法 〈マニュアル〉
ゲノム編集、次世代シークエンス解析、イメージングなど有意義な最新の実験法、新たに改良された方法をいち早く紹介いたします。

ラボレポート 〈読みもの〉
海外で活躍されている日本人研究者により、海外ラボの生きた情報をご紹介しています。これから海外に留学しようと考えている研究者は必見です！

その他、話題の人のインタビューや、研究の心を奮い立たせるエピソード、ユニークな研究、キャリア紹介、研究現場の声、科研費のニュース、ラボ内のコミュニケーションのコツなどさまざまなテーマを扱った連載を掲載しています！

Experimental Medicine 実験医学 バイオサイエンスと医学の最先端総合誌

月刊 毎月1日発行 B5判 定価(本体2,000円+税)
増刊 年8冊発行 B5判 定価(本体5,400円+税)

詳細はWEBで!! 実験医学online 検索

お申し込みは最寄りの書店、または小社営業部まで!
TEL 03(5282)1211 MAIL eigyo@yodosha.co.jp
FAX 03(5282)1212 WEB www.yodosha.co.jp

発行 羊土社